MANUEL

D'ANATOMIE MICROSCOPIQUE

ET D'HISTOLOGIE

497-91. — CORBEIL. Imprimerie CRÉTÉ.

MANUEL D'ANATOMIE MICROSCOPIQUE

ET D'HISTOLOGIE

PAR

P.-E. LAUNOIS	H. MORAU
Préparateur adjoint d'histologie à la Faculté de médecine de Paris, Ancien interne des Hôpitaux.	Préparateur adjoint d'histologie à la Faculté de médecine de Paris, Lauréat de la Faculté de médecine.

PRÉFACE

de

M. MATHIAS DUVAL

Professeur d'histologie à la Faculté,
Membre de l'Académie de médecine.

PARIS

G. MASSON, ÉDITEUR

LIBRAIRE DE L'ACADÉMIE DE MÉDECINE

120, boulevard Saint-Germain

1892

PRÉFACE

Pour répondre aux besoins immédiats des étudiants auxquels ils destinent ce volume, les auteurs se sont sagement astreints à présenter un exposé concis de l'état actuel de la science. Ce qu'elle a été à ses débuts, les tendances qu'elle peut manifester pour l'avenir, ce sont des questions qu'ils n'ont pas voulu aborder. Ils ne pouvaient cependant renoncer complètement à l'idée de présenter à cet égard quelques considérations générales, et j'ai compris que telle était la tâche qui m'était confiée, lorsque MM. Morau et Launois m'ont fait l'honneur de me demander quelques pages de préface.

Toute science présente, dans sa nomenclature, un terme qui personnifie les idées fondamentales de cette science, et dont la portée précise a varié parallèlement à l'ordre de connaissances qu'il désigne : Il en est ainsi du mot *système* (*système musculaire, nerveux, séreux*, etc.), par rapport à l'anatomie générale, à l'histologie. En cherchant ce qu'a été la signification précise de ce mot dans le passé, ce qu'elle est de nos jours, ce qu'elle sera sans doute dans l'avenir, nous montrerons ce qu'a été, ce qu'est et ce que tend à devenir l'*anatomie générale*.

Chacun sait ce que signifie le mot *organe*. Un organe est une des pièces de la machine animale (estomac, testicule, etc.); de même, personne n'ignore qu'un appareil est l'ensemble des organes servant à une même fonction. L'œsophage, l'estomac, l'intestin, le foie, le pancréas, etc,, constituent par leur ensemble *l'appareil de la digestion*. De même le testicule, les vésicules séminales, la prostate chez l'homme; l'ovaire, les trompes, l'utérus chez la femme sont des organes qui constituent, dans chacun des sexes, l'appareil de la génération. *Organe* et *appareil*, voilà les deux termes fondamentaux de l'anatomie descriptive; elle étudie ces organes dans leurs formes, leurs rapports, leurs connexions. Mais, en dehors de sa forme et de ses rapports, un organe quelconque présente encore à considérer la substance qui le constitue. Il en est d'un organe comme d'une machine dont les différentes parties sont les unes en acier, les autres en bronze, d'autres en bois ou même en cuir comme les courroies de transmission. L'estomac, par exemple, que nous avons choisi comme type d'organe, est formé de trois tuniques, une séreuse, une musculeuse et une muqueuse; ces trois tuniques se retrouvent dans l'intestin, comme d'ailleurs dans toute l'étendue du tube digestif. Prendre les parties constituantes semblables dans les différents organes, étudier leurs caractères communs, c'est faire de *l'anatomie générale;* grouper les parties constituantes semblables de différentes catégories, les classer d'après leurs caractères communs, c'est établir des *systèmes.* L'anatomie générale est donc l'étude des parties constituantes semblables; les systèmes sont les groupes des parties constituantes semblables. On dit que *ces parties constituantes sont semblables,* parce qu'elles sont identiques à elles-mêmes, quel que soit l'organe auquel on les ait empruntées. Le biceps est formé, par exemple, d'une substance musculaire qui se retrouve dans tous les muscles du squelette quelle que soit leur forme, qu'il s'agisse des muscles péroniers, du diaphragme, des lombricaux. De même la substance qui forme le fémur et le tibia est identique à celle qui constitue un os de la main ou du pied, et il suffirait de présenter un fragment de cette substance si petit qu'il soit pour qu'aussitôt on puisse le reconnaître comme étant de l'os, sans que, cependant, il soit possible de préciser à quelle pièce du squelette il appartient. Les substances constituantes semblables sont donc toujours reconnaissables en dehors de leur forme, de leur volume, etc.

On pourrait donc penser que la nécessité de connaissances de ce genre s'est imposée dès les premières tentatives de l'homme pour connaître la constitution des animaux, et qu'on a dû faire de tout temps de l'*anatomie générale*. Il n'en est rien. L'anatomie descriptive elle-même ne date pas de toute antiquité ; c'est seulement à l'époque de la Renaissance et surtout en Italie que les médecins et les artistes dissèquent le corps humain, et, à cette époque, au nom d'un anatomiste est associé toujours le nom d'un grand artiste ; tels Léonard de Vinci et Colombo, tels le Titien et André Vésale appelé le restaurateur des sciences anatomiques.

La science pendant bien longtemps dut se borner à l'étude des organes et des appareils, et ce n'est qu'en 1801 que notre grand Bichat fonda l'anatomie générale. C'est lui qui eut, le premier, l'idée de génie d'étudier les parties constituantes semblables, et, en examinant la méthode à laquelle il eut recours, on comprend ce qu'a été la première période de l'anatomie générale. Bichat étudiait les propriétés physiques des parties semblables des organes ; prenant un morceau de muscle, d'os, de cartilage, il recherchait comment ces substances se comportent dans l'eau, ce qu'elles deviennent par la coction, par la putréfaction ; puis il examinait ce qu'il appelait leurs propriétés vitales et en étudiait la contractilité, la rétractilité, l'élasticité, etc. C'est avec ces éléments d'information qu'il créa de toutes pièces l'anatomie générale et qu'il fut amené à classer

les parties constituantes de l'organisme en vingt-
trois *systèmes*. Son livre est l'exposé de ces systèmes ; pour n'en citer que quelques-uns, ceux
dont les noms sont compréhensibles sans autre
explication, il distingue : le système osseux,
fibreux, musculaire, glandulaire, pileux, nerveux,
muqueux, séreux, etc. Mais, si en tête de tous ces
chapitres il mettait le terme de système, on
trouve presque toujours dans le courant du texte
le mot *tissu* qu'il employait comme synonyme
de moindre importance, de second rang.

Vers 1830, époque de nombreuses découvertes
anatomiques, le microscope fut appliqué métho-
diquement à l'étude des *choses* que Bichat appelait des systèmes. Il y avait bien longtemps que
Leeuwenhoëck avait fait de nombreuses découvertes avec le microscope, mais il se servait de
cet instrument au hasard et sans méthode, l'ap-
pliquait à l'étude des choses les plus diverses
et examinait, par exemple, le dépôt de son vin,
le tartre de ses dents, le sperme, et un de ses
élèves découvrait les spermatozoïdes. A peine le
microscope fut-il appliqué à l'analyse des systèmes qu'on reconnut que chacun d'eux est
toujours composé des mêmes éléments ; tel le
système musculaire qui est toujours composé de
fibres semblables entre elles, les fibres musculaires striées dans les muscles rouges ; tel le
système fibreux formé de fibres spéciales que
nous appelons aujourd'hui *fibres conjonctives*. On

remarqua que d'autres systèmes sont exclusivement formés de cellules, petits éléments plus
ou moins cubiques, entassés les uns à côté des
autres comme les pierres d'un mur, et on arriva
ainsi à une notion nouvelle, celle de *l'élément
anatomique*. L'élément anatomique constitutif
étant trouvé, on étudia comment cet élément
s'enchevêtrait avec ses semblables comme les
fibres d'une étoffe, et on fut amené ainsi par analogie à employer le mot de *tissu*, en lui donnant
une tout autre importance que ne faisait Bichat.
Au mot *système* on substitua le mot *tissu* et en
même temps au mot *anatomie générale*, on substitua celui d'*histologie* ou étude des tissus.

Il pourrait sembler que dans tout cela il n'y a
que des différences d'un mot à un autre, que des
dénominations nouvelles substituées aux ancien-
nes. Il n'en est rien. L'idée fondamentale que renferme le mot tissu est tout autre que celle qui
se rapporte au mot système; l'histologie a d'autres
bases, d'autres conceptions d'ensemble que l'anatomie générale.

En effet, quand Bichat instituait ses systèmes
et les classait, son idée dominante était la fonction des parties ainsi groupées. En parcourant son
livre, on trouve toujours associé au nom de chacun
de ses systèmes un qualificatif d'ordre physiologique; c'est ainsi, par exemple, qu'il décrit un système vasculaire à sang rouge et un système vasculaire à sang noir; qu'au système nerveux de la

vie animale, il oppose le système nerveux de la
vie végétative. L'idée physiologique le dominait à
ce point, qu'en présence de phénomènes fonction-
nels qu'il ne pouvait rattacher naturellement à
aucun système déterminé, il en *inventait* un de
toutes pièces. Pratiquant des injections, il voit
transsuder la matière à injection et admet l'existence de canaux préformés, constituant par leur
ensemble le *système exhalant*. Dans cette conception, guidé par la nécessité physiologique, il ne
prétend pas cependant avoir vu le système qu'il
décrit. « Il est difficile sans doute, dit-il, de se
former une idée précise de ces vaisseaux que leur
extrême ténuité nous dérobe constamment dans
l'état naturel. Cependant, en s'aidant des expériences et d'un raisonnement rigoureux, il me
paraît qu'on peut y parvenir. » Puis rappelant
le fait de transsudation des injections, et les faits
normaux et pathologiques relatifs à la présence
de sérosité dans les cavités closes, il ajoute :
« D'après ces considérations et une foule d'autres,
je crois qu'on peut présenter les exhalants comme
naissant du système capillaire, par l'intermède
duquel ils se continuent avec les artères, qui leur
apportent les matériaux de l'exhalation. Mais
dire quelle est la longueur de ces vaisseaux,
quelle est leur forme, comment ils se comportent dans le trajet qu'ils parcourent, c'est
évidemment une chose impossible; c'est là que
commenceraient les descriptions imaginaires. On

distingue seulement leurs orifices. On voit, sur la peau, une foule de petits pores qui établissent manifestement des communications du dedans au dehors... » (Ces pores sont ceux des glandes sudoripares que Bichat ignorait !)

Ainsi donc, la fonction déterminait pour Bichat le système et, à cette époque, l'anatomie générale ne pouvait marcher sans la physiologie ; elle était tributaire de cette dernière, car elle lui empruntait les principes de ses classifications.

L'histologie actuelle se base uniquement sur les caractères des éléments anatomiques constitutifs ; elle nomme le tissu d'après les éléments anatomiques qui lui sont propres, de telle sorte que, pour prendre un exemple, au terme de système nerveux de la vie animale on a substitué celui de tissu nerveux de fibres à myéline ; au terme de système nerveux de la vie végétative, celui de tissu nerveux des fibres de Remak.

C'est pourquoi les mots tissus et systèmes ne sont pas toujours synonymes ; nous employons encore le mot système dans le sens de Bichat, c'est-à-dire pour désigner un ensemble de parties à caractères communs, ayant des propriétés analogues et concourant à une même fonction ; c'est ainsi que nous disons *système artériel, système veineux*. Mais nous ne disons pas *tissu artériel, tissu veineux*, car les veines et artères n'ont pas un tissu propre, mais présentent la combinaison de divers tissus. Bichat, au contraire, parlant du système artériel, le croyait formé par un élément particulier, *le tissu artériel*. Aujourd'hui il nous arrive d'appliquer le mot système à des choses qui se décomposent en tissus, tandis que Bichat s'en servait pour décrire des choses qui appartiennent à un même tissu. On désigne, par exemple, aujourd'hui, sous le nom de *système tendineux*, de *système fibreux*, de *système cellulaire*, l'arrangement différent d'éléments cependant semblables entre eux dans ces trois systèmes et que l'on désigne sous le nom commun de *tissu conjonctif*; dans le premier de ces systèmes, ces éléments seront groupés en longs filaments parallèles pour former les tendons, dans le second ils sont tressés en membranes et dans le troisième ils seront disposés sans ordre apparent ; et cependant dans la constitution de ces trois systèmes, il n'entrera que les seuls éléments du tissu conjonctif, tout comme avec la paille, formée de brindilles semblables, on pourra tresser des nattes, des câbles ou remplir, par exemple, les interstices d'objets fragiles dont on redoute le bris.

Continuant le parallèle entre l'anatomie générale ou le passé et l'histologie ou le présent, il faut encore noter que Bichat se livrait, sous le titre d'anatomie générale, à beaucoup de généralités sur l'anatomie (muscles larges, longs, plats, penniformes; anastomoses des artères, etc.), généralités qui ne rentrent pas dans le cadre de l'histologie moderne. De même, il se complaisait dans des généralités physiologiques, établissant, par exemple, un parallèle entre le sang rouge et le sang noir, entre la force du ventricule gauche et celle du ventricule droit. L'histologiste moderne fait, lui, de la physiologie générale ; mais c'est en étudiant la vie intime, les fonctions, la naissance, les transformations, la mort des éléments anatomiques qu'il observe. Dans le sang, par exemple, il constate l'existence des globules ; non seulement il en décrit la forme, la coloration, le volume, le nombre, mais encore il constate que ces éléments vont se charger, dans le poumon, d'oxygène, qu'ils transportent dans l'intimité de tous les tissus ; il établit ainsi la physiologie générale de la respiration chez tous les vertébrés, car les mécanismes peuvent être différents dans la série des êtres, mais le phénomène essentiel persiste et reste le même dans toutes les espèces. Aussi, si du temps de Bichat l'anatomie générale était tributaire de la physiologie, on peut dire qu'aujourd'hui les rôles sont renversés et que la physiologie est tributaire de l'histologie, car c'est à elle qu'elle doit ses connaissances les plus générales et les plus fondamentales.

Si de l'état actuel de l'anatomie générale et de l'histologie nous passons à l'examen des tendances que nous présente un avenir prochain, pour ainsi dire déjà inauguré, mais à l'établissement duquel manquent encore quelques faits de détails, nous allons voir que le mot système, toc jours et justement conservé depuis Bichat, est appelé à répondre à une série d'idées plus importantes encore, car elles se rapportent à l'origine même des choses, c'est-à-dire à la dérivation et la filiation des éléments anatomiques.

Vers le commencement de notre siècle est née une science nouvelle, l'embryologie, qui d'abord a dû rechercher l'origine et le mode de formation des organes; puis elle a commencé à aborder l'étude de l'origine des éléments anatomiques; l'étude de la formation des tissus, l'*histogenèse* en un mot. Ces recherches ont montré que tout élément anatomique dérive d'un petit corps qu'on appelle la *cellule*, que toutes les cellules d'un organisme dérivent d'une seule cellule, l'ovule; que les cellules dérivées de la cellule œuf se disposent primitivement en couches ou membranes. L'origine de tout organisme supérieur se trouve être une membrane, le *blastoderme*, décomposable en trois feuillets, un supérieur, un moyen et un inférieur, encore appelés ectoderme, mésoderme et endoderme. Aussi, vu l'importance de ces faits relatifs à l'origine blastodermique des éléments anatomiques, il y a aujourd'hui une tendance évidente à ne plus donner le nom de système qu'à un groupe de parties dérivant toutes d'un même feuillet embryonnaire; et un jour viendra où on admettra seulement, je ne dirai pas trois grands systèmes, mais trois grands ordres de système, à savoir ceux qui dérivent de l'ectoderme, ceux de l'endoderme et enfin ceux du mésoderme.

On voit donc que si Bichat, en créant des systèmes et l'anatomie générale, était dominé par l'idée de la fonction, que si l'histologie actuelle n'envisage que l'élément anatomique, l'histologie de l'avenir s'enquerra surtout de l'origine des parties. Elle en établira la filiation directe, elle dressera, en quelque sorte, l'arbre généalogique de la formation des éléments anatomiques, car il en est de l'histologie comme de toutes sciences biologiques où le problème de l'origine occupe la première place.

Mathias Duval.

Novembre 1891.

MANUEL
D'ANATOMIE MICROSCOPIQUE
ET D'HISTOLOGIE

PREMIÈRE PARTIE

ÉLÉMENTS ANATOMIQUES ET TISSUS EN GÉNÉRAL

CHAPITRE PREMIER

DE LA CELLULE

La *cellule* est l'unité anatomique ; c'est l'élément essentiel, irréductible d'un tissu. La notion de *cellule* n'a été étendue aux tissus animaux qu'après les recherches des botanistes sur la structure des tissus végétaux.

Déjà entrevue par Grew (1682) la notion de cellule fut établie par Malpighi (1686) qui décrit les tissus végétaux comme formés de cavités circonscrites par des parois (utricules). Au commencement de ce siècle, Brissaud de Mirbel (1800) adopte la dénomination de *cellule* et montre que la paroi est constituée par une substance spéciale, la *cellulose*; la cellule étant elle-même formée par les modifications d'un liquide, le *cambium*.

Vers 1830, les observateurs commencent à s'occuper

du contenu de la cellule : Schleiden (1838) décrit au sein de l'enveloppe un corps granuleux, plus épais en un point, déjà entrevu par Robert Brown (1831) et Fontana

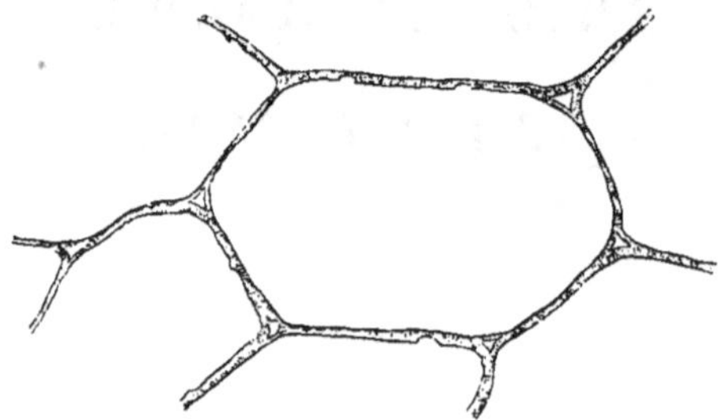

Fig. 1. — Une cellule d'après la conception de Malpighi ; cellule de la moelle de sureau.

et qui constitue le *noyau*. La cellule ainsi comprise fut nommée l'*utricule primordial*. Cette conception de la cellule végétale fut étendue peu après par Schwan (1839) aux organismes animaux.

Hugo von Mohl (1846) et Purkinje distinguent bientôt dans la cellule, outre les diverses parties déjà décrites, une substance fluide, azotée, qu'ils nomment le *proto-plasma* (πλάσσειν, donner une forme ; πρῶτος, premier), car elle précède, selon eux, la formation de l'utricule pri-mordial et du noyau.

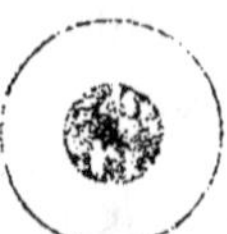

Fig. 2. — Une cellule d'après Schwan ; la cellule adulte.

La cellule animale décrite par Schwan se composait, pour cet auteur, de parties aussi importantes les unes que les autres et compre-nait : 1° une paroi extérieure, l'an-cienne cellule de Malpighi ; 2° une substance intérieure, azotée, l'utri-cule primordial renfermant le noyau ; 3° une substance fluide, le protoplasma.

Plus tard, en étudiant la cellule jeune, les observa-teurs virent, avec Max Schultze, que le plus souvent la cellule était uniquement formée par une masse de sub-

stance granuleuse renfermant un noyau ; en évoluant ultérieurement, elle pouvait se creuser d'une cavité ou
même se sécréter une véritable mem-
brane d'enveloppe, ce qui démontrait
que la partie essentielle de la cellule
était la masse granuleuse qui renfermait le noyau.

En résumé, après les recherches
histologiques modernes, on voit que
pour arriver à la conception de la cellule telle qu'elle est démontrée aujour-

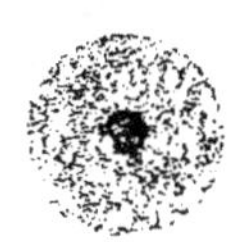

Fig. 3. — Une cel-
lule d'après Max
Schultze : la cel-
lule jeune.

d'hui, les différents observateurs ont envisagé successivement chacun des stades de son développement. La
conception de Max Schultze nous montre la cellule
jeune. Plus tard en se modifiant, en se sécrétant une
membrane d'enveloppe (cellule cartilagineuse), ou
même en se creusant d'une cavité (cellule adipeuse),
elle arrive à constituer le type cellulaire de Schwan, la
cellule adulte. La conception de Malpighi n'est autre
que la cellule végétale morte, réduite en quelque sorte
à son squelette.

Dès qu'il fut bien démontré que la membrane cellulaire est une partie accessoire et manque le plus souvent
dans la cellule animale, on vit que la partie fondamentale, essentielle, était une substance analogue au protoplasma des cellules végétales ; aussi on ne tarda pas à
généraliser ce terme et on désigne aujourd'hui, sous ce
nom, l'ensemble des substances albuminoïdes qui composent le corps cellulaire. La cellule animale peut donc
être définie : *une masse microscopique de protoplasma renfermant un noyau.*

Nous étudierons successivement, dans la cellule, la
structure du protoplasma et de son noyau, ses divers
modes de reproduction et les propriétés physico-chi-
miques de chacune de ces parties.

1° Protoplasma. — Jusque dans ces dernières années,
on décrivait le protoplasma comme une masse homo-

gène, transparente, dans laquelle apparaissaient de fines granulations. Lorsqu'elle figurait une cellule, cette masse renfermait un noyau pourvu d'un ou de plusieurs nucléoles. Mais dès 1865, C. Frommann constate le premier, dans certaines cellules animales, *des fibres* traversant le protoplasma du corps cellulaire. Cette donnée première est bientôt confirmée par les travaux de Heitzmann, Kupffer, Schwalbe qui signalent dans le protoplasma deux substances, dont l'une figure un réseau filamenteux et l'autre, plus clair, remplit les mailles de ce dernier. Strassburger (1876) et Flemming (1878) attirent ensuite l'attention sur les changements de forme qu'on peut observer dans le protoplasma en mouvement et montrent que, sous l'action des réactifs, les filaments deviennent plus apparents, sont fixés dans leur forme et présentent, de distance en distance, des nodosités produites probablement par la substance intermédiaire précipitée, sous forme de caillots le long des filaments. Les recherches de Van Beneden sur la cellule animale la plus parfaite, l'ovule des mammifères, confirmèrent en tous points ces premières données, de telle sorte qu'on doit reconnaître aujourd'hui que le protoplasma d'un corps cellulaire est constitué par deux substances, dont l'une, figurée, est ordonnée en filaments, et l'autre, amorphe, remplit les mailles de la première. Ces filaments sont-ils disposés en réseau comme l'admettent Klein et Heitzmann, ou n'y en a-t-il qu'un seul replié un grand nombre de fois sur lui-même pour figurer un réticulum? Les faits ne sont pas encore absolument démonstratifs à cet égard; néanmoins, Flemming incline avec raison, croyons-nous, d'après les recherches récentes, vers la dernière hypothèse. — De même que les histologistes sont loin d'être d'accord sur la disposition intime de ces filaments dans le corps cellulaire, les opinions sont aussi contradictoires à propos du rôle de ces filaments dans la production des membranes qui limitent certaines cellules animales (capsule de la cellule cartilagineuse).

Tandis que les uns les considèrent comme résultant d'une modification chimique du protoplasma, portant d'abord sur le suc cellulaire, puis sur les filaments; d'autres ne voient là qu'un simple durcissement de la zone externe de la cellule. Quelques auteurs décrivent encore cette couche sous le nom d'*exoplasme* (prolongements de la cellule du corps muqueux de Malpighi). Quoiqu'il en soit, la structure du protoplasma comprend en résumé, des filaments constitués chacun par une série de fins granules placés bout à bout, ce sont les *mitomes* de Flemming, ou les *microsomes* ou *cytosomes* de Hanstein et Strassburger. Ces microsomes sont plongés dans une masse fondamentale plus ou moins fluide, transparente, l'*hyaloplasma* (Strassburger). Ainsi constitué, le protoplasma de la cellule animale est alcalin, coagulable par la chaleur et les acides : c'est une substance azotée, dont la composition chimique est très variable et qui jouit d'une affinité particulière pour les matières colorantes.

2° Noyau. — Chaque masse protoplasmique cellulaire renferme une vésicule réfringente, le *noyau*. Ce dernier occupe en général le centre de la masse protoplasmique : il peut être rond, sphérique, ovale ou allongé en bâtonnet (noyau en bâtonnet des fibres musculaires lisses). Il offre à considérer dans sa texture :

a. Un contenu granuleux, constitué par une charpente nucléaire et un suc nucléaire ;

b. Des nucléoles ;

c. Une membrane d'enveloppe, ou *membrane nucléaire*.

a. *Charpente nucléaire.* — La charpente du noyau est représentée par des filaments dont l'arrangement a donné lieu à de nombreuses controverses. Pour Flemming, Pfitzner, Retzius, Leydig, Van Beneden, ces filaments constituent un réticulum dont les travées, d'épaisseur variable, présentent par place des nodosités, distinctes cependant des véritables nucléoles. Strassburger, Balbiani, Korschelt nient formellement cette disposition du réticulum et affirment qu'il n'existe qu'un *seul* filament *continu* ou quelquefois segmenté (Balbiani) et qui, se repliant un grand nombre de fois sur lui-même, forme un peloton plus ou moins serré. Cette dernière hypothèse serait la plus exacte ; le Pr Van Bambecke vient en effet de la confirmer, en *déroulant un filament unique*, après avoir fait éclater le noyau.

Ce filament nucléaire possède, plus encore que la substance du protoplasma, une affinité toute spéciale pour les matières colorantes, telles que le carmin, l'hématoxyline, la safranine, etc., ce qui a porté Flemming à désigner la substance qui le constituait par l'expression de *substance chromatique*. Cette dernière est plongée dans une substance fondamentale, liquide (Balbiani), ne fixant pas les réactifs colorants, c'est la *substance achromatique*. Le filament chromatique est constitué par des corpuscules discoïdes (Strassburger), disposés bout à bout dans un ordre très régulier, les *caryosomes* par opposition aux *cystosomes* des filaments protoplasmiques.

b. *Nucléoles*. — Ce sont des corpuscules arrondis dont plusieurs peuvent exister dans un même noyau et qui se colorent d'une façon très énergique, sous l'action des réactifs. Au point de vue de leur constitution intime, les uns les regardent comme des éléments indépendants du filament chromatique ; ils ne seraient pour d'autres que des épaississements de ce même filament. Après les recherches des cytologistes modernes, cette dernière opinion est absolument démontrée.

c. *Membrane nucléaire*. — On admet, en général, que les filaments nucléaires se condensent de plus en plus à la périphérie du noyau de manière à lui constituer une véritable membrane d'enveloppe. Dans certaines cellules, cependant (cellules nerveuses), cette membrane est bien distincte, ne fixe pas la matière colorante, et semble indépendante du noyau. Elle proviendrait du protoplasma qui se serait condensé à ce niveau pour envelopper la substance même du noyau (Pfitzner). Il n'y aurait donc pas, à proprement parler, de membrane nucléaire, mais plutôt une paroi nucléaire (Henser).

Sphères attractives. — Dès 1883, Van Beneden et après lui Boveri, Vialeton, Garnault, Vydowsky ont constaté dans certaines cellules animales, à côté du noyau et dans la masse même du protoplasma, la présence de deux petits corps sphériques, réfringents, qu'ils ont désignés sous le nom de *sphères attractives*. Ce n'est que dans ces derniers temps (février 1891) que Flemming, et après lui Solger, ont mis en évidence le rôle de ces corpuscules dans la division de la cellule. Ces corpuscules qui ont une structure radiaire et qui sont bien différenciés du reste du protoplasma, présentent à leur centre une petite masse sphérique, plus colorable que le protoplasma, et que ces auteurs désignent avec Henneguy sous le nom de *centrosome*. Ces corpuscules jouent un rôle important dans la division du protoplasma qui a été récemment démontré par les recherches de Guignard sur la division des cellules végétales (mars 1891).

Formes et dimensions de la cellule. — La cellule affecte les formes les plus variées. La forme typique, primordiale, est presque toujours sphérique. Plus tard, selon que les cellules sont étalées sur des surfaces ou tassées les unes contre les autres, elles peuvent être plates, cylindriques ou polyédriques par pression réciproque. Lorsqu'elles sont utilisées dans l'organisme au point de vue de leur changement de forme, ou des connexions de neurilité qu'elles établissent entre les différentes parties, elles peuvent s'allonger en fuseau (cellule musculaire) ou pousser des prolongements en tous sens (cellule nerveuse).

La cellule animale présente en général des dimensions microscopiques 1/1000 de millimètre (1 μ, unité microscopique). Quelques-unes cependant sont presque visibles à l'œil nu : telles sont les cellules nerveuses des cornes antérieures du bœuf qui atteignent une dimension de 120 μ, les cellules des glandes salivaires du cheïronomus (200 μ.) et l'ovule qui peut mesurer de 120 à 200 μ.. Chez les oiseaux, cette cellule atteint des proportions colossales et mesure plusieurs centimètres de diamètre : c'est le jaune de l'œuf.

Reproduction de la cellule. — D'après Schwan et Schleiden, la cellule se formait spontanément dans un liquide préexistant, de la même façon en quelque sorte que se forment les cristaux dans une solution saline saturée. Le noyau apparaissait tout d'abord, puis la membrane nucléaire et l'enveloppe cellulaire ; le protoplasma pénétrait ensuite dans cette dernière par endosmose. Cette théorie fut adoptée, après quelques modification, par Ch. Robin qui faisait dériver les cellules de liquides organiques préexistants, les *blastèmes* (théorie de *la génèse*). Mais vers la même époque (1841) Remak observait sur les globules rouges du sang des embryons de poulet, un mode de multiplication de la cellule par division du noyau. Aujourd'hui les faits ont démontré que c'était le seul mode de la multiplication cellulaire et expliquent cet aphorisme de Wirchow, *omnis cellula e cellulâ.*

Cette division du noyau peut se faire suivant deux formes bien distinctes : elle peut être *directe* ou *indirecte.*

La division directe est caractérisée par ce fait que pendant tout le processus de division, le noyau ne change pas de constitution *intime*. La division du noyau peut être encore *égale* et se passer dans la même capsule cellulaire, elle est alors dite *division endogène* (division des cellules cartilagineuses) ou bien elle est inégale et la division est dite division par bourgeonnement. La division directe, ou *division akynésique*, déjà vue par Remak, a été bien étudiée et décrite par Ranvier sur les cellules lymphatiques de l'axolotl. Le noyau de la cellule s'allonge d'abord, se renfle à chacune de ses extrémités, tandis que sa portion moyenne s'étire en un pédicule.

Bientôt ce dernier est rompu et la cellule possède

alors deux noyaux. Chacun de ceux-ci semble diriger les mouvements amiboïdes de la masse cellulaire qui finit par se diviser par étirement.

La division indirecte ou *kynésique*, caractérisée par le changement de constitution intime du noyau, décrite seulement depuis une dizaine d'années, se passe surtout dans le filament chromatique, d'où le nom de division *mitosique* (μιτος, fil) que lui donne Flemming.

De plus, ce mode de division est encore caractérisé par une série de mouvements très complexes qu'exécute le filament chromatique, ce qui a porté Schleicher à le désigner par le terme générique de *karyokinèse*.

Voici l'ordre habituel des phénomènes de la karyokinèse :

1° *Stade du noyau quiescent, du peloton chromatique ou du spirème* (de σπειρημα, peloton). — Au début, le noyau ne présente aucun phénomène de mouvement ; le filament chromatique se colore bien, c'est la phase du *noyau quiescent*. Puis le premier signe d'activité est caractérisé par une sorte de condensation du filament

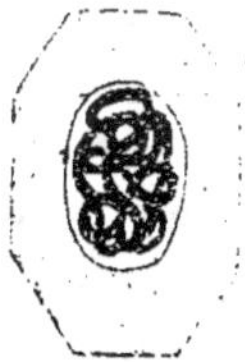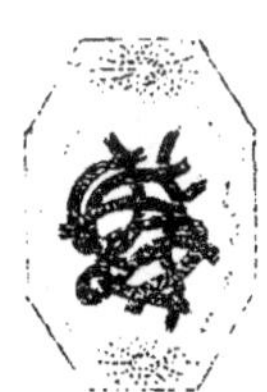

Fig. 4 et 4 *bis*. — Schéma. Deux phases du 1er stade de la karyokinèse.

qui grossit et forme un peloton dont les flexuosités sont moins nombreuses que dans la phase précédente ;

2° *Stade de la rosette* (de la monastère chromatique, des amphiasters achromatiques). — Bientôt après la paroi nucléaire disparaît ainsi que les granulations du noyau. Les courbes du peloton chromatique sont de moins en moins prononcées et celui-ci finit par se disposer en *rosette* autour du centre même du

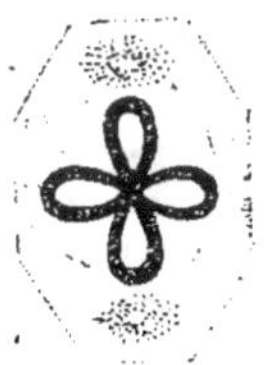

Fig. 5

noyau. En même temps que ces phénomènes se produisent dans le noyau, les *microsomes* du protoplasma se condensent autour des sphères attractives qui ont gagné les deux pôles opposés de la cellule mère ;

3° *Stade de la segmentation transversale.* — Une fois la disposition en rosette établie, chacune des courbes périphériques de la rosette se segmente et celle-ci est ainsi convertie en une série de V dont les sommets convergent vers le centre de la cellule. Le nombre des V est, en général, constant pour chaque espèce cellulaire ; Flemming en a compté vingt-quatre dans les cellules

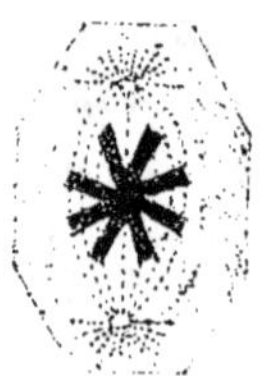

Fig. 6.

épidermiques de la Salamandre, Guignard douze dans les cellules du sac embryonnaire du Lys. Du côté du protoplasma, l'agglomération des microsomes vers les pôles de la cellule s'accentue davantage : bientôt ils s'ordonnent autour du centro-some de la sphère attractive correspondante de façon à former à chaque extrémité une étoile, l'*aster*, dont les branches centrales s'allongent peu à peu et tendent à se rejoindre ;

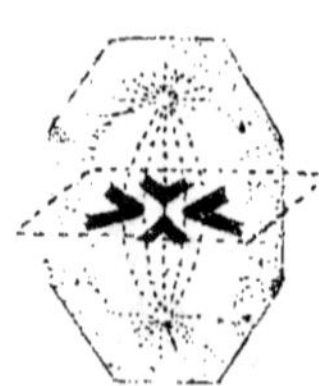

Fig. 7.

4° *Stade de la plaque équatoriale.* — Dans le stade précédent les V chromatiques, dont les sommets regardent le centre de la cellule, étaient placés en tous sens par rapport aux différents plans de celle-ci. Bientôt ils exécutent un mouvement tel, qu'ils se mettent tous dans un même plan, perpendiculaire au grand axe de la cellule, et forment à ce niveau la *plaque équatoriale*. Celle-ci est elle-même perpendiculaire aux différentes branches des aster qui se sont rejointes à ce moment pour former, dans l'axe de la cellule, un fuseau, le *fuseau achromatique ;*

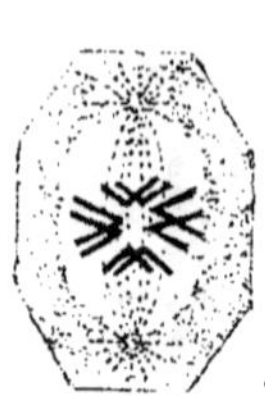

Fig. 8.

5° *Stade du dédoublement longitudinal.* — Les différents V formant la plaque équatoriale se dédoublent selon leur épaisseur et sont dès lors en nombre double de ce qu'ils étaient primitivement. Une fois ce dédoublement effectué, chacun des **V** chevauche un peu l'un sur l'autre de manière à présenter à peu près l'image d'un double V (W);

6° *Stade du dédoublement de la plaque équatoriale.* — Les V formés dans le stade précèdent ont chacun leur sommet accolé à une des branches du fuseau achromatique. Bientôt ils s'écartent l'un de l'autre par leur sommet, et, tout en suivant les branches du fuseau, l'un se dirige vers l'aster supérieur et l'autre vers l'inférieur. Il résulte de ce fait le dédoublement de la plaque équatoriale. — En même temps que ce dédoublement s'effectue, les centrosomes de chacun des asters achromatiques se dédoublent en deux nouveaux centrosomes qui sont l'origine, à chaque pôle, de deux nouvelles sphères attractives, lesquelles occupent la dépression qu'on observe souvent à la face externe des nouveaux noyaux en voie de reconstitution ;

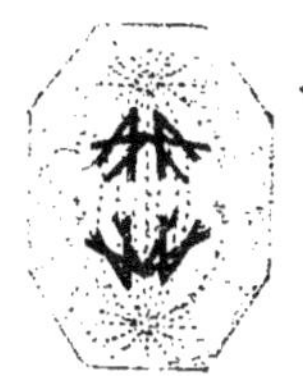

Fig. 9.

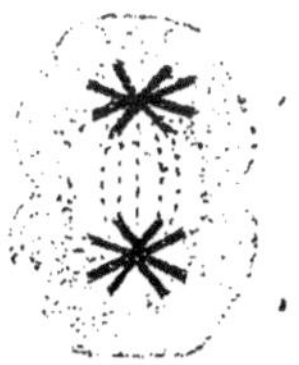

Fig. 10.

7° *Stade de la double couronne polaire.* — Chacun des V chromatiques, cheminant le long des filaments du fuseau achromatique, finit par arriver au niveau de l'aster achromatique où ils se disposent tous en couronne rayonnante, à chacun des pôles de la cellule.

8° Bientôt les extrémités libres de chacun des V formant ces couronnes polaires, s'unissent les unes aux autres et constituent par leur jonction une rosette chromatique à chaque extrémité de la cellule. C'est la phase de l'*amphiaster chromatique*, par opposition au stade de la rosette, encore dite, stade de la *monastère chromatique*.

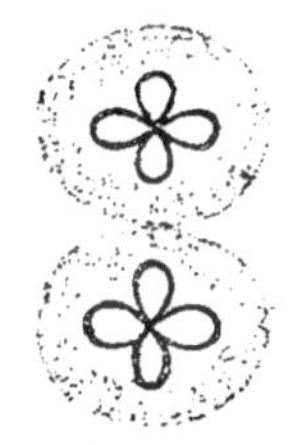

Fig. 11.

Une fois parvenu à ce stade, le protoplasma cellulaire

s'est étranglé à sa partie moyenne et la cellule ne tarde pas à se dédoubler.

Telle est la multiplication cellulaire normale dans laquelle une cellule se dédouble en 2 par division indirecte du noyau; mais il est des cas pathologiques ou cette division semble plus active et dans lesquels le noyau se divise en 2 ou 3 (Cornil).

Nutrition de la cellule. — La cellule absorbe de l'oxygène. Il suffit pour s'en convaincre de répéter l'expérience de P. Bert et de placer un tissu formé de cellules sous une cloche remplie d'oxygène, pour voir qu'après quelque temps le tissu a absorbé une quantité notable d'oxygène et a exhalé de l'acide carbonique. Elle absorbe également des liquides. Parmi ces derniers, les uns sont identifiés à la substance cellulaire, ils sont assimilés; les autres sont brûlés par l'oxygène ou sont emmagasinés dans le protoplasma qui les élabore d'une façon spéciale à chaque espèce cellulaire.

En même temps qu'elle absorbe, la cellule excrète tantôt les produits de son élaboration (bile, pepsine, glycogène, ptyaline, etc., etc.), tantôt les déchets de sa nutrition (acide carbonique, urée, ptomaïnes, etc.).

Fonctions de relation de la cellule. — La mieux connue de ces fonctions est la *contractilité*.

Le protoplasma de certaines cellules (cellules de la lymphe) est doué d'une contractilité spéciale qui permet à l'élément d'exécuter des mouvements dits *mouvements amiboïdes*, que nous étudierons dans un des chapitres suivants et qui lui permettent, non seulement de se déplacer, mais encore d'absorber des particules solides ou même des éléments cellulaires (théorie de la phagocytose, Metchnikoff).

Durée de la cellule. — La durée de la vie cellulaire est très variable : tandis que les unes (certaines cellules glandulaires) ont une existence éphémère et ne durent que vingt-quatre heures; d'autres semblent avoir une existence égale à celle du tissu qu'elles contribuent à former (cellules nerveuses).

CHAPITRE II

LYMPHE. — SANG.

§ 1. — LYMPHE.

Préparation. — Après avoir choisi une grenouille ayant séjourné longtemps dans un endroit humide, on lui enveloppe les membres postérieurs avec un linge, afin de l'immobiliser et en même temps de refouler la majeure partie de la lymphe vers le sac lymphatique dorsal. Puis on fait une ponction à la peau du dos avec une pipette de verre finement effilée et tenue obliquement de haut en bas. Généralement la pipette se remplit aussitôt par simple capillarité ; dans le cas contraire, il faut, sans retirer la pipette, promener son extrémité dans les culs-de-sac lymphatiques ou même aspirer pour faire monter le liquide. On recueille de cette façon une ou deux gouttes de lymphe que l'on déposera dans la chambre humide du Pr Ranvier. En portant cette dernière sur la platine chauffante à 20° ou 25°, on pourra bien étudier les mouvements des cellules. Pour cela, il sera bon, après avoir fixé à l'aide du dessin l'une d'entre elles, de l'observer à des intervalles réguliers (de deux en deux minutes par exemple) pendant quelque temps, en notant chaque fois les changements survenus dans sa forme.

Après cette première observation, on devra étudier l'action des réactifs que nous signalons plus loin.

La lymphe est un tissu dont les éléments sont représentés par des *globules blancs* ou *cellules lymphatiques*, et la substance interstitielle par un liquide, le *plasma*, coagulable lorsqu'il est sorti de l'organisme. Cette conception, due a Frey, a été reprise et étendue par Claude Bernard qui donne à la lymphe le nom de *milieu inté-*

rieur. En effet, elle baigne tous les organes et tous les éléments qui les constituent ; aussi Ranvier a-t-il pu préciser les définitions précédentes et dire qu'*elle forme le milieu liquide dans lequel vivent les éléments anatomiques*.

La lymphe existe en quantité considérable dans l'organisme : d'après les recherches de Krause, elle représenterait environ un tiers du poids total du corps ; pour Ludwig, elle représenterait seulement un quart du poids total. Le Pr Colin d'Alfort, en établissant une fistule lymphatique chez la vache, a pu recueillir 95 litres de lymphe en vingt-quatre heures.

Caractères physiques. — A l'état normal, c'est un liquide blanc, inodore, transparent. Dans certaines régions et lorsque les procédés qui ont servi à le recueillir ont été imparfaitement exécutés, il est légèrement teinté en rouge ; cette coloration est due à la présence d'un certain nombre de globules rouges du sang venus dans le torrent lympatique par refoulement des vaisseaux sanguins. Recueillie dans les vaisseaux chylifères au moment de la digestion, la lymphe est blanchâtre, opalescente et analogue à du lait. Elle doit alors cette coloration à de très nombreuses gouttelettes de graisse. Ces gouttelettes sont très fines, douées de mouvements moléculaires très actifs connus sous le nom de *mouvements browniens* et sont constituées par une goutte de graisse entourée d'une petite zone de substance albuminoïde (H. Muller). Comme presque tous les liquides de l'organisme, la lymphe est alcaline. Sa saveur est légèrement salée, elle renferme en effet de 4 à 6 p. 1000 de chlorure de sodium.

Extraite des vaisseaux, la lymphe se coagule lentement ; elle met environ un quart d'heure pour se prendre en une gelée incolore de laquelle ne tarde pas à se séparer une masse réticulée qui finit par se resserrer comme la fibrine du sang en voie de coagulation. Ce coagulum renferme environ dix fois moins de fibrine que dans le sang. En dehors de ce reticulum solide, il reste un liquide, le *serum*, renfermant de notables proportions de sels minéraux, identiques à ceux du serum sanguin (chlorures et sulfates de sodium), des produits excrémentitiels tels que l'*urée* (Wurtz) et même des traces de fer (Schmidt). Au point de vue hislologique la lymphe présente à étudier des éléments figurés, les *globules blancs* ou *leucocytes* ou encore *globules de la lymphe* et des *granulations libres*. Ces dernières, que nous connaissons déjà, ne se rencontrent que dans la lymphe des vaisseaux chylifères.

Globules blancs. — Leucocytes. — Ces éléments ont été découverts à la fin du siècle dernier en 1770 par le chirurgien anglais Hewson. Pour bien les étudier il faut les observer chez la grenouille et procéder comme nous l'avons indiqué au commencement de ce chapitre.

Vue à un grossissement de 5 à 600 diamètres, la lymphe, recueillie dans le sac lymphatique dorsal d'une grenouille, présente des globules rouges du sang en nombre variable suivant les conditions dans lesquelles elle a été recuellie. La coloration jaune verdâtre de ces globules et leur forme elliptique les faît nettement distinguer des cellules incolores de la lymphe. Au début de l'observation, on voit les globules blancs sous forme de sphères incolores, granuleuses, irrégulières. Puis, après quelques minutes, elles changent de forme et prennent les aspects les plus variés. La masse de protoplasma, les constituant uniquement, envoie des prolongements effilés qui s'attachent aux parties voisines et qui résistent aux courants établis dans la préparation.

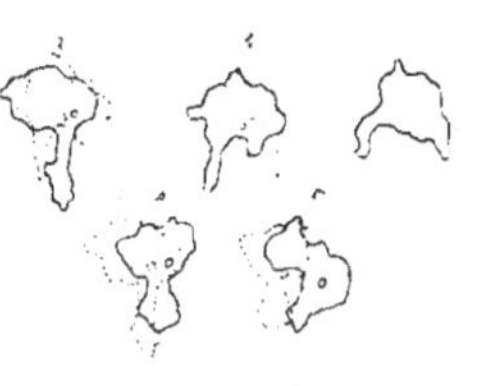

Fig. 12. — Un globule blanc du sang de la grenouille observé de deux en deux minutes.

Ces prolongements, véritables *pseudopodes*, s'allongent peu à peu en même temps que s'excave et se rétrécit la partie du protoplasma qui leur est opposé : finalement, la masse entière de la cellule est transportée dans ce qui n'était primitivement qu'un prolongement. La cellule lymphatique s'est donc *déplacée*.

Ces mouvements, dits *mouvements amiboïdes*, vus pour la première fois par Warton John, sont surtout manifestes sous l'action d'une douce chaleur (de 25° à 30°). Ils permettent aux cellules de se déplacer et d'absorber; de recueillir dans leur intérieur avec les éléments du plasma, dans lequel elles baignent, les corps solides qui se trouvent à leur proximité, comme des fragments de globules sanguins. Ce phénomène est rendu bien évident par l'adjonction à une préparation de lymphe d'une petite quantité de poudre de vermillon. On ne tarde pas à voir le protoplasma cellulaire s'infiltrer de particules colorées. Dans ces dernières années, Metchnikoff a montré que cette propriété des cellules lymphatiques servait dans une certaine mesure à lutter contre l'envahissement constant de l'organisme par des parasites tels que les microbes. Basée sur des observations que nous ne saurions apprécier, cette *théorie de la phagocytose* semble séduisante, en raison même du rôle qu'elle fait jouer au globule lymphatique.

Outre que les mouvements des globules lymphatiques leur permettent d'absorber les éléments figurés voisins, ils leur permettent encore de pénétrer dans des corps poreux. Un fragment de moelle de sureau, introduit dans le sac lymphatique dorsal d'une grenouille, et examiné quelques heures après, montrera de nombreuses cellules lymphatiques qui ont pénétré jusque dans l'intérieur des grandes cellules hexagonales du sureau. Mais pour que ces mouvements se produisent avec toute leur intensité, il est nécessaire que l'élément lymphatique puisse toujours absorber de l'oxygène. Ce gaz faisant défaut, les mouvements amiboïdes cessent bientôt; la cellule reste d'abord dans un état de mort latente et finit par présenter tous les phénomènes cadavériques que nous étudierons plus loin. Lorsqu'un grand nombre de cellules lymphatiques s'est ainsi accumulé dans un point de l'organisme, les éléments tassés les uns contre les autres ne pouvant plus absorber l'oxygène indispensable à leur existence sont frappés de mort et s'infiltrent de granulations graisseuses pour constituer les *globules de pus*.

Sous l'action de certains réactifs, tels que la chaleur à 40°, l'alcool, l'iode, etc., la cellule lymphatique est frappée de mort : elle prend la forme sphérique et présente assez souvent une excroissance en forme de boule, *boule* ou *excroissance sarcodique* (Dujardin, Ranvier) qui se distingue nette-

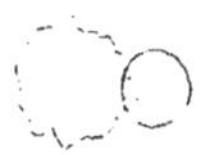

Fig. 13. — Un globule blanc, mort et présentant une boule sarcodique.

ment des prolongements amiboïdes par ce fait qu'une fois formée elle ne revient jamais sur elle-même comme les prolongements précédents.

Dimensions. — La cellule lymphatique présente des dimensions variables suivant les espèces animales. Chez les animaux à sang froid, et la grenouille en particulier, elle ne mesure guère que 14 μ. de diamètre. Chez les animaux à sang chaud, elle mesure de 8 à 9 μ. Chez les embryons de lapin et de chien, son diamètre moyen peut atteindre jusqu'à 19 μ.

Structure. — La cellule lymphatique morte fixe les matières colorantes, ce qui permet de reconnaître qu'elle est uniquement constituée par une masse de protoplosma, sans membrane d'enveloppe. Dans ce protoplasma on reconnaît un ou deux noyaux nucléolés et des granulations réfringentes en nombre plus ou moins considérable. — Ces granulations varient suivant les globules envisagés ; dans quelques uns ce sont des granulations graisseuses très fines, réfringentes, que l'acide osmique colore en noir et que dissout l'éther ; dans d'autres, ces granulations sont plus volumineuses, ne sont plus teintes en brun par l'acide osmique, mais en rouge orangé par le picro-carmin. Ces granulations ont une affinité toute spéciale pour l'éosine qui les colore en rouge brique (granulations éosinophiles d'Erlich) ; ce qui leur a fait accorder par quelques auteurs un rôle considérable dans l'hématopoièse, rôle qui à l'heure actuelle n'est pas encore absolument démontré.

Noyau. — Le noyau est invisible chez les mammifères dans le globule lymphatique vivant. Dès qu'il meurt le protoplasma devient transparent et le noyau bien visible. Néanmoins chez l'axolotl, dont le globule blanc est énorme et mesure jusqu'à 25 μ., le noyau est visible, alors même que la cellule est vivante. Sous l'action de l'acide acétique le noyau se fragmente. (Globules nucléiformes de Robin.)

Le noyau du globule blanc est rarement sphérique ; le plus souvent il est étranglé en son milieu de façon à figurer un bissac ; d'autres fois, il est en boudin ou recourbé sur lui-même ou même en spirale. On l'a vu affecter la forme d'une rosette ou se montrer hérissé de bourgeons sphériques. La multiplicité de ces aspects explique le désaccord des auteurs sur leur interprétation.

Au point de vue du nombre, le noyau du globule blanc est toujours unique chez l'homme, et d'une manière générale chez tous les vivipares. — Chez les animaux à sang froid, et chez les ovipares, il est en général multiple.

Reproduction. — La cellule lymphatique se reproduit dans la lymphe même par bourgeonnement du noyau et par sa division directe. Lorsqu'on observe une cellule lymphatique en voie de division, on voit d'abord le noyau s'allonger en forme de boudin, puis s'étirer en un point, s'étrangler et finalement se diviser en deux. En même temps, chacune des portions du noyau semble diriger les mouvements amiboïdes d'une portion distincte du protoplasma qui, pour se diviser, suit les mêmes phases que le noyau. Ces faits ont été observés et décrits par Ranvier sur les globules blancs de l'axolotl. Le globule blanc est donc un des très rares éléments anatomiques qui ne se reproduise pas par karyokinèse.

§ 2. — SANG.

Préparation. — Il faut étudier successivement les globules rouges nucléés et ceux qui ne le sont pas. Pour les premiers, on choisira de préférence la grenouille. Une lame porte-objet étant bien nettoyée, on coupera l'extrémité d'un doigt de l'animal, et on recueillera sur la lame la goutte de sang qui s'écoulera de la section. — Avec une aiguille on l'étalera en une couche mince et on fera dessécher en agitant vivement la lame de verre. La préparation terminée, on la couvrira d'une lamelle qu'on bordera ensuite à la parafine.

Après ce premier examen, on fera agir. sur une série de préparations ainsi faites, les divers réactifs colorants comme le picro-carmin, ou l'hématoxyline et l'éosine, afin de voir les réactions du noyau. Colorée au picro-carmin, la préparation sera montée dans la glycérine ; avec l'hématoxyline et l'éosine, elle le sera dans le baume.

Sur les préparations du même sang, mais non desséché, on devra faire agir les divers réactifs que nous signalons dans le cours de ce chapitre.

Pour étudier les globules non nucléés comme ceux de l'homme, il suffira, après avoir nettoyé avec du savon et de l'alcool l'extrémité de la pulpe du doigt, d'y faire avec une aiguille stérilisée une légère piqûre. On procédera ensuite comme précédemment en étudiant d'abord les préparations de sang desséché, puis celles de sang frais. Il faudra toujours avoir soin dans toutes ces manipulations d'opérer aussi vite que possible pour éviter les altérations si faciles du globule rouge au contact de l'air.

Nous indiquons dans le cours de ce paragraphe les autres manipulations qu'on devra exécuter, afin d'étudier, par exemple, le nombre des globules, ou la richesse en hémoglobine, etc.

Une goutte de sang examinée à un grossissement de 4 à 500 diamètres montre que ce liquide renferme une infinité de corpuscules, d'une coloration jaune pâle, verdâtre à la lumière transmise, et rouge foncé à la lumière directe. Ces éléments sont tassés les uns contre les autres et, à un examen rapide, ils semblent tous avoir la même forme discoïde. Ce sont les *globules rouges* ou *hématies* découvertes chez l'homme par Leuvenhoëk. Parmi ces éléments on en voit d'autres, beaucoup plus rares, plus volumineux que les précédents, de forme sphérique ou irrégulière et de coloration blanchâtre ou incolore ; ce sont les *globules blancs* ou *leucocytes*. A l'aide de grossissements plus puissants, on peut distinguer d'autres corpuscules arrondis ou anguleux, ce sont les *vésicules élémentaires* (Zimmermann), ou *globulins*, ou *hématoblastes* (Hayem).

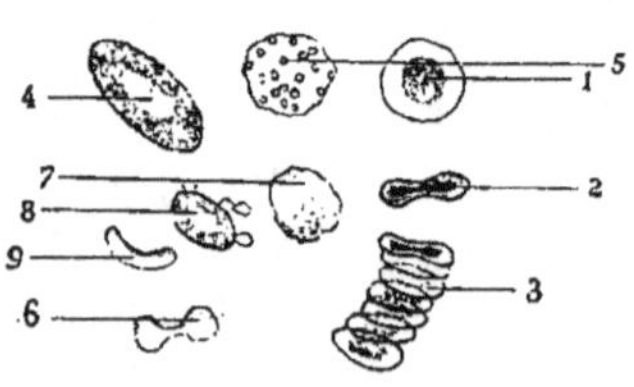

Fig. 14.

1, globule rouge de l'homme vu de face ; 2, globule rouge de l'homme vu de profil ; 3, globule rouge de l'homme en pile de monnaie ; 4, globule rouge de la grenouille ; 5, un globule blanc de l'homme ; 6, un globule blanc étranglé en bissac ; 7, 8, globules rouges déformés ; 9, un globule rouge déformé vu de profil.

I. **Hématies.** — Les globules rouges forment la plus grande majorité des éléments figurés du sang. Sur une préparation bien faite, on peut constater qu'ils n'ont pas une forme identique : les uns sont régulièrement circulaires, les autres plus ou moins ovales et quelques-uns, minces et allongés, présentent deux renflements à leurs extrémités. Ces variétés d'aspect tiennent à des différences de position et pour s'en convaincre il suffit d'imprimer de légers mouvements à la préparation et alors on verra les hématies présenter successivement tous les aspects qu'on avait primitivement notés.

De cet examen il résulte que le globule rouge du sang de l'homme a la forme d'un disque, légèrement excavé sur ses deux faces et renflé à sa périphérie. Vu de face, le renflement de ses bords latéraux se reconnaît à des différences de réfringence et, vu de champ, la forme légè-

rement en bissac qu'il présente ne laisse plus de doute
sur sa forme réelle.

Si dans la préparation les globules flottent librement
dans le plasma, on voit, au bout de quelques instants,
ces derniers s'accoler les uns
aux autres par leur plus grande
surface. Cette disposition, justement comparée à celle des
piles de monnaie, a donné
naissance aux interprétations
les plus diverses. Tandis que
les uns (Dogiel, Weber et
Suchard) l'expliquent par la
formation de rétinacles de
fibrine, exsudés du globule ;
d'autres (Welcker Ranvier)
pensent, avec plus de raison
peut-être, qu'il s'agit là d'une
« *simple attraction physique
que subissent tous les corps plats mobiles dans un liquide.* »

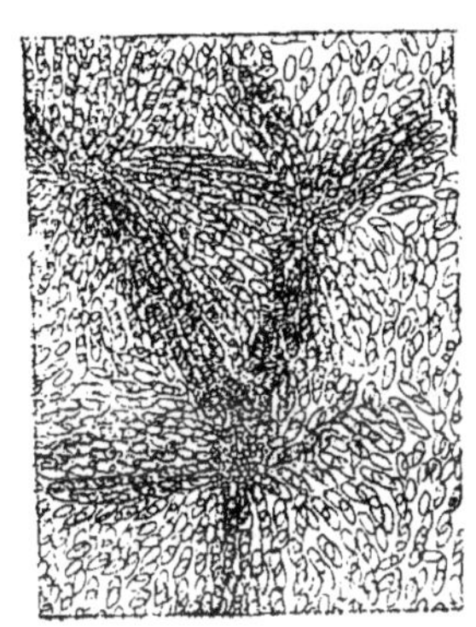

Fig. 15. — Globules du sang de
la grenouille accolés en piles
de monnaie.

Examinés après vingt-quatre heures, dans la même
préparation, les éléments ont changé d'aspect : les hématies sphériques sont beaucoup plus nombreuses, et celles
qui ont encore conservé la forme discoïde se montrent
hérissées sur leurs bords de fines crénelures. Ce changement de forme est encore plus accentué si le sang est
resté à l'air plus d'une demi-minute avant d'être examiné
(Ranvier), preuve évidente que ce changement de forme
est dû à une altération du globule.

Chez tous les vertébrés mammifères, les hématies ont,
comme chez l'homme, la forme d'un disque biconcave.
Chez les camélidés cependant, les globules rouges sont
elliptiques.

Chez tous les autres vertébrés non mammifères (oiseaux, reptiles, poissons, batraciens), les globules rouges sont nucléés et ont une forme elliptique. Chez les
cyclostomes, le globule est arrondi et possède un noyau.

Le globule rouge est essentiellement élastique : pour s'en convaincre il suffit d'examiner au microscope la circulation dans le mésentère d'une grenouille : On y voit les hématies, engagées dans un capillaire trop étroit, s'effiler, s'allonger de mille manières pour le franchir. Quelquefois même le globule examiné est arrêté sur l'éperon saillant d'une bifurcation vasculaire ; sous l'effort du courant, il est tordu et allongé jusqu'au moment ou il est entraîné par celui-ci.

Action des réactifs. — 1° *Eau.* — Sur une préparation fraîchement faite, si on ajoute sur le bord de la lamelle une goutte d'eau, on voit tout d'abord les globules rouges fuir devant le courant, puis l'équilibre étant rétabli, on ne tarde pas à les voir se décolorer, prendre une forme sphérique, en même temps que le liquide dans lequel ils baignent se colore en jaune d'autant plus foncé que la préparation était plus épaisse.

Cette expérience montre, ainsi que nous le verrons plus loin, que le protoplasma du globule renferme une substance colorante, l'*hémoglobine*, qui se dissout dans l'eau.

2° *Solutions salines.* — Un grand nombre de solutions salines agissent sur les globules rouges de la même façon que l'eau.

D'autres au contraire, dans des proportions déterminées (chlorure de sodium 2/1000, sulfate de soude 1/40, etc.) fixent les globules rouges dans leur forme. Cette propriété a été utilisée dans la préparation des divers sérums artificiels (Ranvier, Malassez, Hayem, etc.).

3° *Iode.* — L'iode en solution iodurée, ainsi que le préconise le Pr Ranvier, fixe les globules rouges dans leur forme et les colore légèrement en jaune orangé.

4° *Alcool.* — L'alcool agit d'une manière différente suivant son degré de concentration. L'alcool absolu fixe les globules rouges dans leur forme. L'alcool à 36° étendu d'eau dans la proportion de 1 à 2, modifie d'abord le globule de la même manière que l'eau, mais ensuite il le transforme en une vésicule à double contour très net (Ranvier).

5° *Éther*. — L'éther décolore les globules et les rend sphériques.

6° *Urée*. — L'urée rend le globule sphérique, mais ne le décolore pas (Kölliker). Dans l'urine normale, les hématies subissent les mêmes modifications que dans l'eau. Dans les urines diabétiques, les hématies conservent bien leur forme (Hayem).

7° *Bile*. — Au contact de la bile, les globules pâlissent d'abord, puis bientôt ils se dissolvent et il n'en reste plus trace (Kühne).

8° *Dessiccation*. — La dessiccation agit différemment sur les globules rouges, suivant qu'elle est lente ou rapide. Lorsque la dessiccation se produit lentement, les globules se déforment, prennent d'abord un aspect muriforme, puis se fusionnent et forment une masse jaunâtre, fendillée en tous sens et dans laquelle il est difficile de reconnaître la forme des éléments. La dessiccation rapide, au contraire, fixe les éléments dans leur forme (Welcker).

9° *Chaleur*. — L'action de cet agent est variable suivant qu'elle est progressive ou rapide. Lorsqu'une préparation franche de sang est élevée lentement jusqu'à 54° (Schultze), 56° ou 57° (Ranvier), on voit les piles se désagréger, les globules devenir sphériques et exsuder des granulations rondes, reliées au corps du globule par des prolongements. — A 70° les globules se décolorent et se déforment à tel point, que quelques-uns semblent percés d'un trou central (globule perforé de Dujardin). En réalité, ils n'ont été qu'amincis par la chaleur, ainsi qu'on peut s'en rendre compte en les examinant de champ (Ranvier).

Talamon a bien étudié dans ces derniers temps l'action brusque de la chaleur sur les globules rouges. De ses observations il résulte que, sous l'influence d'une forte chaleur, le globule s'*émiette* par la formation de corps réfringents dans la masse protoplasmique. D'autre part si la chaleur a été moins vive, ils se déforment, s'étirent en croissant, en bissac, etc., et finalement, de leur protoplasma, partent de longs flagelles réfringents et hyalins, doués de mouvements d'ondulations. Ces dernières déformations ne s'observent que si le globule a été saisi en quelque sorte par le coup de feu.

10° *Froid.* — L'action répétée du froid décolore les globules rouges. Rollet a basé sur cette propriété sa méthode de préparation de l'hémoglobine.

11° *Électricité.* — Les courants induits agissent sur les globules de la même façon que le froid. Les courants constants ne décolorent pas tout d'abord les globules, mais si leur action est prolongée, ils les transforment en masses sphériques incolores.

Dimensions des globules rouges. — D'après Welcker et la majorité des histologistes, les globules rouges de l'homme ont un diamètre moyen de 7,7 μ et une épaisseur sur les bords de 9,7 μ à 4,5 μ. Dans un même échantillon de sang, tous les globules n'ont pas la même dimension. Chez les nouveaux-nés, ces variations de grandeur sont très sensibles et les diamètres peuvent osciller entre 3,25 μ et 10,25 μ (Hayem).

Structure de l'hématie. — Le globule rouge du sang de l'homme est essentiellement constitué par une masse de protoplasma sans noyau. Ce protoplasma ne paraît pas entouré par une véritable membrane d'enveloppe; tout au plus semble-t-il légèrement condensé à la périphérie du globule, ce qui explique le double contour des bords, qu'on peut observer au microscope (Ranvier). Le protoplasma du globule est lui-même constitué par un stroma d'une substance albuminoïde, la *globuline*, coagulable par la chaleur et insoluble dans l'eau et le sérum. Ce stroma est gonflé comme une sorte d'éponge (J. Renaut) par une substance albuminoïde, cristallisable, l'*hémoglobine*, qui donne sa coloration rouge au globule.

Hémoglobine. — Cette substance, qui fut découverte

en 1849 par Kölliker qui la décrit sous le nom de *cristaux du sang*, fut appelée *hémato-cristalline* en 1851 par Funke. Plus tard Hoppe-Sayler appliquant à l'étude du sang la méthode de l'analyse spectrale, la désigne sous le nom d'*hémoglobine*.

Pour la préparer on peut avoir recours à l'un des procédés suivants :

1° Du sang de mammifères supérieurs étant défibriné par le battage, on le soumet a des congélations et des dégels successifs, il prend alors une coloration rose clair ; — en laissant reposer ensuite pendant quelque temps, on ne tarde pas à voir dans la préparation les cristaux caractéristiques ;

2° On traite du sang défibriné par de l'éther, jusqu'à ce qu'il perde sa coloration opaque pour devenir transparent ; une goutte de ce mélange évaporée lentement sur une lame de verre, ne tarde pas à se transformer en un petit amas de cristaux ;

3° Le procédé le plus rapide est, à notre avis, le suivant : une goutte de sang de rat, de lapin ou de cobaye, déposée sur une lame de verre, est additionnée de quelques gouttes d'éther, on agite avec une aiguille, puis on laisse évaporer ; on lave ensuite avec de l'alcool absolu et on monte la préparation au baume.

Les cristaux d'hémoglobine ainsi préparés affectent des formes variées, suivant les espèces animales. Chez l'homme ce sont des aiguilles ou des prismes rhomboédriques ; chez le rat ou le cobaye, ce sont des tétraèdres ; chez l'écureuil, des tablettes hexagonales.

Au point de vue chimique, l'hémoglobine est une substance albuminoïde quaternaire, qui renferme encore du fer dans la proportion de 0,45 à 0,43 p. 100.

Par suite de décompositions ou de combinaisons, elle donne naissance à de nombreux dérivés, parmi lesquels nous ne citerons que la *métahémoglobine*, la *parahémoglobine* et enfin l'*hématine*.

Traitée par les alcalis ou les acides, l'hémoglobine se

dédouble : 1° en *globine* qui est une substance peu connue, et 2° en *hématine* qui se précipite sous forme d'une poudre amorphe, noirâtre, encore appelée *hématosine*.

En présence du chlore, l'hémoglobine se combine avec ce corps pour former du *chlorhydrate d'hématine* (Teichmann), ou encore de l'*hémine*. Pour préparer cette dernière substance, il suffit d'ajouter à une goutte de sang déposée sur une lame de verre, quelques cristaux de sel de cuisine et une goutte d'acide acétique glacial. En laissant évaporer, on verra bientôt se produire des petits cristaux microscopiques d'hémine, noirs et avec un léger reflet métallique.

Wirchow a observé le premier dans les anciens foyers hémorrhagiques, un dépôt d'aspect brunâtre, dans lequel on peut reconnaître des cristaux rhomboédriques, formés d'une substance que Ch. Robin a désignée sous le nom d'*hématoïdine* et que l'on tend aujourd'hui à considérer comme identique à la matière colorante de la bile, la *bilirubine*.

Propriétés de l'hémoglobine. — L'hémoglobine est très avide d'oxygène ; elle n'existe dans le sang artériel que sous forme d'oxyhémoglobine ; 100 grammes d'hémoglobine peuvent fixer 125 centimètres cubes d'oxygène. Il s'agit là d'une véritable combinaison, très instable il est vrai, mais éminemment favorable aux échanges organiques.

Examinée au spectroscope, l'hémoglobine, telle qu'elle existe dans le sang artériel (*hémoglobine oxygénée* ou *oxyhémoglobine*) donne deux bandes d'absorption : l'une à droite de la ligne D du spectre (jaune) ; l'autre, plus large, en deçà de la ligne E (dans le vert).

Lorsque l'hémoglobine est privée de son oxygène et qu'elle est *réduite*, ces deux bandes d'absorption se réunissent et n'en forment plus qu'une seule à gauche de la ligne D.

En présence de l'oxyde de carbone, l'hémoglobine forme une combinaison des plus stables, l'*hémoglobine oxycarbonée* qui donne aux globules une coloration groseille et les empêche d'absorber à nouveau de l'oxygène. Au spectroscope, elle donne deux bandes d'absorption qui se distinguent de celles de l'oxyhémoglobine en ce qu'elles sont portées un peu plus à droite et qu'elles ne sont pas modifiées par les agents réducteurs les plus énergiques.

Additionnée de quelques gouttes d'acide acétique, la solution d'hémoglobine donne une bande d'absorption comprenant les lignes B et C. C'est le spectre de l'hématine que nous connaissons déjà.

Numération des globules rouges. — Dans une gouttelette de sang, le nombre des globules est si considérable, que leur numération directe est impossible. Aussi pour résoudre ce problème, les différents auteurs qui ont étudié cette question ont-ils eu le soin de diluer une quantité déterminée de sang pur, dans un volume donné d'un sérum artificiel.

C'est à Vierordt que revient l'honneur d'avoir imaginé la première méthode de numération. De toutes celles préconisées depuis, nous n'indiquerons que les deux suivantes qui sont facilement applicables aux recherches de la clinique et qui semblent donner les résultats les plus précis.

1° *Méthode de Malassez.* — *Compte-globules.* — L'appareil proposé par Malassez, en 1874, comprend un *mélangeur Potain* et un *capillaire artificiel.*

Le mélangeur Potain est constitué par un tube capillaire en verre, très régulièrement calibré. L'une de ses extrémités est effilée en pointe, l'autre présente à une certaine distance de sa terminaison, une dilatation ampullaire d'un calibre tel qu'il représente 100 fois le volume de la portion capillaire du tube, depuis l'ampoule jusqu'à son extrémité effilée. Dans cette ampoule se trouve une petite boule de verre, mobile. Un trait placé de chaque côté du renflement, indique la limite exacte des deux volumes.

Pour faire, avec cet instrument, un mélange au centième, on plonge l'extrémité effilée du tube, dans le sang à examiner et à l'aide d'un tube en caoutchouc ajusté à l'autre extrémité, on aspire doucement, de manière à faire monter le sang jusqu'au niveau du trait placé au-dessous de l'ampoule. Puis on aspire le sérum artificiel, de manière à remplir l'ampoule jusqu'au trait supérieur. Ce sérum artificiel est composé d'un volume d'une solution de gomme arabique d'une densité au pèse-urine de 1,020 et de trois volumes d'une solution à parties égales de sulfate de soude et de chlorure de sodium, également d'une densité de 1,020. Pour effectuer le mélange, il suffit d'agiter l'appareil.

Le capillaire artificiel consiste en une bande de verre de 2 à 3 centimètres de longueur et creusée près de sa face supérieure, d'un petit canal légèrement aplati. L'une de ses extrémités est libre, l'autre, relevée, communique avec un fin tube de caoutchouc par lequel on introduira le mélange sanguin. Ce capillaire artificiel est solidement soudé à une lame porte-objet. La capacité de l'instrument, c'est-à-dire le volume de liquide qu'il contient pour une longueur donnée, est indiquée sur chaque plaque.

Dès lors, en examinant la préparation avec un oculaire quadrillé et un objectif donnant 100 diamètres, il suffira pour connaître le nombre de globules contenus dans 1 millimètre cube de sang, de multiplier le nombre des globules comptés dans une longueur donnée du capillaire (longueur connue et déterminée par les divisions du micromètre oculaire) : 1° par le chiffre indiqué sur la lame porte-objet, en regard de la longueur dans laquelle aura été faite la numération, 2° par le titre du mélange sanguin (1/100).

2° *Méthode du Pr Hayem. — Hématimètre.* — L'hématimètre du Pr Hayem et de Nachet est basé sur le même principe : il consiste essentiellement en une pipette, très régulièrement calibrée en millimètres cubes, avec

laquelle on prend le sang à examiner (2 à 5 millimètres).
On mêle ce dernier à 500 millimètres cubes d'un sérum
artificiel que l'on a mis au préalable dans une petite
éprouvette. A l'aide d'une baguette de verre terminée en
palette, on complète le mélange. On en place alors une
goutte sur la cellule porte-objet. Celle-ci est constituée
par une lamelle de verre perforée à son centre d'une
ouverture circulaire de 1 centimètre de diamètre environ. Cette lamelle dont l'épaisseur a été déterminée ma-
thématiquement égale à 1/5 de millimètre, est soudée
sur une lame porte-objet et détermine de cette façon
une petite cellule d'une hauteur connue. En déposant
une goutte du mélange au centre de la cellule et en la
recouvrant d'une lamelle absolument plane, on produit
une nappe liquide dont l'épaisseur est régulièrement de
1/5 de millimètre. Afin d'éviter l'évaporation, on lute la
préparation avec un peu de salive. Il ne reste plus qu'à
compter les globules.

A cet effet, on place la préparation sur une platine mobile, annexée à l'appareil et à la face inférieure de laquelle on adapte un tube renfermant un système de len-
tilles qui vient former au foyer du microscope, une image
réduite d'un carré contenu dans le tube, et dont le côté
est égal à 1/5 de millimètre. La numération porte donc,
en résumé, sur un cube de mélange sanguin de 1/5 de
millimètre de côté. Pour obtenir le nombre de globules
contenus dans 1 millimètre cube de sang pur, on doit
1° faire cinq numérations successives, en ayant soin
chaque fois de changer légèrement de place la préparation sur la platine mobile, afin de ne pas compter deux
fois les mêmes globules; 2° faire la moyenne de ces cinq
numérations; 3° multiplier cette moyenne par le chiffre
constant 31 000.

Modification du compte-globules Malassez. — Depuis
1879, M. Malassez a remplacé le capillaire artificiel par
une chambre humide, dont la construction plus facile
que celle du Pr Hayem, semble donner des résultats plus

2.

exacts et plus constants. La numération porte, comme dans l'hématimètre de Hayem, sur une nappe liquide de 1/5 ou 1/10 de millimètre.

Nombre des hématies. — Les résultats obtenus à l'aide de ces divers appareils, montrent, en résumé, que l'homme sain possède une moyenne de 4 500 000 à 5 000 000 de globules rouges par millimètre cube (Hayem). Chez la femme, cette proportion est un peu moindre, elle n'atteindrait qu'une moyenne de 3 500 000.

La proportion entre les hématies et les leucocytes varie chez un même individu suivant les régions. En général, il y a un globule blanc pour 350 ou 400 rouges.

Développement des globules rouges. — Les globules rouges se développent d'une manière différente chez les ovipares (globules nucléés) et chez les vivipares (globules anucléés).

1° *Globules nucléés des ovipares.* — Les globules rouges nucléés proviennent d'une série de transformations spéciales des globules blancs, ainsi que Vulpian l'a établi un des premiers. Le protoplasma de la cellule se condense à la périphérie, y forme une membrane d'enveloppe, en même temps qu'il se charge d'hémoglobine. Ces transformations se produisent constamment dans le sang de la grenouille. Pouchet a observé en outre chez le triton et chez le protée des globules blancs, à gros noyaux sphériques qu'il considère et décrit comme les noyaux d'origine des globules rouges. Malassez considère ces noyaux énormes comme formés d'une substance liquide qui diffuse à travers la masse protoplasmique. Quoiqu'il en soit, ces globules à noyaux sphériques, peuvent se transformer soit en globules blancs adultes, soit en globules rouges.

Pour se transformer en globule blanc adulte, le noyau de la cellule qui était au début plus ou moins diffusé, se condense et devient bien distinct dans la masse protoplasmique. Peu après, ce dernier devient transparent, hyalin et se charge de granulations graisseuses ou éosinophiles. Le Pr Renaut, de Lyon, a observé les mêmes phénomènes chez la lamproie, et a constaté de plus que le noyau prenait très souvent une forme en boudin.

Lorsque le globule à noyau d'origine de Pouchet doit évoluer vers le type hématie, il n'arrive à ce terme qu'après plusieurs formes intermédiaires. En effet, il affecte bientôt, ainsi que l'ont vu Recklinghausen, Vulpian, Hayem, la forme d'éléments effilés, constitués par un noyau volumineux qui occupe presque toute la masse du protoplasma. Ces éléments présentent deux extrémités effilées, brillantes et réfringentes, ou sont légèrement anguleux : ce sont les *hématoblastes* d'Hayem. Peu après la masse du protoplasma se condense, elle se charge d'hémoglobine, s'aplatit et revêt enfin la forme du globule rouge, bien qu'encore plus petit et plus altérable que ce dernier à l'état adulte.

2° *Globules anucléées des vivipares*. — Chez l'homme, comme chez tous les vivipares, le développement des globules rouges présente deux étapes bien distinctes, suivant que l'on considère la *période embryonnaire* ou *d'apparition* des éléments sanguins dans l'organisme, et la *période adulte* ou de multiplication de ces mêmes éléments.

a. *Période embryonnaire*. — Dès le premier jour de l'incubation chez le poulet, lorsque l'embryon est encore représenté par une masse allongée couchée à la surface de l'œuf, on voit cette dernière enveloppée par une zone elliptique transparente (aire transparente) bordée à son tour par une seconde zone (aire vasculaire) parsemée d'îlots rougeâtres (îlots de Wolff ou de Pander). Ces îlots, en se développant, vont former des cordons anastomosés (cordons de His) constitués par une agglomération de cellules toutes semblables entre elles. D'abord pleins, ces cordons se creusent bientôt d'après le processus suivant : Les cellules exsudent entre elles un liquide incolore, le sérum ; puis, les plus périphériques (cellules vaso-formatives, Ranvier) s'aplatissent, se soudent entre elles et prennent les caractères des cellules endothéliales pour constituer la paroi vasculaire ; en même temps, les cellules centrales (cellules hémo-formatives) se mobilisent et forment les premiers éléments figurés du sang.

Le professeur Ranvier a signalé dans le grand épiploon du lapin nouveau-né des taches opalescentes, qu'il désigne sous le nom de *taches laiteuses*, au niveau desquelles on peut observer facilement le processus que nous venons de décrire. Ces taches sont constituées par des amas de cellules au milieu desquelles on en trouve d'allongées, de fusiformes et qui présentent des extrémités terminales en pointes ou des prolongements latéraux qui s'anastomosent avec les prolongements ou les pointes des cellules similaires. Ces anastomoses cellulaires dessinent un réseau, le *réseau vaso-formatif*, qui représente ce que sera le futur réseau capillaire.

La différenciation des cellules de ce réseau s'effectue d'après le processus suivant : certains noyaux s'aplatissent et forment l'endothélium du capillaire, tandis que le protoplasma se divise en fragments discoïdes, chargés d'hémoglobine pour former les *globules rouges*.

Il y a donc dans cette transformation des cellules du réseau vaso-formatif des plaques laiteuses une légère différence d'avec celle que l'on peut observer dans les cordons de His. Chez l'embryon, en effet, les premiers globules nés des cellules des îlots de Wolff ou de Pander sont tous nucléés, mais n'ont qu'une existence éphémère et transitoire, car dès la fin du troisième mois on ne trouve plus de globules nucléés dans le sang du fœtus humain (Renaut). Au contraire, les globules nés des cellules du réseau formatif du grand épiploon du lapin nouveau-né sont toujours dépourvus de noyaux.

b. *Période adulte.* — Si, pendant la période embryonnaire, la formation des globules rouges est intimement liée au développement des vaisseaux dans tout l'organisme, pendant la période adulte l'hématopoièse semble localisée dans une série d'organes, tels que le foie, la rate, la moelle des os.

Pendant la période embryonnaire, le rôle hématopoiétique du foie semble hors de doute, car on y peut constater également la présence d'îlots cellulaires analogues aux îlots de Wolff et de Pander. A l'état adulte, la richesse globulaire plus grande des veines sus-hépatiques, comparée à celle de la veine porte, explique l'hypothèse des auteurs qui ont admis la fonction hématopoiétique du foie. D'autres auteurs pensent avec raison peut-être que, loin de donner naissance à des globules rouges, le foie les détruit pour fabriquer au dépens de leur hémoglobine les pigments biliaires (M. Duval).

Tout autre semble être le rôle sangniformateur de la rate. Les recherches de Malassez et de Picard ont, en effet, démontré que le sang de la veine splénique est plus riche en globules que celui de l'artère ; que la rate fabrique par elle-même de l'hémoglobine. Enfin, parmi les éléments mêmes de la pulpe splénique, on en trouve (globules hémoglobiques) qui paraissent bien donner naissance aux globules rouges, et que l'on retrouve d'ailleurs dans la moelle rouge des os.

Dans la moelle rouge des os, on trouve des médullocèles ou globules blancs et des éléments volumineux, étalés en plaques irrégulières : les *myéloplaxes.* En 1868, Neumann a montré le premier, puis Bizzozero, que certains médullocèles pouvaient donner naissance à des globules rouges. En 1882, Malassez a montré bien nettement l'évolution de la cellule de Neumann en globule rouge. Cet auteur constate que le noyau de la cellule de Neumann, peu distinct au début, devient bien apparent, en même temps que la masse protoplasmique se charge d'hémoglobine. Puis, cette cellule augmente de volume, émet à sa périphérie des bourgeons protoplasmiques, qui se pédiculisent bientôt et tombent dans la moelle des os sous forme d'éléments effilés à une extrémité et mesurant de 2 à 3 μ ; ce sont les *hématoblastes.* Ceux-ci, plus tard, en augmentant de volume, deviendront arrondis et discoïdes pour constituer le globule rouge adulte.

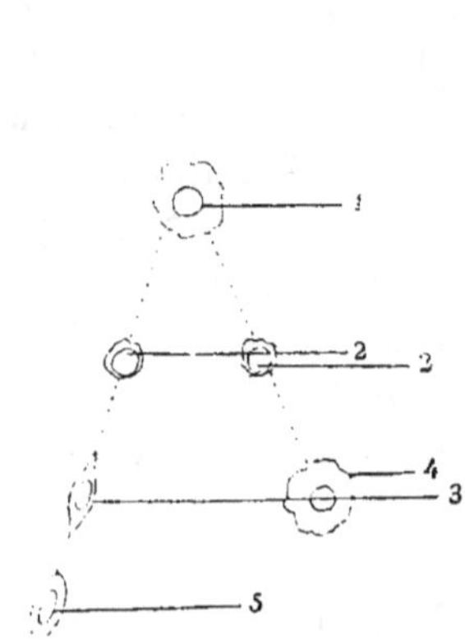

Fig. 16. — Schéma de la formation des globules rouges chez les ovipares.

1, globule blanc ; 2-2, globules à noyau d'origine ; 3, hématoblaste : 4. globule blanc jeune; 5, globule rouge nucléé.

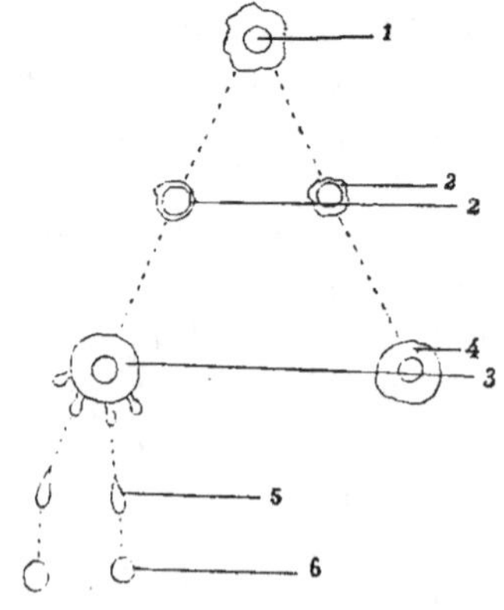

Fig. 17. — Schéma de la formation des globules rouges chez les vivipares.

1, globule blanc ; 2-2, médullocèles ; 3, médullocèle dont le protoplasma présente des prolongements ; 4, globule blanc adulte ; 5, hématoblaste ; 6, globules rouges adultes.

Les deux diagrammes ci-joints peuvent résumer, croyons-nous, le développement des hématies chez les ovipares et chez les vivipares.

II. Leucocytes. — Ces éléments ne sont pas particuliers au sang, dans lequel ils sont en nombre peu considérable ; on en compte en moyenne 1 pour 300 globules rouges. Ils sont identiques de forme et de propriétés aux cellules lymphatiques que nous avons déjà décrites (ch. i, § 1).

Numération. — Elle se fait à l'aide des mêmes procédés que pour les hématies. Il faut avoir soin de compter les globules blancs dans un plus grand nombre de champs. Le professeur Hayem conseille de faire porter la série des numérations sur deux bandes réciproquement perpendiculaires. Puis, on additionne les chiffres trouvés, on en prend la moyenne et on multiplie par 31,000.

III. Granulations libres. — Hématoblastes. — Elles sont très nombreuses et très facilement altérables, aussi convient-il de les étudier sur des préparations obtenues par dessiccation immédiate. Très variables de forme, les unes sont sphériques, analogues à des gouttelettes de graisse, les autres sont anguleuses.

L'eau ne les altère pas ; elles se colorent bien par l'iode et ne fixent pas le carmin (Ranvier). Elles mesurent en moyenne chez l'homme de 1 à 3 μ. En se développant, elles deviennent plus colorées, se rapprochent sensiblement de la forme des hématies, d'où le nom d'*hématoblastes* que leur a donné le P*r* Hayem.

Coagulation du sang. — Dès que dans une goutte de sang s'est produit l'empilement des hématies, on voit dans les espaces laissés libres, des amas de granulations, plus ou moins réfringentes, qui semblent former des centres d'appel à des fibrilles très délicates ; bientôt ces fibrilles s'allongent, s'anastomosent entre elles et forment un réseau très fin qui ne tarde pas à devenir plus abondant et à emprisonner dans ses mailles les hématies pour constituer en définitive un *caillot*. D'après Ranvier, ces granulations seraient de petites masses de fibrine qui joueraient dans le sang le rôle

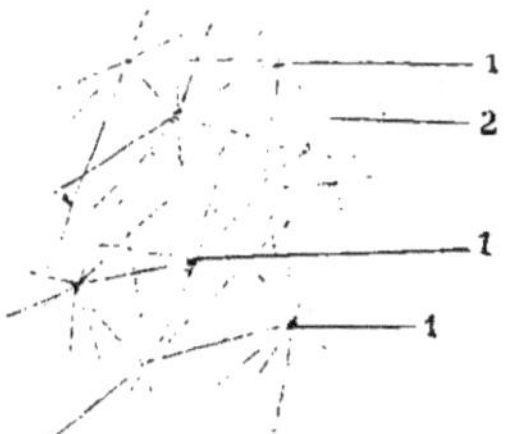

Fig. 18. — Reticulum fibrineux du sang en coagulation.

1-1-1, hématoblastes ; 2, filament de fibrine.

« d'un cristal préformé dans une solution saline ». Pour d'autres, ce serait des débris de globules blancs (Rollet, Schultze, Gamgée) ou rouges (Renaut, Gubler). Pour Hayem ces granulations seraient des amas d'hématoblastes, transformés en granulations, anguleuses par le fait d'un commencement de décomposition de ces éléments figurés.

CHAPITRE III

LES ÉPITHÉLIUMS

Préparation. — Toutes les méthodes de la technique microscopique sont applicables à l'étude des épithéliums. Si l'on veut étudier la forme et les rapports des épithéliums plats, il faut avoir recours à la méthode de l'imprégnation par le nitrate d'argent. Pour cela, un fragment d'une séreuse quelconque (mésentère) est arrosé pendant deux ou trois minutes dans une solution aqueuse de nitrate d'argent à 1 ou 2 p. 100 jusqu'à ce qu'il devienne opalescent; puis, il est lavé à l'eau distillée pendant une ou deux minutes. Il est ensuite porté sur une lame, et y est étendu par demi dessication. Sous l'action de la lumière, l'argent est réduit à l'état métallique et se dépose dans le ciment intercellulaire. Le tissu est ensuite déshydraté à l'alcool absolu, éclairci à l'essence de girofle et monté définitivement dans le baume. On obtient de cette façon le contour des éléments épithéliaux. On peut compléter cette préparation en colorant les noyaux par l'hématoxyline, avant la déshydratation, et le protoplasma par l'éosine. On termine la préparation comme il est dit plus haut.

Pour étudier les épithéliums isolés, il faut les dissocier. Pour cela, un fragment d'un revêtement épithélial est traité pendant vingt-quatre heures dans l'alcool au tiers pour dissoudre le ciment intercellulaire. Un fragment du produit de râclage de la surface est ensuite agité dans une goutte de picro-carmin.

L'étude des épithéliums stratifiés se fait à l'aide des coupes.

Le mot *épithélium* (de ἐπι, sur et θηλή, mamelon) fut créé par Ruysh pour désigner la mince pellicule qui se détachait après ébullition de la surface du mamelon. Depuis on a généralisé le terme; et aujourd'hui on dé-

signe ainsi la couche qui limite la surface du corps et
celle qui revêt les cavités naturelles (Ranvier). Les épithéliums sont formés en général de cellules juxtaposées
sans interposition d'autres éléments : ils ont donc pour
caractères ; 1° d'être disposés sur des surfaces, 2° d'être
toujours unis entre eux par une substance amorphe, le
ciment intercellulaire : 3° ils sont privés en général, le
plus souvent, de vaisseaux sanguins.

Origine des épithéliums. — Le premier être qui
résulte de la division de l'ovule n'est tout d'abord
formé que d'un agrégat de cellules ayant les caractères
énoncés ci-dessus ; il forme donc un tissu *holo-épithé-
lial* (Renaut). Plus tard, les cellules qui se sont disposées
en trois feuillets, vont se différencier pour former tous
les éléments de l'organisme adulte et parmi ceux-ci, les
uns ne conserveront aucun de leurs caractères originels,
tandis que les autres posséderont la forme et les caractères des épithéliums. Chaque feuillet est donc capable
de donner naissance à des épithéliums. Le feuillet externe (ectoderme) va former la couche de revêtement
du corps et ses diverticules ; le feuillet moyen (mésoderme) formera entre autres éléments le revêtement
épithélial des cavités closes ; du feuillet interne (ento-
derme) dérivera le revêtement épithélial de l'intestin et
de ses annexes.

Ces origines embryogéniques différentes ont conduit
Rindfleisch, His et Thiersch à établir des différences
physiologiques entre les divers épithéliums. His a même
voulu leur donner des noms différents ; il a conservé la
dénomination d'*épithélium* à ceux des éléments qui pro-
venaient de l'ectoderme ou du mésoderme, tandis qu'il
appelait *endothélium* les éléments dérivés de l'ento-
derme, croyant que la différence d'origine entraînait
nécessairement une différence de structure. Mais il n'en
est pas toujours ainsi et l'origine embryologique d'un
élément épithélial n'influe en rien sur sa morphologie
ultérieure. Les faits pathologiques ont démontré depuis

longtemps qu'il n'y avait aucune fixité dans la forme de tel épithélium et l'un de nous (Morau) a montré que même à l'état physiologique, certains épithéliums étaient susceptibles de se transformer périodiquement selon les besoins physiologiques de l'organe dont ils formaient le revêtement.

On doit donc, en résumé, reconnaître des épithéliums ectodermiques, mésodermiques et entodermiques.

Formes des cellules épithéliales. — Les cellules épithéliales sont des masses protoplasmiques, nucléées, très différentes les unes des autres. D'une manière générale, on peut leur distinguer deux formes principales : les unes sont aplaties, *pavimenteuses* ; les autres sont *cylindriques*.

1° Cellules plates. — Les cellules épithéliales plates sont constituées par une masse, d'une épaisseur moyenne de $0^{mm},003$, renfermant un noyau aplati. A ce niveau, la cellule est légèrement renflée de telle sorte que, vue de profil, elle présente un aspect légèrement fusiforme. Vue de face elle a une forme irrégulière et des contours plus ou moins sinueux. Dans les grandes séreuses elles sont plus ou moins polygonales et présentent des diamètres à peu près égaux dans tous les sens. Dans le revêtement de l'appareil circulatoire, le diamètre longitudinal, parallèle à la direction du vaisseau, l'emporte beaucoup sur le diamètre transversal. D'une manière générale, les éléments s'assujettissent en quelque sorte à la forme des parties qu'ils doivent recouvrir.

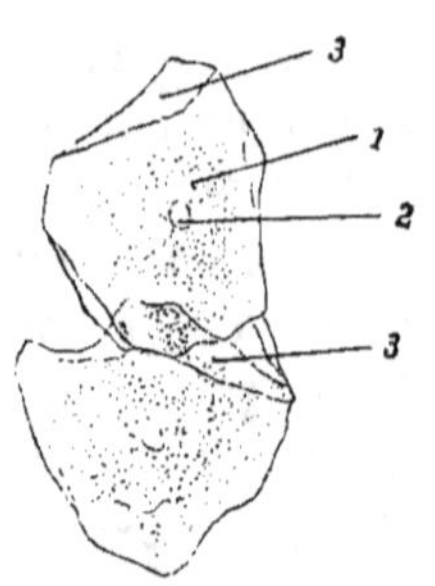

Fig. 19. — Deux cellules épithéliales plates de la bouche.

1, protoplasma finement granuleux ; 2, noyau ; 3-3, bords de la cellule repliés dans la préparation.

Pour s'en convaincre, il suffit d'examiner le revêtement épithélial du grand épiploon et des alvéoles pulmo-

naires. Dans le grand épiploon, les cellules sont régulièrement polygonales sur les grandes travées membraneuses ; elles s'allongent au contraire et se moulent sur
les plus fines de ces tra-
vées. Dans l'alvéole pul-
monaire, la cellule se
condense avec son noyau
dans les fossettes lais-
sées libres entre les ca-
pillaires, tandis qu'une
mince lame protoplas-

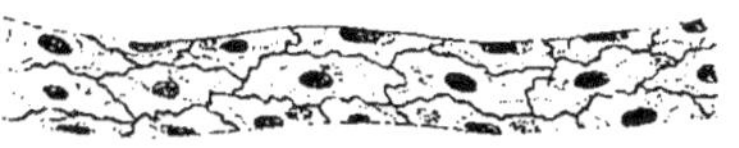

Fig. 20. — Un capillaire sanguin imprégné au nitrate d'argent pour montrer
le ciment intercellulaire. Le noyau
des cellules épithéliales a été coloré par
l'hématoxyline.

mique recouvre seule les vaisseaux ; ainsi pourrait-on
appeler l'épithélium pulmonaire, un *épithélium com-
blant*. Il y a donc accomodation de l'élément anatomique au milieu qu'il doit occuper.

2° *Cellules cylindriques*. — Ces éléments ont la forme
d'un cylindre, dont l'une des extrémités est généralement effilée en pointe (cellules cylindro-coniques). Elles
sont formées d'un protoplasma le plus souvent granuleux et possèdent un noyau ovale, allongé dans l'axe
de la cellule ; elles auraient une véritable membrane
d'enveloppe distincte de leur contenu (Ranvier). Leur
extrémité libre présente une sorte de condensation du
protoplasma qui constitue en ce point un véritable
plateau. Celui-ci est parcouru dans sa hauteur par des
stries très fines, bien visibles après coloration par le
bleu de méthyl. Décrites pour la première fois par
Gruby et Delafond qui les considéraient comme des
cils, ces stries seraient pour Kölliker des canaux et pour
Brettnaëur et Steinach des lignes de séparation de petits
bâtonnets ou de petits prismes.

Cette forme cellulaire type peut présenter quelques
modifications de structure : le plateau peut manquer
(cellule cylindrique simple) ; ou se recouvrir d'une rangée
de prolongements vibratils (cellule cylindrique à cils vibratils) ; ou bien encore la cellule entière se creuse d'une
cavité ouverte à l'extrémité libre (cellule caliciforme).

a. *Cellule cylindrique à cils vibratiles*. — Chez l'homme, cette cellule est toujours cylindro-conique. Son extrémité effilée plus ou moins longue est simple ou quelquefois bifide ; le noyau ovale est assez volumineux pour dilater la cellule à son niveau. L'extrémité libre présente un plateau sur lequel sont implantés obliquement les cils. Ceux-ci sont le plus souvent multiples chez l'homme, ils peuvent être unis entre eux ou isolés ; ils mesurent une hauteur moyenne de 15 à 28 μ sur une largeur de 3 à 5 μ. Vus à un fort grossissement, ils semblent formés d'une substance homogène, transparente, analogue au protoplasma et qui a d'ailleurs les mêmes affinités pour les matières colorantes. Ces cils sont doués de mouvements très rapides et qui s'exécutent toujours dans le même sens, de telle façon qu'ils impriment aux liquides ou aux corps solides placés à leur surface une direction constante (expérience de la limace artificielle, M. Duval). Les cellules à cils vibratiles, isolés des parties sous-jacentes, conservent leurs mouvements pendant plusieurs heures (vingt-quatre heures) s'il n'y a pas eu abaissement de température. Le froid, l'électricité, l'hydrogène, l'acide carbonique, une forte chaleur, les acides, arrêtent les mouvements. Ceux ci sont activés par une douce température, l'oxygène ou les alcalins. — Tous ces faits montrent bien l'individualité physiologique de ces éléments, puisqu'ils continuent à se mouvoir chez l'animal quelque temps après la mort, ou alors même qu'ils sont séparés de l'être vivant.

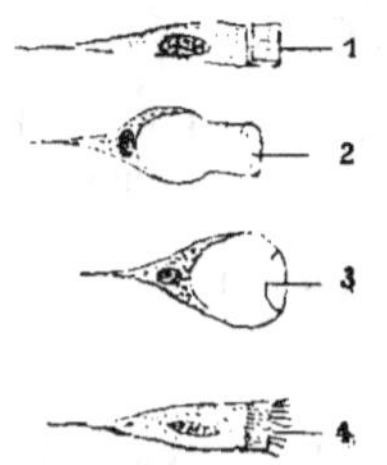

Fig. 21. — Types de cellules cylindriques.

1, cellule cylindrique à plateau ; 2-3, cellules caliciformes ; 4, cellule cylindrique à cils.

b. *Cellules caliciformes*. — Décrites en 1853 par Gruby et Delafond sous le nom d'*épithelium capitatum*, elles furent étudiées à nouveau par Letzerich, en 1866, qui les considérait non comme des cellules, mais comme des vacuoles placées entre les cellules épithéliales remplissant un rôle important dans l'absorption. En 1868, F. E. Schultze, leur donne le nom de *cellules caliciformes* et en fait une description complète. Ce sont des éléments dont le protoplasma s'est condensé vers une extrémité avec le noyau, et s'est creusé d'une cavité ouverte à l'extrémité libre. Vues de profil, ces cellules ont la forme d'une cupule, d'un calice, etc. ; vues de face, elles présentent deux cercles concentriques ; l'interne, petit, correspond à l'orifice de la cupule, l'externe, plus grand, répond au contour de la cellule. Dans l'intérieur de la cupule on trouve du mucus, qui peut s'échapper par l'orifice externe sous forme de flocon.

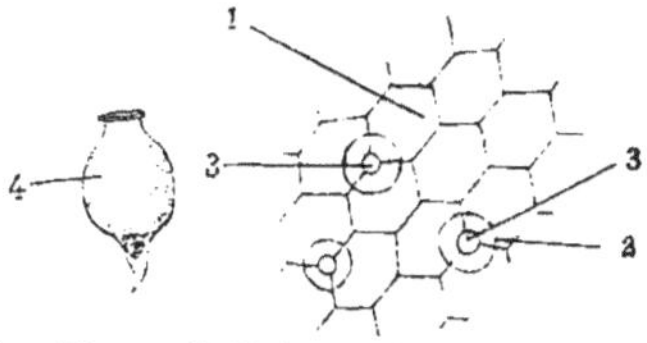

Fig. 22. — Cellules épithéliales cylindriques et caliciformes vues de face et de profil.

1, cellules cylindriques simples vues de face : 2. cellule caliciforme vue de face : 3-3. ouverture de ces cellules : 4. une cellule caliciforme isolée.

Tissu épithélial. — Classification. — Pour

former un tissu, les cellules épithéliales sont soudées les unes aux autres par une substance unissante, amorphe, le *ciment intercellulaire*. Ce dernier est facilement dissous par les alcalis, le sérum iodé, l'acide chromique, le bichromate de potasse et surtout l'alcool au tiers (Ranvier). Il jouit en outre de la propriété de réduire rapidement les sels d'argent (His et Recklinghausen), de telle sorte qu'un revêtement

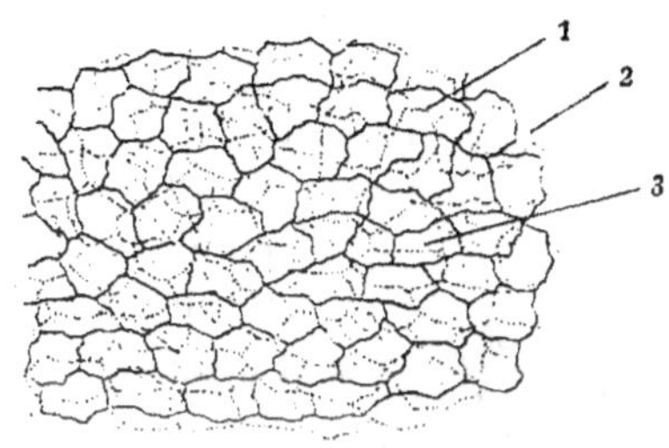

Fig. 23. — Un mésentère de cobaye imprégné au nitrate d'argent.

1. une cellule épithéliale plate de la face supérieure du mésentère ; 2, contour d'une cellule identique de la face postérieure, et vue par transparence ; 3, stroma conjonctif du mésentère.

épithélial étant soumis à l'action d'une solution de nitrate d'argent (1/300) montre bientôt tout le ciment intercellulaire teinté en noir, ce qui permet de se rendre compte d'une façon évidente du contour des éléments qui le constituent. C'est le procédé usité en histologie sous le nom d'*imprégnation au nitrate d'argent*.

D'après le mode de groupement des cellules pour constituer un tissu épithélial, on a été amené à classer les revêtements épithéliaux en deux grands groupes :

1° *Revêtement épithélial simple*, dans lequel les cellules sont disposées côte à côte et sur une seule couche : ces cellules peuvent être plates comme dans les revêtements épithéliaux des séreuses, des vaisseaux, etc., ou cylindriques simples, caliciformes, à plateau ou à cils vibratiles comme dans les voies respiratoires, le tube digestif, etc. D'une manière générale, partout où il y a échanges nutritifs ou glissement, le revêtement épithélial est toujours formé d'une seule couche de cellules.

2° *Revêtement épithélial stratifié*, dans lequel les éléments sont disposés en plusieurs couches superposées. Dans ce groupe encore, les différentes couches peuvent être plates ou cylindriques. En général, la couche la plus profonde est formée d'éléments cylindriques ou ovoïdes ; c'est la couche génératrice du revêtement.

On admet aujourd'hui qu'au-dessous d'un revêtement épithélial de ce genre il existe toujours une membrane anhiste d'une grande minceur décrite par Bowman sous le nom de *basement membrane*. C'est la *membrane vitrée* de la peau, du follicule pileux, etc.

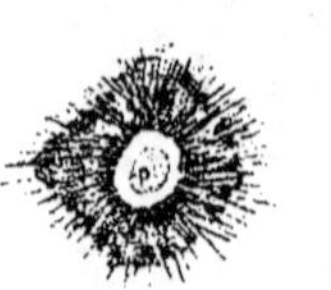

Fig. 24. — Une cellule du corps muqueux de Malpighi avec des prolongements exoplasmiques.

Dans quelques revêtements épithéliaux stratifiés, les cellules pavimenteuses, devenues polyédriques par pression réciproque, présentent sur leurs bords de fins prolongements exoplasmiques qui les lient étroitement entre elles (cellules du corps muqueux de Malpighi, etc.).

Nutrition. — Les éléments épithéliaux n'étant pas en général pénétrés par des vaisseaux, leur nutrition s'effectue à l'aide du plasma exsudé des réseaux vasculaires sous-jacents qui imbibe les cellules de proche en proche.

Multiplication. — Elle se fait par division et en particulier par voie karyokinésique, c'est un fait bien prouvé aujourd'hui. La multiplication est surtout active dans la couche profonde des épithéliums stratifiés ; — elle existe également dans les endothéliums (Toupet-Cornil).

CHAPITRE IV

ÉLÉMENTS DU TISSU CONJONCTIF ET VARIÉTÉS DE TISSU CONJONCTIF

§ 1. — TISSU CONJONCTIF.

Ce tissu, qui est un des plus abondants de l'organisme, a été décrit par Bichat en 1812 sous le nom de *tissu cellulaire*. Nous verrons, en exposant plus loin les différentes théories sur la constitution intime du tissu conjonctif, que ce qu'avait prévu Bichat a été en grande partie démontré par les recherches les plus récentes. Le tissu conjonctif, avons-nous dit, est très abondant dans l'organisme ; le derme, le tissu cellulaire sous-cutané en sont une dépendance ; il en est de même des aponévroses, des tendons, des ligaments, des séreuses. Il forme les capsules qui enveloppent les viscères tels que le foie, les reins ; les coussinets adipeux, qui maintiennent ces mêmes organes en place. Il constitue enfin le parenchyme des viscères, et sert de stroma aux éléments nobles de ces organes.

Le tissu conjonctif présente plusieurs variétés ; nous étudierons tout d'abord le *tissu conjonctif lâche ou diffus* ; mais avant de faire une étude analytique des éléments qui entrent dans sa constitution, il nous paraît utile de rappeler les modes de préparation employés le plus usuellement pour comprendre la structure intime du tissu conjonctif.

Il y a quelques années, la technique consistait à décoller une portion de peau, à la tendre légèrement et à exciser avec des ciseaux fins une portion de la trame qui l'unissait aux parties profondes. Le mince lambeau de membrane ainsi obtenu était porté sur une lame de verre où on l'étalait à l'aide d'aiguilles, ou bien encore était finement dissocié. Après coloration au picro-carmin et addition d'une goutte de glycérine, on recou-vrait la préparation avec une lamelle et l'examen pou-vait alors être pratiqué.

En 1869 le professeur Ranvier, étudiant les cellules du tissu conjonctif, eut recours à un autre procédé, qui depuis cette époque est connu sous le nom de *boule d'œdème artificiel de Ranvier*. A l'aide d'une seringue de Pravaz on injecte dans le tissu cellulaire lâche de l'aine d'un animal adulte du picro-carmin ou une solu-tion aqueuse d'éosine à 1 p. 500 ; on voit alors se former, au point piqué, une boule d'œdème artificiel très régulière et d'un beau rose. Avec des ciseaux courbes, on enlève une portion de la boule ainsi formée, on la porte sur une lame et on monte dans la glycérine saturée de sel marin ; on a soin ensuite de comprimer légèrement la préparation avec une aiguille et de la border à la paraffine. Quelques heures après l'élection est faite, et l'examen peut être pratiqué dans les meil-leures conditions. Le professeur Renaut a modifié et perfectionné cette méthode en injectant une solution d'éosine à 1 p. 100 dans l'alcool au tiers, et en exami-nant le fragment retranché sans autre compression que celle produite par le poids de la lamelle à recouvrir. Nous n'avons fait qu'indiquer les principaux modes de préparation ; dans le cours de notre description, nous aurons à en noter d'autres qui ont permis d'observer des détails jusqu'alors inconnus.

Examinée au microscope et à un faible grossissement, la préparation présente une véritable trame, et, si on augmente le grossissement, il devient alors facile d'étudier les éléments anatomiques qui constituent cette *trame connective*. Ces éléments sont de deux ordres : les faisceaux connectifs et les fibres élastiques.

1° Les faisceaux connectifs, lorsqu'ils sont suffisamment tendus, se présentent, suivant leur longueur, sous forme de cylindres à section circulaire ou elliptique, de longueur indéterminée, qui se poursuivent dans toute la préparation sans jamais se bifurquer ni finir par des extrémités libres, à moins qu'ils ne soient artificiellement rompus. Leur largeur est très variable : il en est qui ne mesurent que 2 μ de diamètre, tandis que d'autres atteignent plusieurs centièmes de millimètre. Chacun de ces faisceaux examinés séparément montre une striation longitudinale qui, depuis les recherches de Rollett, est considérée comme répondant à une disposition fibrillaire. Les fibrilles élémentaires ont la même longueur que les faisceaux connectifs qu'elles forment : au sein du faisceau, elles sont toutes parallèles entre elles ; lorsqu'on les dissocie, elles se croisent sous forme de treillis et de lacs.

Les fibrilles sont soudées les unes aux autres par un véritable ciment qui, dans les ligaments et les tendons, acquiert une grande importance. Outre la striation longitudinale, les faisceaux présenteraient, d'après M. Ranvier, une striation transversale due à de fines ondulations des fibres qui les composent. Cette dernière striation s'observerait, même quand les bords des faisceaux sont rectilignes et, par conséquent, s'ils sont tendus.

Dans la préparation, les faisceaux connectifs sont entre-croisés dans tous les sens, mais ils sont tous libres les uns par rapport aux autres et leur emmêlement varie avec les différentes attitudes imprimées au tissu conjonctif. Lorsque les faisceaux sont mal tendus, ou encore lorsqu'ils ont été simplement dissociés, ils reviennent sur eux-mêmes, sont sinueux et ressemblent alors à une boucle de cheveux frisés.

Les faisceaux conjonctifs sont individualisés et entourés par une véritable gaine, comme on a pu s'en rendre compte en pratiquant la boule d'œdème avec du picrocarminate d'ammoniaque. De plus, les faisceaux présentent, dans ce cas, un aspect moniliforme avec de petits étranglements de place en place. Au niveau de ces étranglements existent de petits colliers annulaires ou spiraux très faciles à voir parce qu'ils sont colorés en rouge vif par le carmin. Henle admettait que ces anneaux étaient formés par des fibres élastiques enroulées en spire : il est probable que ces colliers ne sont que des bandes de renforcement de la mince pellicule qui enveloppe les faisceaux conjonctifs.

2° **Fibres élastiques**. — A côté des faisceaux conjonctifs on rencontre de nombreuses fibres élastiques cylindriques, à bords nets et parallèles, anastomosées en réseaux. Elles se bifurquent en formant des espèces d'Y ; les branches se réunissent à d'autres fibres élastiques pour constituer de véritables mailles qui souvent se présentent avec une configuration curviligne. Les éléments du réseau élastique ne présentent pas tous le même diamètre. Quelques-uns mesurent moins de 2 μ, d'autres sont supérieurs à 10 ou 12 μ ; souvent des plus grosses branches du réseau, s'en détachent de filiformes. Toutes ces fibres sont cylindriques, lisses, d'apparence homogène. Lorsqu'elles sont tendues, leur trajet est rectiligne ; lorsqu'au contraire elles sont rompues sur leur parcours, elles se recourbent en volutes ou en tire-bouchons à la façon des vrilles de la vigne (Renaut).

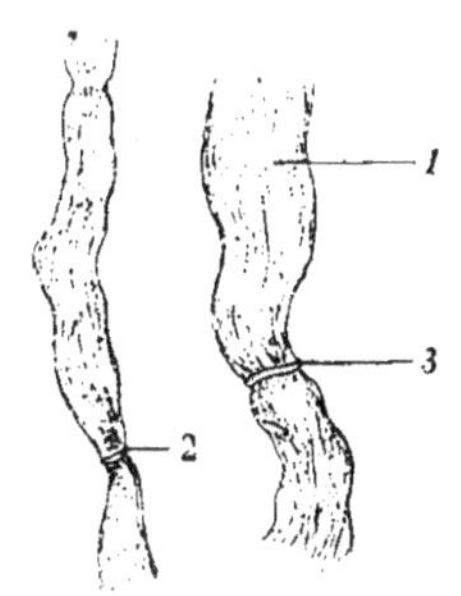

Fig. 25. — Faisceaux conjonctifs des tendons.

1, fibrilles conjonctives disposées en faisceaux ; 2, fibre annulaire ; 3, fibre spirale.

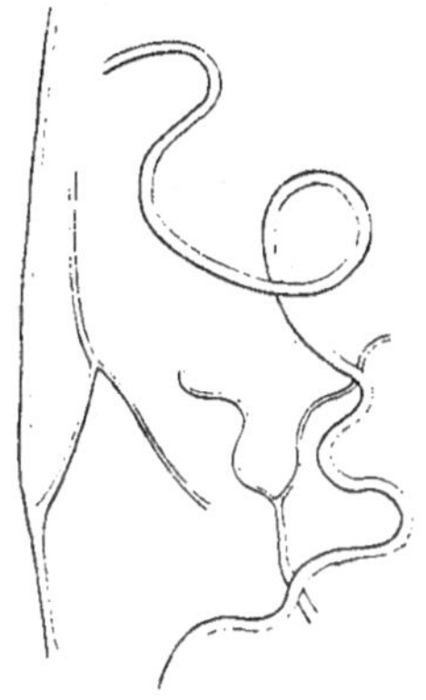

Fig. 26. — Fibres élastiques.

Les fibres élastiques présentent une couleur jaune paille ; sous l'influence de l'acide picrique contenu dans le picrocarminate, elles se colorent en jaune d'or, en jaune brun par l'iode, en rouge pourpre par l'éosine, et en rouge de carmin par la pyrosine.

M. Ranvier a montré qu'après injection interstitielle de la solution d'acide osmique à 1 p. 100 et à l'aide d'un fort grossissement (400 diamètres) les fibres élastiques paraissent striées en travers. Si on augmente le grossissement jusqu'à 1 000 diamètres, on peut reconnaître que les fibres élastiques sont formées de grains réfringents ovalaires noyés dans une substance homogène qui les unit.

3° **Cellules fixes du tissu conjonctif.** — Les cellules fixes du tissu conjonctif ont été bien vues et décrites par Ranvier pour la première fois en 1869 ; toutefois Henle avait signalé, entre les faisceaux, des corps spéciaux : qu'il avait appelés fibres de noyaux et qu'il rendait apparents à l'aide de l'acide acétique. Virchow avait vu parmi les fibres de noyaux de Henle certains corps qui avaient une forme radiée, qui se coloraient fortement par le carmin et qu'il avait considérés comme les cellules du tissu conjonctif. Malgré ces recherches, la découverte des cellules fixes du tissu conjonctif appartient bien à l'école française.

En recourant à la technique du professeur Renaut, que nous avons exposée plus haut et en se servant d'un objectif à grand angle d'ouverture, on peut voir que les cellules se présentent sous la forme de grandes plaques irrégulières de protoplasma granuleux renfermant un noyau, et présentant à leur périphérie des prolongements protoplasmiques nombreux, membraniformes et filiformes, pleins, rayonnant dans des directions diverses et dans tous les plans (Renaut).

Le noyau de chaque cellule est nettement vésiculeux et est muni d'un nucléole ; il contient en outre un certain nombre de granulations d'un beau rouge disposées

en réseau chromatique, plus colorées que le nucléole. Le
noyau n'est pas arrondi régulièrement, sa configuration
est influencée par celle du protoplasma. Quant à la si-

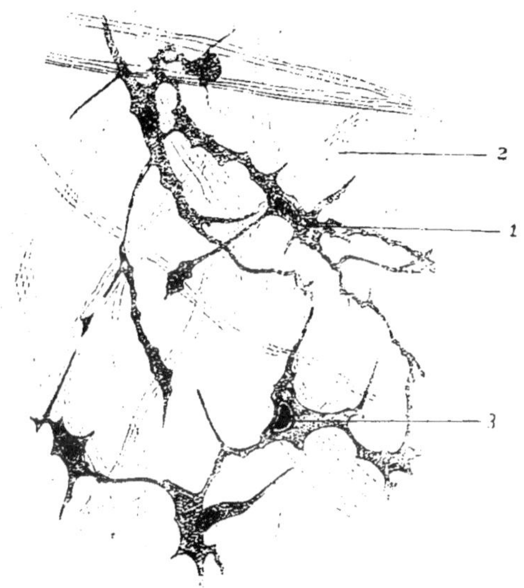

Fig. 27. — Cellules du tissu conjonctif.

1. cellules anastomosées ; 2, fibrilles conjonctives, réunies en faisceaux
3, noyau des cellules conjonctives (d'après Renant).

tuation de ce noyau, elle est variable : tantôt il occupe le
centre, tantôt une des extrémités de la cellule.

La lame du protoplasma constituant le corps de la cellule présente des bords irréguliers découpés en festons.
De cette lame partent, avons-nous dit, des prolongements
qui sont de deux ordres : les uns larges sont appelés
membraniformes ; ils présentent, eux aussi, sur leurs bords,
des festons irréguliers et sur les pointes saillantes qui
séparent ces festons s'insèrent les prolongements de second ordre, appelés *filiformes*.

Cette seconde variété de prolongements est formée par
des lames très minces, granuleuses. Ils se divisent et
s'anastomosent avec les prolongements filiformes voisins.

Ils suivent en général une direction rectiligne et semblent destinés, en tendant les lames de protoplasma, à les maintenir étalées. On a pu comparer ces dernières aux voiles d'un navire maintenues et tendues par leurs cordages.

M. Renaut se sert de la comparaison suivante pour expliquer cette tension continue de la cellule fixe du tissu conjonctif : « Je comparerai cette cellule à une boule de gélatine rendue molle et ductile par le gonflement dans l'eau. Si divers opérateurs saisissaient chacun un coin de la surface de cette boule et la tiraient à eux, la boule entière se transformerait en un corps irrégulier se poursuivant, dans chacune des directions déterminées par les tractions sous forme d'une nappe plus ou moins étalée en membrane et plus ou moins délicate ou mince. » (Renaut.)

Les cellules fixes sont placées entre les faisceaux, leur portion centrale reposant ordinairement sur deux ou trois d'entre eux. Quant aux prolongements partis du corps cellulaire, ils ne suivent pas régulièrement la direction des faisceaux conjonctifs ; ils s'intriquent avec eux, les contournent et se rendent dans les plans différents. On peut dire avec M. Renaut que le réseau des cellules fixes du tissu conjonctif n'est pas ordonné par rapport aux éléments de la trame connective ; la trame et le réseau cellulaire sont indépendants l'un de l'autre et sont simplement réunis sans rapport nécessaire entre eux dans un même tissu.

Les éléments que nous venons de décrire se juxtaposent, s'entre-croisent, de façon à former des couches qui avaient été considérées par certains auteurs (Robin) comme la caractéristique du tissu conjonctif et qu'ils appelaient pour cette raison *tissu lamineux*. Ces mêmes éléments forment des mailles dans lesquelles on trouve constamment des *cellules lymphatiques* ; celles-ci, sorties par diapédèse des vaisseaux, circulent librement dans les espaces du tissu conjonctif.

Dans ces mêmes espaces, on trouve un liquide qui ressemble beaucoup au plasma de la lymphe, mais qui en diffère en ce qu'il ne contient pas de fibrine et n'est pas spontanément coagulable. Ce liquide est assez riche en eau mais n'est pas très abondant. Pour étudier sa composition chimique, il faut, comme Heller, recueillir la sérosité de l'œdème qui s'en rapproche beaucoup (Renaut).

Les vaisseaux propres du tissu conjonctif se présentent sous la forme de fins capillaires partant des branches plus volumineuses qui ne font que le traverser.

Le tissu conjonctif lâche n'a pas de terminaisons nerveuses propres.

§ 2. — TISSUS ADIPEUX, CELLULES ET VÉSICULES ADIPEUSES.

Le tissu conjonctif, étudié sur un animal adulte ou âgé présente des modifications de structure, parmi lesquelles la plus importante est, sans contredit, la formation d'amas de pelotons de graisse. Avant d'étudier cette formation de graisse, nous devons noter que les cellules fixes du tissu conjonctif se condensent, se réduisent sous forme de lames excessivement minces et que leurs prolongements protoplasmiques se réduisent à de minces pellicules et même à des fils.

Le tissu conjonctif lâche est peu vasculaire, les vaisseaux ne deviennent véritablement abondants qu'au voisinage des pelotons adipeux. Si sur un lapin on examine l'aspect que présentent les vaisseaux du tissu conjonctif, on remarque, qu'en certains points, il existe une petite artère et une veinule qui suivent un chemin parallèle, qui s'unissent par des anastomoses et qui présentent, appendues autour d'elles, de petites masses ovalaires. L'ensemble de la figure fournie par ce petit système rappelle l'aspect de petites feuilles composées. M. Renaut, qui, le premier, a attiré l'attention sur ces formations vasculaires, les a appelées *réseaux vasculaires limbi-formes*. C'est dans les mailles de ces réseaux que se développe le tissu adipeux et celui-ci doit sa constitution lobulaire aux réseaux qui lui servent de charpente.

Cellules adipeuses. — Ces éléments ne sont autres que des cellules fixes du tissu conjonctif dans lesquels se dépose de la graisse. On a pu suivre le dépôt de graisse dans l'intérieur des cellules. Au milieu du protoplasma apparaissent quelques gouttelettes qui, d'abord séparées les unes des autres et extrêmement petites, grossissent, se réunissent en trois ou quatre globes principaux. La réunion se complète et forme un gros dépôt au centre même de la lame de protoplasma. Quand la transformation est complète, la vésicule adipeuse est formée d'une grosse gouttelette de graisse autour de laquelle on trouve le protoplasma et son noyau ; ces deux parties constituantes de la cellule ont été refoulées à la périphérie et elles forment alors comme une espèce de calotte. La graisse est liquide lorsqu'on l'observe sur un tissu vivant ; sur un tissu mort et surtout sur des pièces qui ont macéré pendant longtemps dans des liquides durcissants, elle est figée et présente des cristaux aciculaires et radiés : ces cristaux ne sont que de la margarine. L'acide osmique a, comme nous le savons, une grande affinité pour la graisse qu'il colore en noir ; c'est d'ailleurs à l'aide de ce réactif que l'on a pu suivre d'une façon précise la transformation d'une cellule fixe du tissu conjonctif en cellule adipeuse. Quant aux *vésicules adipeuses*, elles sont beaucoup plus volumineuses ; à leur centre on trouve l'amas de graisse qui est entouré

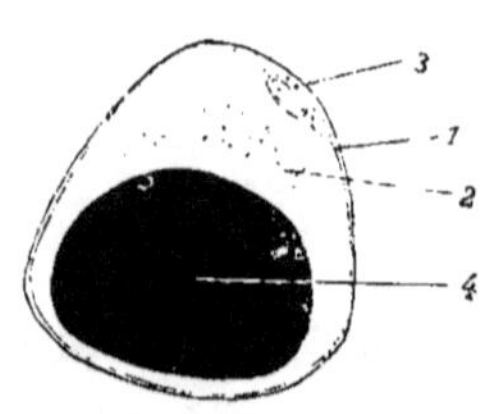

Fig. 28. — Une cellule adipeuse isolée.

1, membrane cellulaire ; 2, protoplasma de la cellule ; 3, noyau ; 4, boule de graisse.

d'une lame de protoplasma plus ou moins épaisse ; à l'aide d'un fort grossissement on peut voir que l'écorce de protoplasma n'est pas directement en contact avec la masse centrale graisseuse, il semble plutôt accolé à la membrane d'enveloppe, véritable capsule qui limite l'élément. Dans la lame de protoplasma on peut apercevoir un ou plusieurs noyaux, ce qui montre, d'après Renaut, que souvent deux ou trois cellules fixes se sont fondues pour concourir à la formation d'une vésicule adipeuse, ou que le noyau de la cellule adipeuse s'est multiplié. Une donnée physiologique importante permet de comprendre comment la graisse

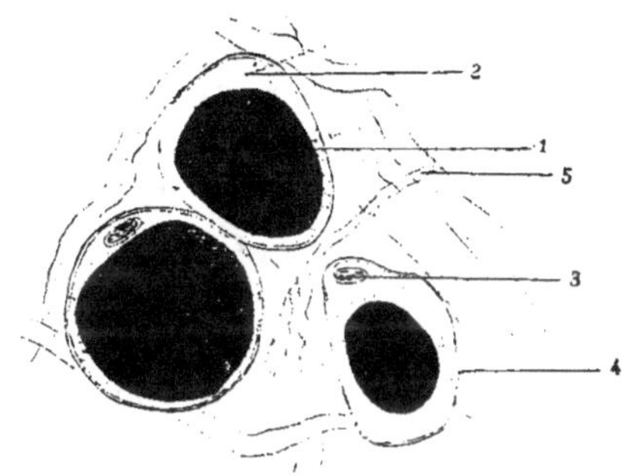

Fig. 29. — Vésicules adipeuses du panicule sous-cutané après action de l'acide osmique.

1, masse de graisse teintée en noir par l'acide osmique ; 2, protoplasma ; 2, noyau; 4, membrane cellulaire ; 5, faisceaux conjonctifs.

peut être plus ou moins abondante dans les cellules et comment celles-ci peuvent être considérées comme de véritables magasins de réserve. Dans l'amaigrissement, ces cellules s'affaissent, mais elles sont aptes à recevoir à nouveau de la graisse ; aussi pourrait-on presque considérer ces éléments, avec M. Milne-Edwards, comme de petites glandes imparfaites.

Sur une coupe intéressant plusieurs pelotons adipeux, surtout si la pièce a été injectée, il est possible de retrouver facilement les vaisseaux qui sont même très abondants et correspondent aux réseaux limbiformes que nous avons précédemment signalés. L'aspect que présente la préparation est tout à fait caractéristique et rappelle, lorsque la coupe est mince, celui des petits pavés d'une rue. Cet aspect est dû aux cellules adipeuses accolées les unes à côté des autres, cellules dont la réfringence est tout à fait caractéristique.

§ 3. — TISSU CONJONCTIF MEMBRANEUX. MEMBRANES SÉREUSES SYNOVIALES.

Synoviales. — Les membranes séreuses sont une dépendance du tissu conjonctif. On peut s'en convaincre en enlevant, à l'aide de ciseaux, une mince portion du mésentère du lapin qui est, comme on le sait, un prolongement du péritoine. Le fragment est étalé sur une lame de verre, recouvert d'une lamelle, et, à un simple examen, on peut reconnaître des filaments disposés d'une façon irrégulière et qui ne sont que des faisceaux de tissu conjonctif, des fibres élastiques, les unes droites et tendues, les autres enroulées en tire-bouchon, enfin quelques noyaux de cellules. L'insufflation avait permis à Bichat de reconnaître dans le tissu du mésentère des mailles comme dans le tissu cellulaire sous-cutané ; c'est en se basant sur cette observation qu'il avait établi l'analogie entre ces deux tissus. La méthode de l'insufflation est encore employée aujourd'hui en technique pour étudier le mésentère du lapin.

La caractéristique d'une séreuse est la présence à sa surface d'un revêtement de cellules endothéliales plates sur les caractères desquelles nous avons insisté précédemment ; nous savons aussi que c'est par la nitratation que l'on arrive à déterminer la forme, les dimensions, les rapports de ces cellules épithéliales entre elles, et le ciment qui les réunit. Nous ne nous étendrons pas sur ces caractères, et nous renvoyons aux pages précédentes.

Au-dessous de l'endothélium on trouve la trame de tissu conjonctif. On peut l'étudier sur l'épiploon non fenêtré que l'on observe chez le fœtus ou chez le lapin, parvenu même à un âge avancé. Les faisceaux conjonctifs, de grandeur variable, sont entre-croisés et dirigés en

divers sens ; ils présentent des bifurcations. A la surface
des faisceaux conjonctifs, au-dessous de l'endothélium,
se trouve un réseau de fibres élastiques fines anastomosées entre elles. Si la préparation a été colorée, les
noyaux des cellules fixes sont colorés, et on peut voir
que celles-ci sont peu nombreuses et qu'elles occupent
la surface de la lame conjonctive, disséminées d'une
façon irrégulière ; les cellules présentent des prolongements allongés qui se réunissent entre eux. Elles ne diffèrent en rien des cellules du tissu conjonctif lâche et
forment une couche plus ou moins continue au-dessous
de l'endothélium.

Si on insuffle le mésentère du lapin on voit que celui-
ci se décompose en trois feuillets dont le médian est
formé de tissu conjonctif et contient les vaisseaux ; les
deux autres feuillets qui s'appliquent sur les faces du
précédent sont très minces et formés par une lame élastique fenêtrée supportant l'endothélium.

L'épiploon étudié chez l'homme ne se présente pas
comme une mem-
brane continue, il
est *fenêtré* et res-
semble tout à fait à
une dentelle. L'épi-
ploon peut, chez cer-
tains animaux et en
particulier chez le
lapin, être simple-
ment *troué*. Pour re-
connaître ces trous,
il faut tout d'abord
nitrater la mem-
brane et la colorer
à l'éosine ou à la
pyrosine ; dans ces

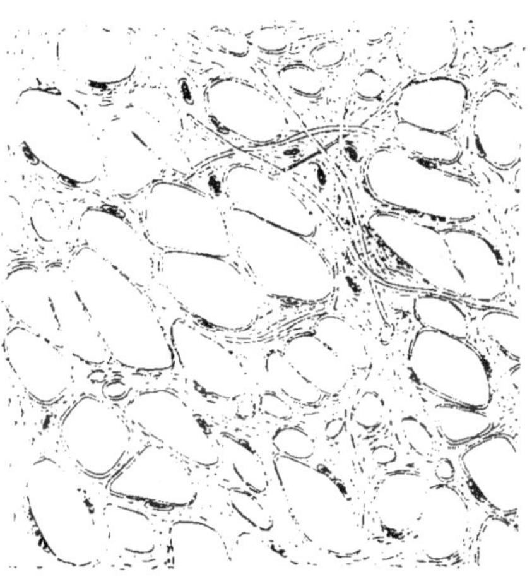

Fig. 30. — Un épiploon fenêtré du lapin.

conditions on observe de distance en distance des
points limités par un cercle légèrement coloré en

rosc ; ces cercles correspondent à des pertes de substances n'intéressant qu'une partie de la membrane. En examinant, en effet, avec soin, on reconnaît que le fond est fermé par l'endothélium de la surface opposée de la membrane. Le trou est donc incomplet, c'est plutôt une dépression ; M. Renaut lui a donné le nom de *trou borgne*. Le mode de formation de ces trous a été expliqué de la façon suivante : les cellules lymphatiques perforent les éléments endothéliaux, parfois elles s'insinuent entre les cellules endothéliales, restent dans cette position constituant les *cellules intercalaires* de Ranvier ; puis elles se détachent, laissant derrière elles une dépression qui constitue le trou borgne.

Une deuxième variété de perforation comprend les trous complets, qui forment la véritable fenêtration de l'épiploon. Ces trous, situés toujours à une certaine distance des vaisseaux, sont plus ou moins volumineux et plus ou moins rapprochés les uns des autres. M. Ranvier a montré qu'ils sont le résultat de l'action mécanique des cellules migratrices de la cavité péritonéale sur la lame épiploïque étendue librement dans cette cavité. Nous renvoyons aux travaux de ce savant anatomiste le lecteur qui voudrait avoir des détails plus complets sur ce mode de fenêtration.

L'épiploon du lapin présente en certains points des taches arrondies ou ovalaires de dimensions variables, formant une légère saillie sur les deux faces de la membrane. Ces taches, appelées *taches laiteuses*, présentent à leur surface un endothélium irrégulier. M. Ranvier a démontré que cette disposition est due au passage incessant des cellules lymphatiques de la tache laiteuse dont elles constituent la masse dans la cavité péritonéale.

Les *synoviales articulaires* et les *gaines tendineuses* sont des enveloppes séreuses ; elles ont d'ailleurs la même constitution anatomique et comprennent un revêtement endothélial et une couche fibreuse.

Le revêtement endothélial est formé par des cellules plates disposées sur une seule couche, comme l'ont démontré les recherches de Bauthzen, Colomiati, Cornil et Ranvier. Cela est surtout vrai au niveau des surfaces planes. Au niveau des prolongements intra-articulaires les cellules sont plus hautes, c'est-à-dire moins plates et au niveau des villosités, ou appendices foliacés, on trouve une véritable coque formée par trois ou quatre couches de cellules épithéliales.

La couche fibreuse ne diffère en rien de la trame d'une séreuse et comprend comme elle des faisceaux conjonctifs, des cellules conjonctives, des fibres élastiques, une substance unissante, des vaisseaux et des nerfs.

Les fibres conjonctives sont plus ou moins abondantes et plus ou moins rapprochées les unes des autres suivant les régions. On rencontre parfois au milieu d'elles des vésicules adipeuses et des cellules du cartilage (Kölliker); ces derniers éléments seraient des vestiges du développement des articulations (Variot).

Les fibres élastiques ne présentent rien de spécial; la substance unissante est amorphe et hyaline.

La circulation capillaire des synoviales est assez riche et on peut, sur des pièces injectées, observer les réseaux sanguins. Si Robin et Cadiat ont nié l'existence des lymphatiques, Tillmans l'a admise et en donne une description détaillée; il décrit au-dessous de l'endothélium un réseau lymphatique complet qui serait plus superficiel que le réseau capillaire sanguin. De ce réseau partent des troncs plus volumineux qui cheminent dans l'épaisseur de la capsule, gagnent sa périphérie, la perforent et se rendent dans les ganglions lymphatiques voisins.

Nicoladoni et Krause ont décrit les nerfs des synoviales et leurs terminaisons en forme de boutons.

Les franges synoviales ne sont que des replis de la séreuse; elles sont donc formées par deux replis séparés l'un de l'autre par un amas de tissu conjonctif, contenant de nombreux vaisseaux. On trouve parfois aussi des amas de cellules adipeuses et de cellules cartilagineuses au sein même des franges. Parfois même les amas graisseux sont très abondants dans certaines articulations et représentent ce que les anciens anatomistes désignaient sous le nom de ligaments ou glandes de Harvers.

Parmi les autres variétés du tissu conjonctif, il en est deux que nous ne ferons que signaler et que nous aurons occasion de décrire plus loin; ce sont le *tissu conjonctif réticulé*, encore appelé tissu adénoïde de His, et le *tissu conjonctif lamelleux* ou *engainant* que l'on retrouve dans les nerfs.

<h2 style="text-align:center">§ 4. — TISSU FIBREUX.</h2>

Les éléments constitutifs du tissu conjonctif lâche, que nous avons étudiés dans le paragraphe précédent, se retrouvent tous dans le tissu fibreux; mais, au lieu d'être disposés d'une façon irrégulière, ils affectent entre eux des rapports fixes et sont véritablement *ordonnés* les uns par rapport aux autres.

Pour bien comprendre cette disposition, on peut étudier le ligament suspenseur du foie du lapin. Sur cette préparation, il est possible de voir, après nitration et coloration à l'éosine entre les deux plans de cellules endothéliales soutenues par un fin réseau de fibres élastiques fenêtrées, une nappe de tissu conjonctif dont tous les faisceaux sont parallèles. Entre ces faisceaux existent des intervalles qui servent à loger des cellules fixes du tissu conjonctif. Il est possible de voir aussi que ces cellules sont séparées les unes des autres par un ciment que le nitrate d'argent colore en noir sous forme d'un petit trait. Quant aux prolongements protoplasmiques des cellules, ils se moulent sur les faisceaux conjonctifs, les contournent pour aller rejoindre les prolongements similaires des cellules occupant les deux interlignes immédiatement voisins. Telle est la disposition la plus élémentaire du tissu fibreux, elle va nous permettre de comprendre la structure des différentes parties qui constituent ce système, et tout d'abord celle des tendons.

1° **Tendons.** — Les tendons doivent être distingués en simples et en composés. Pour obtenir un tendon simple, le procédé est des plus faciles : on prend la queue d'un rat, d'une souris ou d'un loir, et, au voisinage de son extrémité, on la casse avec les doigts ; on tire alors les deux fragments en sens inverse et on voit les tendons filiformes sortir de leur gaine comme un paquet de fils. On prend un de ces tendons, on le tend sur une lame de verre et on fait agir les réactifs (carmin, éosine, nitrate d'argent, acide osmique). Le tendon ainsi traité présente : un revêtement endothélial à grandes cellules polygonales que la nitration a rendues évidentes ; au-dessous de cette couche, des fibres parallèles de tissu conjonctif ; entre ces faisceaux, des éléments cellulaires étroits, séparés les uns des autres par un ciment que l'imprégnation d'argent dessine sous forme de traits transversaux. Il nous faut étudier chacun de ces éléments constitutifs.

Les faisceaux connectifs tendineux sont formés de fibrilles rectilignes et parallèles qui donnent une striation fine et longitudinale. D'après Ranvier, il existe à la périphérie de chaque faisceau une couche enveloppante différenciée que le carmin colore en rouge. Sur une coupe transversale, cette enveloppe se présente sous la forme d'un mince collier rouge ; de sa face interne partent des expansions qui pénètrent le faisceau et le cloisonnement. Dans ces cloisons, on retrouve la coupe des fibrilles constitutives des faisceaux conjonctifs ; l'aspect de la coupe rappelle un peu les champs de Cohnheim des faisceaux musculaires striés.

Dans le tendon existent aussi des fibres élastiques mais peu abondantes ; on les retrouve sous forme de réseaux entre les faisceaux, dans les gaines périfasciculaires. Comme les faisceaux, elles ont une direction longitudinale.

Les faisceaux conjonctifs du tendon laissent entre eux des espaces libres que l'on peut considérer comme de petits canaux longitudinaux parallèles à la direction du tendon. C'est dans ces canaux que se trouvent situées les cellules fixes du tissu conjonctif, disposées les unes au-dessus des autres et réunies les unes aux autres par un ciment comparable à celui qui unit les cellules endothéliales. On peut donner, avec le professeur Renaut, à ces traînées cellulaires, le nom de *chaîne de Ranvier* pour rappeler que cet auteur a découvert la disposition fondamentale en série longitudinale des cellules fixes des tendons.

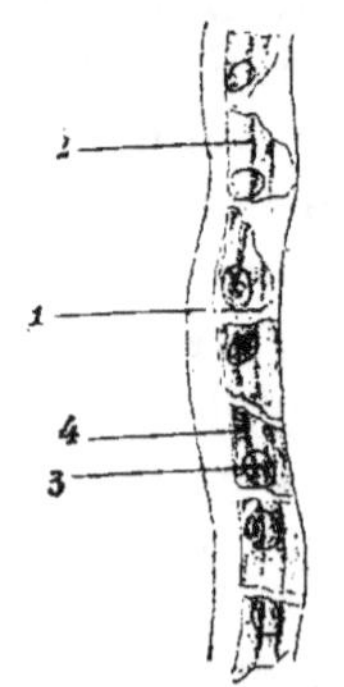

Fig. 31. — Chaîne de Ranvier formée de cellules fixes des tendons de la queue de la souris.

1, faisceaux conjonctifs tendineux ; 2, cellule fixe ; 3, noyau ; 4, crête d'empreinte.

Chacune des cellules fixes est formée par une masse de protoplasma grenue qui présente même une situation longitudinale dans le sens de la hauteur ; le noyau est plat et ne présente pas de nucléole. La forme générale de la cellule est quadrangulaire, le noyau est souvent situé à une de ses extrémités. Appliquée sur un faisceau conjonctif, comme une affiche qui serait collée sur une colonne, le corps de la cellule se recourbe à la façon d'une tuile faîtière. A la surface du corps cellulaire existent des relèvements du protoplasma sous forme de côtes rectilignes connues sous le nom de *crête d'empreinte ;* ces crêtes

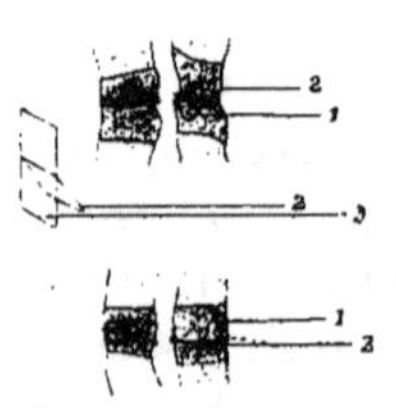

Fig. 32. — Cellules tendineuses isolées.

1,1, noyaux des cellules ; 2,2,2, crête d'empreinte ; 3, schéma d'une cellule montrant la disposition de la crête d'empreinte sur la lame de protoplasma.

ne se retrouvent qu'à la face convexe de l'élément. Des bords de la cellule partent des expansions appelées

expansions en ailes de Gruenhagen et qui ne sont autre
chose que des prolongements du protoplasma. Ces expansions, d'une minceur extrême, s'insinuent entre les faisceaux conjonctifs voisins, les contournent, et vont soit
se perdre, soit s'anastomoser avec d'autres prolongements placés sur un plan supérieur ou inférieur.

2° **Tendons composés**. — Les tendons composés sont
formés par la réunion de tendons simples de diamètre variable. La surface des faisceaux tendineux élémentaires,
dans un tendon composé, n'est plus recouverte par un
revêtement endothélial ; chaque tendon simple est atta-
ché à ses voisins par des faisceaux conjonctifs et le
système ainsi formé est décrit par M. Renaut sous le
nom de *formation fibreuse cloisonnante* du tendon composé. Sur une coupe trans-
versale d'un tendon com-
posé, on trouve les surfaces
de section des tendons simples, des travées de tissu
fibreux qui les séparent
(liens fibreux transversaux).
Dans les points où ces liens
se croisent, on voit la coupe
d'autres faisceaux longitudinaux, occupant les espaces prismatiques que laissent entre eux les tendons
élémentaires. A la périphé-

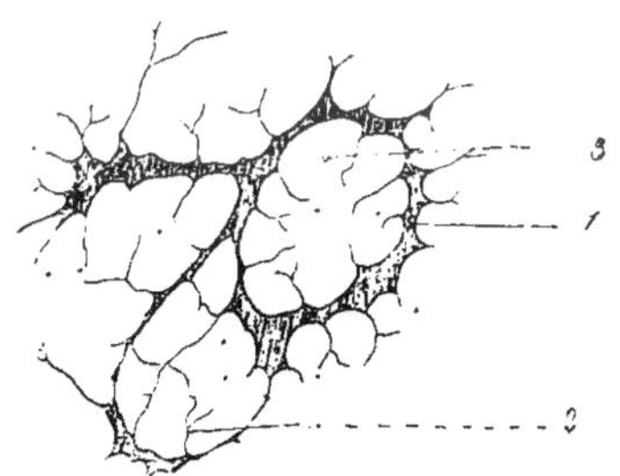

Fig. 33. — Coupe transversale d'un
tendon composé, d'après Ranvier.

1, limite d'un faisceau ; 2, cloisons ;
3, fibres liées aux cloisons.

rie du tendon composé, on trouve la coupe de la gaine
synoviale dans laquelle glisse le tendon.

Si les tendons filiformes ne contiennent pas de vaisseaux sanguins, on en trouve dans les tendons composés,
mais ces vaisseaux y sont très rares. On admet l'existence de filets nerveux dans l'épaisseur des cloisons
conjonctives des tendons, mais on ne connaît pas leur
mode de terminaison.

Le tendon, au voisinage de ses points d'insertion sur

les muscles ou sur les os, s'étale pour former les *expansions tendineuses* ; sa structure intime à ce niveau subit quelques modifications que nous pouvons résumer de la façon suivante. Les faisceaux conjonctifs cessent d'être parallèles, ils s'étalent en éventail et il en résulte un agrandissement des espaces interfasciculaires. On voit aussi des fibres conjonctives d'abord arciformes, puis parallèles, qui croisent à angles droits les faisceaux conjonctifs qui font suite au tendon.

3° **Aponévroses.** — Ce que nous venons de dire des expansions tendineuses permet déjà de comprendre la disposition élémentaire d'une aponévrose : on peut, en effet, la considérer comme la juxtaposition à angle droit de deux tendons dont on aurait développé tous les faisceaux sur deux plans superposés. Si on examine une aponévrose simple préalablement préparée pour l'examen histologique, on peut reconnaître les faisceaux qui se croisent, et on peut voir des cellules fixes dans les intervalles de ces faisceaux. Ces intervalles étant disposés en un système de fentes quadrillées résultant de la superposition dans une même membrane de deux systémes de fibres parallèles situés dans un plan différent, donnent à. la préparation un aspect géométrique.

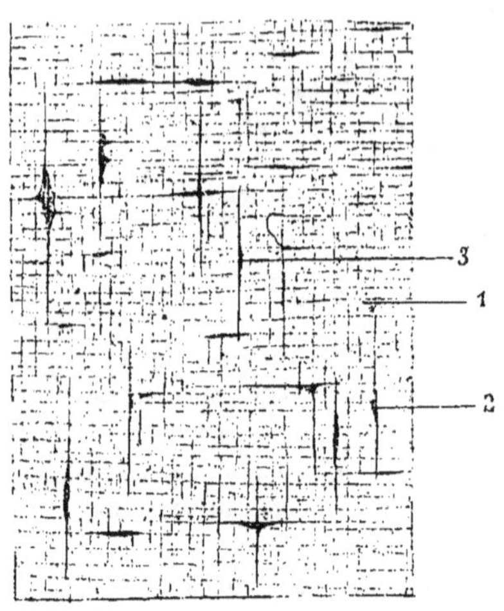

Fig. 34. — Aponévrose fémorale de la grenouille verte.

1, faisceaux conjonctifs ; — 2, crête d'empreinte ; 3, cellule fixe.

Les prolongements protoplasmiques des cellules se font dans les deux plans et suivant les fentes interfasci-

culaires, et comme dans les tendons, s'unissent entre
eux. La pression exercée par les faisceaux conjonctifs
modifie la forme des noyaux des cellules : les uns sont
ovalaires, d'autres elliptiques ; on en voit qui ressemblent à des bâtonnets parce qu'ils sont vus de profil ; il
en est qui affectent la forme d'une croix simple ou
double, d'un T, etc. Le corps du noyau présente aussi
une crête d'empreinte. Ces mêmes modifications de
forme et ces mêmes crêtes d'empreinte se retrouvent
sur les cellules. Sur les aponévroses épaisses, on trouve
une série de plans superposés analogues à celui que
nous venons de décrire. Ces faisceaux conjonctifs, eux
aussi, au lieu d'être isolés sont formés de trousseaux de
fibres.

§ 5. — TISSU ÉLASTIQUE.

Le tissu élastique doit être considéré comme une
dépendance du tissu conjonctif. Les éléments qui le
constituent, les fibres élastiques, nous sont connus ;
nous en avons décrit tous les caractères histologiques
en étudiant la structure du tissu conjonctif lâche. Ils
prédominent dans certains points de l'économie et
forment, chez l'homme, les ligaments jaunes, le ligament
suspenseur de la verge et une
couche importante de la paroi des
artères.

Les fibres élastiques peuvent se
montrer sous trois formes différentes :

1° Fibres élastiques fines, minces, tortueuses, enroulées que
nous connaissons déjà.

2° Fibres ramifiées et anastomosées, formant de riches réseaux élastiques.

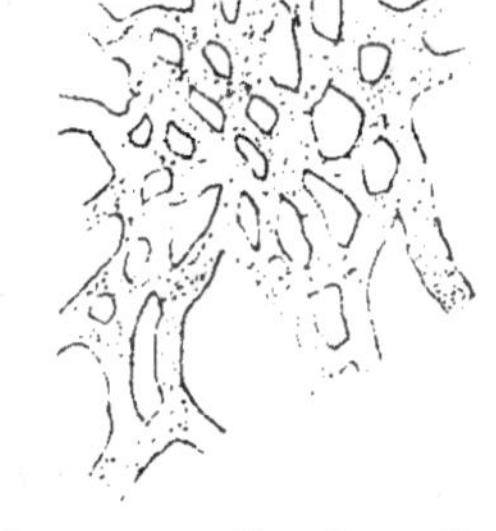

Fig. 35. — Une lame élas-
tique fenêtrée.

3° Fibres confondues en membranes, formant de véritables lamelles percées de trous, encore appelées *mem-*

branes élastiques fenêtrées. Chacune de ces variétés a été ou sera décrite ; nous ne croyons pas devoir nous étendre davantage sur ce point et rappellerons seulement que, dans certaines fibrilles élastiques fines, le professeur Ranvier a décrit de fines granulations et qu'il considère cette disposition comme un stade du développement embryonnaire de ces éléments.

§ 6. — DÉVELOPPEMENT DU TISSU CONJONCTIF.

Le tissu conjonctif se développe aux dépens du feuillet moyen du blastoderme ; il se rend au sein des tissus et des organes émanés de ce même feuillet moyen, en accompagnant les vaisseaux et en formant les premières voies de la lymphe. D'une façon générale, on peut dire qu'il constitue le stroma de l'organisme entier et on peut le considérer avec la lymphe et le sang comme un véritable milieu intérieur.

De nombreux histologistes ont étudié le développement du tissu conjonctif, mais chacun d'eux a émis une théorie en rapport avec l'idée qu'il se faisait du tissu complètement développé.

Schwann, qui, le premier, a étudié le développement des faisceaux, croyait à l'existence de corpuscules à queue s'allongeant et se transformant à leur extrémités en un pinceau de fibrilles. Pour Valentin, une cellule formatrice s'étirait en pointe à ses deux extrémités et formait une fibrille. D'après Henle, le développement des faisceaux se fait dans un blastème et les cellules n'y prennent aucune part. Virchow partageait l'opinion de Henle avec quelques modifications. Nous rappellerons le rôle que M. Robin attribuait aux éléments fibro-plastiques. Les perfectionnements de la technique ont permis dans ces dernières années de suivre sur des préparations le développement des divers éléments constitutifs du tissu ; la méthode des injections interstitielles de sérum iodé, imaginée par le Pr Ranvier, a donné des résultats précis et non plus hypothétiques. M. Renant vient de traiter la question d'une façon magistrale. D'après lui, le tissu conjonctif, en se développant, passe par trois périodes principales.

1° **Stade embryonnaire ou cellulo-formatif.** — Dans une substance amorphe, transparente, qui, par la coction dans l'eau, donne de la gélatine, se trouvent des cellules très rapprochées et toutes semblables entre elles ; leurs caractères extérieurs ressemblent à ceux des cellules lymphatiques et elles se divisent comme ces dernières avec une grande activité. Ces cellules formeront les cellules conjonctives.

2° **Stade muqueux myxoformatif.** — A cette période, le tissu au lieu d'être formé par des cellules arrondies, toutes semblables, rapprochées les unes des autres, est parcouru par un réseau de cellules anastomosées par leurs prolongements. Entre les mailles du réseau existent des cellules migratrices qui présentent les caractères ordinaires des cellules lymphatiques. De ces deux variétés d'éléments cellulaires, la première est formée par les cellules fixes du tissu conjonctif ; chaque cellule fixe comprend une nappe de protoplasma granuleux, un noyau avec nucléole et des prolongements membraniformes et filiformes qui s'en vont dans toutes les directions et dans tous les plans. La substance fondamentale, dans laquelle sont logées ces cellules ramifiées et anastomosées, est transparente comme le verre et ne présente aucun aspect fibrillaire.

Vers la fin de cette période, les cellules fixes tendent à prendre la forme de fuseaux ; leurs prolongements protoplasmiques latéraux restent courts, les prolongements situés aux deux extrémités s'allongent et s'étirent ; l'ensemble de la cellule donne un peu l'aspect d'une fibre, d'où le nom d'*éléments fibro-plastiques*. En même temps les cellules allongés tendent à devenir parallèles aux vaisseaux qui commencent à apparaître dans le tissu ; il y a donc déjà une espèce d'orientation des éléments.

4.

3° **Stade téloformatif**. — *Différenciation de la trame conjonctive*. C'est dans ce stade qu'apparaît la trame connective (*sela cellulosa*) les cellules fixes ne lui donnent pas naissance. Pour Ranvier et Renaut les fibres conjonctives, les fibres élastiques, naissent exclusivement aux dépens de la substance amorphe intercellulaire. On voit d'abord apparaître de minces fibrilles entrecroisées dans tous les sens et ayant un aspect diffus, puis de véritables faisceaux composés eux-mêmes de fibrilles formant par leurs entrecroisements un véritable feutrage. Les fibres élastiques se développent de la même façon. Si les cellules fixes n'ont pas une influence directe sur le développement des faisceaux conjonctifs, il est probable qu'elles ont une action indirecte et qu'il en est de même pour les cellules lymphatiques (Renaut).

Développement du tissu adipeux. — En étudiant le tissu adipeux, nous avons montré comment se fait le dépôt de granulations graisseuses dans l'intérieur de la cellule et l'envahissement presque total de la cellule. Ce serait une erreur de croire que le tissu adipeux résulte d'un simple dépôt de graisse dans les cellules fixes du tissu conjonctif. Les cellules adipeuses sont à l'origine représentées par ces éléments ovalaires que nous avons vus appendus aux branches des réseaux limbiformes. La graisse peut cependant envahir les cellules plates du tissu conjonctif et la chose ne doit pas nous surprendre, car elle peut se disposer dans plusieurs autres éléments cellulaires de l'organisme, les cellules du foie, du cartilage par exemple.

CHAPITRE V

TISSU CARTILAGINEUX.

Préparation. — Pour bien étudier le cartilage, il est nécessaire de faire une série de préparations en se servant chaque fois de réactifs différents.

1º Sur la tête du fémur d'une grenouille fraîchement tuée, on fera des coupes très fines, et celles-ci seront rapidement examinées sans l'adjonction d'aucun autre réactif, ou, pour plus de facilité, dans le sérum iodé.

2º Sur un fragment de cartilage costal, fixé dans le liquide de Muller puis lavé dans l'eau, on pratiquera une série de coupes qui seront colorées, les unes au picro-carmin, les autres avec la solution de safranine. Ces coupes seront montées dans la glycérine neutre.

3º Pour se faire une idée exacte des cavités cartilagineuses il conviendra d'employer la nitratation. Pour cela, après avoir affranchi une surface plane sur la tête du fémur d'une grenouille, on plongera ce dernier pendant quatre ou cinq minutes dans une solution de nitrate d'argent à 1 pour 300. Puis on le lavera dans l'eau distillée et on fera une coupe très fine, parallèle à la première surface de section. Cette coupe sera définitivement montée dans la glycérine neutre.

Le tissu cartilagineux est essentiellement constitué par une substance fondamentale, creusée de cavités exactement remplies par des cellules.

Suivant la nature de la substance fondamentale, on a divisé les cartilages en :

1º *Cartilage hyalin*, dans lequel la substance fondamentale est homogène, hyaline et transparente comme le verre.

2° *Cartilage fibreux*, ou fibro-cartilage dans lequel la substance fondamentale est mélangée de fibres conjonctives.

3° *Cartilage élastique ou réticulé* dans lequel la substance fondamentale contient des réseaux serrés de fibres élastiques.

A. Cartilage hyalin. — Une préparation de cartilage hyalin présente à considérer une substance fondamentale amorphe, hyaline, creusée de cavités (chondroplastes, Ch. Robin) dans lesquelles se trouvent des cellules (chondroblastes).

La cellule cartilagineuse est une masse protoplasmique qui, à l'état frais, remplit exactement la cavité qui la renferme. Sa forme et son volume sont très variables : elle est tantôt sphérique ou polyédrique, tantôt ovoïde ou très allongée ; son volume peut varier entre 15 et 25 u, ainsi qu'on le voit sur les cartilages en voie d'ossification. Son protoplasma est transparent ou granuleux ; il renferme des granulations graisseuses chez les sujets âgés, et de la matière glycogène

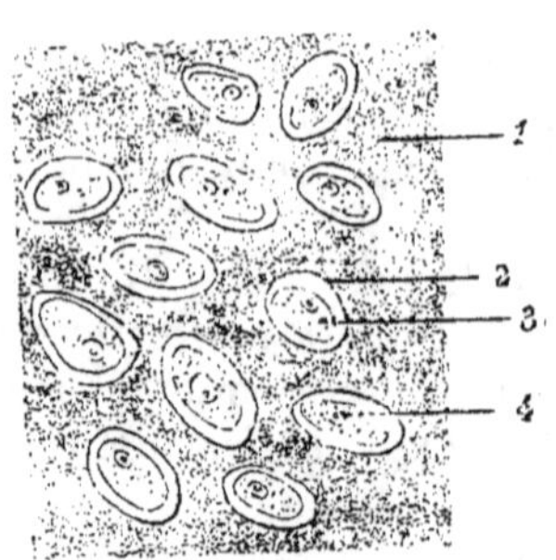

Fig. 36. — Cartilage hyalin d'une surface articulaire.

1, substance fondamentale ; 2, cavité cartilagineuse ; 3, cellule cartilagineuse ; 4, noyau.

chez les jeunes sujets.

Le noyau est sphérique, il mesure de 6 à 11 u et renferme presque toujours un nucléole ou même deux. Chez les céphalopodes, il existe un cartilage hyalin, dont les cellules, disposées en îlots, présentent des prolongements ramifiés sur celle de leurs faces qui sert de limite à l'îlot. Ces prolongements protoplasmiques s'anastomosent entre eux de façon à former dans le cartilage un véritable réseau. Ce cartilage spécial présente un certain intérêt, car on peut observer chez l'homme dans certains chondromes une forme histologique très analogue.

À l'état adulte, la cellule cartilagineuse forme autour d'elle-même une membrane que l'on nomme la *capsule* qui, à l'état frais, se confond avec la paroi de la cavité, et dont on ne voit pas trace dans la cellule cartilagineuse embryonnaire. — Sous l'influence de certains réactifs (eau, alcool, etc.) la cellule cartilagineuse se ratatine sur elle-même et laisse un espace vide entre elle et sa capsule.

Le nombre des cellules renfermées dans chaque cavité est très variable suivant l'état de plus ou moins complet développement du cartilage envisagé. Dans un cartilage en voie d'ossification, on peut compter jusqu'à 20 ou 30 cellules dans la même cavité. Toutes ces cellules résultent de la segmentation d'une cellule unique primitive.

Les cavités qui renferment ces cellules sont tantôt disposées sans aucun ordre (cartilage articulaire), tantôt serrées en îlots (cartilage de la trachée) ou en an slpebongitudinales (cartilage serrié d'ossification).

La substance fondamentale est formée par une masse dure, élastique, d'un blanc légèrement bleuâtre, demi-transparente, se colorant faiblement par l'iode, et en violet par le bleu de quinoléine (Ranvier). Elle ne présente aucune trace de structure même avec les plus forts grossissements (Ranvier). Cette substance se ramollit sous l'action de l'acide sulfurique ou de la potasse. Une ébullition prolongée la dissout et la transforme en une substance qui, après refroidissement, se prend en gelée, — c'est la *chondrine*. À l'état fœtal, le cartilage hyalin est remarquable par la faible proportion de substance fondamentale qu'il renferme et par la forme des chondroplastes qui sont irréguliers et anguleux.

B. **Fibro-cartilage**. — Le fibro-cartilage se montre dans les disques intervertébraux, dans les cartilages interarticulaires et sésamoïdes et dans ceux qui forment le rebord des cavités glénoïdes. — La substance fondamentale de cette variété de cartilage renferme des faisceaux de tissu fibreux, généralement disposés en nappe. Dans quelques cas, on y rencontre de rares fibres élastiques. Entre ces faisceaux, on voit des rangées de cellules protoplasmiques, nucléées, ovales ou généralement plus ou moins aplaties. Chacune de ces cellules est enveloppée d'une capsule. Soumis à la coction le fibro-cartilage donnerait de la gélatine et non de la chondrine.

C. **Cartilage élastique ou réticulé**. — Le cartilage élastique se voit dans l'épiglotte, dans le pavillon de l'oreille, dans la trompe d'Eustache, dans les cartilages de Santorini et de Wrisberg et dans ceux des ailes du nez. D'aspect hyalin à l'état embryonnaire, la substance fondamentale

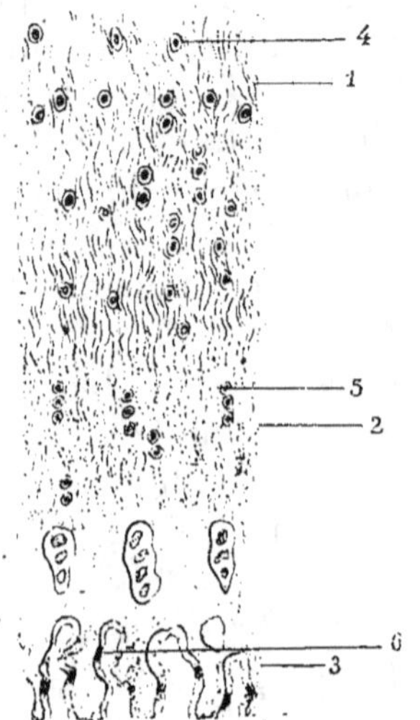

Fig. 37. — Coupe longitudinale d'un fibro-cartilage en voie d'ossification.

1. substance fondamentale fibreuse ; 2, cartilage fibreux ossifié ; 3, os ; 4. capsule et cellule cartilagineuse ; 5, capsules et cellules cartilagineuses ossifiées ; 6, corpuscules osseux.

parvenue à son complet développement est pénétrée en tous sens par des réseaux denses de fibrilles élastiques, facilement reconnaissables par la teinte jaune qu'elles prennent après la coloration par le picro-carmin. Ces faisceaux élastiques sont intriqués entre eux de telle façon qu'ils interceptent des espaces plus ou moins sphériques dans lesquels on trouve une ou deux cellules cartilagineuses. Celles-ci sont généralement entourées d'une couche plus ou moins épaisse de substance fondamentale hyaline. Cette dernière variété de cartilage est peu attaquée par la coction et ne donne qu'une faible quantité de chondrine.

Périchondre. — La plupart des cartilages (cartilages articulaires, moins la surface libre ; ceux du larynx, de la trachée, des bronches) sont recouverts à leur surface d'une membrane de tissu conjonctif mélangé à quelques fibres élastiques : c'est le *périchondre*. Ce dernier adhère d'une façon très intime au cartilage sous-jacent. Cette adhérence se fait à l'aide de bandes de substance fondamentale qui sortent du cartilage proprement dit pour se continuer dans le périchondre dont elles forment les fibres. Entre ces bandes, on voit des rangées de capsules cartilagineuses, généralement fusiformes, et conservant leur caractère distinctif jusque dans les couches les plus profondes du périchondre.

On observe une disposition analogue dans les points où des tendons ou des ligaments viennent s'insérer sur le cartilage.

Vaisseaux. — Le cartilage hyalin adulte ne renferme en général ni vaisseaux, ni nerfs. On remarque seulement à la surface des cartilages articulaires quelques fins capillaires, assez difficiles à voir lorsqu'ils ne sont pas injectés, et qui, partant de la synoviale, s'avancent à un millimètre à peine dans le cartilage. La nutrition du cartilage s'opère donc par de véritables courants endos-motiques, établis dans la substance intercellulaire, entre les capillaires et la cellule cartilagineuse. Les canalicules décrits par Hueter dans la substance fonda-mentale n'auraient jamais pu être vus par le Pr Ran-vier, malgré ses nombreuses recherches.

Le cartilage embryonnaire ne renferme pas non plus de vaisseaux. Ce n'est que lorsqu'ils subissent l'ossifi-cation que l'on voit des petits bourgeons vasculaires partir du périchondre et s'enfoncer plus ou moins loin dans la substance cartilagineuse. Les vaisseaux sont alors contenus dans des canaux sinueux, formés par une condensation de la substance fondamentale. Le vaisseau ne remplit pas complètement le canal ainsi formé, et l'espace laissé libre de chacun de ses côtés est comblé par un tissu spécial dit *moelle du cartilage*. Cette moelle est constituée par des cellules lymphatiques, conjonctives et quelquefois même par quelques fibres du même tissu.

Développement. — C'est autour de la corde dorsale que se développe d'abord le tissu cartilagineux. Les vertèbres primitives, uniquement formées de cellules embryonnaires, se transforment bientôt en vertèbres permanentes, et, dans ces dernières, vers la fin de la sixième ou septième semaine, chez l'homme, apparaît la substance fondamentale hyaline, qui, peu après, comprimant les cellules primitives en tous sens, leur donne une forme anguleuse (cartilage fœtal). Ces premiers rudiments une fois constitués, on voit le cartilage s'accroître par division karyokinétique de ses éléments. Le noyau de la cellule se divise d'abord, puis la masse protoplasmique, de façon à former un corps cellulaire distinct autour de chaque noyau. Bientôt il se forme autour de chaque cellule une capsule qui, distincte d'abord, finit par se confondre avec la capsule primitive.

CHAPITRE VI

TISSU OSSEUX

Préparation. — L'étude du tissu osseux doit porter successivement sur des os non privés de leurs sels calcaires et sur des os décalcifiés. Les os non décalcifiés seront eux-mêmes étudiés séparément au point de vue du tissu compacte et du tissu spongieux.

1º *Os non décalcifiés.* — *a. Tissu compacte.* — Un os frais, un fémur, par exemple, sera soumis pendant plusieurs mois à l'hydrotomie, puis il sera séché à l'air libre. A l'aide d'une scie fine on coupera des tranches minces, d'une épaisseur moyenne d'un demi-millimètre, perpendiculaires et parallèles à l'axe de l'os. Les tranches seront usées lentement entre deux morceaux plats de pierre ponce, ou mieux sur une meule d'émeri, en ayant soin d'imbiber la pierre avec de l'eau pendant toute la durée de l'opération.

La coupe étant devenue de la plus grande minceur possible, on la polira successivement : 1º sur une pierre fine du Levant ; 2º sur un morceau de drap recouvert de poudre de rouge d'Angleterre. La coupe ainsi polie sera lavée à l'alcool pour la débarrasser des poussières étrangères, puis sera montée selon les méthodes ci-dessous : 1º sur une lame de verre et recouverte d'une lamelle couvre objet. La préparation sera lutée à la paraffine sans adjonction d'aucun autre réactif ; 2º une lame de verre sera chauffée suffisamment pour faire fondre un fragment de baume de Canada sec ; puis la coupe sera déposée dessus et recouverte aussi rapidement que possible d'une lamelle, le tout sera refroidi brusquement dans de l'eau. Cette dernière méthode est précieuse pour étudier les corpuscules et les canalicules osseux ; 3º enfin une coupe sera montée au baume de Canada dissous dans le xylol pour étudier les différents systèmes de lamelles.

b. Tissu spongieux. — Au niveau de la tête du fémur par

exemple, on délimitera à la scie un petit cube de substance spongieuse et on le plongera pendant plusieurs jours dans une solution un peu épaisse de gomme arabique. Après trois ou quatre jours ce cube d'os sera porté dans l'alcool pendant quarante-huit heures, et cela afin de coaguler la gomme qui aura pénétré dans tous les interstices osseux. Puis, on débitera à la scie très fine des tranches minces que l'on usera sur la pierre ponce ou mieux à la meule, mais en ayant soin cette fois d'imbiber la pièce non plus avec de l'eau, qui dissoudrait la gomme, mais avec de l'alcool. Les coupes minces seront ensuite lavées pendant vingt-quatre heures dans l'eau pour les débarrasser de la gomme et montées selon les différentes méthodes exposées précédemment.

2° *Os décalcifiés*. — Pour décalcifier un os de moyen volume (une phalange par exemple) le procédé le plus simple consiste à le laisser macérer pendant plusieurs semaines dans une solution saturée d'acide picrique. Une fois son ramollissement obtenu, on le lave pendant plusieurs heures dans de l'eau pour le débarrasser de l'excès d'acide picrique qu'il renferme et il est traité ensuite comme un parenchyme quelconque : on le fait donc passer successivement : 1° dans une solution sirupeuse de gomme arabique vingt-quatre heures ; 2° puis dans l'alcool vingt-quatre heures ; 3° on le débite en coupes minces au microtome ; 4° les coupes sont mises dans l'eau pour se dégommer pendant vingt-quatre heures ; 5° elles sont ensuite colorées, soit au picro-carmin, soit à la purpurine et montées définitivement dans la glycérine.

Le tissu osseux forme les différentes pièces du squelette des vertébrés, *les os*. Ceux-ci peuvent être *longs* ou *plats*, ils comprennent les uns et les autres dans leur texture un *tissu compacte* et un *tissu spongieux* ; formés des mêmes éléments, ils sont enveloppés d'une membrane, le *périoste ;* ils renferment une substance spéciale, la *moelle* et sont parcourus par des vaisseaux sanguins et lymphatiques, et par des nerfs.

§ 1. — PÉRIOSTE.

Le périoste est une membrane fibro-vasculaire qui recouvre immédiatement l'os. De coloration blanc grisâtre, ou quelquefois nacrée, sa résistance est considérable. Son épaisseur moyenne est de quelques dixièmes de millimètre : elle peut atteindre 2 et 3 millimètres comme à la face antérieure du col du fémur et à la surface basilaire de l'occipital. En général, son épaisseur est plus considérable chez l'enfant que chez l'adulte.

Bien que s'appliquant exactement à la surface des os, le périoste ne les entoure pas toujours d'une manière continue. C'est ainsi qu'au niveau des insertions, des aponévroses et des tendons il se confond avec ces derniers, unis intimement au tissu osseux. Au niveau des articulations il s'arrête au cartilage auquel il adhère à tel point, qu'après macération on peut l'arracher avec ce dernier. Sur certains points (face antérieure du tibia) il est recouvert directement par la peau qui glisse sur lui grâce à l'interposition d'un tissu conjonctif très lâche ; sur d'autres points, il contracte des adhérences intimes avec les muqueuses (fosses nasales, voûte palatine).

Sa face interne est en général d'autant plus adhérente à la surface de l'os que celle-ci est plus anfractueuse (base du crâne). Cette adhérence est établie non seulement par les vaisseaux, mais encore par certaines de ses fibres qui, partant de sa face interne, pénètrent dans l'épaisseur de l'os (*fibres perforantes*, Scharpey ; — *fibres arciformes*, Ranvier).

Le périoste est formé de deux couches qui semblent intimement confondues entre elles sur des coupes longitudinales et qui sont cependant bien distinctes sur des coupes transversales. La couche externe est constituée par un tissu feutré de fibres conjonctives, isolées, ou fasciculées, à direction longitudinale dans les os longs et par quelques fibres élastiques. On y trouve quelques cellules adipeuses, les nombreux vaisseaux et nerfs propres au périoste qui, traversant la couche profonde se portent dans l'os. La couche interne, plus mince, renferme des fibres élastiques très fines, disposées en réseau à mailles étroites. On y remarque en outre des fins capillaires qui ne font que la traverser pour se rendre directement dans l'os, et des fibres conjonctives à direction très oblique qui se perdent également dans la substance osseuse (fibres arciformes). Au milieu du réticulum élastique on trouve des faisceaux conjonctifs très minces à la surface desquels sont appliquées de nombreuses cellules conjonctives étoilées.

Vaisseaux. — Les *artères* du périoste sont très nombreuses, elles sont surtout abondantes dans la couche externe où elles forment un réseau serré de capillaires dont les dimensions moyennes varient entre 10 et 12 μ. De ce réseau, les artérioles traversent la couche profonde et pénètrent dans la substance osseuse.

Les *veines* du périoste sont plus nombreuses que les artères : on compte en moyenne deux veinules pour une artériole.

Les lymphatiques du périoste ont été longtemps méconnus. Dans ces temps derniers, M. et madame Hogan ont fait de leur description l'objet d'un intéressant mémoire.

Nerfs. — Les nerfs du périoste sont de deux ordres. Les uns ne font que le traverser pour se rendre dans l'os. Les autres naissent en général de ceux-ci, cheminent en se subdivisant dans la couche superficielle du périoste et se terminent par des extrémités libres (Kölliker, Czermak) surtout abondantes dans les extrémités articulaires des os longs (coude, genou, etc.).

§ 2. — TISSU OSSEUX. — ÉLÉMENTS OSSEUX.

Suivant qu'on examine le centre ou la périphérie d'un os, le tissu osseux se présente sous deux aspects différents : à la périphérie, on trouve une substance blanche, d'aspect homogène, condensée, plus ou moins épaisse, c'est le *tissu compact;* au centre, des cloisons minces, limitant des aréoles plus ou moins larges et communiquant entre elles, c'est le *tissu spongieux*. Malgré cette diversité d'aspect, ces deux tissus ont une texture identique et comprennent les mêmes éléments.

La substance osseuse est composée d'*osséine* et de sels calcaires. Elle est figurée par des lamelles imbriquées, les *lamelles osseuses*.

1° **Lamelles osseuses.** — Une coupe d'os, finement usée sur la meule, montre une série de lamelles, alternant les unes et les autres de façon à former des couches successives : les unes sont homogènes ou très faiblement granuleuses, ce sont les *lamelles homogènes* (Ranvier); les autres ont un aspect nettement strié, ce sont les *lamelles striées*. Ce dernier aspect est dû à des ponts, très petits, à bords sinueux, d'une substance semblable à celle des lamelles homogènes, qui divisent transversalement la lamelle striée et qui servent, en quelque sorte d'union, à deux lamelles homogènes voisines. Ces lamelles ont des dimensions qui oscillent entre 4, 5 et 11 µ. Leur disposition est également variable suivant les différentes espèces d'os envisagées et suivant les diverses régions d'un même os.

2° **Corpuscules osseux.** — **Ostéoplastes.** — Ce sont des cavités creusées au sein de la substance osseuse, caractéristiques du tissu osseux et qui se trouvent entre les lamelles ou dans leur épaisseur, dans le tissu spongieux comme dans le tissu compact. Ces cavités présentent un aspect général ovoïde ou polyédrique, avec des contours rendus irréguliers par des prolongements. Sur des coupes d'os desséchés ils apparaissent en noir parce que l'air a pénétré dans leur intérieur. Sur des os frais ils sont bruns rougeâtres. Ils ont une longueur moyenne de 20 à 50 µ sur 5 à 15 µ de large.

3° **Canalicules osseux.** — De tous les points de la surface des corpuscules osseux partent des prolongements creux, les *canalicules osseux*. Ceux-ci mesurent en moyenne de 1 à 3 µ de diamètre; ils partent des corpuscules osseux, se ramifient, s'anastomosent entre eux et s'ouvrent dans des canaux vasculaires spéciaux (*canaux* *de Havers*), dans le canal médullaire, dans la substance spongieuse ou à la surface de l'os. Sur des os secs, ils sont teintés en noir comme les corpuscules d'où ils proviennent.

4° **Cellules osseuses. — Ostéoblastes**. — Sur des os frais on trouve dans l'intérieur des corpuscules osseux, des cellules, les *cellules osséuses* (Wirchow) formées d'une masse très mince de protoplasma, renfermant un gros noyau ovalaire de 5 à 6 μ de long. Cette masse protoplasmique, très vraisemblablement dépourvue de membrane (Ranvier) se moule exactement dans la cavité qui la contient. D'après Wirchow et Kölliker la cellule osseuse enverrait des prolongements protoplasmiques très fins dans les canalicules

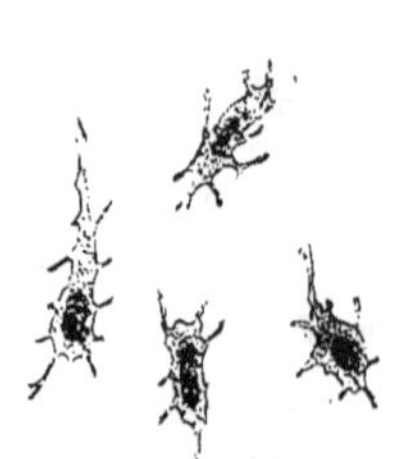

Fig. 38. — Cellules osseuses dissociées.

osseux. Les recherches toutes récentes de Zachariadès démontrent, en outre, que ces fins prolongements protoplasmiques s'anastomosent avec ceux des cellules voisines de telle sorte que la substance osseuse serait parcourue par un réseau de filaments protoplasmiques dont les points nodaux seraient représentés par les corps cellulaires.

5° **Canaux de Havers**. — Toutes les parties de la substance osseuse sont sillonnées de canaux microscopiques, généralement parallèles au grand axe de l'os, et renfermant un capillaire sanguin. Ces canaux, anastomosés entre eux transversalement, sont les *canaux de Havers*. Ils s'ouvrent par de nombreux orifices circulaires, ou elliptiques à la surface de l'os, dans le canal médullaire ou dans les aréoles du tissu spongieux. Ils ont une largeur de 10 à 400 μ et sont séparés les uns des autres par des intervalles de 150 à 300 μ.

§ 3. — TEXTURE DES DIFFÉRENTS OS.

A. **Substance compacte.** 1° *Os long. — a. simple.* — Si l'on examine une coupe transversale d'un fémur de. grenouille, on voit au centre de la préparation la section du canal médullaire, autour de ce dernier une série de lamelles alternativement claires et opaques, imbriquées les unes sur les autres. Entre ces lamelles, ou dans leur épaisseur, se voient des corspuscules osseux et leurs prolongements, les canalicules osseux. Ceux-ci sont anastomosés entre eux et affectent une disposition rayonnante du centre à la périphérie.

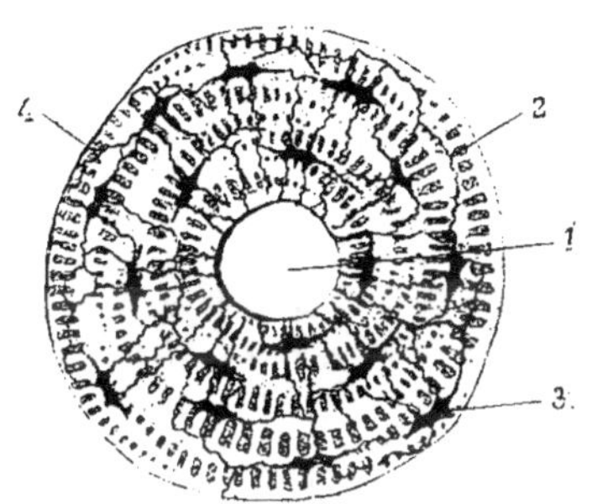

Fig. 39. — Coupe transversale demi-schématique d'un os simple (fémur de grenouille).

1, canal central de Havers ; 2, lamelle opaque striée ; 3, corpuscule osseux ; 4, canalicules osseux.

L'examen d'une coupe longitudinale du même os, montre le canal central débouchant aux extrémités dans le tissu spongieux qui en forme les épiphyses. Sur cet os, que nous avons choisi à dessein comme exemple, on voit que le canal médullaire peut-être comparé à un canal de Havers et que les différents éléments qui sont groupés autour de lui forment un système, le *système de Havers*, qui est en quelque sorte l'unité morphologique du tissu osseux compacte, l'*os simple.*

b. Os long composé. — La preuve de ce fait nous est fournie par l'examen d'une coupe transversale d'un fémur humain. A un faible grossissement on voit autour du canal médullaire et le limitant, une série de lamelles osseuses, imbriquées (*système des lamelles périmédullaires*). La périphérie de l'os est marquée par un système de lamelles, continu, en forme d'anneaux complets et concentriques (*système des lamelles périphériques*). Entre ces deux systèmes extrêmes, on voit la section d'une série de canaux (canaux de Havers) autour de chacun desquels sont imbriquées des lamelles et qui, considérés isolément, sont identiques à la coupe transversale d'un fémur de grenouille, ce sont des *systèmes de Havers*. Les systèmes de Havers sont généralement circulaires ou elleptiques suivant l'incidence de la coupe. Ils se touchent par leurs bords, ou sonts éparés par des

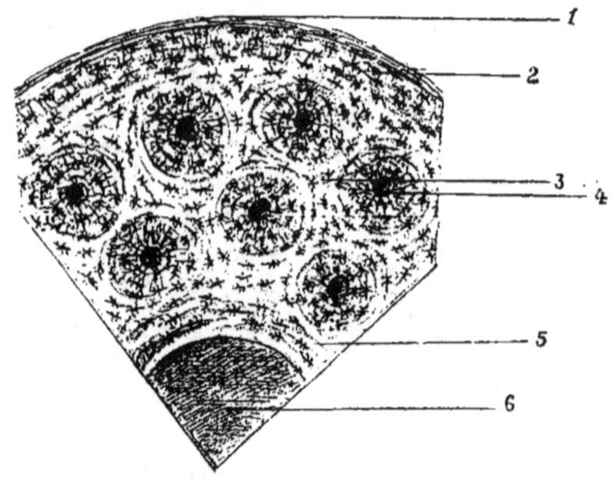

Fig. 40. — Coupe transversale, schématique d'un os composé.

1, périoste ; 2, système des lamelles périphériques ; 3, système des lamelles intermédiaires ; 4, un système de Havers ; 5, système des lamelles érimédullaires ; 6, canal médullaire.

espaces de forme variable, triangulaire ou quadrangulaire, suivant qu'il est limité par deux, trois ou quatre systèmes de Havers. Dans l'espace ainsi délimité, le tissu osseux présente une disposition lamellaire spéciale. Les lamelles forment des arcs qui appartiennent à des cercles beaucoup plus grands que ceux des systèmes de Havers. Ce sont les *systèmes de lamelles intermédiaires*.

Au milieu de ces différents systèmes de lamelles sont placés des corpuscules osseux. Dans les systèmes de Havers, ils sont groupés en cercles concentriques autour des canaux de Havers. Dans les systèmes des

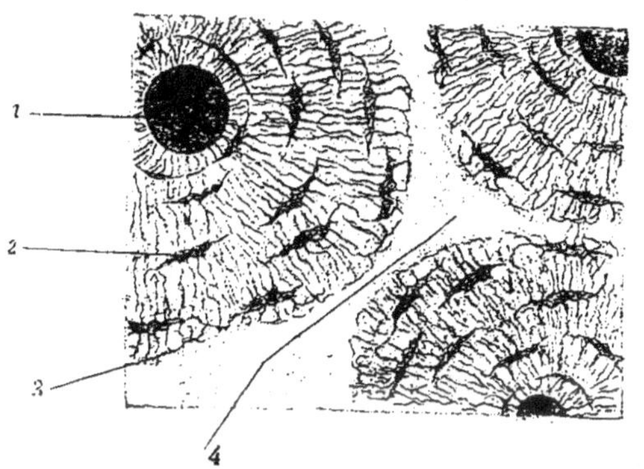

Fig. 41. — Coupe transversale d'un fragment de fémur de l'homme.

1. canal de Havers; 2, corpuscule osseux ; 3, canalicule osseux récurrent ; 4. lamelles intermédiaires.

lamelles périphériques et périmédullaires ils forment des cercles par rapport au canal médullaire central. Dans les systèmes intermédiaires ils sont toujours parallèles à l'arc décrit par chaque lamelle intermédiaire.

Les canalicules osseux qui partent de ces corpuscules s'anastomosent entre eux d'une façon générale, tout en conservant cependant l'individualité propre à chacun des systèmes dont ils ne sont qu'un des éléments. C'est ainsi qu'à

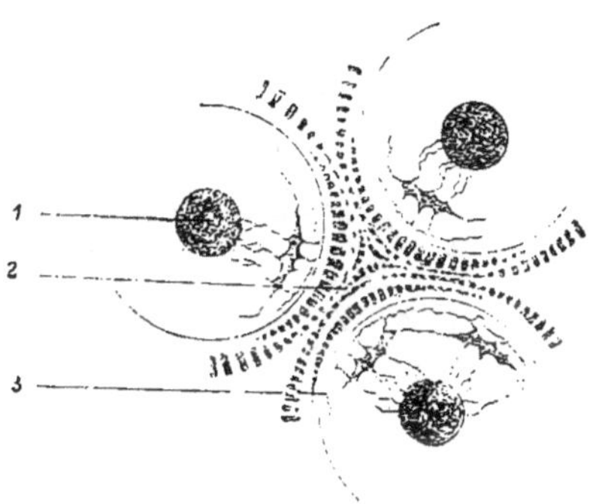

Fig. 42. — Schéma montrant la disposition des lamelles intermédiaires et des canalicules récurrents.

A.B.C, canaux de Havers; 1, système de Havers; 2, système des lamelles intermédiaires; 3, un canalicule récurrent.

la limite de deux systèmes de Havers voisins, on voit les canalicules osseux de l'un, se diriger vers les canalicules de l'autre, comme pour s'anastomoser entre eux, et arrivés à la limite extrême, retourner sur eux-mêmes pour s'aboucher avec des canalicules appartenant à leur propre système. Ce sont les *canalicules récurrents* (Ranvier). Cette disposition s'observe en particulier sur les canalicules périphériques des divers systèmes. Les canalicules les plus internes, convergent, après anastomoses, vers le canal central le plus voisin (canal médullaire ou canal de Havers).

Parmi les divers corpuscules osseux d'un même système de Havers, on en trouve qui ne sont représentés que par une simple fente dont les dimensions sont analogues à celles d'un canalicule. Ce sont des corpuscules atrophiés (Ranvier), dits *confluents lacunaires*.

B. Substance spongieuse. — Elle est constituée par des lamelles fines, étroites, formant des cloisons irrégulières et très minces, qui circonscrivent des cavités ou aréoles de forme très variable, et presque toujours visibles à l'œil nu. Ces lamelles osseuses présentent les mêmes éléments constitutifs que le tissu compact, c'est-à-dire qu'elles comprennent des lamelles homogènes et striées, des ostéoplastes avec leurs canalicules et des ostéoblastes. Lorsque ces lames osseuses interaréolaires sont assez épaisses, elles comprennent même des systèmes de Havers. Les cavités ou aréoles qu'elles circonscrivent communiquent largement d'une part entre elles,

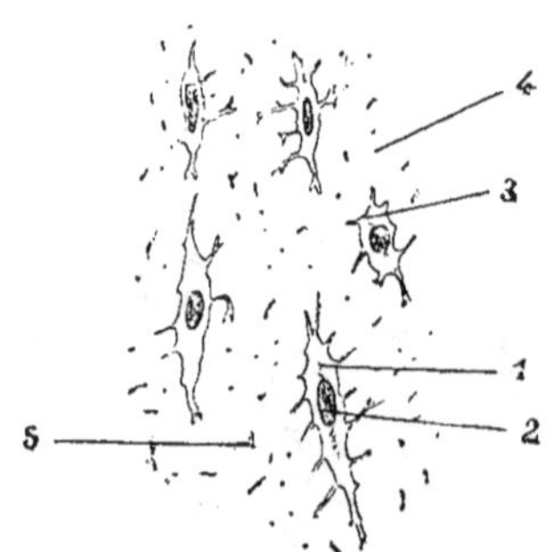

Fig. 43. — Tissu osseux spongieux, après décalcification.

1, corpuscule osseux ; 2, noyau ; 3, protoplasma de la cellule osseuse ; 4, substance fondamentale ; 5, canalicules osseux coupés sous des incidences variables.

et d'autre part avec le canal médullaire.

2° *Os plats.* — Ils comprennent comme les os longs, un tissu compact et un tissu spongieux. De même que

les cloisons de la substance spongieuse des épiphyses
des os longs, les lamelles de la substance spongieuse centrale des os plats contiennent de nombreux canaux de
Havers.

La périphérie de ces os est formée de couches de lamelles identiques à celles que nous avons vues sur les
limites externe et interne des os longs. Ces lamelles forment, en quelque sorte, deux tables (table externe et table
interne des os du crâne, par exemple) de tissu compact.

§ 4. — VAISSEAUX DES OS.

1° Os longs. — Dans les os longs, les vaisseaux sanguins de la moelle sont les plus volumineux ; une ou
deux artères pénètrent par le trou nourricier de la diaphyse, d'autres moins importantes pénètrent par les
trous des épiphyses. Après avoir abandonné quelques
rameaux dans la substance compacte (vaisseaux des canaux de Havers), les artérioles pénètrent dans les lamelles de la substance spongieuse et dans la moelle, où
elles forment un riche réseau vasculaire. Les vaisseaux
des canaux de Havers sont réduits à une mince couche
conjonctive, tapissée d'endothélium ; ils s'anastomosent
dans le canal médullaire et dans la substance spongieuse
des épiphyses avec les vaisseaux de la moelle.

2° Os plats. — La circulation est à peu de chose près
analogue à celle des os longs. L'artère pénètre par le
trou nourricier pour se porter vers la moelle et les travées de la substance spongieuse ; tandis que de fines artérioles, émanées du périoste, pénètrent dans la substance compacte pour remplir les canaux de Havers et
s'anastomoser en formant un réseau avec les artérioles
de la moelle. Dans les os plats du crâne, les veines nées
de ce réseau capillaire communiquent directement avec
les sinus, après avoir décrit de nombreuses sinuosités
dans les canaux du diploé.

§ 5. — NERFS DES OS.

Les os possèdent de nombreux nerfs ; ceux-ci accompagnent les artères et pénètrent dans l'os par le trou nourricier ou par les orifices des épiphyses. Des filets, venus du périoste, pénètrent également dans les canaux de Havers. On ne connaît pas leur mode de terminaison. Kölliker aurait trouvé un corpuscule de Paccini sur un nerf à son point d'entrée dans le trou nourricier du tibia.

§ 6. — DÉVELOPPEMENT DU TISSU OSSEUX.

La plupart des os du squelette sont primitivement cartilagineux ; d'autres, ceux du crâne en particulier, ne sont pas précédés par du cartilage et dérivent du tissu fibreux. Il y a donc lieu d'étudier le mode de développement et d'accroissement des os dérivés du cartilage, et de répéter cette étude à propos des os qui prennent naissance aux dépens du tissu fibreux.

1° Développement des os aux dépens du cartilage. — Lorsque les pièces du squelette sont encore cartilagineuses, elles sont pleines et présentent toutes leurs parties constituantes ; c'est-à-dire que les os longs, par exemple, sont pourvus de la diaphyse, des épiphyses, etc., et sont enveloppés d'une membrane, le *périchondre*, qui deviendra plus tard le *périoste*. Dès que l'ossification du cartilage va se produire, elle commence dans des points isolés, variables suivant les os, et toujours constants pour la même espèce d'os, ce sont les *points d'ossification*. La formation de ces points résulte d'une série de phénomènes qui sont les suivants : la substance fondamentale du cartilage hyalin s'infiltre de petits grains de sels calcaires au voisinage des capsules du cartilage. D'abord disséminés, ces grains se réunissent bientôt, forment des petites masses compactes qui tendent à envahir les parties voisines. En même temps, les cellules

cartilagineuses, contenues dans les cavités, deviennent
le siège d'une prolifération considérable; elles se multiplient, se segmentent, et chaque nouvelle cellule s'enveloppe d'une capsule propre. Autour des points cal-
cifiés, les cavités cartilagineuses forment des séries
rayonnées qui deviennent de plus en plus petites à mesure qu'elles s'en éloignent.

Au niveau de la zone ainsi calcifiée, on remarque immédiatement sous le péri-
chondre une couche spé-
ciale, formée de cellules incomplètement enfouies dans
une substance solide qui,
après décalcification, se
colore énergiquement en
rouge par le picrocarmin,
c'est la *couche osseuse péri-*
chondrale (Ranvier) ou le
vrai tissu osseux primitif,
car la zone calcifiée du
cartilage n'est encore qu'*os-*
siforme (Ranvier) et ne deviendra du véritable tissu
osseux, qu'après que les
vaisseaux y auront pénétré
et y auront creusé des cavités médullaires.

Ce premier stade du dé-
veloppement de l'os cartilagineux étant connu, nous
devons, pour mieux com-
prendre les stades ulté-
rieurs, examiner la coupe
longitudinale d'un os car-

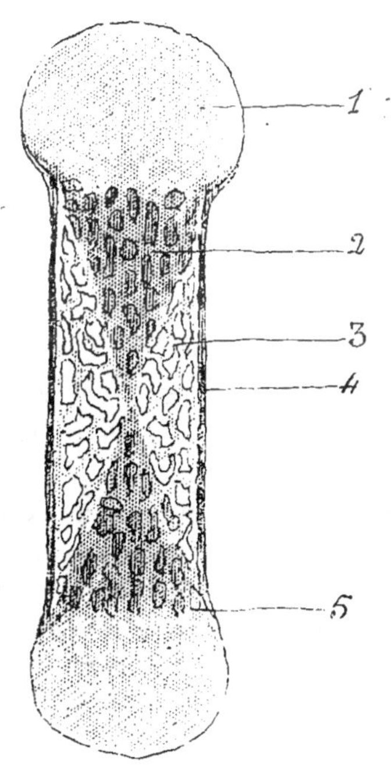

Fig. 44. — Schéma d'un os long en
voie d'ossification d'après la figure
du Pr Ranvier.

1, cartilage; 2, os cartilagineux;
3, os périostique; 4, périoste; 5,
ligne d'ossification.

tilagineux en voie de développement. Si la coupe passe
bien par l'axe de l'os et comprend le cartilage épiphysaire et le périoste, on y voit à l'œil nu ou à un

faible grossissement, au centre, les sommets de deux cônes, dont les bases regardent chacune des extrémités de l'os, c'est l'os cartilagineux. L'espace compris entre le sommet de ces cônes et le périoste forme, sur la coupe un triangle à base périphérique contiguë au périoste : c'est l'os périostique. A ce moment de son développement, l'os entier pourrait être comparé, suivant le schéma que nous empruntons au Pr Ranvier, à un sablier représentant l'os cartilagineux, placé debout dans un vase cylindrique qui serait le périoste. Tout l'espace compris entre le corps du sablier et le cylindre serait l'os périostique.

L'os cartilagineux, au niveau des épiphyses, se termine brusquement par une ligne droite, la *ligne d'ossification* qui, à chacune de ses extrémités, empiète un peu sur le cartilage, pour former l'*encoche d'ossification*.

Ces faits étant établis, nous pouvons poursuivre, sur cette même coupe, l'étude des divers autres stades du développement de l'os cartilagineux.

A mesure que les cellules cartilagineuses de l'épiphyse se multiplient, les cavités qui les renferment augmentent de volume, s'ordonnent en piles, parallèles à l'axe de l'os (*cartilage sérié*), et sont séparées les unes des autres par des colonnes de substance fondamentale cartilagineuse transparente ou striée suivant leurs longueurs (*travées directrices de l'ossification*).

Au niveau de la ligne d'ossification, les cavités cartilagineuses s'ouvrent les unes dans les autres et forment des cavités anfractueuses, limitées de chaque côté par des travées directrices de l'ossification dont les bords sont festonnés en creux.

En même temps que ces phénomènes se produisent dans le cartilage, les vaisseaux émanés du point d'ossification diaphysaire émettent de nouvelles branches qui montent dans la direction des épiphyses, entre deux travées directrices. Parvenus à la ligne d'ossification, ils corrodent la substance fondamentale, ouvrent les cavités

anfractueuses du cartilage et mettent en liberté les cellules qu'elles renfermaient. D'après quelques auteurs
(H. Muller, Cornil et Ranvier), ces cellules formeraient
les futurs ostéoblastes ; pour d'autres, au contraire (Loven,
Stieda, Pouchet, Tourneux, Duval), elles s'atrophieraient

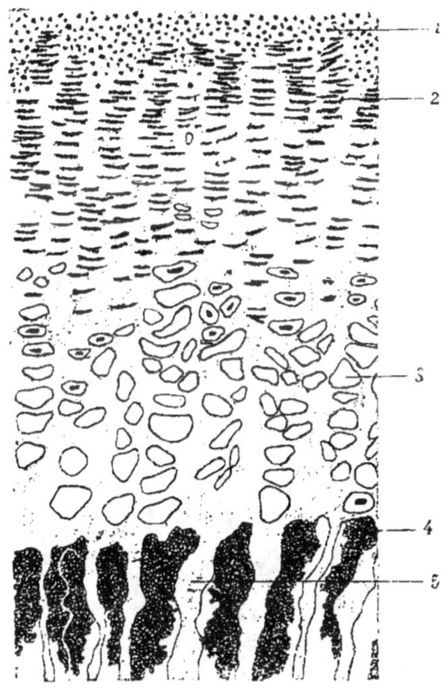

Fig. 45. — Coupe longitudinale d'un os long en voie d'ossification aux
dépens du cartilage.

1, cartilage hyalin ; 2, cartilage sérié ; 3, cartilage sérié dont les cavités
ne renferment plus dans la préparation de cellules cartilagineuses ; 4, cavité, futur canal de Havers ; 5, travées directrices de l'ossification.

et les ostéoblastes dériveraient des cellules du tissu conjonctif périvasculaire et seraient amenés par les vaisseaux.

Quoi qu'il en soit, on voit les ostéoblastes (Gegenbaür)
s'arrêter au niveau des encoches des travées directrices,
devenir étoilées, s'anastomoser et sécréter en quelque

sorte à leur périphérie une matière amorphe infiltrée de sels calcaires. Peu à peu la lacune primitive se rétrécit de plus en plus par la formation concentrique de lamel-

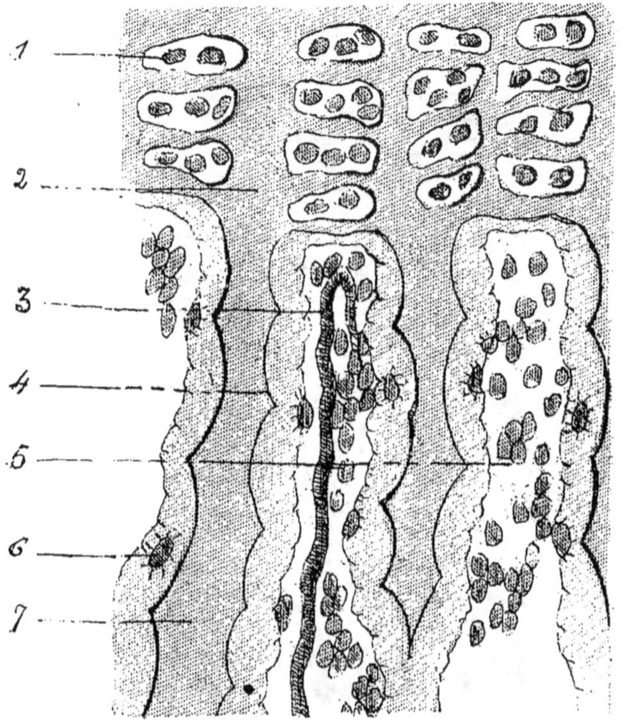

Fig. 46. — Coupe schématique du même os montrant les détails de l'ossification.

1, cavité du cartilage sérié, avec des cellules cartilagineuses; 2, travée cartilagineuse; 3, vaisseau, 4, feston cartilagineux; 5, cavité médullaire, futur canal de Havers; 6, corpuscule osseux; 7, travée directrice de l'ossification.

les osseuses. Bientôt elle n'est plus représentée que par un canal dont l'axe est occupé par un vaisseau et constitue dès lors un système de Havers.

L'ossification du tissu spongieux des épiphyses ne s'opère pas exactement de la même manière. Les vaisseaux périarticulaires pénètrent dans l'épiphyse et s'y distribuent d'une façon tout à fait irrégulière, de telle sorte que les cavités cartilagineuses n'étant plus ordonnancées en séries régulières, les cavités qu'elles forment sont elles-mêmes irrégulières et communiquent toutes entre elles. De plus les cavités ainsi formées se laissent moins envahir par la substance osseuse.

Les différents phénomènes que nous venons d'étudier dans le cartilage vont se reproduire jusqu'au parfait développement de l'os en longueur. Il nous reste à examiner son mode de développement en épaisseur qui se fait aux dépens du périoste.

Os périostique. — Sur la coupe longitudinale de l'os que nous avons pris comme type de notre description, nous avons vu que l'épiphyse cartilagineuse forme une sphère dans laquelle la diaphyse osseuse pénètre comme un emporte-pièce, limitée de chaque côté sur la coupe par deux crêtes saillantes, l'*encoche de l'ossification*. Les couches profondes du périoste de la diaphyse sont, au niveau de l'épiphyse, en contact avec cette encoche, tandis que les couches superficielles se continuent et se perdent avec les couches du périchondre épiphysaire. Il résulte donc de cette disposition qu'au niveau de l'encoche d'ossification les couches profondes du périoste sont eu contact avec le cartilage épiphysaire. Or les faisceaux fibreux du périoste (fibres arciformes) se dirigent obliquement à la surface de l'os et limitent des espaces obliques ou presque parallèles à cette surface, dans lesquels chemine un vaisseau, qui joue à ce niveau le même rôle que les vaisseaux efférents des points d'ossification diaphysaire ; rôle que nous avons étudié précédemment. Dans cette ossification périostique les fibres arciformes jouent donc le même rôle que les travées directrices dans l'ossification cartilagineuse, et comme ces dernières, elles ne tardent pas à être enveloppées de substance osseuse. A mesure que de nouvelles couches d'origine périostique se développent à la surface de l'os, elles se résorbent à son centre. En effet, l'os primitif que nous avons étudié à propos du développement cartilagineux (os endochondral, Ranvier) ne tarde pas à disparaître peu à peu, tandis que les couches successives dérivées du périoste se surajoutent les unes aux autres et se résorbent à leur tour en commençant par les plus profondes, de telle façon que l'os long, adulte par exemple, se creuse peu à peu d'un canal médullaire, et se trouve avoir des parois uniquement formées aux dépens du périoste. — Ces faits, d'abord entrevus par Duhamel, ont été bien mis en évidence par les belles expériences de Flourens et du Pr Ollier.

En résumé on peut considérer, dans le développement complet d'un os long, trois stades bien distincts : 1° un stade d'ossification cartilagineuse embryonnaire, ou d'infiltration calcaire de la substance fondamentale; 2° un stade de formation de l'os endochondral (cartilage sérié, Ranvier; rivulation du cartilage, Broca; travées directrices de l'ossification, vaisseaux diaphysaires, ostéoblastes); 3° un stade d'ossification périostique que nous venons d'étudier.

2° **Développement de l'os aux dépens du tissu fibreux.** — Dans les pièces du squelette (les os du crâne en particulier moins la base) qui ne sont pas précédés d'un cartilage, le développement osseux se fait dans une masse fibreuse préexistante. Il se produit tout d'abord autour des éléments cellulaires une sorte d'infiltration calcaire d'où résulte un noyau osseux circonscrit constitué par un peu de substance fondamentale et par quelques rares cavités osseuses sur le mode de production desquelles on n'est pas encore d'accord. Peu à peu ce point d'ossification primitif s'étend à la surface de l'os envisagé (membrane d'ossification, Ranvier) et se présente au microscope sous forme de fibres dont l'une des extrémités est effilée, tandis que l'autre se perd dans le point d'ossification primitif; ce sont en quelque sorte les homologues des fibres arciformes de l'os périostique. Le long de ces fibres, jouant le rôle de fibres directrices, on voit des cellules embryonnaires, qui ne tardent pas à présenter au contact des vaisseaux les caractères des ostéoblastes. Ces cellules dérivées pour les uns, des vaisseaux par diapédèse ; pour les autres venant par transformation des cellules fixes du tissu conjonctif, accompagnent toujours les vaisseaux qui remplissent les mailles délimitées par les travées directrices calcifiées. Ce n'est qu'après la pénétration des vaisseaux dans ces travées, que le processus d'ossification commence et que ces cellules déposent le long de ces fibres, par une sorte de sécrétion, des strates de matière fondamentale osseuse dans lesquelles elles s'englobent et deviennent alors des ostéoblastes vrais, tandis que le vaisseau central est entouré par des trabécules osseuses pour former un canal de Havers.

§ 7. — MOELLE DES OS.

La moelle des os est une substance molle, rosée, jaunâtre ou grisâtre, suivant les cas, qui remplit le canal médullaire des os longs, les aréoles du tissu spongieux et les canaux de Havers. Elle se compose d'un grand nombre de cellules, les unes adipeuses, les autres semblables aux cellules lymphatiques ; d'autres plus volumineuses, sphériques, à noyaux bourgeonnants (*cellules à noyaux bourgeonnants*, Bizzozero, Ranvier) ; d'autres enfin de forme irrégulière et à noyaux multiples (*myéloplaxes*, J. Muller, Robin).

a. **Cellules adipeuses.** — Elles sont très abondantes dans la moelle jaune. Leur membrane d'enveloppe est très distincte et elle est séparée de la graisse par une mince couche de protoplasma au milieu de laquelle on voit un noyau lenticulaire.

b. **Cellules lymphatiques.** — Communément désignées sous les noms de *cellules médullaires*, *médullocelles* (Robin), elles ont, comme les cellules de la lymphe, des dimensions et des formes très variables. Sous l'influence d'une douce chaleur elles présentent des mouvements amiboïdes. Leur protoplasma est tantôt clair et homogène,

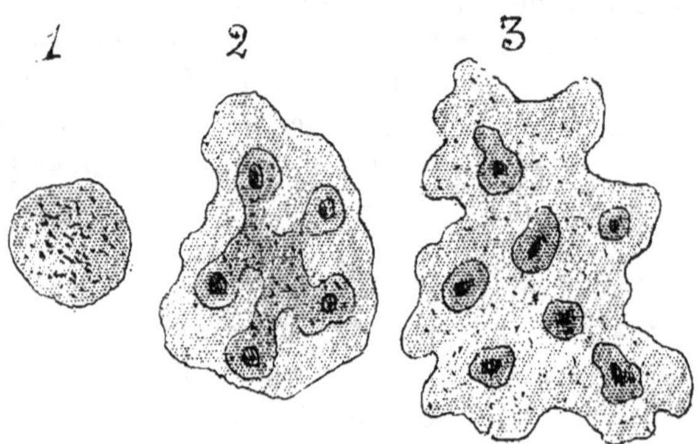

Fig. 47. — Cellules de la moelle des os (schéma).

1, cellule lymphatique ; 2, cellule à noyaux bourgeonnant ; 3, myéloplaxe.

tantôt il renferme des granulations brunes. Leur noyau, unique ou multiple, est tantôt sphérique, tantôt déformé en bissac.

c. **Cellules à noyaux bourgeonneants.** — Longtemps confondues avec les médullocelles, ces cellules s'en distinguent cependant par leur plus grand volume et par l'absence de mouvements amiboïdes. Leur protoplasma est granuleux et renferme à son centre un seul noyau avec des bosselures, ou des noyaux reliés entre eux par des filaments d'une substance semblable à celle qui forme leur masse.

d. **Cellules à noyaux multiples. Myéloplaxes.** — Déjà observées en 1838 par J. Muller dans certaines tumeurs des os, ces éléments furent découverts par Robin en 1849 dans la moelle normale. Ce sont de grandes cellules, plus ou moins épaisses, polyédriques ou à bords irréguliers.

Elles présentent dans quelques cas des prolongements à l'aide desquels elles s'anastomoseraient entre elles (Renaut, Malassez). Leur protoplasma est granuleux, offre de grandes analogies avec celui des cellules précédentes, et renferme de nombreux noyaux ovoïdes ou aplatis de 7 à 10 μ. de diamètre, avec des nucléoles volumineux.

e. **Tissu conjonctif de la moelle**. — Nié par Robin, le tissu conjonctif est très peu abondant dans la moelle des os. On le trouve surtout à la surface de la moelle des os longs : il n'existe pas dans la moelle qui remplit les aréoles du tissu spongieux.

f. **Vaisseaux de la moelle**. — L'artère nourricière de l'os après avoir pénétré dans le canal médullaire se divise, et chacune de ses branches secondaires va s'anastomoser aux extrémités de l'os avec les vaisseaux de second ordre. Ces subdivisions de l'artère forment un riche réseau situé en grande partie entre la moelle et la substance osseuse. Les capillaires qui naissent de ce réseau forment, dans l'épaisseur de la moelle, un plexus à mailles polygonales dont les angles sont plus ou moins arrondis.

g. **Nerfs de la moelle**. — Ils pénètrent avec l'artère dans le canal médullaire, et suivent chacune de ses divisions. Ils sont surtout destinés aux parois vasculaires.

CHAPITRE VII

TISSU MUSCULAIRE

§ 1. — FIBRES MUSCULAIRES STRIÉES.

Les muscles de la vie animale sont constitués par des
éléments anatomiques particuliers, les fibres musculaires
striées. Pour se rendre compte des caractères que présentent ces éléments et de la façon dont ils se groupent
pour constituer les muscles, la préparation est des plus
simples ; elle consiste à enlever un petit fragment de
muscle, et à le dissocier avec des aiguilles. A un examen
même superficiel et à l'aide d'un grossissement moyen,
il est possible d'observer des *fibres* de longueur variable
et mesurant 8 à 10 μ de diamètre. Ces fibres constituent
les *faisceaux primitifs*. En complétant la technique,
c'est-à-dire en colorant par le picrocarmin et en montant dans la glycérine, d'autres détails apparaissent. On
remarque en effet que les fibres présentent une *striation
transversale* des plus évidente et une *striation longitudinale* beaucoup moins marquée. Dans les points où les
fibres ont été lacérées par les aiguilles, la substance
musculaire se rétracte et on aperçoit à la surface de la
fibre une membrane limitante présentant un double
contour. Enfin si on a laissé agir pendant au moins
vingt-quatre heures le picrocarmin, celui-ci s'est fixé
sur des noyaux disséminés sur les bords ou à la surface
de la fibre. En résumé un faisceau primitif isolé, examiné au microscope, est composé de trois parties: une
membrane d'enveloppe ou *sarcolemme*, dans l'intérieur

de cette enveloppe une substance striée en long et en travers, la *substance musculaire* ou *sarcoplasma* (Roule) et *des noyaux*.

1° Sarcolemme (encore appelé myolemme). — La membrane d'enveloppe des faisceaux primitifs est remarquable par sa minceur et sa transparence. Elle est intimement unie à la substance musculaire et pour l'en détacher il faut ajouter du liquide, de l'eau par exemple, qui pénètre par diffusion au-dessous d'elle. Pour rendre cette membrane plus évidente on peut la colorer avec une solution de sulfate de rosaline. Dans les coins où les aiguilles ont déchiré la substance contractile, la membrane d'enveloppe est plus visible encore, et elle peut présenter des plis de torsion si les fibres ont été elles-mêmes tordues sur leur axe. Le sarcolemme est constitué par une substance amorphe ; d'après Rouget, cette enveloppe de sarcolemme est conjonctive ; pour Robin elle est élastique.

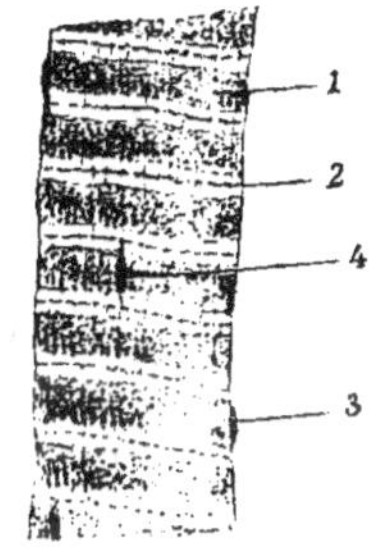

Fig. 48. — Faisceau primitif d'un muscle strié de grenouille.

1, grand disque opaque ; 2, disque clair coupé en deux par un petit disque opaque ; 3, noyau du sarcolemme (noyau latéral) ; 4, noyau du sarcolemme (noyau médian).

2° Noyaux. — Les noyaux, colorés comme nous l'avons indiqué précédemment, sont aplatis et paraissent situés entre le sarcolemme et la substance musculaire. Dans certains muscles et chez certains animaux, la grenouille par exemple, on retrouve des noyaux dans l'épaisseur des faisceaux primitifs. Chez les animaux qui possèdent des muscles rouges et des muscles blancs, les noyaux, d'après le Pr Ranvier, sont plus nombreux dans les muscles blancs. Lorsque le picrocarmin a agi pendant plusieurs jours sur les noyaux, on voit apparaître dans leur intérieur un ou plusieurs nucléoles. En examinant attentivement et avec un grossissement plus fort, il est possible de trouver autour du noyau un amas de substance légèrement granuleuse que Max Schultze a considéré comme une masse de protoplasma, comme il a donné à l'ensemble formé par le noyau et le protoplasma le nom de corpuscule musculaire. Souvent les noyaux se présentent de profil, aussi la lame de protoplasma affecte la forme d'un petit croissant. Il existe entre lefaisceau primitif du muscle et le tube nerveux que nous étudierons plus loin une certaine analogie que nous croyons devoir signaler : dans l'un comme dans l'autre on trouve en effet une membrane d'enveloppe munie de noyaux enveloppés d'une lame de protoplasma et une substance contenue.

3° **Substance musculaire ou contractile**. — Si la dissociation a été bien faite et si les faisceaux primitifs ont été maintenus rectilignes et tendus, ce qui frappe l'œil de l'observateur c'est leur striation transversale. A un grossissement de 400 à 600 diamètres, les stries transversales que présente un faisceau primitif paraissent légèrement éloignées les unes des autres ; si le faisceau est revenu sur lui-même, les stries sont par contre plus rapprochées. En faisant varier la vis micrométrique, ce qui permet d'éloigner ou de rapprocher l'objectif, on voit que la striation n'est pas produite par des bandes de même épaisseur alternativement claires et sombres,

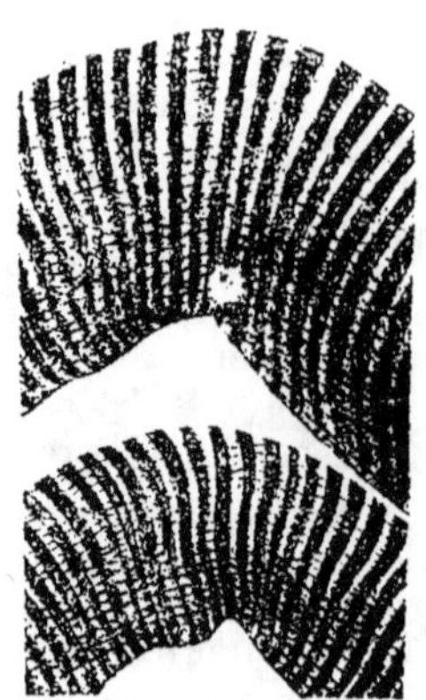

Fig. 40. — Fibres musculaires striées de la grenouille montrant l'écartement des disques.

mais, comme le fait remarquer le Pr Ranvier, qu'elle est déterminée par des bandes claires larges devenant d'autant plus claires qu'on éloigne légèrement l'objectif, séparées par des bandes obscures plus étroites et qui deviennent d'autant plus obscures que la bande large devient plus claire. La bande obscure est elle-même

divisée par une strie transversale très mince qui possède
les mêmes propriétés optiques que la bande claire. Si,
au contraire, on rapproche l'objectif, les parties claires
deviennent obscures et les parties obscures deviennent
claires (Ranvier). Quant à la striation longitudinale,
certains procédés de technique permettent de la rendre
très évidente et de décomposer les faisceaux primitifs
en fibrilles. La striation longitudinale est en effet due à
la présence dans le faisceau, de fibrilles juxtaposées les
unes à côté des autres. Chacune de ces fibrilles présente
à sa surface la striation transversale.

Tous les auteurs qui ont étudié la striation transversale ont donné sur elle une interprétation différente. Ce
serait dépasser les limites de notre cadre que de réunir
toutes les opinions émises. On les trouvera dans les
traités dogmatiques, et nous résumerons seulement les
idées de Bowman qui correspondent à des données
visibles au microscope et qui ont été confirmées par les
recherches de MM. Cornil et Ranvier.

Bowman, en faisant digérer des muscles par du suc
gastrique, a décomposé les faisceaux primitifs en disques
qui portent son nom (*disques de Bowman*). La même observation peut être faite sur des fœtus ayant macéré
pendant un temps plus ou moins long dans la cavité
utérine. Ces disques sont juxtaposés les uns à côté des
autres comme une pile de pièces de monnaie. A leur
surface se montrent des noyaux qui leur sont accolés et
qui parfois s'appliquent en même temps sur deux ou trois
d'entre eux. Bowman, ayant remarqué que certains
agents pouvaient décomposer la substance musculaire
en fibrilles ou en disques, en a conclu que cette substance n'est en réalité formée ni par des fibrilles ni par
des disques, mais par des particules limitées par des
plans de segmentation longitudinaux et transversaux. Il
a considéré ces particules comme les organes élémentaires de la contractilité et les a désignées sous le nom
de *sarcous elements*. D'après cette conception une *fibrille*

musculaire serait constituée par une série de *sarcous elements* placés *bout à bout* dans le sens longitudinal, et un *disque* serait formé par une seule couche de ces éléments disposés dans le sens transversal (Ranvier), c'est-à-dire côte à côte.

Dans les laboratoires, l'étude de la striation transversale se fait sur les muscles des ailes de l'hydrophile ; les faisceaux primitifs, après dissociation, paraissent composés de fibrilles striées. En examinant une fibrille tendue, on voit une série de bandes obscures (*disque épais*) à peu près aussi longues que larges, séparées les unes des autres par des bandes claires. La bande claire est traversée en son milieu par une bande mince qui a les mêmes caractères optiques que la bande obscure et qu'on appelle *disque mince*. La bande obscure est elle-même divisée en son milieu par une strie claire, difficile à voir, découverte par Heusen, c'est *la strie intermédiaire*. En colorant par l'hématoxyline, tous ces détails deviennent plus frappants. Si on étudie les muscles des pattes du même insecte, on peut reconnaître que le disque épais, au lieu d'être formé par deux pièces séparées l'une de l'autre par la strie intermédiaire, est composé d'un plus grand nombre de pièces superposées, une centrale et deux terminales. Les *pièces terminales*, entrevues par Brücke en 1858, ont été décrites par Merkel, Flœgel et Frédéricq sur des fibrilles fortement tendues.

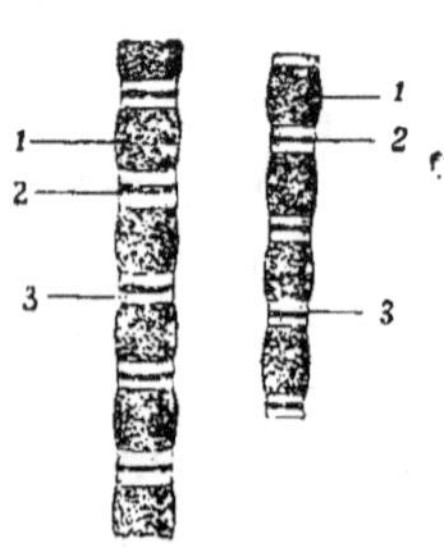

Fig. 50. — Fibrilles musculaires de l'hydrophyle, colorées à l'hématoxyline.

1, disques opaques épais ; 2, disques minces ; 3, disques clairs.

Ces données histologiques ont une importance considérable : elles permettent de comprendre non pas la *contraction musculaire* elle-même, mais le mode suivant lequel elle se fait. Les opinions émises sur la physiologie de la contraction des muscles striés sont très variées ; chaque auteur émettant une hypothèse en rapport avec l'idée qu'il se fait de la striation. Nous renvoyons aux traités de physiologie et en particulier à celui de Küss et Duval où sont résumées d'une façon claire et précise ces nombreuses théories.

4° **Tissu musculaire strié**. — Leydig, en examinant les muscles d'un grand nombre d'animaux, a montré que les fibrilles que nous venons de décrire se réunissent pour former de petits faisceaux qu'il nomme *cylindres primitifs* et que la réunion de ces cylindres constitue les *faisceaux primitifs*. Comme l'a indiqué Ranvier, chaque cylindre a la forme d'un fuseau très allongé dont l'épaisseur chez les mammifères varie de 1,3 à 2,5 μ. Une substance cimentante unit les fibrilles d'un même cylindre primitif. Les fuseaux allongés s'engrènent les uns dans les autres pour former la masse cylindrique qui constitue le faisceau primitif.

Les faisceaux primitifs se réunissent pour former des *faisceaux secondaires* qui, par leur juxtaposition et par pression réciproque, se déforment de façon à ressembler à des polyèdres à angles arrondis. Ces faisceaux secondaires, qui ont une épaisseur variant de 300 μ jusqu'à un millimètre, occupent toute la longueur du muscle ; ils sont entourés par de fines cloisons de tissu conjonctif constituant le *perimysium interne* des anciens auteurs. Les faisceaux secondaires se réunissent à leur tour pour former des *faisceaux tertiaires*, enveloppés eux aussi de tissu conjonctif, si bien que le muscle se trouve partagé en une série de départements séparés par des cloisons de tissu conjonctif. A la périphérie du muscle, l'enveloppe conjonctive est plus épaisse et continue, c'est la *gaine musculaire*. Si le tissu conjonctif ne pénètre pas autour des fibrilles élémentaires, il n'en est pas moins très abondant dans le corps du muscle. Un caractère important, c'est que les travées qu'il forme sont toujours très minces ; dans leurs mailles on trouve parfois des vésicules adipeuses et souvent des cellules lymphatiques. Certains auteurs considèrent même le tissu conjonctif des muscles comme une vaste cavité lymphatique dans laquelle sont plongés les faisceaux contractiles. La disposition en faisceaux est des plus évidentes sur des coupes transversales; on peut retrouver les faisceaux se présentant comme des cercles réguliers ou légèrement déformés par pression réciproque. En examinant avec soin la surface de section d'un faisceau primitif, on voit qu'il peut être décomposé en une série de polygones groupés les uns à côté des autres, comme des pavés et séparés par une substance cimentante dans laquelle, de place en place apparaissent les noyaux. Les polygones, décrits sous le nom de *champs de Conheim*, correspondent aux coupes des cylindres primitifs.

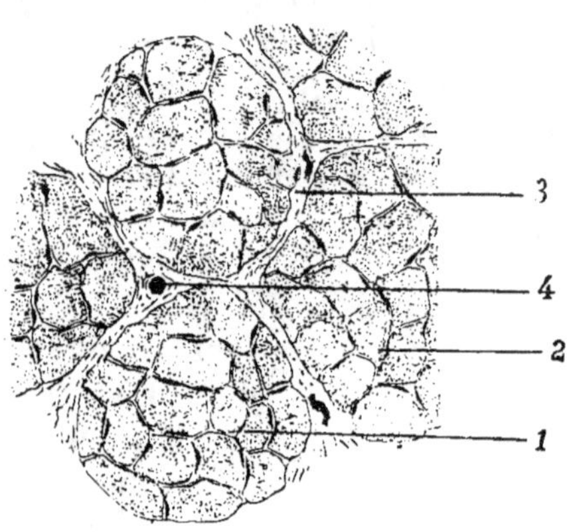

Fig. 51. — Coupe transversale d'un muscle strié.

1, section d'un faisceau secondaire ; 2, section d'un faisceau primitif, avec les champs de Conheim ; 3, espace conjonctif interfasciculaire ; 4, vaisseau intramusculaire.

5° **Moyen d'union des muscles et des tendons.** — Sans rapporter les opinions de Kölliker et de Weismann, nous dirons que le meilleur moyen pour observer les rapports des fibres musculaires et des fibres tendineuses qui leur font suite, est de plonger un animat vivant, une grenouille par exemple, dans de l'eau chauffée à 55°. La mort ne tardant pas à survenir, on enlève à l'aide de ciseaux le muscle gastrocnémien avec son tendon d'Achille. En agitant simplement dans l'eau, on obtient une dissociation facile et il est possible d'examiner les

détails suivants. Le sarcolemme se continue avec le
tendon et lui adhère intimement, et les faisceaux primitifs s'étant rétractés, on voit entre eux et le tendon un
espace clair, en forme de cupule. Cette cupule, reçoit
d'un côté les extrémités des faisceaux musculaires qui
s'y moulent et de l'autre elle reçoit les fibres tendineuses,
les fibres centrales arrivant perpendiculairement, les
fibres périphériques plus ou moins obliquement. Il est
probable qu'un ciment spécial unit les fibres musculaires
à la cupule et un autre ciment le sarcolemme au tendon.

6° **Vaisseaux des muscles**. — Sur des préparations
injectées à la gélatine colorée, on voit les artères pénétrer obliquement dans les
muscles ; se ramifier dans les
cloisons conjonctives qui séparent les gros faisceaux et
les faisceaux secondaires, et
se réduire en fins capillaires.
Ces derniers forment un
riche réseau autour des faisceaux primitifs, et ne péné-
trent pas dans leur intérieur.
Les mailles qu'ils forment
sont rectangulaires, allongées dans le sens des faisceaux ; les branches longitudinales, parallèles aux fibres
musculaires, sont réunies
entre elles par des anastomes
transversales, sinueuses, pré-

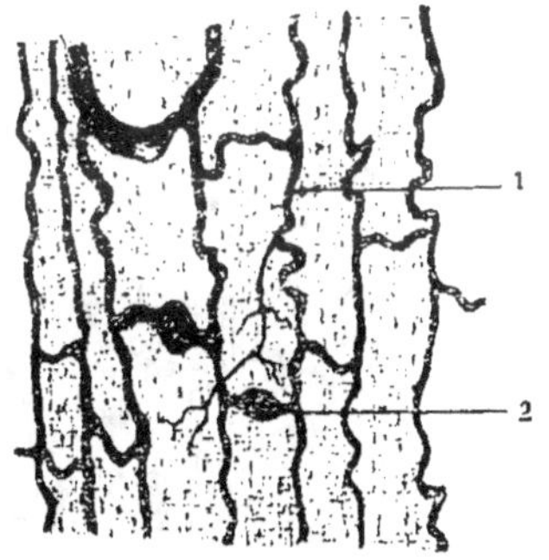

Fig. 52. — Réseau capillaire d'un
muscle strié.

1, capillaire cheminant dans un
espace conjonctif interfasciculaire;
2, renflement vasculaire dans les
branches transversales du capillaire.

sentant de place en place des dilatations fusiformes,
véritables réservoirs dans lesquels s'accumule le sang
pendant la contraction. Les capillaires des muscles sont
les plus petits de l'économie : leur diamètre est souvent
inférieur à celui des globules rouges et ne dépasse pas
souvent 5 ou 6 μ.

Du réseau capillaire partent des véinules et celles-ci

sont surtout remarquables par le nombre de leurs valvules jusqu'à leur sortie du muscle.

Nous rappellerons qu'en étudiant le tissu conjonctif
des muscles, nous avons signalé l'existence de fentes
lymphatiques et montré les rapports des éléments contractiles avec la lymphe.

7° **Nerfs et terminaisons nerveuses**. — Les nerfs des
muscles striés doivent être divisés en nerfs vasculaires
et en nerfs musculaires.

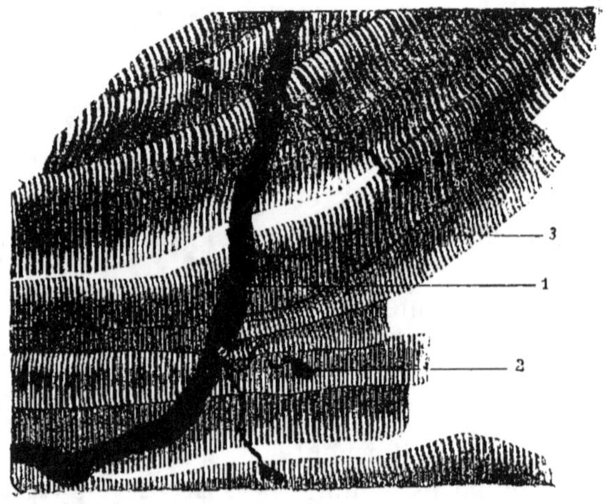

Fig. 53. — Terminaisons nerveuses dans les muscles striés d'un supplicié,
d'après une préparation de M. Raoult.

1, un faisceau de tubes nerveux ; 2, terminaison dans une plaque motrice ;
3, faisceau musculaire primitif.

Les premiers suivent les ramifications des artérioles et
des veinules ; on n'a pu les suivre le long des capillaires.

Les notions acquises sur les terminaisons des nerfs
musculaires proprement dits, sont dues aux travaux de
Doyère, Rouget, Krause, Kühne et Ranvier. Chez les
articulés, elles se présentent, comme l'a le premier indiqué Doyère, sous forme de cônes ou éminences appliquées par leur base sur les faisceaux primitifs ; chez les

batraciens anoures, la grenouille en particulier, elles représentent des espèces de petits pinceaux connus sous le nom de *buissons de Kühne*. Chez les mammifères, les oiseaux, les reptiles et les poissons on observe à la terminaison des nerfs des éminences connues sous le nom de *plaques terminales* (Rouget), d'arborisations *terminales* (Ranvier).

La méthode de la chloruration a permis de suivre la subdivision des tubes nerveux dans les muscles striés en branches secondaires et de constater que chacune de ces branches secondaires se rend à un faisceau primitif.

En suivant une de ces fibres nerveuses, nous voyons qu'au voisinage de la plaque terminale elle perd sa gaine de myéline tandis que sa gaine de Henle s'unit au sarcolemme; puis elle se subdivise en un certain nombre de fibrilles ramifiées, sinueuses, alternativement rétrécies et élargies donnant elles-mêmes naissance à des fibrilles secondaires dont la forme, l'étendue et le trajet sont également variés. Les extrémités libres de ces fibrilles nerveuses sont ou effilées ou le plus souvent renflées en forme de boutons hérissés de petites pointes. Dans une plaque motrice terminale, en dehors des arborisations nerveuses on trouve une substance légèrement granuleuse qui sert de support à l'appareil nerveux et des noyaux plus ou moins colorés. Ces noyaux sont de différentes espèces : les uns appartiennent en propre à la substance granulense, ce sont les *noyaux fondamentaux*; ils sont grands, clairs, possèdent un gros nucléole et sont limités par un double contour; les autres appartiennent aux branches nerveuses, ce sont les *noyaux de l'arborisation;* les troisièmes appartiennent à la membrane qui recouvre la plaque, ce sont les *noyaux vaginaux*.

Développement des faisceaux musculaires striés. — Les muscles prennent naissance dans le feuillet moyen du blastoderme. Chez un fœtus de deux mois et demi ils se présentent sous la forme d'une substance gélatineuse transparente et déjà fibrillaire.

Kölliker a reconnu le premier que chaque faisceau primitif est à l'origine formé par une cellule fusiforme munie à son centre d'un noyau; la cellule s'allonge en même temps que son noyau se multiplie.

Un peu plus tard, c'est-à-dire de trois à quatre mois, les faisceaux primitifs devenus cylindriques présentent une couche corticale dont la striation transversale est très évidente; cette couche striée forme une espèce de manchon dans lequel sont contenus la substance granuleuse et les noyaux ovalaires munis d'un ou deux nucléoles. Le manchon n'est pas complètement fermé, et de place en place il présente des fentes qui permettent au protoplasma de parvenir jusqu'à la périphérie. Ces fentes servent encore très probablement à la migration des noyaux qui, chassés par la formation de nouvelles couches striées en dedans de la première, viennent à la périphérie s'accoler au sarcolemne où nous les avons signalés sur les muscles adultes. Chez la grenouille la migration des noyaux est inverse : de périphériques qu'ils sont à l'état embryonnaire, ils deviennent centraux lorsque le développement du muscle est complet.

Par le fait de la formation de nouvelles couches de substance striée, en dedans de la première formée, les faisceaux ne tardent pas à présenter la striation longitudinale.

Les éléments primitifs des muscles une fois formés augmentent en longueur; d'après Harting les fibrilles du fœtus et de l'adulte ont la même épaisseur. Un point qui reste à résoudre est de savoir si tous les faisceaux primitifs existent à la naissance ou s'il s'en développe de nouveaux dans la suite.

§ 2. — FIBRES MUSCULAIRES LISSES.

1º Les *fibres musculaires lisses* sont des cellules fusiformes, encore appelées *fibres cellules contractiles*. Très nombreuses dans l'organisme on les rencontre soit réunies en petits groupes, soit agminées en masses plus abondantes et formant de véritables couches musculaires. Par la simple inspection à l'œil nu, on peut reconnaître les couches qu'elles forment dans certains organes, l'utérus, la vessie, le tube digestif : elles constituent une portion importante de leur paroi.

Dans le tube digestif, par exemple, à partir du cardia, elles présentent des directions diverses et forment des plans que nous aurons à étudier plus loin. On les retrouve dans les voies aériennes où elles forment de petits anneaux contractiles, les muscles de Reisessen.

Dans les voies génito-urinaires elles existent en grand nombre, quel que soit le point où on les observe : uretères, prostate, vésicules séminales, conduits éjaculateurs et même sous la capsule du rein (Cornil. Jardet). Dans la peau, elles forment le muscle aréolaire du mamelon, les muscles érecteurs des poils. Dans le système vasculaire, elles constituent une des tuniques importantes des vaisseaux, aussi bien dans les artères que dans les veines et les troncs lymphatiques; il en existe aussi dans la capsule d'enveloppe des ganglions lymphatiques. Dans l'œil, elles forment le muscle ciliaire et les muscles de l'iris. On en rencontre enfin dans les conduits excréteurs de nombreuses glandes. Si chez les animaux supérieurs ces éléments contractiles constituent surtout les muscles de la vie organique, on les retrouve chez un grand nombre d'animaux inférieurs dans les muscles de la vie animale.

Unies les unes aux autres par une substance cimentante très résistante, les fibres musculaires lisses sont très difficiles à isoler et à dissocier. C'est Kölliker qui, le premier, en 1848, a pu, à l'aide d'une solution d'acide azotique à 20 p. 100, découvrir la fibre-cellule et ébaucher ses caractères. Moleschott, en employant la potasse à 35 ou 40 p. 100, est arrivé à une dissociation plus rapide et plus complète et c'est son procédé qui est encore employé le plus souvent aujourd'hui dans les laboratoires.

La fibre musculaire lisse ressemble à un fuseau : c'est un élément en général renflé à sa partie moyenne et présentant à ses deux extrémités des prolongements plus ou moins longs et effilés. Il en existe cependant qui sont larges, aplaties et ressemblent à un ruban.

Leur longueur est de 30 à 225 μ d'après Kölliker; leur largeur de 3 à 20 . Au niveau du renflement médian on remarque, surtout après coloration, l'existence d'un noyau allongé muni de nucléoles. Le noyau est allongé en forme de bâtonnet; sa largeur est de 2 à 4 μ, sa longueur de 15 à 30 μ c'est-à-dire qu'il est souvent dix fois plus long que large. Autour de ce noyau et surtout à ses deux extrémités existe une masse de protoplasma légèrement granuleux.

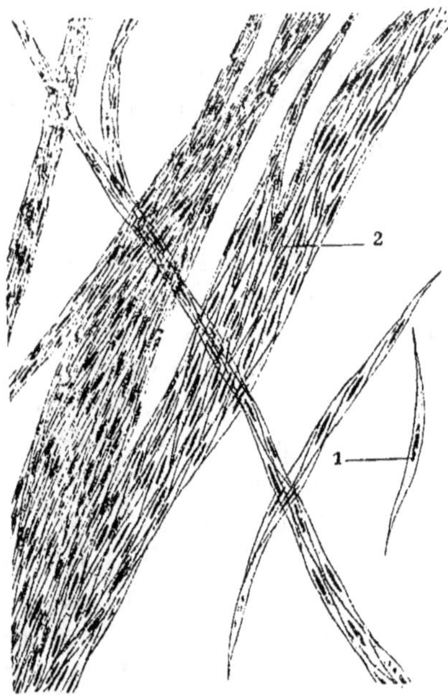

Fig. 54. — Fibres musculaires lisses de la vessie de la grenouille.

1, une fibre cellule isolée; 2, fibres cellules réunies en faisceau.

La substance propre de la cellule serait à la périphérie formée de fibrilles : les stries longitudinales sont rendues très apparentes après l'action de l'acide azotique, des solutions chromiques et de l'alcool. Il n'est pas rare de rencontrer sur les bords de la cellule de petites saillies, véritables épines plus ou moins longues. Parfois aussi les extrémités du fuseau sont bifurquées ou trifurquées et chacune des divisions se termine en pointe.

La fibre musculaire lisse n'a pas de paroi propre et,

bien qu'elle soit formée par un faisceau de fibrilles, elle n'a d'autre limite que sa propre substance. Si, avec le professeur Ranvier, on examine une cellule dont la coupe optique correspond à sa partie moyenne, on observe d'abord le noyau coloré assez vivement, autour de lui une petite zone protoplasmique incolore et à la périphérie une série de cercles légèrement colorés, disposés les uns à côté des autres et représentant autant de champs distincts ; ces champs sont séparés par des cloisons qui partent de la masse protoplasmique centrale (Ranvier). Il y a donc une certaine analogie avec les champs de Conheim que nous avons précédemment indiqués.

2° **Tissu musculaire lisse.** — Les fibres que nous venons de décrire se réunissent, s'accolent les unes aux autres pour former des faisceaux et des plans. Elles peuvent avoir des directions différentes ce qui fait que dans certains organes, l'intestin par exemple, les plans peuvent être décomposés en couches.

Pour se rendre compte des rapports qu'affectent entre elles les fibres contractiles dans les muscles qu'elles forment par leur réunion, on peut prendre la paroi mince d'un organe où elles sont abondantes ; la vessie de la grenouille est la plus communément choisie. Après avoir étalé un lambeau bien tendu sur une lame et l'avoir coloré, les fibres apparaissent réunies en petits faisceaux ; ceux-ci par des anastomoses qui, les unissent les uns aux autres, forment des mailles de diamètre variable. Les noyaux qui ont fixé la matière colorante sont très visibles et grâce à leur forme allongée sont tout à fait caractéristiques.

Dans les faisceaux les fibres lisses sont intriquées les unes dans les autres : les extrémités effilées des unes viennent se terminer entre les parties renflées des autres. Elles ne sont pas en contact direct ; elles sont unies les unes aux autres par un ciment que le nitrate d'argent rend très évident et qu'il dessine sous forme de lignes noires plus ou moins épaisses.

Sur des coupes pratiquées soit après durcissement, soit après congélation, perpendiculairement à la direction des faisceaux, on voit une série de petits corps polygonaux de dimensions variables juxtaposés les uns à côté des autres. Cette différence observée dans les dimensions des fibres tient à ce que les unes sont coupées au voisinage de la partie moyenne, tandis que les autres ont été divisées au voisinage de leurs extrémités. Si la section passe exactement par le milieu, le noyau apparaît comme un point central plus fortement coloré. Entre les champs polygonaux existe une substance intercellulaire qui les unit; autour des faisceaux formés par la réunion des fibres lisses existe du tissu conjonctif. Parfois les faisceaux primitifs se groupent en faisceaux secondaires plus volumineux; dans ce cas le tissu conjonctif est beaucoup plus abondant.

3° **Vaisseaux sanguins et lymphatiques**. — Sur des pièces injectées, la couche musculaire de l'intestin par exemple, il est facile de retrouver les vaisseaux qui appartiennent au tissu musculaire lisse. Ceux-ci forment en général des mailles allongées dans le sens des fibres.

D'après certains auteurs, on trouverait aussi dans les couches de muscles lisses des réseaux de capillaires lymphatiques distincts de ceux qui appartiennent aux muqueuses ou séreuses sus-jacentes. Ces réseaux présenteraient même aux points de confluence de leurs mailles des dilatations auxquelles M. Sappey donne le nom de *lacs lymphatiques*.

4° **Nerfs**. — Les nerfs forment, avant leurs terminaisons, de nombreux plexus dans lesquels on observe des cellules ganglionnaires. Tout d'abord, en arrivant dans le tissu conjonctif qui entoure les faisceaux musculaires, les nerfs forment un plexus, dit *plexus d'origine* ou *plexus fondamental*. Il est formé soit par deux variétés de fibres nerveuses (vessie de la grenouille), soit seulement par des fibres sans myéline (intestin du lapin).

Le plexus fondamental donne naissance à des fibres nerveuses qui se divisent et se subdivisent pour former le *plexus intermédiaire* dont les mailles ne contiennent pas de cellules nerveuses. Le plexus intermédiaire donne, à son tour, naissance à un réseau à mailles losangiques ou polygonales dont les plus grosses travées, parallèles au grand axe des cellules, sont unies par des rameaux plus petits perpendiculaires à la direction de ces mêmes cellules. Le réseau ainsi formé, appelé *plexus intramusculaire*, donne naissance aux fibrilles terminales. Quant aux rapports de ces fibrilles terminales avec les cellules contractiles, ils ont été diversement interprétés. Hénocque, par exemple, a cru reconnaître que la terminaison des nerfs se fait dans la substance contractile des cellules musculaires par des extrémités libres renflées en boutons. Pour Frankenhaeuser, les fibres nerveuses se terminent dans les noyaux des cellules musculaires par de petits renflements qui ne seraient autre chose que les nucléoles. Elischer admet de même la terminaison dans les noyaux, mais, d'après lui, elle ne correspond pas aux nucléoles. Pour M. Ranvier, les fibres terminales s'insinuent entre les cellules contractiles et se terminent au voisinage du noyau par un petit renflement qu'il désigne sous le nom de *tache motrice*.

Développement. — A l'origine, les fibres musculaires lisses sont de simples cellules : leur protoplasma se transforme en substance contractile et s'allonge en forme de fuseau. Le noyau d'abord arrondi s'effile pour former une espèce de bâtonnet.

CHAPITRE VIII

ÉLÉMENTS NERVEUX

§ 1. — CELLULES NERVEUSES.

Les cellules nerveuses que l'on rencontre dans la substance grise des centres nerveux, dans les ganglions et dans les plexus terminaux sont très variables dans leurs formes et leurs dimensions. Elles sont en effet ou arrondies, en forme de raquette, fusiformes, étoilées. Elles émettent des prolongements, et c'est là un de leurs principaux caractères. On a admis que certaines cellules nerveuses, dites *apolaires*, étaient privées de prolongements ; mais l'existence de ces éléments a été mise en doute et même absolument niée par Wagner, Leydig, Golgi et Ranvier. Selon le nombre des prolongements, les cellules sont dites *unipolaires*, *bipolaires* ou *multipolaires*.

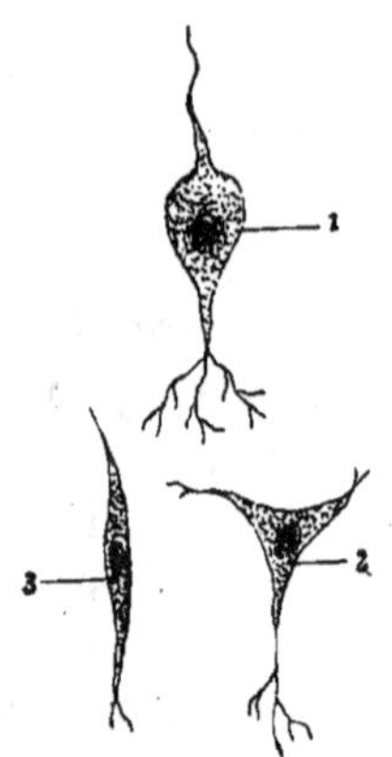

Fig. 55. — Cellules nerveuses du cervelet après dissociation.

1, cellule en bois de cerf de Golgi; 2, cellule pyramidale ; 3, cellule fusiforme.

Les dimensions des cellules nerveuses sont des plus variables : les unes ne mesurent que 10 μ, les autres atteignent jusqu'à 150 μ et sont visibles à l'œil nu par transparence.

Il y a lieu de distinguer deux espèces de cellules nerveuses ; les unes sont munies d'une enveloppe (cellules des ganglions), les autres en sont complètement privées (cellules des centres nerveux et des terminaisons des nerfs.)

Pour étudier les cellules nerveuses stellaires ou multipolaires, on choisit de préférence la moelle d'un gros mammifère, le bœuf par exemple, dont les cellules sont très volumineuses et visibles à l'œil nu sur une dissociation ou sur une coupe.

La dissociation des grandes cellules nerveuses de la moelle épinière du bœuf est très facile, surtout si on a recours au procédé qui a été imaginé par le professeur Ranvier. Au lieu de dissocier avec les aiguilles d'après le procédé classique, on enlève avec la pointe d'un bistouri dans la corne antérieure de petits fragments de moelle ayant séjourné dans l'alcool au tiers. On les porte ensuite dans un tube semblable à ceux qui servent pour l'analyse des urines rempli aux trois quarts d'eau distillée. Fermant l'orifice du tube avec la pulpe du pouce, on agite fortement et à plusieurs reprises; on ajoute ensuite

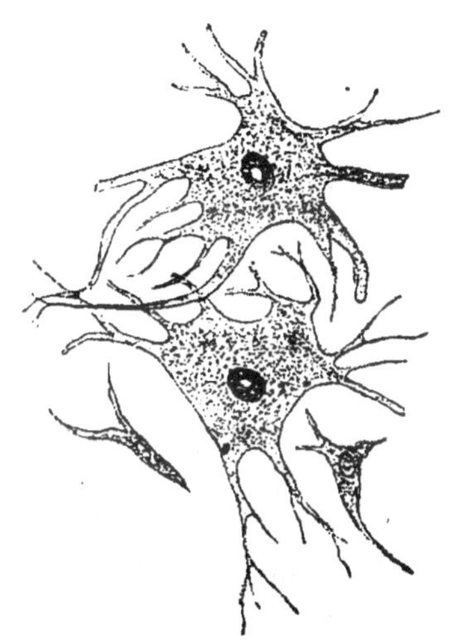

Fig. 56. — Deux cellules multipolaires des cornes antérieures de la moelle du bœuf. — Deux cellules bipolaires de la substance grise cérébrale.

quelques gouttes de picrocarminate et 1 centimètre cube d'une solution d'acide osmique à 1 p. 100.

En examinant les éléments ainsi dissociés par le battage et montés entre une lame et une lamelle, on reconnaît très nettement les cellules et les nombreux prolongements qui leur donnent la forme d'une étoile. Parmi ces prolongements, il en est un qui est remarquable par ses dimensions et qui ne se bifurque pas : c'est le *prolongement de Deiters* ou prolongement cylindraxile parce qu'il se continue directement avec le cylindre-axe d'un tube nerveux. Presque toujours ce prolongement est rompu à un niveau toujours le même et peu éloigné du corps de la cellule. Un examen attentif permet de reconnaître que les différents prolongements présentent un aspect fibrillaire, cet aspect est peu marqué sur le prolongement de Deiters qui ne diffère pas toutefois des autres sous ce rapport.

Quant au corps de la cellule, il est, nous l'avons dit, volumineux et formé par une masse de protoplasma granuleux renfermant une quantité variable de pigment. La cellule n'est pas limitée par une membrane d'enveloppe. A sa partie centrale ou au voisinage de celle-ci, on voit un gros noyau, franchement vésiculeux et très fortement coloré en rouge par le picrocarmin. Ce noyau, qui mesure de 3 à 18 μ, est muni d'un nucléole de 1 à 7 μ; il existe parfois deux et même plusieurs nucléoles. Les granulations pigmentaires ou autres sont surtout abondantes autour du noyau et forment à ce niveau une zone grisâtre, si les éléments n'ont pas été colorés; le reste du protoplasma cellulaire est lui-même d'un gris plus clair.

Le protoplasma, d'après Kölliker, Schültze et Ranvier, est lui-même fibrillaire comme les prolongements qu'il émet; Remak avait lui aussi noté cet aspect.

Si au lieu d'examiner les cellules de la moelle on enlève de petits fragments de la couche corticale du cerveau et que par le battage on arrive à les dissocier, on isole encore des cellules qui ont des caractères analogues à ceux que nous venons de décrire, mais dont la forme est tout à fait particulière. Avec Golgi on peut les réduire à trois types : Les unes sont pyramidales et de beaucoup les plus nombreuses ; leur grandeur est très variable : les unes ont une largeur de 30 à 40 μ et une longueur qui peut égaler toute l'épaisseur de la couche corticale (1 1/2 millimètre et plus), les autres ont une largeur de 15 à 16 μ et une longueur de 300 à 500 μ. Les angles de la base et souvent les surfaces latérales envoient six, huit ou dix prolongements qui se ramifient dichotomiquement et peuvent être suivis très loin de leur origine. Parmi ces prolongements il en est un qui part ordinairement de la partie moyenne de la base et qui offre les caractères d'un véritable prolongement nerveux.

Les autres cellules sont fusiformes et se retrouvent presque exclusivement au niveau des couches profondes de l'écorce.

Le troisième groupe comprend des cellules globuleuses ou polygonales à angles émoussés. Elles ont une largeur de 12 à 28 μ et une longueur de 15 à 20 μ ; leurs prolongements protoplasmiques sont nombreux et le prolongement nerveux émerge quelquefois d'un des côtés de la cellule.

Nous retrouverons d'ailleurs tous ces éléments en place lorsque nous décrirons une coupe de la moelle ou des circonvolutions cérébrales.

Les *cellules ganglionnaires*, étudiées chez les mammifères, ont, d'une façon générale, la forme d'un fuseau, elles sont donc bipolaires. Pour les étudier, on choisit de préférence des régions où elles sont réunies en petits groupes, entre les fibres du cordon sympathique au voisinage des ganglions, car dans les ganglions eux-mêmes leur dissociation est très difficile. Aux deux extrémités des cellules existe un prolongement qui est formé par un faisceau de fibres de Remak accolées les unes aux autres et anastomosées entre elles. Parfois on voit des fibres de Remak qui partent de la surface de la cellule. Une technique appropriée, dans les détails de laquelle nous ne voulons pas entrer, permet de mettre en évidence la capsule d'enveloppe de la cellule et l'existence dans cette capsule de noyaux analogues à ceux que l'on retrouve sur le trajet des fibres de Remak. Pour certains auteurs, cette membrane n'est pas une membrane d'enveloppe véritable, mais une gaine formée par une substance homogène. Le protoplasma cellulaire est granuleux ; il contient deux noyaux assez volumineux et plus ou moins éloignés l'un de l'autre. La fibrillation du protoplasma peut être rendue évidente : elle est parallèle à l'axe de la cellule et entre les fibrilles se retrouve la masse granuleuse de protoplasma.

On trouve dans les ganglions cérébro-spinaux des cellules à un seul prolongement (cellules unipolaires).

§ 2. — TUBES NERVEUX A MYÉLINE.

Les tubes nerveux (Lewenhœck) ou fibres nerveuses à moelle, tubes primitifs, fibres primitives, constituent, par leur réunion, les nerfs cérébro-spinaux et la substance blanche des organes centraux.

Examinés sur un animal vivant, on voit qu'ils sont transparents homogènes ; ils donnent l'impression d'une petite baguette de verre (Mathias Duval). Par la coagulation, ils prennent la couleur blanche nacrée qui leur est caractéristique. Dans l'eau, sans l'addition d'aucun réactif colorant, ils apparaissent au microscope, après dissociation, sous la forme de cylindres réguliers de 2 à 22 μ de diamètre. Dans chacun de ces cylindres, on distingue, quand on éloigne un peu l'objectif, une partie centrale qui devient légèrement obscure, et de chaque côté une bordure brillante. Mais bientôt, sous l'influence de l'eau, la bordure perd sa netteté, la ligne qui la limite en dedans devient sinueuse, la substance présente des plis, des granulations, et, au bout d'un certain temps, toute la fibre a un aspect granuleux.

Dans un tube nerveux isolé par dissociation, Remak distingua le premier, en 1837, une substance périphérique réfringente, la *myéline* et un cylindre central sombre qu'il appela *ruban primitif*. Purkinje confirma le fait et désigna le ruban primitif sous le nom de *cylinder-axis* ou *cylindre-axe*, nom qui lui a été conservé depuis.

En observant les extrémités brisées du tube, on voit la

myéline chassée par le gonflement du cylindre-axe, bomber sous forme de champignon et se résoudre en fils réfringents qui s'enroulent, se fusionnent et s'agglomèrent en boules et en boyaux, conservant toujours le double contour brillant caractéristique de la myéline. Le même phénomène se produit si le tube est déchiré sur un point de son parcours.

De ces observations, on peut déduire que le tube nerveux à myéline est formé de trois parties principales qui sont, en allant du centre à la périphérie : une portion centrale ou cylindre-axe, un manchon de myéline ou gaine de myéline et une membrane d'enveloppe appelée *gaine de Schwann* du nom de l'auteur qui l'a décrite.

Étudions successivement chacune de ces parties constituantes.

Le *cylindre-axe* occupe la partie centrale. Remak le considérait comme un tube et pendant longtemps cette opinion eut cours. Mais Schultze lui attribue une structure fibrillaire et la striation longitudinale peut être rendue évidente par certains réactifs. Schmidt et Arndt le croient formé par la réunion de petites particules spéciales ou corpuscules nerveux élémentaires, doués de mouvements et qui, se rangeant à la même hauteur, produisent, grâce à cette faculté, une striation transversale ressemblant à celle des muscles. Boveri et Schifferdeker croient que tous ces aspects différents sont dus à des artifices de préparation. Jakimowitch, en 1888, contrôle toutes ces données et admet que souvent dans des tubes nerveux de la moelle et du cerveau d'un jeune animal, on trouve des fibres isolées sans myéline, ayant alternativement de petites stries foncées et claires, très analogues à une fibrille musculaire élémentaire. D'après ce même auteur, la striation transversale dépendrait de l'état fonctionnel du nerf au moment de la mort. Le cylindre-axe paraît, en résumé, être formé par des fibrilles réunies les unes aux autres par une substance cimentante, et chaque fibrille, d'après quelques auteurs, serait composée de particules foncées et claires, disposées bout à bout, particules nerveuses, sortes de *nervous éléments*, comparables aux sarcous éléments des muscles striés. D'après Jakimowitch, le cylindre-axe serait entouré par une membrane extrêmement mince qu'il nomme *axolemme*.

La *myéline* forme autour du cylindre-axe un véritable manchon ou gaine de protection. La myéline est formée par une grande quantité de matière grasse, aussi se colore-t-elle très fortement en noir sous l'influence de l'acide osmique. D'après certains auteurs, elle contiendrait encore de l'eau, des sels, de la cholestérine, de l'oléine, de la lécithine ou matière grasse phosphorée, de la neurine ou albumine cérébrale.

La myéline est elle-même entourée par une gaine qui a été découverte par Schwann en 1839 et qui depuis cette époque porte le nom de *gaine ou de membrane de Schwann*. Si, pour résumer ces données, nous examinons la coupe transversale d'un tube nerveux, nous voyons, au centre, la surface de section plus ou moins arrondie du cylindre-axe; autour, une gaine assez épaisse formée de myéline et enfin une membrane enveloppante, la membrane de Schwann. Cette dernière membrane possède des *noyaux* que le picro-carmin rend très apparents; chacun de ces *noyaux* est allongé, légèrement aplati, possède un nucléole et se trouve logé dans une échancrure de la gaine médullaire qu'il ne remplit pas complètement. Entre lui et la myéline, il existe un amas de protoplasma qui s'étend au-dessous de la membrane de Schwann et le fixe à cette membrane; on peut se rendre compte de ce fait par le simple examen du tube nerveux dans l'eau. Chez les jeunes sujets, la masse de protoplasma qui entoure le noyau est plus considérable; on peut même le suivre à une grande distance sous la membrane de Schwann, en dehors des limites du noyau; elle semble même la doubler dans toute son étendue.

Enfin, il se montre parfois dans cette masse protoplasmique des gouttelettes de myéline qui se colorent en noir par l'acide osmique, ainsi que Axel Key et Retzius l'ont démontré.

La technique histologique pour l'étude des nerfs a été perfectionnée par le professeur Ranvier et ce sont ses travaux qui ont démontré l'existence des détails qui vont suivre. Si on a recours à l'emploi du nitrate d'argent dans l'étude des tubes nerveux à myéline, on peut reconnaître, en examinant la préparation à un grossissement de 150 à 300 diamètres, l'existence à leur surface d'un revêtement endothélial (*gaine de Henle*) sur lequel nous aurons à revenir plus loin, puis une série de petites *croix latines*

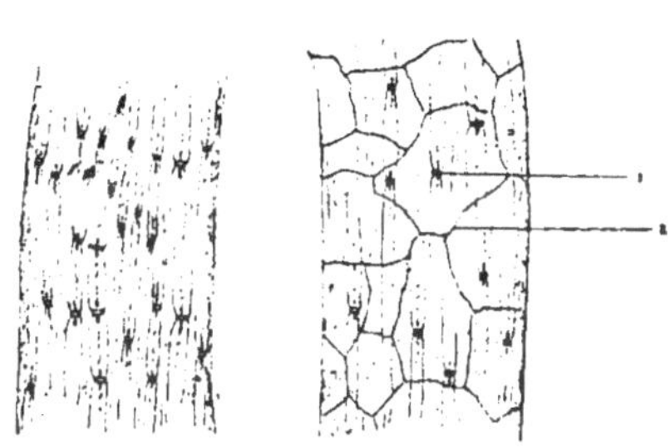

Fig. 57. — Deux nerfs thoraciques de la souris formés d'un seul faisceau de tubes et imprégnés au nitrate d'argent : dans l'un on voit l'endothélium de la gaine de Henle (d'après Ranvier).

1, un étranglement annulaire; 2, ligne intercellulaire de l'endothélium.

dont les branches longitudinales sont parallèles à l'axe du nerf. Par un examen attentif on peut se rendre compte que la barre transversale de la croix correspond à un *étranglement annulaire*, tandis que la barre longitudinale appartient au cylindre-axe. Au niveau de ces étranglements, dont la découverte, nous le répétons, appartient au professeur Ranvier, la gaine de myéline disparaît et le cylindre-axe n'est plus alors enveloppé que par la membrane de Schwann, déprimée à ce niveau. Le nitrate d'argent a encore pour action de dessiner à la surface du cylindre-axe une série de bandes transversales. Cette striation transversale du cylindre-axe, sous l'influence du sel d'argent, a été signalée en 1864 par Frommann (*stries de Frommann*).

7.

La dissociation des nerfs faite directement dans une solution de nitrate d'argent permet de reconnaître que, à une petite distance des étranglements, le cylindre-axe présente un renflement. Ce renflement appelé *renflement biconique*, d'une forme presque géométrique, paraît constitué par deux cônes réunis par leur base et dans l'axe desquels passerait le cylindre-axe. Leur surface de jonction, au lieu de présenter à son pourtour un angle dièdre aigu, correspond à un méplat analogue à la trocanture d'un cristal (Ranvier). Sous l'influence du nitrate d'argent, le renflement biconique s'est coloré en noir; il est limité des deux côtés par une ligne plus claire, au-delà de laquelle se montrent les stries de Frommann. Au niveau de chaque étranglement annulaire, on doit donc examiner le cylindre-axe, le renflement biconique et l'anneau de l'étranglement qui appartient à la membrane de Schwann.

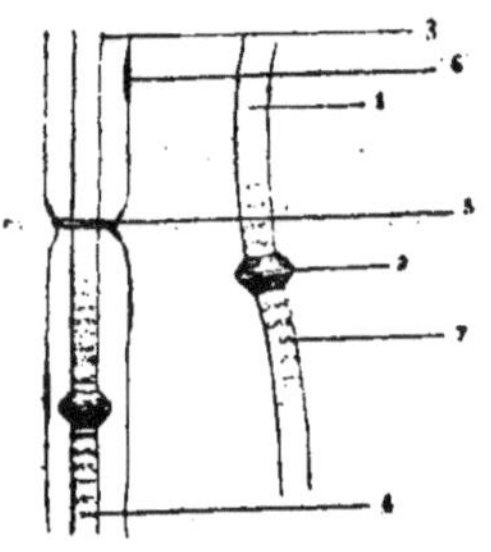

Fig. 58. — Tube nerveux et cylindre-axe isolés (d'après Ranvier).

1, cylindre-axe ; 2, renflement biconique ; 3, cylindre-axe du tube nerveux; 4, partie du cylindre-axe montrant les stries de Frommann ; 5, un étranglement annulaire; 6, noyau de la gaine de Schwann ; 7, stries de Frommann dans le cylindre-axe isolé.

L'acide osmique en solution à 1 p. 100 est un procédé employé journellement dans les laboratoires pour l'étude des tubes nerveux à myéline ; la technique de ce réactif est des plus simples ; cependant, certaines précautions sont indispensables pour obtenir de bonnes préparations et il faut en particulier que l'imprégnation par le réactif soit faite, autant que possible, lorsque le nerf est maintenu en extension. Examinée à un faible grossissement, la préparation présente une série de petits fils colorés en noir ; nous savons que l'acide osmique a la propriété de colorer en noir la myéline riche en matière grasse. La coloration noire n'est pas égale dans toute l'épaisseur du tube, la portion centrale présente toujours une teinte moins foncée que celle des bords; le cylindre-axe en effet réduit moins l'acide osmique. En examinant avec un peu plus de soin et à un grossissement plus fort, on peut voir plus nettement les *étranglements de Ranvier* dont nous avons déjà signalé l'existence. Ces étranglements sont nettement marqués par des barres transversales claires qui divisent chaque tube nerveux en segments d'égale longueur. Il est facile de se rendre compte aussi qu'au niveau de chaque étranglement la gaine de myéline est interrompue et qu'à ce niveau il n'existe seulement que le cylindre-axe, son renflement biconique et la membrane de Schwann.

Les étranglements divisent, avons nous dit, chaque tube nerveux en segments d'égale longueur; ces segments appelés *segments interannulaires* sont d'autant plus courts que le diamètre des tubes nerveux est plus petit.

Chaque segment interannulaire possède un noyau situé à peu près à égale distance des deux étranglements qui le limitent. Autour du noyau nous savons qu'il existe une lame de protoplasma et que cette lame s'étend même au-delà des limites du noyau. Pour certains auteurs elle doublerait la membrane de Schwann dans toute l'étendue du segment; au niveau de chacun des étranglements, cette lame se replie pour concourir à la formation du renflement biconique, passe sur le cylindre-axe et lui forme une enveloppe distincte. Cette enveloppe, dont Mauthner avait reconnu l'existence, correspond donc à la portion de la lame protoplasmique du segment interannulaire réfléchie sur le cylindre-axe. M. Ranvier fait remarquer, avec juste raison, que la lame protoplasmique d'un segment interannulaire circonscrit une cavité close, et que le cylindre-axe, bien qu'il soit libre dans cette cavité, y est simplement contenu à la manière d'un organe dans un sac séreux comme le sont, par exemple, les vaisseaux et les nerfs qui traversent le sac lymphatique dorsal de la grenouille.

La dissociation de tubes nerveux faite directement dans une solution d'acide osmique montre que la gaine de myéline n'est pas homogène mais qu'elle est formée de segments imbriqués comme des cornets d'oublies; de profil, on voit sur les bords des tubes nerveux une série de festons convexes séparés par des incisures que l'on nomme *incisures obliques*. Les segments que séparent ces incisures et que l'on appelle *segments cylindro-coniques*, s'emboîtent les unes dans les autres ou mieux encore, se recouvrent comme les tuiles d'un toit et se terminent par des angles aigus soit sous la gaine de Schwann, soit à la surface du cylindre-axe. Cette disposition a été découverte par Schmidt en 1874 et confirmée par les recherches de Lauterman et Ranvier en 1876. D'après Lauterman même,

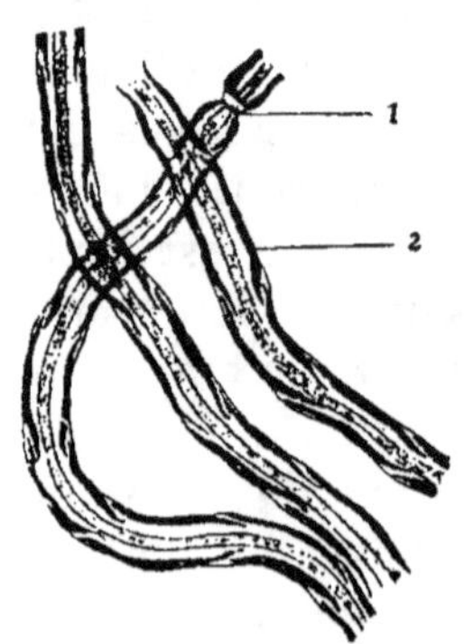

Fig. 59. — Tubes nerveux isolés traités par l'acide osmique et montrant les incisures obliques de la gaine de myéline.

1, étranglement annulaire; 2, incisure oblique.

les étranglements annulaires ne seraient que des incisures plus profondes que les autres. La longueur des segments cylindro-coniques est très variable ; quelquefois on en compte quatre ou cinq à peu près d'égale dimension disposés à la suite l'un de l'autre, puis cette série est interrompue par un segment très long ou par un segment très court. Il peut arriver que, dans la préparation, la membrane de Schwann de certains tubes est rompue et déchirée; on voit alors les segments cylindro-coniques qui ne sont plus maintenus à leur périphérie éprouver un léger gonflement, se séparer un peu les uns des autres et se présenter comme des grains de chapelet disposés le long du cylindre-axe.

En examinant des tubes nerveux à myéline, non plus

sur des dissociations mais sur des coupes transversales, on pourra voir que les cylindres-axes qui devraient être cylindriques présentent une coupe étoilée ; cette disposition est due aux modifications qu'impriment aux tubes nerveux les réactifs employés pour le durcissement. On remarquera aussi que certains tubes présentent des cylindres-axes sous la forme de cercles réguliers et que sur ces mêmes tubes la gaine de myéline est à peine teintée. Cette différence tient non pas à l'existence de deux espèces de tubes nerveux mais à la différence de niveau auquel ces tubes ont été coupés. Les tubes dont le cylindre-axe est étoilé ont été sectionnés dans le corps même de leur segment interannulaire, tandis que les autres dont le cylindre-axe est circulaire ont été coupés dans le voisinage immédiat de leur étranglement.

Sur une coupe également transversale après coloration par l'acide osmique, on peut voir la disposition de la couche de myéline. Dans certains tubes, la membrane de Schwann forme une circonférence régulière à l'intérieur de laquelle la gaine de myéline dessine un anneau fortement coloré en noir ; au centre de cet anneau, se trouve le cylindre-axe sous la forme d'un cercle granuleux. Dans d'autres tubes, la gaine médullaire paraît formée de deux anneaux concentriques dont l'interne est le plus mince ; ils sont séparés l'un de l'autre par une bande claire. On peut encore observer des tubes où l'anneau externe de la gaine médullaire est le plus mince tandis que l'anneau interne est le plus épais. Les deux anneaux peuvent être d'égale épaisseur. Enfin la gaine de myéline peut ne pas être décomposée en anneaux et former une série de festons convexes. Ces différents aspects ne doivent pas nous surprendre étant données nos connaissances antérieures sur les étranglements annulaires et les incisures obliques. Nous savons aussi que l'aspect de section des tubes nerveux varie selon les régions de segments sur lesquels ont porté les coupes.

Ewald et Kühne ont décrit un réticulum chromatique

qui se montre dans les tubes nerveux à la place de la myéline, lorsque les nerfs ont été traités successivement par l'alcool ordinaire, l'alcool bouillant et l'éther et qu'après dissociation on les colore par le carmin. Ces auteurs ont pensé que ce réseau était préformé c'est-à-dire qu'il existait dans les tubes nerveux vivants ; qu'il était formé de kératine et que la myéline était contenue dans ses mailles. Nombre d'auteurs, parmi lesquels M. Ranvier, ont montré que ce réseau est purement et simplement le résultat des réactifs employés.

Rezzonica et Golgi ont dit que les incisures étaient occupées par des filaments spéciaux enroulés en spirale sur le cône plein du segment cylindro-conique ; nous signalons ce fait mais il est bien difficile de le contrôler.

Le tube nerveux à myéline que nous venons d'étudier et qui est composé, nous le répétons, du cylindre-axe, partie essentielle de la gaine de myéline et de la membrane de Schwann, ne présente pas dans toute son étendue cette disposition. Vers la moelle épinière, on constate qu'il se dépouille de sa membrane de Schwann, il n'est plus constitué que par la myéline et le cylindre-axe. En entrant dans la substance grise, la myéline disparaît à son tour et le tube nerveux se trouve réduit au cylindre-axe qui, comme nous le savons, se continue avec le *prolongement de Deiters* d'une grande cellule nerveuse. Cette constatation anatomique vient encore nous prouver que la membrane de Schwann et la gaine de myéline ne sont que des appareils de protection et d'isolement pour le cylindre-axe. D'après Tourneux et Le Goff on retrouve les étranglements sur les cordons blancs de la moelle épinière.

Quant au mode de développement du tube nerveux, on peut dire que le nerf n'est d'abord composé que de cylindre-axes et, comme la chose peut-être observée sur des embryons, on constate que chaque cylindre-axe est entouré de cellules du mésoderme qui, par un mouvement amiboïde, s'appliquent sur lui et se creusent pour l'envelopper. Ces cellules élaborent des gouttelettes qui par leur réunion forment la myéline.

Nous verrons plus loin, en étudiant les terminaisons nerveuses, que les tubes nerveux se ramifient et que la ramification a toujours lieu au niveau d'un étranglement.

§ 3. — FIBRES DE REMAK.

A côté des tubes nerveux à myéline, on trouve dans tous les nerfs mixtes, en proportion variée, des fibres nerveuses qui ne possèdent pas de gaine médullaire et que l'on décrit sous le nom de fibres nerveuses sans moelle ou de fibres de Remak, du nom de l'auteur qui les a le premier étudiées en 1838. Elles peuvent même, par leur réunion, constituer presque complètement des troncs nerveux, le pneumo-gastrique par exemple.

Les fibres de Remak ne sont pas, comme les tubes nerveux à myéline, placées simplement les unes à côté des autres ; elles forment dans l'intérieur du nerf, en s'unissant et en se divisant, un vaste plexus dont les mailles se trouvent situées dans tous les plans. Les mailles du réseau, bien qu'irrégulières, ont toujours leur grand diamètre parallèle à l'axe du nerf. Les fibres de Remak sont tantôt très minces, tantôt elles atteignent l'épaisseur d'un tube nerveux à myéline. Sur leur trajet on distingue, de place en place, des noyaux ovalaires qui apparaissent souvent de profil et semblent plaquer à la surface de la fibre. L'écartement des noyaux n'a rien de régulier. Après séjour dans une solution d'acide osmique on peut, par la dissociation, se rendre compte que les fibres de Remak ne sont pas colorées en noir, ce qui prouve qu'elles ne contiennent pas de myéline. Si la dissociation est faite directement dans l'acide osmique et si on laisse les fibres en contact, pendant vingt-quatre heures, dans une chambre humide avec la solution de picro-carmin, on peut voir : 1° que les fibres de Remak ont pris une coloration faible ; 2° que les noyaux qui les recouvrent sont entourés d'une masse de protoplasma étalée à sa surface et qui paraît même pénétrer dans son intérieur ; 3° que ces noyaux se rencontrent souvent en des points où les fibres de Remak viennent de s'unir où vont se séparer ; 4° que ces fibres paraissent formées de fibrilles, ce qui leur donne une striation longitudinale bien marquée. Ces divers caractères permettent de différencier les fibres de Remak des fibres du tissu conjonctif avec lesquelles nombre d'auteurs et en particulier Kölliker les ont pendant longtemps confondues. Sur des coupes transversales, après action prolongée du picro-carmin, les îlots qui correspondent aux fibres de Remak sont formés d'un très grand nombre de petits cercles d'à peu près égal diamètre colorés en rouge et placés les uns à côté des autres ; ces cercles ne correspondent pas aux fibres de Remak elles-mêmes, mais aux fibrilles qui entrent dans leur composition.

DEUXIÈME PARTIE

APPAREILS ANATOMIQUES

CHAPITRE PREMIER

APPAREIL CIRCULATOIRE

Préparation. — L'étude de la fibre musculaire du cœur est rendue facile par la dissociation; c'est sur des coupes étendues que l'on étudie le muscle cardiaque. Ces coupes sont obtenues par les méthodes ordinaires : si elles intéressent la paroi ventriculaire, on peut de même étudier l'endocarde.

Les artères et les veines de petit et de moyen calibre, les vaisseaux capillaires doivent être observés sur les coupes des tissus au milieu desquels ils sont situés. Pour les gros vaisseaux, on pratique des sections d'après les méthodes classiques; on peut aussi recourir à la dessiccation et faire des coupes entre deux lames de liège; ces coupes sont recueillies dans l'eau distillée ou elles s'hydratent et s'étalent; elles sont ensuite colorées et montées.

Le revêtement endothélial de l'appareil circulatoire est rendu visible par la nitration; pour les vaisseaux fins et les lymphatiques, on peut recourir à l'injection de gélatine argentée ou à l'injection de gélatine chargée de matière colorante. Cette dernière méthode est des plus démonstratives pour l'étude des plexus que forment par leurs anastomoses les vaisseaux capillaires.

I. — ORGANE CENTRAL

§ 1. — CŒUR.

Ce n'est que dans ces dernières années, c'est-à-dire depuis les remarquables travaux du professeur Ranvier, (1877-80) que l'anatomie normale du myocarde a été nettement établie.

a. **Tissu conjonctif du myocarde.** — Le squelette du myocarde est constitué par du *tissu conjonctif* ; les recherches de Robin, Pelvet, Letulle et surtout de Ranvier ont permis de comprendre la disposition de cette charpente fondamentale. Il forme deux vastes surfaces (endocarde et péricarde) séparées et réunies tout à la fois par le myocarde (Letulle). Au-dessous du péricarde, il constitue une membrane lâche ; au-dessous de l'endocarde, il est plus dense, mais peut toutefois faire presque complètement défaut en certains points (Kölliker), au niveau des cordages tendineux par exemple. Il a aussi une minceur extrême dans certaines régions, sur les trabécules du ventricule droit et les muscles pectinés des oreillettes. En deux points de la paroi qui sépare les ventricules l'un de l'autre, il acquiert par contre une importance considérable : au niveau du septum membraneux signalé par Peacock et bien décrit par Pelvet, situé à la base de la paroi interventriculaire et deuxièmement, au niveau de la paroi inter-auriculaire, dans une étendue plus ou moins considérable correspondant à l'adossement des replis qui limitent le trou de Botal.

Dans l'épaisseur du myocarde, le tissu conjonctif est disposé sous forme de travées d'épaisseur variable et qui sont de trois ordres. Les *grands espaces* qui transportent dans l'épaisseur du myocarde les vaisseaux artériels accompagnés de veinules, de filets nerveux. Le tissu conjonctif de ces grands espaces est assez dense ;

il est parsemé de noyaux et de fentes conjonctives qui ne sont autres que des espaces lymphatiques. Dans les oreillettes, ces distinctions en espaces sont beaucoup moins nettes ; le tissu cellulaire, surtout dans les parois de l'oreillette droite, y est plus lâche, mais très abondant (Letulle). Les *moyens espaces* sont très nombreux ; ils accompagnent les artérioles et contiennent souvent la coupe de plusieurs capillaires sanguins ou lymphatiques. Les *petits espaces* sont de minces travées interposées entre les faisceaux de fibres musculaires. Enfin le tissu conjonctif se dépose autour des faisceaux primitifs (cellules myocardiques) qu'il isole souvent deux par deux, trois par trois, en formant de minces membranes connectives (Ranvier), membrane que l'on a appelées dans ces derniers temps *logettes périmusculaires* (Odriozola). La réunion d'un certain nombre de ces logettes forme les faisceaux secondaires du cœur qui, contenus dans une même enveloppe conjonctive, sont néanmoins ramifiés en réseaux. Le groupement des faisceaux secondaires en faisceaux de troisième, quatrième ordre est toujours réglé par des cloisonnements fibreux (Ranvier).

Le tissu conjonctif forme encore autonr des réseaux capillaires, que nous aurons à décrire plus loin, de minces trabécules péricapillaires moins régulières et moins systématisées que les membranes constituant les logettes périmusculaires. Ces tractus conjonctifs ont reçu le nom de *logettes* ou *travées péricapillaires*.

Ce tissu conjonctif, au début de la vie, est extrêmement tenu (Letulle) ; les fibres musculaires serrées les unes contre les autres laissent à peine, de place en place, quelques espaces où on aperçoit des fibrilles très minces supportant des noyaux de cellules plates. Plus tard, chez l'enfant et surtout chez l'adulte, le tissu cellulaire s'accuse de mieux en mieux ; les noyaux, sans augmenter notablemeut de volume, deviennent plus nombreux et se disposent autour des faisceaux primitifs sur les minces travées de tissu conjonctif interstitiel ; ils mesurent 6 à 7 µ de large sur 7, 12 et 15 µ de long, suivant qu'ils sont sphéroïdes ou fusiformes.

b. **Fibres musculaire du cœur.** — Les fibres musculaires du cœur constituent la partie vraiment importante du myocarde. Elles forment une variété toute particulière de fibres musculaires striées ; mais avant d'aborder leur description, nous devons signaler l'existence de fibres musculaires lisses dans l'endocarde et, sous l'endocarde, de fibres particulières qui portent le nom de *fibres de Purkinje*. Bien que ces dernières ne se rencontrent pas chez l'homme, nous les décrirons tout d'abord car leur étude nous permettra de mieux comprendre la disposition du myocarde.

c. **Fibres de Purkinje.** — En 1845, en recherchant les terminaisons des fibres nerveuses du cœur, Purkinje découvrit sous l'endocarde du mouton un réseau de petits cordons translucides, anastomosés et formant un réticulum à mailles de grandeur variable. Ces cordons se retrouvent chez d'autres animaux que le mouton, la chèvre, le cochon, le bœuf, le cheval, etc. Les fibres de Purkinje sont constituées par des cellules polyédriques placées les unes à côté des autres ; au centre de ces éléments se trouve une masse de protoplasma légèrement granuleux, au milieu de laquelle on rencontre un et le plus souvent deux noyaux ovalaires munis de nucléoles. A la périphérie de ces mêmes éléments cellulaires existent des stries longitudinales et transversales. Ces cellules sont intimement unies les unes aux autres, aussi est-il difficile de reconnaître leurs limites et étant

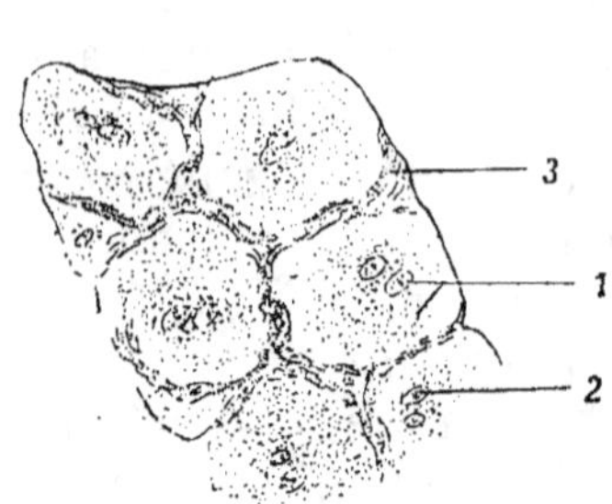

Fig. 60. — Fibres et réseau de Purkinje (d'après Ranvier).

1, cellule ; 2, noyau ; 3, substance striée.

donnée leur adhérence elles semblent contenues dans un réseau de fibres musculaires striées. Sur des coupes d'ensemble, il est facile de constater les rapports des fibres cardiaques avec les fibres de Purkinje. Von Hesseling a montré qu'il y avait continuité entre les deux ordres de fibres; on peut même voir, comme l'a indiqué Ranvier, une fibre du myocarde établir un trait d'union entre deux fibres de Purkinje. Ces éléments représenteraient pour la majorité des auteurs des fibres cardiaques embryonnaires.

d. **Fibres musculaires du myocarde.** — Les fibres musculaires du cœur sont anastomosées entre elles et forment un véritable réseau disposé sur plusieurs plans.

Les fibres cardiaques sont formées de cellules soudées les unes aux autres. Chez la grenouille, chacune de ces fibres rappelle par sa disposition une fibre lisse ; comme elle, elle est allongée, fusiforme et présente un noyau central allongé et deux extrémités effilées ; mais elle en diffère considérablement, car elle présente une striation longitudinale et transversale. Chez les mammifères et en particulier chez l'homme ces cellules sont plus grandes; leur forme est diffé-

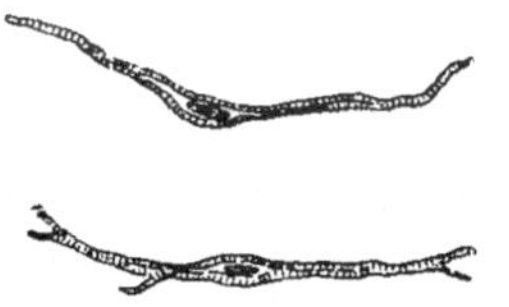

Fig. 61. — Fibres musculaires du myocarde, isolées.

rente aussi, elles sont cylindriques. On peut les isoler facilement à l'aide de la potasse à 40 p. 100. Elles sont unies les unes aux autres par leurs bases qui sont échancrées. Eberth a montré comment à l'aide de la nitration on pouvait constater l'existence de ces lignes de soudure qui apparaissent alors comme des stries noires transversales ou obliques, disposées en escalier.

La striation transversale est très facile à voir sur chacune de ces cellules. Elles n'ont pas de paroi, on ne trouve en effet aucune trace de sarcolemme ; il en résulte que les cylindres primitifs sont à nu à la surface du faisceau. Sur des portions de cœur desséché, on peut pratiquer des coupes d'après la méthode de Ranvier et observer la surface de section des faisceaux musculaires; on trouve alors des noyaux en nombre plus ou moins grand. Chacun de ces noyaux est entouré d'une substance moins réfringente que lui; cette substance envoie des prolongements ou plutôt des cloisons rayonnées qui partagent la surface de la coupe du faisceau en un certain nombre de départements, divisés eux-mêmes en champs plus petits par des cloisons secondaires. Ces champs correspondent à la section transversale des cylindres primitifs.

Les faisceaux primitifs sont groupés en faisceaux secondaires qui en contiennent un nombre variable de 5 à 30, d'après Robin. Les faisceaux primitifs se trouvent souvent déformés par pression réciproque. Quant aux faisceaux secondaires, ils sont séparés les uns des autres par de fines travées de tissu conjonctif que nous connaissons déjà, travées qui contiennent de fins vaisseaux capillaires et des lymphatiques. A la surface du cœur, plus particulièrement à l'union de la couche commune des ventricules avec la paroi propre de chacun d'eux, on trouve quelques faisceaux tertiaires formés par la réunion de faisceaux secondaires.

M. Letulle a mesuré le diamètre des faisceaux primitifs; il a montré que celui-ci était très variable non seulement à chaque âge, mais encore aux différents âges. Tout cœur normal, à n'importe quel âge, peut renfermer dans ses parois des faisceaux primitifs de 3 à 6 μ; mais le diamètre peut varier de 3 à 7 μ chez l'enfant, de 15 à 24 μ chez l'adulte et de 15 à 30 μ chez le vieillard. Avec l'âge, le volume des noyaux musculaires se modifie aussi; leur largeur peut aller de 3 à 9 μ, leur longueur de 6 à 21 μ. C'est au moment de l'adolescence que les noyaux sont les plus gros et les plus longs. Ce volume considérable des noyaux musculaires à cette époque indique un travail de nutrition active dans l'intimité de la musculature du cœur (Letulle).

e. **Vaisseaux capillaires.** — La vascularité du myocarde est des plus grandes. Les mailles que forment les capillaires sont allongées et parallèles aux cellules musculaires ; elles sont réunies entre elles par des anastomoses transversales et leur écartement est moins considérable dans le cœur que dans les autres muscles striés. Les capillaires périfasciculaires sont très flexueux et présentent même d'après Ranvier une disposition hélicine. Les artérioles qui suivent habituellement dans les parois du cœur les espaces insterstitiels grands ou moyens, affectent souvent, non seulement dans les piliers auriculo-ventriculaires, mais encore dans les colonnes charnues, une disposition centrale par rapport aux faisceaux musculaires. A la surface des vaisseaux capillaires, il existe une couche de cellules plates qui peut être considérée comme une portion de l'endothélium des espaces lymphatiques ; dans le cœur, comme dans nombre d'organes du reste, les capillaires sanguins sont entourés par un véritable manchon lymphatique.

f. **Vaisseaux lymphatiques.** — La richesse du réseau lymphatique dans le cœur n'est pas moins remarquable que celle du réseau sanguin. Schweiger-Seidel croyait que les origines des lymphatiques du muscle cardiaque se trouvaient dans des fentes spéciales situées entre les plans musculaires du myocarde et qu'il a désignées sous le nom de *fentes de Henle.* Ces fentes correspondent aux lames de tissu conjonctif qui séparent les uns des autres les faisceaux secondaires du cœur. L'origine des lymphatiques est beaucoup plus profonde ; ils naissent dans les mailles internes du réseau que forment les fibres musculaires. Celles-ci, dépourvues comme nous l'avons vu de sarcolemme, baignent littéralement dans des espaces lymphatiques qui leur apportent les éléments nutritifs nécessaires à leur fonction, en même temps qu'ils doivent entraîner rapidement tous les produits impropres à leur vie cellulaire. Pour recevoir ces déchets, les fentes lymphatiques sont largement ouvertes autour des fibres musculaires qu'elles enveloppent, et les matériaux de la désassimilation s'y précipitent, dans chaque période de repos, comme dans les bouches béantes d'un égout (Ranvier). On peut encore dire avec ce savant anatomiste que le cœur des mammifères peut être considéré comme une vaste éponge lymphatique.

g. **Nerfs du cœur.** — Dans ses leçons sur les appareils nerveux terminaux des muscles de la vie organique, le professeur Ranvier a bien décrit les nerfs du cœur de la grenouille. Le pneumogastrisque fournit au cœur deux nerfs : l'un antérieur, l'autre postérieur qui envoient sur leur trajet des branches et finissent par s'anastomoser an niveau du sinus veineux et de l'orifice auriculo-ventriculaire. A ces nerfs se trouvent annexées des cellules nerveuses, réunies en amas sous forme de ganglions (ganglions de Remak, Ludwig, Bidder). Des ganglions partent des fibrilles qui pénètrent dans les parois cardiaques.

M. Ranvier décrit dans les ganglions cardiaques deux espèces de cellules : les unes appartiennent au système cérébro-spinal ; ce sont des cellules bipolaires, fusiformes, ne possédant qu'un noyau ; elles se trouvent surtout dans le ganglion de Bidder. Les autres sont des cellules sympathiques que l'on rencontre dans les ganglions de Ludwig et de Remak. Examinées à un grossissement de 400 à 500 diamètres dans l'eau ou dans une solutiou faible de picrocarminate, elles montrent une disposition fort complexe.

Entourées d'une capsule munie à sa face interne de noyaux aplatis, elles sont formées d'une masse granuleuse contenant un noyau sphérique et volumineux. De leur corps se dégage un prolongement principal rectiligne sur lequel la capsule se poursuit en forme de gaine. En un point plus ou moins distant du corps cellulaire, cette gaine livre passage à une fibre qui pénètre dans son intérieur et qui, s'enroulant autour du prolongement principal, monte en décrivant des tours de spire de plus en plus serrés jusqu'au globe ganglionnaire auquel elle forme une sorte de calice.

Chez l'homme, on trouve encore trois plexus ganglionnaires ; les cellules qui entrent dans leur constitution ont été étudiées en 1881 par M. Vignal ; les unes, unipolaires, sont rattachées par une barre transversale à une fibre nerveuse, on les observe dans le plexus des ventricules ; les autres, multipolaires, sont très abondantes dans les plexus des oreillettes. Les caractères que présentent ces cellules ne permettent pas de reconnaître si elles appartiennent au système symphatique ou au système cérébro-spinal (Vignal).

Des fibres plus petites partent de ces ganglions, présentent encore sur leur trajet des renflements ganglionnaires et se terminent dans les fibres musculaires d'après Hénocque, par un petit bouton ; d'après Ranvier par un filament.

§ 2. — ENDOCARDE.

Le revêtement interne du cœur est composé de deux couches.

La première, très mince, est formée par un *endothélium plat* que l'on peut observer par le raclage ou mieux par la nitration. Vues de profil, les cellules qui forment cet endothélium paraissent fusiformes ; vues de face, elles représentent des polygones plats soudés intimement les uns aux autres, munis chacun d'un noyau. L'endothélium recouvre exactement toutes les saillies et toutes les anfractuosités des cavités cardiaques.

La *membrane fondamentale* n'a pas partout la même épaisseur ; elle est plus épaisse par exemple dans les ventricules que dans les oreillettes. Elle forme, au-dessous de l'endothélium, une couche serrée dans laquelle on voit des noyaux aplatis suivant la surface, des fibres élastiques fines et des fibres musculaires lisses ; ces dernières sont surtout abondantes dans le cœur gauche. Au-dessous de cette couche existe du tissu conjonctif dans lequel rampent les vaisseaux sanguins et lymphatiques, les nerfs ; il se continue sans ligne de démarcation tranchée avec le tissu conjonctif interstitiel du muscle cardiaque.

§ 3. — VALVULES DU CŒUR.

Les orifices du cœur sont circonscrits par un anneau formé de tissu fibreux serré, dense et résistant.

Quant aux valvules destinées à oblitérer ces orifices, elles se présentent avec les caractères suivants. Les valvules mitrale et triscupide présentent, du côté de leur face auriculaire, une couche épaisse de tissu conjonctif lamelleux muni de noyaux aplatis et allongés dans le sens de la surface. Dans cette couche, se trouvent des fibres élastiques fines qui augmentent de nombre et de volume vers la face profonde. La partie moyenne de la valvule est constituée par des faisceaux de tissu conjonctif, recouverts de cellules plates. Quant à la surface qui répond au ventricule, elle présente dans sa texture les mêmes éléments que ceux de la face auriculaire ; la couche ainsi formée est toutefois plus mince. Toute la surface de la valvule est recouverte par l'endothélium. Sur la face ventriculaire, existent de nombreux mamelons qui correspondent aux points d'attache des cordages tendineux. Ces derniers ont la même structure que les tendons.

Les autres valvules sigmoïdes, pulmonaires et aortiques présentent une charpente centrale de nature fibreuse et, sur chacune de leurs faces, une couche de tissu conjonctif lamelleux doublé d'un réseau élastique.

Dans un récent travail (*Archives de physiologie*, 1888), M. Darier a étudié la distribution des vaisseaux dans les valvules du cœur de l'homme et, au cours de sa description, donné quelques détails anatomiques sur ces valvules. Nous lui empruntons le résumé suivant :

A l'état normal, les valvules sigmoïdes de l'homme adulte ne renferment jamais de vaisseaux. Chez l'homme, deux ans après la naissance, on n'en trouve pas non plus dans la portion fibro-élastique des valvules auriculo-ventriculaires ; seule la portion charnue de ces valvules en contient.

Qu'est-ce que cette portion charnue des valvules? Les valves de l'orifice tricuspide sont membraneuses chez l'homme dans toute leur étendue, à partir de leur insertion à l'anneau fibreux ; les fibres musculaires, auriculaires et ventriculaires, sont limitées du côté de la valvule par un bord net parfaitement régulier ; le tissu musculaire est pourvu d'un réseau vasculaire abondant, mais nettement limité aussi et n'envoyant jamais de branches dans le repli vasculaire. La valvule mitrale se compose de deux valves : la gauche, plus petite, répond au même type que les valves de la tricuspide. Il ne reste donc que la grande valve de la mitrale dite aussi *valve aortique*, à laquelle s'applique la division en portion musculeuse et portion membraneuse. Il existe en effet constamment à la partie supérieure de la valve aortique une région dans laquelle s'avance le tissu musculaire. Cette portion charnue contient toujours et dans toute son étendue, des vaisseaux que peuvent facilement remplir les masses d'injection ; elle occupe environ le sixième de la hauteur de la valvule. Le réseau vasculaire est formé par un ou deux ramuscules artériels qui naissent de la coronaire gauche ou, le plus souvent, de la branche de bifurcation de cette artère qui contourne l'oreillette droite ; parfois les rameaux artériels forment une arcade d'où partent les artérioles qui se résolvent en capillaires.

Chez l'enfant nouveau-né, les sigmoïdes ne contiennent toujours pas de vaisseaux, mais les valvules auriculo-ventriculaires (mitrale et tricuspide) sont formées d'une portion membraneuse et d'une portion charnue et, comme précédemment, cette dernière est vasculaire.

§ 4. — PÉRICARDE.

Le sac qui enveloppe le cœur se compose de deux parties distinctes : d'un sac fibreux externe qui adhère fortement au diaphragme dont il n'est qu'une expansion et se prolonge sur les gros vaisseaux. Ce sac qui peut être considéré à la fois comme un moyen de fixité et comme un moyen d'isolement du cœur, est composé de faisceaux de tissu fibreux mélangés à quelques fibres élastiques.

Quant à la séreuse proprement dite, elle comprend une trame formée de fibres conjonctives isolées, enchevêtrées les unes avec les autres, de fibres élastiques abondantes, flexueuses, ramifiées, anastomosées. Cette trame est surtout manifeste au niveau du feuillet viscéral et du reflet du péricarde, c'est-à-dire sur sa portion réfléchie ; sur le péricarde pariétal et au niveau du centre phrénique, elle se confond avec le sac fibreux. Au-dessous de l'endothélium, les éléments constitutifs se tassent de façon à former une couche limitante dont l'épaisseur serait, d'après Bidzozero, de 1 à 2 μ.

L'endothélium, comme celui de toutes les séreuses, forme une couche unique de cellules polygonales, régulières, ayant de 10 à 15 μ de diamètre sur 2 μ d'épaisseur et possédant un noyau ; les cellules sont intimement soudées l'une à l'autre par une substance cimentaire dans laquelle se dépose le nitrate d'argent. Nous ne ferons que signaler l'existence de stomates au milieu de ces éléments endothéliaux.

Le péricarde contient toujours quelques grammes de sérosité ; de toutes les sérosités de l'économie c'est, d'après Gorup-Bezanez, celle qui contiendrait le plus de fibrine.

Vaisseaux sanguins et lymphatiques. — Les artères

viennent des diaphragmatiques supérieures, bronchiques, œsophagiennes ; leurs ramuscules forment des réseaux dont les mailles sont polygonales ; elles sont beaucoup plus abondantes sur le péricarde viscéral.

Les lymphatiques sont anastomosés en réseaux dans son épaisseur ; ceux du feuillet viscéral sont en communication directe avec les lymphatiques du myocarde et de l'endocarde ; ils se réunissent pour former des troncs qui rampent dans les sillons du cœur.

Nerfs. — Les nerfs proviennent du grand sympathique, des pneumo-gastriques, du phrénique, du récurrent droit. Ces nerfs pénètrent dans le péricarde par sa partie supérieure et postérieure ; d'après Morel et Cyon, ils formeraient des réseaux à mailles rhomboïdales d'où partiraient des fibrilles terminales ; pour Jullien, il existerait des renflements piriformes au niveau de leurs terminaisons.

§ 5. — DÉVELOPPEMENT DU CŒUR ET DU PÉRICARDE.

Cette question a été magistralement exposée par M. Quénu dans sa thèse d'agrégation de 1883 ; nous exposerons le résumé de ce consciencieux travail.

C'est à la fin du second jour que le cœur naît dans l'épaisseur de la paroi antérieure du pharynx, ou paroi postérieure de la fosse cardiaque de Wolff, de chaque côté de la ligne médiane, sous forme de deux petites masses symétriques. Il naît donc dans la même couche que les vaisseaux, c'est-à-dire dans l'épaisseur de la lame fibro-intestinale ou couche profonde du mésoblaste quand le feuillet moyen n'est pas encore divisé.

Plus tard, quand le pharynx se forme, on voit les deux rudiments se rapprocher et les deux cavités pariétales se confondre.

Le cœur se trouve ainsi unifié et peut être comparé à un tube droit : son extrémité inférieure est continue avec les veines omphalo-mésentériques, son extrémité supérieure est bifide pour se continuer avec les deux aortes primitives. Le changement suivant peut être attribué au simple allongement du tube : les extrémités artérielles et veineuses étant fixées par leurs connexions vasculaires avec l'embryon, la partie intermédiaire qui s'allonge et qui est libre est nécessairement forcée de se plier. Le cœur présente alors une courbure à convexité tournée en avant et à droite, il offre l'image d'un S. L'inflexion s'accentue encore et a pour effet de porter la partie artérielle du cœur en avant et à droite, et la partie inférieure ou veineuse en arrière et à gauche. Le reploiement du tube ne se fait pas dans un seul plan mais dans plusieurs sens à la fois : il en résulte que la portion veineuse tend à remonter en même temps qu'elle se place en arrière et à gauche, tandis que la portion artérielle descend et devient droite et antérieure. Pendant cette transposition, apparaissent deux constrictions qui marquent la limite entre les portions veineuses et artérielles du cœur : l'une de ces constrictions est le canal auriculaire des anciens embryologistes, l'autre est le détroit de Haller; la première sépare l'oreillette du ventricule, la seconde sépare le ventricule du bulbe aortique. On trouve alors en partant des veines omphalo-mésentériques : l'oreillette, le canal auriculaire, le ventricule, le détroit de Haller, le bulbe aortiqne et enfin l'aorte.

Le cœur est donc d'abord mono-ventriculaire et mono-auriculaire; les modifications ultérieures auront pour résultat le cloisonnement d'abord du ventricule primitif, puis du bulbe et en troisième lieu de l'oreillette. La cloison interventriculaire part de la face antérieure du ventricule, au niveau de la pointe du cœur, sous forme d'un croissant qui s'élève de bas en haut et d'avant en arrière, vers la base de la cavité ventriculaire. Lorsque le septum a atteint cette base, chaque ventricule communique avec l'oreillette commune par une fente dont les deux lèvres offrent déjà des rudiments de valvules.

La séparation des ventricules est complète sur des embryons humains de la septième semaine.

La formation du septum bulbaire se fait par du tissu fibreux de haut en bas et sépare le tronc aortique définitif du tronc de l'artère pulmonaire.

Lorsque le cloisonnement du ventricule et du bulbe est complet, commence seulement le cloisonnement de l'oreillette, c'est-à-dire vers la huitième semaine environ ; il se fait en deux points différents et limite le trou de Botal.

II. — **ORGANES PÉRIPHÉRIQUES**

§ 1. — ARTÈRES.

Les artères doivent être considérées comme des tubes destinés à porter le sang du cœur aux vaisseaux capillaires. Les anciens anatomistes avaient reconnu que ces tubes étaient formés de couches emboîtées les unes dans les autres et il était possible à un habile opérateur, à l'aide de pinces et d'un bistouri, d'en détacher un nombre plus ou moins considérable. Les recherches microscopiques ont singulièrement modifié les idées qu'avaient les Anciens sur la structure des artères et si, il y a quelques années encore, Henle considérait quatre couches ou tuniques, aujourd'hui on n'en décrit plus que trois : la *tunique externe*, la *tunique moyenne*, la *tunique interne*. Cette notion générale sur la disposition du système artériel a été basée sur ce fait, que les mêmes éléments anatomiques se retrouvaient toujours dans la même tunique ; mais il a été reconnu aussi que l eur nombre et leur arrangement pouvaient varier dans les différentes artères. Aussi, après la description d'une artère schématique correspondant à un vaisseau de moyen calibre, aurons-nous à passer en revue certains types qui se retrouvent dans l'économie et dans lesquels prédominent certains éléments : le type élastique ou aortique et le type musculaire. Au premier, appartiennent l'aorte, le tronc de l'artère pulmonaire, les artères carotides; au second toutes les autres artères jusqu'aux capillaires.

Les injections de gélatine colorée permettent de suivre la direction et les rapports des artères; si cette méthode suffit à l'anatomiste, elle ne peut contenter l'histologiste qui a besoin de pénétrer d'une façon aussi précise que possible la structure des parois. Parmi les méthodes les plus employées pour arriver à ce but, il nous faut citer celle du durcissement par dessiccation qui a été imaginée par le professeur Ranvier et qui permet d'obtenir, à l'aide de l'inclusion d'un fragment dans un bouchon préparé, des coupes transversales et longitudinales. Parmi les autres méthodes, nous citerons encore la nitratation en surface, ou l'injection d'une solution de nitrate d'argent dans un vaisseau artériel. Les différents réactifs colorants permettent de distinguer les éléments constitutifs les uns des autres.

Une artère de moyen calibre présente, comme nous l'avons dit, trois couches ou tuniques :

Tunique externe. — L'épaisseur de cette tunique, sur une artère de moyen calibre comme la fémorale ou l'humérale, varie de 100 à 350 μ; elle diminue sur les grosses artères et s'amincit sur les petites, au point de disparaître complètement au voisinage des capillaires.

Cette tunique est formée de fibres de tissu conjonctif et de fibres élastiques qui ont en général une direction longitudinale. Les fibres élastiques sont abondantes et forment presque à elles seules toute la tunique externe. Elles sont disposées sous forme de couches superposées, composées elles-mêmes de lames et de fibres anastomosées. Une partie d'entre elles sont entremêlées aux fibres conjonctives, mais la plupart se groupent au-dessous de ces dernières, formant presque une couche spéciale, ce qui explique l'ancienne division de la tunique externe en couches périphérique ou conjonctive et interne ou élastique.

Si nous comparons cette disposition à celle qui se retrouve sur les grosses artères, nous voyons que sur celles-ci les éléments élastiques sont moins abondants. Sur les petites, les deux éléments conjonctifs et élastiques sont intimement confondus et sur les branches qui mesurent moins de 250 µ il ne reste plus que des éléments conjonctifs contenant des noyaux allongés longitudinalement, noyaux qui correspondent vraisemblablement à des cellules.

Tunique moyenne. — Sur l'artère de moyen calibre, cette tunique a une épaisseur à peu près égale à celle de la tunique externe et, comme elle, mesure de 100 à 300 µ. On la voit augmenter à mesure que le calibre du vaisseau grossit, si bien que sur les artères volumineuses comme l'aorte elle constitue presque à elle seule toute la paroi et est égale à celle des deux autres tuniques réunies. Sur les petites artères, elle diminue insensiblement et quand le vaisseau n'a plus que 20 µ de diamètre elle disparaît complètement.

Trois sortes d'éléments entrent dans sa constitution : des fibres musculaires lisses, des lames et des fibres élastiques, des faisceaux conjonctifs. Sur l'artère qui sert à notre description, l'humérale par exemple, les fibres élastiques sont anastomosés et forment des réseaux ; elles sont disposées sous forme de couches reliées entre elles par des fibrilles plus minces. Au milieu de ces éléments élastiques se retrouvent quelques rares fibres conjonctives. Entre les plans que forment ces éléments se trouvent les fibres lisses : elles sont très nombreuses, beaucoup plus nombreuses que les autres éléments réunis, ce

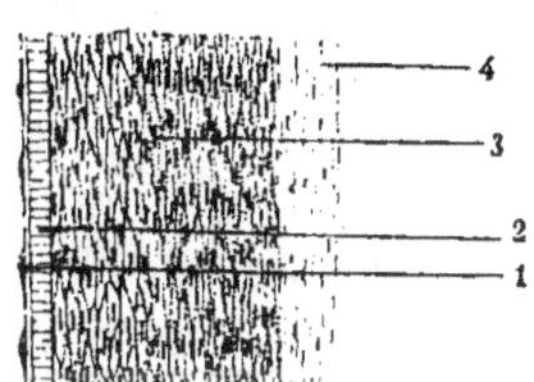

Fig. 62. — Coupe schématique longitudinale d'une artère moyenne à type musculaire.

1, endothélium ; 2, lame élastique interne striée ; 3, couche de fibres musculaires lisses ; 4, adventice.

qui a fait donner à cette variété le nom d'artère à type musculaire. Les fibres lisses sont disposées circulairement de manière à former de petits anneaux. Sur une coupe longitudinale, les fibres musculaires sectionnées transversalement sont très faciles à reconnaître ; elles paraissent réunies en groupes séparés les uns des autres par des faisceaux de tissu conjonctif entre lesquels, avec un grossissement suffisant, on peut reconnaître des cellules plates munies de crêtes d'empreinte. D'après Ranvier, les fibres plus fines existeraient dans l'intérieur des petits groupes que forment les cellules musculaires. Si la préparation a été traitée par l'acide picrique, les fibres élastiques sont colorées en jaune ; si on se contentait d'examiner avec un faible grossissement, on pourrait croire que les fibres lisses très nombreuses sont contenues entre deux lames élastiques, l'une superficielle appartenant à la tunique externe que nous venons de décrire, l'autre profonde appartenant à la tunique interne qui nous reste à étudier. Sur les grosses artères, les fibres musculaires sont beaucoup moins nombreuses : c'est l'élément élastique qui prédomine. Ce tissu élastique se montre soit sous forme de grosses fibres anastomosées, soit sous forme de véritable membrane présentant des orifices et constituant ce que l'on décrit sous le nom de *membranes fenêtrées*. Ces membranes affectent la forme de plaques minces mesurant 2 à 3 μ d'épaisseur : elles se juxtaposent et se superposent pour former une série de couches concentriques. Sur une coupe longitudinale après coloration, il est facile de se rendre compte des rapports qu'affectent les fibres lisses avec le tissu élastique : on retrouve en effet de petits amas de fibres lisses espacés les uns des autres et situés dans les orifices ou fenêtres que présentent les lames élastiques. Cette disposition se retrouve encore, quoique moins évidente, sur des coupes transversales et il est possible d'observer les fibres lisses dans leur longueur qui a été évaluée à 50 ou 60 μ. Au niveau des artérioles de petit calibre les fibres lisses redeviennent plus nombreuses que les autres éléments (fibres conjonctives et élastiques) qui finissent même par disparaître complètement et, aux extrémités de l'arbre artériel, la tunique moyenne n'est plus formée que par des fibres cellules. Après l'action du picro-carmin, la pièce ayant été traitée par l'alcool au tiers, les noyaux de ces cellules musculaires deviennent apparents et se montrent groupés sur le bord des plus petites artères sous la forme de petits cercles rouges. Müller a montré que cette disposition rappelait celle d'une hélice autour de l'artère, les rangées de noyaux étant disposées alternativement sur le bord gauche et sur le bord droit.

Tunique interne. — La tunique interne encore appelée par Bichat *tunique commune du système vasculaire à sang rouge, tunique de Bichat,* mesure sur les artères moyennes une épaisseur de 60 à 100 μ qui augmente un peu sur les grosses artères et ne dépasse pas quelques μ sur les petites. Cette tunique présente sur sa surface interne, celle qui est directement en rapport avec le sang, un revêtement de cellules endothéliales rendues très apparentes sur les petites artères par la nitratation. Les cellules sont minces, allongées, suivant l'axe du vaisseau et se correspondent de telle façon que l'extrémité de l'une d'elles vient se placer dans l'angle laissé par deux de ses voisines. Si la préparation a été colorée, on voit apparaître dans ces cellules leurs noyaux ovalaires aplatis et dont le grand diamètre est parallèle à l'axe du vaisseau. Les cellules ont une longueur de 25 à 50 μ sur les artères moyennes; sur les grosses artères, elles sont

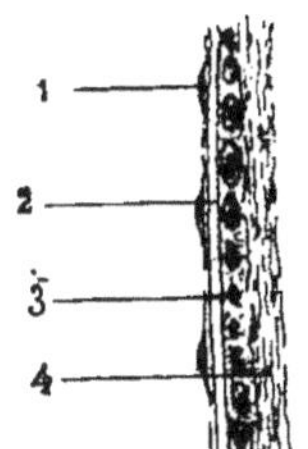

Fig. 63. — Coupe schématique perpendiculaire à l'axe d'une artériole (type artères du cerveau).

1, endothélium; 2, lame élastique interne; 3, fibres musculaires lisses, disposées en spirale et se montrant dans la préparation, sectionnées à des niveaux différents; 4, adventice.

plus courtes et ne mesurent plus que de 12 à 20 μ. Le substratum situé au-dessous de ce revêtement endothélial est, d'après certains auteurs, formé exclusivement de tissu élastique; d'après d'autres et en particulier M. Ranvier, sur les artères moyennes on y trouve aussi du tissu conjonctif. On peut dire avec cet auteur que la tunique interne est constituée par une substance conjonctive striée et vaguement fibrillaire au milieu de laquelle se montrent des cellules aplaties parallèlement à l'axe du vaisseau et un réseau élastique formé de fibres fines. Wirchow avait depuis longtemps décrit dans les pellicules qui recouvrent les foyers athéromateux des îlots de granulations graisseuses figurant un corps cellulaire; Langhans, en nitratant la tunique interne de l'aorte, a vu se dessiner un réseau blanc sur fond blanc comparable à celui de la cornée; il en a conclu que la tunique interne des artères contient un réseau de cellules, mais il s'est trompé sur l'interprétation de ces cellules. La tunique interne est limitée en dehors par une lame de tissu élastique appelée *lame élastique interne*. Cette lame plus ou moins épaisse serait, pour les uns, formée de fibres très serrées; pour les autres, elle contiendrait des lames fenêtrées, analogues à celles que nous avons décrites plus haut. Quoi qu'il en soit, sur des coupes transversales d'artères elle est tout à fait caractéristique, et sur les petites artères coupées transversalement la tunique interne est plissée : cet aspect sert à l'histologiste à reconnaître l'artère et à la distinguer d'une veine. Si, dans le cours de notre description, nous avons surtout eu en vue l'étude d'une artère de moyen calibre, nous avons néanmoins pris soin de noter les différences que présentent les tuniques de l'arbre artériel à son origine et au voisinage de ses terminaisons. Nous avons montré que les mêmes éléments se retrouvaient toujours dans chaque tunique et que leur nombre et leur arrangement seuls différaient. Les détails dans lesquels nous sommes entré permettent de comprendre facilement les différences qui existent entre les artères à type élastique et les artères à type musculaire ; cette différence tient surtout à la disposition de la tunique moyenne.

Parmi les artères, celle qui est la plus intéressante est sans contredit l'aorte, où le tissu élastique est très abondant et en rapport avec la fonction physiologique du vaisseau. Sur une coupe longitudinale de l'aorte de l'homme adulte, examinée à un faible grossissement, les trois tuniques sont nettement indiquées surtout si les éléments élastiques ont été colorés par l'acide picrique. La tunique moyenne se limite en dedans par la lame élastique interne. En dehors de celle-ci s'étagent des lames successives qui, sur leur tranche, présentent des caractères semblables à ceux de la lame élastique interne ; cette dernière peut donc être considérée comme la plus interne de ces lames. La limite externe de la tunique moyenne est moins nettement accusée ; en approchant de cette limite, les lames élastiques sont moins régulières, moins épaisses, et de la dernière d'entre elles, se détachent des fibres élastiques qui vont se perdre dans la tunique externe où elles forment un réseau à mailles longitudinales. Ces mailles sont comblées par des

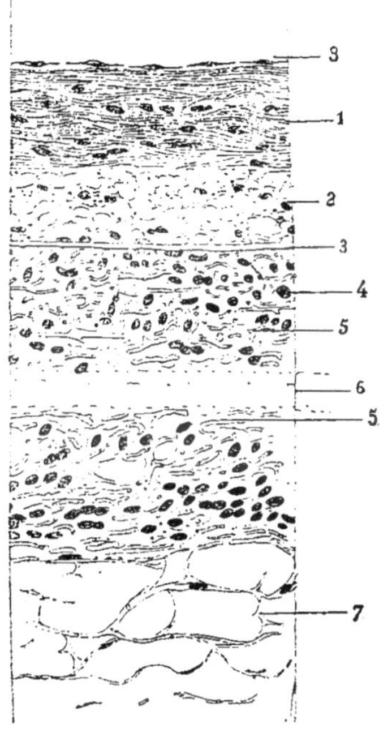

Fig. 64. — Coupe demi-schématique d'une grosse artère à type élastique, *aorte.*

1, couche interne de la tunique interne ; 2, couche externe ; 3, lame élastique interne ; 4, fibres musculaires coupées en travers ; 5, lames élastiques ; 6, lacune laissée à dessein dans la figure pour en diminuer la hauteur ; 7, tunique adventice ; 8, couche interne, endothéliale.

faisceaux connectifs ordinaires (Ranvier). Pour acquérir des notions plus complètes et se rendre compte des détails que nous avons indiqués plus haut, il faut recourir à un grossissement de 300 à 500 diamètres et étudier non seulement des coupes, mais encore des dissociations. De la sorte on pourra se rendre compte, par exemple, des rapports qu'affectent dans la tunique moyenne les lames élastiques, les cellules musculaires et les faisceaux conjonctifs, rapports sur lesquels nous avons suffisamment insisté plus haut pour ne point y revenir.

Vaisseaux sanguins. — Les vaisseaux nourriciers des artères, constituant les vasa-vasorum des anciens anatomistes, se répandent dans la tunique externe et de là dans les couches superficielles de la tunique moyenne. Ils forment, dans la tunique externe, un réseau à mailles arrondies et, dans la tunique moyenne, un réseau à mailles allongées dans le sens transversal. Quant à la tunique interne et aux couches profondes de la tunique moyenne, elles sont tout à fait dépourvues de vaisseaux. On n'en retrouve pas non plus dans les artères dont le diamètre est inférieur à 1 millimètre : ce n'est guère que dans les artères de moyen calibre et dans les grosses que la moitié externe de la tunique moyenne est vasculaire.

Nerfs. — Les nerfs qui se rendent aux vaisseaux ou nerfs *vaso-moteurs* s'accolent le long des parois de l'artère et y forment un réseau. Les fibres nerveuses qui en partent deviennent pâles et se bifurquent. Quant aux terminaisons des nerfs dans les fibres musculaires lisses, nous renvoyons au chapitre dans lequel cette question sera traitée. Les nerfs vaso-moteurs proviennent du grand sympathique.

§ 2. — VEINES.

Les détails dans lesquels nous sommes entré dans le chapitre précédent en étudiant la structure des artères nous permettront d'être bref sur celle des veines, car les mêmes éléments anatomiques se retrouvent dans les deux systèmes de vaisseaux.

Les auteurs classiques décrivent dans les veines trois tuniques; mais cette division est beaucoup plus artificielle que dans les artères et on voit des histologistes éminents comme Kölliker et Eberth être embarrassés pour exposer la structure des couches; ils observent, par exemple, dans certaines veines des fibres musculaires lisses et ils les placent tantôt dans la tunique interne, tantôt dans la moyenne, tantôt dans l'externe et quelquefois aussi dans les trois en même temps. Un examen histologique sérieux ne permet pas de distinguer les limites de la couche moyenne et de la couche externe; elles sont plus ou moins intimement confondues et, comme le fait remarquer le professeur Ranvier, il n'est possible que de distinguer deux parois : l'une interne, constituée par l'endothélium et la couche connective sous-endothéliale; l'autre périphérique, dans laquelle on trouve surtout du tissu conjonctif et des fibres musculaires lisses dont le nombre et la direction varient.

La coupe transversale ou longitudinale d'une veine de moyen calibre, la jugulaire par exemple, nous montre :

1° *Tunique interne.* — Elle est mince et mesure, dans le vaisseau que nous prenons comme type, une épaisseur variant entre 25 et 100 μ.; dans les grosses veines, elle est de 20 à 40 μ. La nitratation, pratiquée sur une veine insufflée et tendue, permet de reconnaître l'existence d'un revêtement endothélial à la surface interne du vaisseau. Les cellules qui le composent sont irrégulièrement polygonales, elles s'engrènent les unes dans les autres; on en voit qui sont échancrées sur leurs bords et les cellules voisines s'engagent dans ces échancrures. Au-dessous de l'endothélium existe une couche connective interne mince, entremêlée de noyaux et de fibres élastiques très fines, un premier réseau élastique correspondant à la lame élastique interne, et partant de ce dernier, tout un réseau élastique dont les mailles d'abord serrées deviennent de plus en plus larges.

Les premières de ces mailles contiennent des cellules musculaires à direction transversale et des faisceaux connectifs de faible diamètre. Les suivantes sont comblées par des faisceaux de tissu conjonctif entre lesquels se voient des cellules connectives plates munies de crêtes d'empreinte (Ranvier).

2° *Tunique périphérique.* — Au-dessous de cette tunique interne apparaissent des fibres musculaires lisses, disposées sur deux ou trois rangées, isolées ou réunies en petits groupes. Elles se montrent suivant leur longueur sur une coupe transversale et forment de petits faisceaux discontinus. Si, sur la jugulaire, les fibres lisses sont peu abondantes, elles deviennent par contre très nombreuses dans certains troncs; et on peut dire, d'une façon générale, que la couche musculaire est surtout développée dans les veines sous-diaphragmatiques, c'est-à-dire dans les vaisseaux où le cours du sang est ascendant. Aussi y a-t-il une très grande différence entre la coupe d'une veine jugulaire et celle d'une veine saphène.

La couche que forment les fibres lisses au-dessous de la tunique interne, quoique discontinue, est d'abord assez serrée; puis elles forment une couche plus lâche à mesure qu'on se rapproche de la surface externe du vaisseau; on ne trouve plus que des fibres conjonctives occupant les mailles du réseau élastique; et à la périphérie, tout élément contractile a disparu.

Sur quelques veines, la disposition des éléments contractiles varie un peu; la veine cave inférieure, par exemple, dans sa portion abdominale présente, en dehors de la couche de fibres lisses à direction transversale, une couche semblable dont la direction des éléments est longitudinale.

Sur les veinules les cellules endothéliales sont moins longues que larges, la lame élastique interne est seulement représentée par des fibrilles élastiques longitudi-

nales, enfin dans la couche périphérique les fibres transversales sont rares. La coupe transversale d'une veinule
est plus large que celle d'une artériole et sa paroi est
beaucoup plus mince que celle de cette dernière.

Valvules. — Les replis valvulaires que l'on rencontre
à la surface interne des veines peuvent être facilement
étudiés et leur structure est des plus simples. Après
nitratation, on voit tout d'abord le revêtement endothélial
qui recouvre les deux faces de la valvule : sur la face qui
correspond au cours du sang, le grand diamètre des cellules est dans le sens de l'axe du vaisseau ; sur la face
qui correspond à la paroi veineuse, le grand diamètre
des cellules est transversal. Sur une coupe longitudinale
de la valvule, la couche endothéliale qui répond au cours
du sang est la continuation de la tunique interne de la
veine ; la couche qui regarde la paroi veineuse, la couche
endothéliale, est plus mince et moins riche en fibres
élastiques. Entre ces deux lames existent des fibres élastiques et des fibres conjonctives avec cellules. Le sinus,
que présente la veine au-dessus de la valvule ne détermine aucune modification dans la structure de la paroi ;
dans certaines veines des membres inférieurs, on trouve
toutefois un renforcement des fibres musculaires lisses.

La structure des sinus veineux sera exposée dans le
chapitre consacré aux méninges.

Vaisseaux. — Fournis par les artères voisines, les
vaisseaux se ramifient dans la tunique périphérique, dans
les petites veines. Sur les troncs moyens et gros, ils pénètrent plus profondément et arrivent jusqu'à la tunique
interne sans la pénétrer.

Nerfs. — Sur les veines moyennes et grosses, on retrouve des nerfs qui ont la même disposition que sur les
artères.

§ 3. — CAPILLAIRES.

Les capillaires constituent la portion du système vasculaire située entre les artères et les veines. Leur disposi-

tion générale est caractérisque : ils s'unissent, s'anastomosent et constituent des réseaux à mailles plus ou
moins larges dont la forme varie dans les différents organes. Ces vaisseaux, au niveau desquels se passent les
phénomènes de la nutrition, sont très abondants; aussi,
ne peut-on examiner la coupe d'un organe sans en retrouver un grand nombre.

Jusque dans ces dernières années, on décrivait avec
M. Robin trois variétés de capillaires. Nous considére-
rons, avec les histologistes modernes, comme capillaires,
des vaisseaux qui ne peuvent être vus qu'au microscope,
dont le diamètre peut atteindre 15 μ mais peut être inférieur à ce chiffre, et dont la structure est des plus
simples.

La nitratation, qui nous a déjà rendu tant de services
dans l'étude de la structure des parois des artères et des
veines, est le meilleur moyen à employer pour observer celle des vaisseaux capillaires. Elle fait apparaître dans ces vaisseaux un réseau de
cellules endothéliales allongées suivant l'axe du

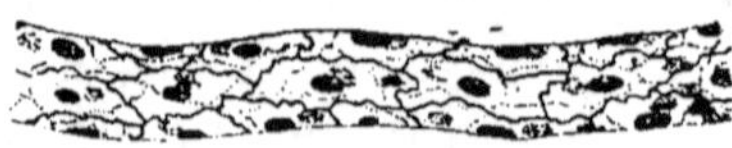

Fig. 65. — Un capillaire sanguin imprégné au nitrate d'argent pour montrer
le ciment intercellulaire. Le noyau
des cellules épithéliales a été coloré par
l'hématoxyline.

tube et d'autant plus étroites que leur calice est moins
large. Ces cellules sont plus étroites que celles des artérioles avec lesquelles elles sont en continuité directe et plus étroites aussi que celles des veinules.

Si, après nitratation, la préparation est colorée par le
picro-carmin et montée dans la glycérine additionnée
d'acide oxalique, on aperçoit dans chacune de ces cellules un noyau. Il est possible d'observer au milieu de
ces éléments d'autres plus petits, limités par une ligne
noire, éléments qui se rapprochent de ceux qu'Auerbach
a décrits dans les lymphatiques (fragments intercalaires).
Certains capillaires, et en particulier ceux du mésentère
de la grenouille, exposés pendant quelques heures au con-

tact de l'air en dehors de la cavité abdominale, présentent des stomates qui, par le fait du dépôt d'argent, forment de petites taches noires. D'après nombre d'auteurs, ces cellules endothéliales constitueraient à elles seules toute la paroi des capillaires; mais à l'aide d'injections de gélatine argentée Chrzonszczewski a cru retrouver une membrane au-dessous de l'endothélium; d'autre part, sur des coupes transversales, la paroi d'un capillaire présente un double contour. On est donc amené à admettre l'existence d'une couche sous-endothéliale; mais c'est encore là un problème qui n'a pas reçu de solution.

Certaines variétés de capillaires sont cependant munies d'une gaine externe et les vaisseaux fins du tissu conjonctif lâche, par exemple, sont enveloppés de cellules plates disposées de la même façon que sur les faisceaux de fibrilles. Dans les ganglions lymphatiques, on retrouve une gaine externe, formée par des fibrilles conjonctives, sur lesquelles s'appliquent des cellules plates ou l'endothélium du lymphatique.

C'est à cette disposition qu'Eberth a donné le nom de *périthélium*.

Dans certaines régions, les capillaires sont enveloppés par une véritable gaine, la gaine lymphatique que nous connaissons déjà.

Nous avons dit que le diamètre maximum des capillaires était de 15 μ, le diamètre minimum peut être de 4 μ seulement.

Ce fait paraîtra étrange au premier abord, si on se souvient que les globules rouges qui circulent dans ces vaisseaux ont une dimension moyenne de 7 μ; mais les hématies sont élastiques et peuvent s'allonger et franchir des tubes de 5 μ et plus rarement de 4 μ. Nous dirons aussi qu'il est très difficile d'apprécier exactement le diamètre des vaisseaux capillaires, car celui-ci est très variable en raison de nombreuses causes.

Les capillaires les plus fins se rencontrent dans les muscles, les nerfs et la rétine. Certains tissus et certains organes de l'économie en sont privés; nous citerons la tunique interne des artères et des veines, la couche sous-endothéliale de l'endocarde, les poils, les ongles, les cartilages articulaires, la cornée, le cristallin, la cristalloïde, l'ivoire et l'émail.

Réseaux des capillaires sanguins. — Pour comprendre la disposition des *réseaux* que forment les capillaires, on peut fixer le sang dans les vaisseaux, ou mieux encore pratiquer des injections de masses colorées transparentes. On peut remarquer alors, comme l'écrit le professeur Ranvier, que pour donner naissance au réseau capillaire, les artérioles se divisent, se subdivisent et aboutissent à des ramifications terminales qui se continuent à plein calibre avec les capillaires du réseau, de sorte que ce dernier semble être une émanation directe des artérioles. Du côté des veines, il en est tout autrement et entre celles-ci et les capillaires qui s'y rendent, il y a toujours une limite tranchée. Au point où un capillaire débouche dans une veinule, celle-ci présente d'habitude une légère dilatation, ou plutôt, la veinule conservant son calibre jusqu'à son extrémité, le capillaire vient s'y ouvrir de telle sorte qu'en ce point il y a entre les deux vaisseaux une différence notable de diamètre, comme dans ces appareils en verre soufflé où un tube est soudé par son extrémité à un autre tube beaucoup plus large (Ranvier). Examinés sur la coupe d'un organe, les réseaux et leurs mailles sont, par leur forme et leurs dimensions, tout à fait caractéristiques; si bien qu'un œil exercé reconnaîtra souvent l'organe en ne tenant compte que de la disposition de ses vaisseaux fins.

Dans ces dernières années, on a décrit dans les réseaux capillaires des rameaux terminés en cul-de-sac; nous aurons l'explication de cette disposition, lorsque plus loin nous exposerons les idées modernes sur le développement de l'arbre vasculaire.

Circulation capillaire. — C'est en examinant les réseaux formés par les capillaires que Malpighi a découvert *la circulation capillaire*. Depuis, la technique a été améliorée et l'étude singulièrement facilitée par les instruments perfectionnés que nous possédons. Nous ne ferons pas une description détaillée de la circulation du sang dans les vaisseaux fins, car cette question est surtout d'ordre physiologique ; mais il est un point que nous devons résumer, c'est celui de la *diapédèse* ou sortie des globules au travers de la paroi. Les notions que nous possédons sur cette question datent des remarquables recherches de Conheim.

En examinant le cours du sang dans un vaisseau capillaire, si l'attention de l'observateur est portée sur les bords, il peut reconnaître le long de ces bords un nombre plus ou moins considérable de globules blancs qui semblent immobiles. Poiseuille, en 1835, avait déjà fait cette remarque. Ces leucocytes semblent fixés à la membrane du vaisseau, comme le dit avec juste raison M. Ranvier, tandis que le torrent sanguin tend à les entraîner et les refoule contre la paroi, comme il arrive pour ces bateaux, qui, retenus au rivage par une amarre, se disposent au fil de l'eau le long de la berge de la rivière. C'est grâce à leurs prolongements amiboïdes que ces leucocytes restent adhérents aux bords. Quelques-uns se laissent détacher et sont emportés par le courant sanguin, mais la plupart continuent à pousser leurs prolongements au travers de la paroi et finissent par la traverser. Si on ne peut d'une façon bien nette observer les leucocytes au moment où ils font cette traversée, il est cependant facile de les retrouver et dans le vaisseau et en dehors de lui lorsqu'on a pris soin, comme le faisait Conheim, de les charger de grains de matière colorante. Une fois sortis, les leucocytes, ou se rendent dans une gaine lymphatique, ou cheminent à la surface d'une séreuse ou dans les mailles du tissu conjonctif lâche. D'après Conheim la diapédèse ne pourrait se faire qu'au niveau de stomates préformés.

La diapédèse des globules rouges a été observée par

Stricker; il semble admis aujourd'hui qu'elle se fait surtout au niveau de stomates.

Dans l'inflammation, la diapédèse des globules blancs et rouges augmente et ce passage peut être considéré comme l'exagération de celui qui se fait à l'état normal.

Développement des vaisseaux sanguins. — En étudiant le développement des hématies, nous avons indiqué les îlots de Wolf et de Pander de l'aire pellucide et les cellules vaso-formatives de Ranvier. Pour être complet, il nous faut montrer comment se développent les capillaires aux dépens des *pointes d'accroissement*. L'observation peut être faite sur l'expansion membraneuse de la queue des têtards immobilisés par le curare. Les capillaires complètement formés s'accusent au milieu des divers éléments de la membrane par le double contour de leurs parois et la circulation dans leur intérieur. Ces capillaires constituent un réseau, dont les mailles ont des formes et des dimensions variables et dont les dernières branches se terminent par des pointes droites ou plus ou moins incurvées. Ces pointes se terminent par une, deux et rarement trois extrémités effilées qui se perdent au milieu des éléments voisins. Elles sont solides et constituées par une masse protoplasmique incolore, réfringente, la base des pointes présente une concavité dans laquelle viennent s'engager les globules sanguins. En poursuivant l'examen pendant plusieurs heures, on voit les prolongements en pointe s'étendre et leur base se creuser de plus en plus. On peut voir une pointe rencontrer une autre pointe et se souder latéralement entre elles. Le bouchon protoplasmique qui oblitère cette anastomose, se trouvant attaqué des deux côtés par le choc des globules sanguins, s'amincit de plus en plus et finit par disparaître complètement en laissant un léger épaississement sur la paroi. D'autres méthodes, soit celle des injections, soit celle de la coloration ou de la nitratation, permettent de confirmer ces données obtenues à l'état vivant.

III. — SYSTÈME LYMPHATIQUE.

Dans ce chapitre, nous étudierons successivement les voies de circulation de la lymphe, c'est-à-dire les capillaires et troncs lymphatiques, les origines de ces canaux, leurs rapports avec le tissu conjonctif et les séreuses. Dans une seconde partie, nous nous occuperons des organes qui peuvent être considérés comme les réservoirs de la lymphe, c'est-à-dire les follicules clos isolés ou agminés en plaques, les ganglions lymphatiques. Nous rapprocherons de ces derniers organes les amygdales qui, d'après les récentes recherches de M. Retterer, sont très riches en tissu lymphatique ; quant à la rate, son étude fera l'objet d'un chapitre spécial.

§ 1. — VAISSEAUX LYMPHATIQUES.

Capillaires lymphatiques et mailles lymphatiques. — L'aspect que présentent les capillaires lymphatiques est tout à fait différent, selon qu'on les considère sur des coupes, ou sur des préparations après injection de matières colorantes ou nitratation. Leur disposition est également différente selon les tissus dans lesquels on les observe. Sur des coupes, faites après durcissement et colorées, on voit à côté des artérioles des veinules, des capillaires et des nerfs, des espèces de fentes formées par les faisceaux du tissu conjonctif simplement écartés les uns des autres ; ces fentes ou lacunes sont limitées par des noyaux arrondis qui font une légère saillie à l'intérieur de la cavité. Ces noyaux correspondent, comme nous le verrons plus loin, à autant de cellules endothéliales qui forment la paroi du conduit. Par le fait des procédés de technique, les faisceaux conjonctifs, au lieu d'être écartés, sont presque revenus au contact et la cavité du lymphatique ayant en grande partie disparu, il ne reste plus que des noyaux disposés les uns à côté

des autres. On a décrit une fibrillation spéciale des travées conjonctives qui avoisinent l'endothélium du lymphatique et cet aspect peut être considéré, avec certains
auteurs, comme une ébauche de paroi.

Si, à l'aide d'une piqûre et par un procédé spécial, on
injecte les vaisseaux lymphatiques avec une masse de
gélatine colorée en bleue, tandis que le système vasculaire sanguin a été injecté avec une masse de gélatine
colorée en rouge, préparation qui est facile à réaliser
sur la patte de la grenouille, on peut voir, à l'aide d'un
grossissement de quatre-vingts à cent diamètres, au niveau de la membrane interdigitale des capillaires lymphatiques, larges, aplatis, anastomosés les uns avec les
autres et formant un réseau. Les mailles de ce réseau
croisent les troncs vasculaires et les anastomoses capillaires qui les unissent ; elles sont de dimensions variables
et, d'une façon générale, de forme arrondie. Des réseaux
lymphatiques, on voit partir des branches terminales qui
divergent en différents sens et se terminent toutes en
pointe. Par imprégnation, ou encore par l'injection du
sel d'argent, on peut rendre très évidentes les cellules
endothéliales qui tapissent la face interne du capillaire
lymphatique et qui, à ce niveau des voies de la lymphe,
constituent à elles seules les parois du conduit. Le nitrate
d'argent s'étant déposé dans le ciment qui sépare les
cellules, on peut facilement se rendre compte de l'aspect
et des formes que présentent ces dernières. Elles sont
en général allongées dans le sens de la longueur et, particularité importante qui permet de les différencier des
éléments de même nature qui tapissent la face interne
des vaisseaux sanguins, leurs bords sont sinueux, ondu-
lés, et comparables en tous points aux découpures d'un
jeu de patience. Les capillaires lymphatiques sont très
abondants dans le derme de l'homme, en certaines régions, les doigts par exemple ; on les retrouve à la surface
des muscles, des tendons, des séreuses, dans les membranes d'enveloppe, dans les viscères, dans les muqueu-

ses. Au niveau de la muqueuse intestinale, ces capillaires prennent le nom de *chilifères*. En certains points de l'économie (mésentère, cerveau, moelle), les capillaires lymphatiques affectent avec les vaisseaux fins contenant du sang rouge des rapports étroits. Comme l'ont indiqué Robin, His, Rusconi et autres, les lymphatiques forment une espèce de manchon appelé *gaine lymphatique*. C'est comme une petite séreuse qui envelopperait le vaisseau sanguin ; on peut distinguer à la surface du vaisseau un feuillet qui n'est représenté que par une couche endothéliale, visible surtout après nitratation. Quant à la couche périphérique, elle est formée par une légère trame conjonctive, recouverte elle aussi à sa face interne par un revêtement endothélial. Au niveau de la racine du mésentère, on peut voir une artère et une veine contiguës avoir une gaine lymphatique commune et celle-ci se diviser pour former une enveloppe spéciale à chacun des vaisseaux quand ils se séparent et aux branches qu'ils émettent. La cavité de la gaine périvasculaire est cloisonnée par de fins tractus fibreux recouverts eux aussi de cellules endothéliales. Elle contient un liquide clair tenant en suspension des leucocytes et des granulations graisseuses.

§ 2. — TRONCS LYMPHATIQUES.

Les troncs lymphatiques de moyen volume peuvent être observés en différents points et plus particulièrement au niveau du mésentère. Dans une portion de cette membrane convenablement tendue et nitratée, à l'aide d'un faible grossissement, on peut voir, à côté des artères et des veines, des canaux caractérisés par leur trajet irrégulier, leurs valvules, leurs renflements supra-valvulaires et leurs anastomoses. Ces canaux, comme les précédents, sont tapissés par un revêtement de cellules endothéliales qui ont les mêmes caractères que celles que nous avons décrites précédemment.

Cette couche est renforcée par des plans de fibres musculaires lisses, dont la direction est en général transversale ; on en trouve cependant qui sont dirigées obliquement et ces dernières sont surtout abondantes au niveau des renflements supra-valvulaires. A ce niveau, elles forment un lacis que l'on peut, jusqu'à un certain point, comparer avec M. Ranvier au réseau des fibres musculaires du cœur. Pour cet auteur, le renflement supra-valvulaire paraît être une poche contractile destinée à chasser la lymphe. Les valvules sont disposées par paires comme celles des veines. L'endothélium présente à ce niveau quelques particularités ; les cellules qui tapissent la face interne en rapport avec la lymphe sont allongées suivant la longueur du vaisseau ; celles qui tapissent la face externe sont polygonales et à peu près égales dans toutes leurs dimensions.

Si nous avons choisi pour cette description les vaisseaux lymphatiques du mésentère, c'est que contenus dans une membrane mince ils se prêtent mieux à l'observation que les troncs lymphatiques contenus dans le tissu conjonctif lâche.

Quant aux gros troncs lymphatiques, le canal thoracique par exemple, ils présentent une couche de cellules endothéliales, au-dessous d'elles un réseau élastique doublant pour ainsi dire la tunique interne, un réseau plus profond, à mailles plus larges, formé de fibres volumineuses, en dehors on trouve les fibres musculaires lisses disposées transversalement ou obliquement et réunies par petits groupes. A ces cellules s'ajoutent des faisceaux conjonctifs. Chez l'homme, la musculature du canal thoracique est considérable, les fibres musculaires transversales y sont surtout développées et forment une espèce de couche moyenne.

§ 3. — RAPPORTS DES VAISSEAUX LYMPHATIQUES AVEC LE TISSU CONJONCTIF ET LES SÉREUSES.

Origine des vaisseaux lymphatiques. — Cette question est une des plus controversées de l'histologie et une des plus difficiles à résoudre. Les solutions proposées sont nombreuses, mais avant de les exposer nous devons résumer certains faits qui ont une importance capitale.

Nous rappellerons d'abord la constitution lacunaire du tissu conjonctif que nous avons précédemment exposée et qui nous a permis de comprendre comment les cellules lymphatiques peuvent cheminer dans ses mailles. Si, à l'exemple de Ranvier, on pratique une boule d'œdème avec une matière colorante, on voit parfois la matière colorante pénétrer dans deux ou trois vaisseaux lymphatiques et les injecter. On peut aussi, en comprimant avec le doigt la boule formée, voir l'injection pénétrer dans d'autres vaisseaux et s'étendre jusqu'au ganglion lymphatique voisin. Enfin, en déposant des grains impalpables de vermillon au fond d'une petite incision pratiquée à la partie inférieure de la cuisse d'un lapin et allant jusqu'au voisinage du nerf sciatique, on observe le transport des particules colorantes dans le ganglion lombaire. Ces faits ne démontrent-ils pas qu'il y a une étroitesse très grande entre les vaisseaux lymphatiques et les interstices du tissu conjonctif? On peut, il est vrai, objecter que dans ces expériences il peut y avoir eu déchirure des vaisseaux; mais cette objection n'enlève rien à l'étroitesse de rapports que nous cherchons à indiquer.

Pour les séreuses, les expériences et les observations histologiques sont plus nombreuses et plus démonstratives. Rappelons d'abord les résultats obtenus par Recklinghausen, résultats contrôlés par de nombreux auteurs, Ludwig, Rémy et Dubar, etc. Il injecte du lait, du cinabre, du sang dans la cavité abdominale d'un lapin vivant et constate que les globules de lait, de sang, les grains de cinabre ont pénétré dans les vaisseaux lymphatiques du centre phrénique. Il obtient les mêmes résultats, en déposant les mêmes substances sur la surface péritonéale du diaphragme d'un lapin récemment tué. Les mêmes constatations peuvent être faites, à l'exemple de Ludwig et Dybkowsky, sur la plèvre du chien. Ces données ne doivent pas nous surprendre, car nous savons qu'à ce niveau existent des orifices, véritables *puits*, qui viennent s'ouvrir à la surface de la séreuse et communiquent profondément avec les vaisseaux lymphatiques. Ces communications des vaisseaux lymphatiques avec les cavités séreuses, déjà si nettes chez les petits mammifères, le sont beaucoup plus encore chez les batraciens. Chez la grenouille en particulier, le tissu conjonctif sous-cutané est remplacé par de grands sacs lymphatiques qui communiquent les uns avec les autres ; chez le même animal une grande cavité lymphatique placée en arrière du tube digestif, le long de la colonne vertébrale, remplace le tissu cellulaire rétro-péritonéal des mammifères ; de même on trouve des sacs en arrière des poumons. Schweiger-Seidel et Dogiel ont vu que la grande cavité lymphatique rétro-abdominale était séparée du péritoine par une membrane mince et sur cette membrane ils ont trouvé les orifices de communication. Les résultats de leurs recherches contrôlés et complétés par le professeur Ranvier sont admis par tous les histologistes modernes. Il existe en effet, au niveau de cette membrane de séparation des orifices permanents, bordés du côté du péritoine par des cellules spéciales faciles à déceler par la nitratation, et tapissés aussi sur la face lymphatique par des cellules qui peuvent former une paroi toujours très mince, mais plus ou moins complète, sorte de soupape à lèvres mobiles que les cellules lymphatiques peuvent facilement écarter et franchir.

La communication des vaisseaux lymphatiques avec

les séreuses est donc bien nettement établie ; nous savons que les séreuses sont une dépendance du tissu conjonctif et qu'une séreuse peut être considérée comme une maille considérablement agrandie de ce même tissu conjonctif. Aussi semble-t-il tout à fait rationnel, surtout après les données que nous avons précédemment rapportées, d'admettre que les vaisseaux lymphatiques prennent naissance dans les interstices du tissu conjonctif. Mais, comme le fait remarquer le professeur Ranvier, ce n'est encore là qu'une hypothèse, car l'injection des lymphatiques, à la suite d'une piqûre ou d'une plaie du tissu conjonctif, pourrait être amenée par une déchirure accidentelle de ces vaisseaux. La communication directe entre les lymphatiques et les mailles du tissu conjonctif ne sera définitivement établie que lorsqu'on aura démontré dans ce tissu des ouvertures semblables à celles qui existent entre la cavité péritonéale de la grenouille et la citerne lymphatique, entre la cavité péritonéale des mammifères et les vaisseaux lymphatiques du centre phrénique (Ranvier).

Parmi les théories émises sur l'origine des voies lymphatiques, nous signalerons celle de Virchow ; pour lui, les cellules du tissu conjonctif sont creuses ainsi que les prolongements qui les unissent, elles forment un réseau communiquant avec les lymphatiques et constituant ses origines. Kölliker et Leydig ont admis l'existence du système plasmatique de Virchow. Recklinghausen admet que le tissu conjonctif est parcouru par un système de canaux plexiformes dont les parois sont tapissées par les cellules conjonctives ; ces canaux qu'il appelle *canaux du suc* représenteraient les origines des lymphatiques. Nous rappellerons aussi le système des lacunes et des capillicules du professeur Sappey. Bichat, qui le premier avait supposé que les origines des lymphatiques se trouvaient dans les mailles du tissu conjonctif, avait donc raison, puisque cette hypothèse semble confirmée par les recherches faites dans ces dernières années.

§ 4. — CENTRES LYMPHATIQUES.

Avant d'aborder l'étude de ces différents organes, nous devons indiquer une particularité importante de leur structure qui en constitue comme le caractère fondamental, c'est la présence dans chacun d'eux d'un tissu spécial, le *tissu réticulé*.

Le tissu réticulé est encore appelé *tissu cytogène* par Kölliker, *tissu adénoïde* par His, *tissu lymphoïde* par quelques auteurs. Depuis l'application faite par His de la méthode du pinceau, méthode perfectionnée par le professeur Ranvier, on a pu se rendre un compte exact de la constitution histologique du tissu réticulé, qui n'est d'ailleurs qu'une dépendance du tissu conjonctif. Il est formé par une trame de fibrilles très fines ; ces fibrilles s'anastomosent entre elles pour former des mailles très petites, très serrées, dans lesquelles se trouvent englobées les cellules lymphatiques. His, Kölliker, Frey admettaient que cette disposition en réseaux était due à des cellules ramifiées dont les prolongements s'anastomosaient entre eux. Cette opinion, qui a été longtemps soutenue en France par MM. Robin et Cadiat, a été réfutée d'une façon péremptoire par M. Ranvier. Si on traite par le pinceau des fragments de ganglions qui ont séjourné dans l'alcool au 1/3 ou si on agite dans une éprouvette une coupe mince, on peut très facilement débarrasser la trame de tous les éléments cellulaires contenus dans ses mailles. Cette trame ainsi mise en évidence est bien manifestement formée par un réseau de fibrilles, et aucune cellule n'entre dans sa constitution élémentaire. Les fibrilles présentent les mêmes réactions chimiques que celles du tissu conjonctif. Quand on examine des coupes faites après injections interstitielles d'acide osmique ou de nitrate d'argent on aperçoit cependant les cellules endothéliales qui semblent intimement confondues avec la trame, surtout au niveau des nœuds ou renflements formés par les anastomoses des fibrilles. Ces cellules plates disparaissent comme les éléments lymphatiques sous le pinceau. Un examen attentif permettra même de reconnaître sur différents points des travées de grandes cellules plates étoilées émettant des prolongements effilés qui s'anastomosent avec les prolongements de cellules semblables plus ou moins éloignées, ces éléments correspondent aux cellules étoilées décrites par le professeur Renaut à la surface des faisceaux du tissu conjonctif. Ces éléments semblent eux aussi se confondre avec le trame ; mais un examen attentif, fait en variant la mise au point, permet de voir qu'ils ne sont pas sur le même plan que les fibrilles du réticulum.

Lorsque des vaisseaux traversent le tissu réticulé on voit les fibrilles s'entre-croiser à la surface de leur tunique externe, s'insérer même sur elles et former comme une couche adventice. Cette disposition intéressante est surtout très nette au niveau des artérioles.

1° Ganglions lymphatiques. — C'est Chaussier qui donne ce nom à des organes connus depuis longtemps et qui sont encore appelés aujourd'hui en Allemagne *glandes lymphatiques*.

Nous renvoyons aux traités d'anatomie le lecteur qui désirerait se rendre compte de la configuration de la forme, du volume, du nombre des ganglions lymphatiques. Nous résumerons surtout les détails de leur structure histologique. Sur la coupe d'un ganglion lymphatique, pratiquée en prolongeant la direction du hile de l'organe, on peut, à l'œil nu, remarquer que le centre et la périphérie sont assez différents. La portion périphérique ou *corticale* est pâle, résistante et elle paraît formée par un certain nombre de petites masses blanches globuleuses juxtaposées les unes à côté des autres. La portion centrale est au contraire rosée, molle et comme marbrée. Ces caractères ont jusque dans ces dernières années suffi pour diviser la substance du ganglion en deux couches, couche corticale et couche médullaire comme cela existe dans d'autres organes (reins).

Le microscope a permis de reconnaître que cette distinction n'était pas fondée sur des données anatomiques et que les deux régions avaient la même structure. A un faible grossissement, il est en effet possible de voir que le parenchyme ganglionnaire est divisé par des prolongements de la capsule d'enveloppe en un certain nombre de lobes. Chaque lobe étudié séparément est formé par une masse centrale dense, foncée, entourée par une zone claire d'apparence lacunaire. Une masse opaque ressemblant vaguement à des tubes glandulaires et autour d'elle un système de lacunes, telles sont les deux parties que l'on rencontre dans la couche corticale et dans la couche médullaire du ganglion. Aussi nous paraît-il juste de diviser à l'exemple du professeur Ranvier la substance ganglionnaire en deux systèmes : le système folliculaire et le système caverneux. Cette division basée, nous le répétons, sur l'examen histologique ne prête pas comme les précédentes à la confusion.

Si nous reprenons la description de la coupe précédente nous voyons, après coloration, que le ganglion est entouré par une *capsule* ou *membrane d'enveloppe*. Cette capsule est formée par du tissu conjonctif dont les fibres superficielles sont lâches et se continuent avec celles du tissu conjonctif voisin ; les fibres profondes sont par contre plus rapprochées et plus serrées les unes contre les autres. Entre ces fibres on trouve peu de cellules du tissu conjonctif. Au milieu de ces trousseaux fibreux existent des fibres musculaires lisses, plus ou moins abondantes chez les différents animaux, et toujours peu nombreuses chez l'homme. La capsule est perforée par de nombreux vaisseaux artériels et veineux et par de nombreux canaux lymphatiques qui constituent, comme nous le verrons plus loin, la plus grande partie des canaux afférants. Au niveau du hile, la capsule forme des gaînes autour des vaisseaux, aussi trouve-t-on à son niveau un épaississement fibreux, d'autant plus volumineux que l'individu est plus âgé. Dans le reste de son étendue, la capsule par sa face interne envoie des prolongements, qui d'abord très marqués à la périphérie, diminuent d'épaisseur et finissent même par disparaître au centre de l'organe. On retrouve dans ces prolongements les mêmes éléments constitutifs que dans la capsule (fibres conjonctives, fibres musculaires lisses).

Au-dessous de la capsule et le long de ses cloisons est situé le *système caverneux* ; il enveloppe la substance folliculaire de telle sorte que celle-ci n'est jamais en contact avec les cloisons fibreuses. Ce système est essentiellement formé par du tissu réticulé dont les mailles sont larges, irrégulières. Les travées qui le constituent sont recouvertes par un endothélium que l'on peut, à l'exemple de Recklinghausen, rendre très évident par la nitratation. Cet endothélium est constitué par une couche de cellules plates qui recouvrent la trame alvéolaire à la façon d'un vernis. M. Ranvier a pu, à l'aide du pinceau, sur des pièces ayant séjourné dans l'alcool au tiers, débarrasser la trame de toutes les cellules qui encombrent ses mailles et montrer la constitution fibrillaire du réseau, indépendante de tout élément cellulaire.

Le système caverneux a reçu différents noms suivant la région du ganglion où on l'observe : il a été décrit sous le nom de *sinus* autour des follicules, plus loin sous le nom de *canaux lymphatiques, de conduits* ou *espaces lymphatiques*.

Le *système folliculaire* constitue la partie fondamentale du ganglion lymphatique. Son aspect varie selon qu'on l'examine au centre ou à la périphérie.

A la périphérie, c'est-à-dire dans la couche corticale, il est constitué par des masses globuleuses, ayant vaguement la forme de pyramides dont le sommet se dirige vers le centre du ganglion. De ce sommet partent deux ou trois prolongements tubulés que l'on a décrits sous le nom de *tubes glandulaires, canaux médullaires, cylindres épithéliaux*. Chaque follicule est séparé de la charpente fibreuse par le réticulum du système caverneux du sinus. Quant aux prolongements, ils se séparent au sommet du follicule, gagnent le centre du ganglion en suivant tantôt une direction rectiligne, tantôt une direction flexueuse. Ils passent d'un lobule à l'autre, s'anastomosent mais possèdent tous et toujours une gaîne fournie par le système caverneux. Le système folliculaire se trouve enveloppé de la sorte de tous côtés par le système caverneux.

Quant à la structure intime des follicules, elle est facile à comprendre. On retrouve, comme dans le système caverneux, du tissu réticulé, mais les mailles sont plus fines, plus petites, plus régulières. Au centre, les mailles sont presque carrées, à la périphérie elles sont plutôt losangiques et allongées. Dans leur intérieur, on retrouve des cellules lymphatiques, assez adhérentes et que le pinceau détache difficilement. A la surface des fibrilles anastomosées qui constituent la trame réticulée, on peut, comme précédemment, par la nitration, faire apparaître un revêtement continu de cellules plates.

Vaisseaux sanguins. — Les vaisseaux sanguins pénètrent dans le ganglion lymphatique soit par sa périphérie (ce sont les moins importants), soit par le hile. Les premiers suivent les cloisons que la capsule envoie dans l'intérieur du ganglion. Les seconds traversent la masse fibreuse du hile, suivent les cloisons qui en partent, traversent le système caverneux et se résolvent en capillaires dans les follicules ; on en voit qui côtoient les cordons folliculaires ou prolongements. Nous attirons l'attention sur ce fait que les vaisseaux ne font que traverser le système caverneux et qu'en ce point de leur trajet ils servent d'attache aux fibres fines du réticulum.

Les mailles formées par les vaisseaux capillaires sont d'une façon générale polygonale. Elles servent d'attache aux fibres fines du réticulum. Eberth avait admis à leur surface externe un revêtement externe de cellules plates dont il avait fait un périthélium.

Vaisseaux lymphatiques. — Les uns sont afférents, les autres efférents ; les premiers pénètrent dans le ganglion par sa périphérie, c'est-à-dire par sa capsule ; les seconds sortent par le hile. Après avoir traversé la capsule, les lymphatiques communiquent largement avec les espaces caverneux sous-jacents, de sorte que le système caverneux peut être considéré comme un vaste réseau de gros troncs lymphatiques (Siredey). Les vaisseaux efférents qui partent du hile varient de nombre ; à leur origine ils font suite aux espaces caverneux et n'ont pas de rapports de continuité avec les follicules.

Nerfs. — On a signalé l'existence de nerfs dans la capsule et les cloisons ; ceux du tissu réticulé n'ont pu encore être observés.

2° Follicules clos et plaques de Peyer. — Localisés au tube digestif, les follicules clos se distinguent à l'œil nu ; ils se présentent comme de petits points blancs formant une ligne courbe à concavité dirigée vers le bord supérieur. La muqueuse intestinale est épaissie à leur niveau, ils en occupent la partie profonde, au-dessous des glandes de Lieberkühn entre les fibres musculaires. Ils viennent faire saillie sur la surface de la muqueuse et autour d'eux les villosités et les glandes forment une couronne. Au niveau des follicules isolés on note une semblable disparition des glandes et des villosités, et il existe à ce niveau une dépression que les auteurs anciens considéraient comme l'orifice de la glande lymphatique. Nous signalerons cependant l'existence de quelques follicules sans modification d'aspect et de structure de la muqueuse.

Pour se rendre compte de la disposition histologique d'une plaque de Peyer, il suffit de la considérer comme un ganglion réduit à sa substance corticale étalée dans la couche profonde de la muqueuse intestinale. Les follicules sont placés les uns à côté des autres, en séries linéaires, comme les follicules de la couche corticale du ganglion. Ils sont séparés les uns des autres par une zone plus claire analogue au système caverneux, le tissu conjonctif sous-muqueux envoie des prolongements dans les espaces interfolliculaires et représente les cloisons conjonctives émanant de la face interne de la capsule d'enveloppe. Comme dans les ganglions, les follicules sont formés par du tissu réticulé dont les mailles plus larges au centre s'aplatissent à la périphérie de façon à constituer une espèce de capsule. Les mailles du réticulum sont tapissées d'une couche de cellules plates et les espaces limités par ces mailles sont remplis de cellules lymphatiques.

La zone plus claire qui sépare les follicules est formée d'un réticulum plus lâche qui se prolonge jusque dans les villosités, au pourtour des glandes et dans le tissu sous-muqueux, en se continuant par une transition insensible avec le tissu conjonctif de la muqueuse ; on voit ces travées s'épaissir de plus en plus et perdre la disposition réticulée pour se confondre avec les fibres conjonctives.

Ce système caverneux est traversé par les vaisseaux sanguins et lymphatiques des villosités. Les artères forment un anneau presque continu autour des follicules et se terminent dans le réticulum folliculaire par des capillaires radiés (Frey, Siredey).

Les lymphatiques communiquent largement avec les espaces caverneux, et à mesure que les travées deviennent plus épaisses, les vaisseaux lymphatiques s'isolent et deviennent plus distincts ; ils constituent alors les vaisseaux efférents analogues à ceux des ganglions.

Les follicules clos isolés, que l'on trouve soit dans l'intestin grêle, soit dans le gros intestin, présentent la même structure ; ils sont formés par du tissu réticulé,

dont les mailles plus larges au centre s'aplatissent à la
périphérie sous forme de capsule. Les mailles, tapissées
par une couche de cellules plates, contiennent des cellules lymphatiques. Ils sont entourés par un véritable
sinus comuniquant largement avec les lymphatiques des
villosités qui sont leurs vaisseaux afférents et avec les
lymphatiques sous-muqueux, leurs vaisseaux efférents.

On retrouve dans les autres portions du tube digestif
des follicules clos, par exemple dans l'estomac (Cornil,
Chauffard, Marfan), dans l'œsophage, dans le pharynx
Duguet, Dérignac), sur la base de la langue, la partie
supérieure du voile du palais, les amygdales où les
follicules clos sont disposés en séries régulières autour
des dépressions de la muqueuse (Retterer), dans le
larynx (Coyne), dans la conjonctive (Frey). La particularité la plus importante de tous ces follicules est leur
peu de développement; ils siègent encore dans la
couche profonde de la muqueuse; mais si le réticulum
du follicule est net, les espaces caverneux sont beaucoup plus restreints que dans les follicules de l'intestin.

§ 5. — AMYGDALES.

On ne s'étonnera pas de lire au chapitre consacré à
l'étude du système lymphatique la description des
amygdales. Plusieurs auteurs et en particulier le professeur Cornil ont fait ressortir les nombreux points
de ressemblance de l'amygdale adulte avec les ganglions
lymphatiques; dans un récent et consciencieux mémoire, M. Retterer a exposé ses recherches sur l'origine, la structure et l'évolution des amygdales chez les
mammifères.

Si on examine l'amygdale d'un adulte, un supplicié
de vingt ans par exemple, on trouve à la partie supérieure ou vers le milieu de la base une fossette dirigée
obliquement de haut en bas et de dedans en dehors,
longue de 7, large de 2 millimètres. A la partie interne

de cette fente, on voit de 4 à 5 orifices ressemblant à des piqûres d'épingle. Plus bas, le long du côté interne et dans un point occupant la moitié interne et postérieure de la saillie tonsillaire, il existe huit orifices atteignant de $0^{mm},5$ à 1 millimètre de diamètre. Ces orifices conduisent dans les diverticules qui pénètrent en tous sens la masse tonsillaire. Les coupes montrent qu'à égale distance de deux diverticules passent des cloisons conjonctives qui proviennent de la capsule périphérique et qui subdivisent tout l'organe en une série de lobes ayant chacun un diverticule central. Malgré l'étendue variable des lobes, ils montrent une texture identique : c'est un tissu lymphoïde diffus, dans lequel sont rangés des follicules clos se présentant sous l'aspect d'une série de *grains* plus sombres et bien délimités. Au voisinage des grains, les faisceaux du tissu conjonctif prennent une disposition concentrique et on aperçoit par places des sortes de vides remplis par un grand nombre de leucocytes. Il est probable, sans qu'on puisse l'affirmer, que ce sont là les endroits où passent les vaisseaux lymphatiques. Le tissu amygdalien est très vasculaire ; les vaisseaux sanguins se trouvent dans la gaîne conjonctive et dans les nombreux prolongements qui en partent (Retterer.)

En étudiant l'évolution des amygdales chez l'homme, on constate à une première période la production d'involutions épithéliales. Celles-ci sont constituées par toutes les couches ectodermiques et séparées du mésoderme par une membrane basilaire qui les enveloppe de toutes parts. En même temps, on remarque dans la couche superficielle du chorion de la région des involutions une abondante prolifération de cellules conjonctives, qui forment autour des bourgeons épithéliaux des amas mésodermiques très vasculaires. Puis les bourgeons épithéliaux perdent leur membrane basilaire, les éléments conjonctifs se mettent en contact avec les cellules épithéliales et viennent s'interposer entre les cellules ectodermiques sous forme de trabécules lamineuses.

Les bourgeons s'allongent et émettent des branches secondaires : les nodules conjonctifs augmentent et déterminent la séparation de la portion terminale des bourgeons d'avec l'involution originelle qui persiste sous forme de diverticules creux. D'autres modifications surviennent et les lobules amygdaliens se différencient.

Dans un âge avancé, les follicules clos diminuent de dimensions et disparaissent même sur certains points. La cause de ce phénomène réside dans l'augmentation en nombre et en épaisseur des trabécules conjonctives qui envahissent la masse du follicule clos ; on observe en même temps la formation d'espaces vides sous forme d'alvéoles renfermant des débris cellulaires et des aiguilles de margarine (Retterer).

§ 6. — CAPSULES SURRÉNALES.

On désigne sous ce nom deux petits organes d'apparence glandulaire, aplatis d'avant en arrière, pesant de 6 à 8 grammes et coiffant l'extrémité supérieure du rein. Chacune de ces capsules reçoit trois branches artérielles : la première vient directement de l'aorte, c'est l'artère capsulaire ; la seconde vient de la diaphragmatique inférieure ; la troisième de l'artère rénale correspondante. En arrivant dans l'organe, ces artères forment en moyenne vingt branches ; à chacune d'elles correspond une veine. Les rameaux veineux convergent et se réunissent pour former la veine capsulaire ; la veine capsulaire droite se rend dans la veine cave inférieure ; la veine capsulaire gauche se rend directement dans la veine rénale correspondante. Les capsules surrénales sont pourvues de lymphatiques dont l'étude n'est pas encore faite. Elles reçoivent de nombreuses branches nerveuses venant du grand symphatique, des nerfs splanchniques ; celle de gauche reçoit en plus quelques filets du nerf phrénique correspondant ; la droite reçoit des branches du pneumogastrique droit. Ces branches forment dans l'intérieur de l'organe un riche plexus et au niveau des entre-croisements, au milieu même du parenchyme, Virchow a signalé de petits ganglions.

Sur une coupe longitudinale on voit que la capsule est entourée par une couche de tissu conjonctif assez dense formant une membrane d'enveloppe qui par sa face interne émet des cloisons minces qui forment comme le squelette du parenchyme. Cette membrane d'enveloppe renferme d'assez nombreux éléments élastiques.

La même coupe permet de distinguer deux parties constituantes : l'une externe ou corticale, de coloration jaunâtre ; l'autre centrale ou médullaire de consistance molle.

Dans la couche corticale, on retrouve les cloisons conjonctives réunies les unes aux autres par des anastomoses transversales et formant de véritables loges dans lesquelles sont contenues des cellules. On a même décrit dans cette couche plusieurs zones (glomérulaire, fasciculée, réticulée).

Dans la portion centrale, les cellules sont disséminées mais séparées les unes des autres par de très fines travées conjonctives.

Les cellules sont de deux ordres : celles de la substance corticale sont polyédriques ; on trouve dans leur protoplasma des granulations de différentes sortes : les unes sont brillantes, et présentent les caractères des substances albuminoïdes, les autres sont noires, ne se dissolvant pas dans l'éther ; les troisièmes sont formées par de fines granulations de graisse.

Dans la couche médullaire les cellules sont un peu plus étoilées que celles de la portion corticale et présentent une coloration brune.

Une particularité intéressante et qu'a le premier signalée Grandry en 1866, c'est que la veine capsulaire a dans sa couche moyenne une couche de fibres musculaires lisses à direction longitudinale ; c'est la seule région de l'appareil veineux où se retrouve cette disposition.

Les capsules surrénales naissent au voisinage du corps de Wolff et chez l'homme elles sont d'abord plus volumineuses que les reins ; ce n'est guère que vers la dixième semaine qu'il y a égalité de volume entre ces deux organes. Puis leur développement s'arrête ; toutefois, d'après certains auteurs, elles continueraient à augmenter lentement de volume jusqu'à soixante ans. M. Pilliet a observé dans le testicule d'un enfant des appareils ayant la structure des capsules surrénales.

CHAPITRE II

APPAREIL NERVEUX

Préparation. — Pour étudier les éléments nerveux (cellules, tubes, etc.), nous avons indiqué qu'il fallait, d'une manière générale, recourir à la méthode de la dissociation, après fixation préalable des éléments par les réactifs usuels (acide chromique à 1/2000; ou acide osmique à 1/200).

A propos de l'étude des tubes nerveux nous nous sommes toujours bien trouvé de l'emploi de la méthode suivante : le sciatique d'une grenouille, par exemple, étant fixé en extension sur un petit morceau de bois est plongé pendant quatre ou cinq heures dans une solution d'acide osmique à 1 p. 200. Puis il est directement porté dans de la glycérine formique (acide formique 2, glycérine 100) et y séjourne pendant huit ou dix jours. Après ce traitement, les tubes nerveux peuvent facilement se colorer par les réactifs habituels (picro-carmin, hématoxyline, etc.), et se dissocient on ne peut plus aisément.

L'étude du système nerveux central se fait sur des coupes; pour les pratiquer il faut obtenir le durcissement des pièces. Stilling et Clarke se servaient de l'alcool; aujourd'hui on a recours à la méthode employée pour la première fois par Kölliker et qui consiste à laisser séjourner les pièces dans l'acide chromique étendu, ou mieux, dans le bichromate de potasse en dissolution (liquide de Muller). Voici le procédé qui nous a encore donné les meilleurs résultats.

1° *Moelle.* — La moelle extraite du canal rachidien est dépouillée, de la façon la plus délicate possible, de ses enveloppes, puis elle est sectionnée transversalement en segments de 1 à 2 centimètres. Après un premier lavage à l'eau simple, pour la débarrasser du sang, elle est placée pendant vingt-quatre heures dans de l'alcool à 80 ou 90°. On aura soin d'employer à cet effet un cristallisoir, dont on aura garni le fond d'une couche de ouate. Cette dernière a un double but: celui d'empêcher la pièce de s'écraser sous son propre poids et, ensuite, d'empêcher la macération des éléments nerveux éloignés de la surface (pour une moelle humaine il faut employer au minimum 1 litre d'alcool). Après cela, la pièce est portée dans un large bocal de 2 litres dont le fond a été rempli au tiers de ouate. On y place la moelle, sans la suspendre, et on remplit le flacon de liquide de Muller. Après quarante-huit heures on remplace le liquide. Au bout de trois ou quatre semaines de séjour on peut augmenter le degré de concentration de la solution de bichromate de potasse, le porter jusqu'à 5 p. 100, par exemple, et le durcissement de la pièce est suffisant pour obtenir des coupes après le traitement habituel par la gomme et l'alcool. A ce dernier procédé, nous préférons de beaucoup l'inclusion dans le collodion, d'après la méthode imaginée par le Pr M. Duval.

Les coupes obtenues par l'un de ces procédés seront colorées par le picro-carmin et montées dans la glycérine, ou par l'hématoxyline, ou mieux encore par la méthode de Weigert (Voir le traité de Bolles Lee et de F. Hennegny) que le cadre de notre travail ne nous permet pas d'exposer ici.

2° *Cerveau.* — Pour l'étude topographique du cerveau, la méthode du Pr Duval nous a toujours donné d'excellents résultats. Le cerveau entier est plongé, avec les mêmes précautions que pour la moelle (ouate, etc.), dans un mélange à parties égales de glycérine et d'acide formique; après vingt-quatre heures on le met dans le liquide de Muller et quarante-huit heures plus tard dans l'acide chromique. On renouvelle cette solution deux ou trois fois. Après huit ou dix jours le durcissement est complet. On peut alors pratiquer les coupes et les colorer comme précédemment.

L'étude des plexus et des terminaisons nerveuses nécessite l'emploi du chlorure d'or (méthode de Ranvier).

§ 1. — APPAREILS CENTRAUX.

Centres nerveux. — Les centres nerveux sont formés par la juxtaposition des éléments anatomiques (cellules nerveuses, tubes nerveux) que nous avons décrits précédemment (voir pages 110, 114 et suivantes). Avant d'étudier les caractères particuliers que présentent ces éléments dans les différentes régions des centres, nous croyons devoir exposer, en quelques lignes, la structure de la charpente conjonctive des centres nerveux ou *névroglie*.

Névroglie ou *charpente conjonctive des centres nerveux*. — Le nom de névroglie doit être exclusivement réservé aux cellules et aux fibres d'origine ectodermique entourant intimement les cellules et les tubes nerveux des centres; on ne doit pas l'employer pour désigner les septa conjonctifs ou les fibrilles qui sous-tendent les gaines lymphatiques péri-vasculaires. Sans rapporter toutes les opinions émises sur la nature du tissu conjonctif des centres nerveux, nous signalerons seulement les travaux de Deiters qui avait reconnu la présence dans la trame conjonctive de cellules munies de prolongements (cellules en araignée), et de Boll qui avait complété ces recherches. Le professeur Ranvier dans une communication à l'Institut en 1882, dans ses travaux et ses leçons, a indiqué les caractères de la névroglie et les moyens qui permettent de l'étudier. M. Vignal en 1888 a confirmé les recherches de son maître et décrit le développement de la névroglie.

Le procédé suivant est employé par le professeur Ranvier; un segment de moelle de bœuf ou de chien adulte est placé dans le liquide de Müller. Au bout de quinze jours, on fait dans le cordon antéro-latéral une coupe transversale grossière que l'on reçoit dans l'eau, on la place dans le picro-carminate. Lorsqu'elle est colorée, on la lave et on en prend un morceau que l'on met sur une lame de verre dans une goutte de glycérine. On recouvre d'une lamelle grande et pas trop mince afin qu'elle soit solide. En la soulevant et la réappliquant plusieurs fois, en appuyant chaque fois un peu fortement, on arrive à produire par ce procédé brutal une bonne dissociation des éléments connectifs de la moelle épinière. On peut alors voir dans la préparation les cellules décrites par Deiters et par Ball sous le nom de *cellules en araignée.* Au premier abord, ces éléments semblent formés par un amas de protoplasma granuleux muni d'un noyau et de nombreux prolongements. Un examen plus attentif permet de reconnaître que tous ces prolongements sont coupés ou déchirés à leurs extrémités et qu'enfin ils ne font que traverser la cellule ou y être accolés. Les prolongements ne sont donc pas des expansions vraies de la cellule ; ils sont simplement en rapport plus ou moins intime avec elle et représentent les fibres

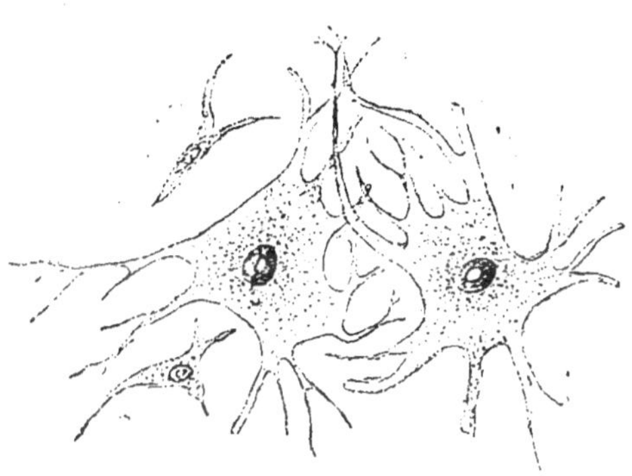

Fig. 66. — Cellules des cornes antérieures de la moelle du bœuf.

conjonctives. Le protoplasma peut cependant se continuer sur quelques-unes des fibres qui viennent de le traverser. Le noyau des cellules est sphérique, limité par un double contour ; il contient un nucléole.

Sur des préparations colorées d'après une technique spéciale, on peut retrouver, dans une coupe transversale de la moelle, les cellules et les fibres de la névroglie. Ces dernières forment une couche continue à la périphérie de la moelle et un véritable feutrage entre les tubes nerveux. Si un vaisseau sanguin s'engage dans la moelle, il est enveloppé par une sorte de manchon névroglique qui se continue sur toutes ses ramifications.

La névroglie se retrouve aussi dans le cerveau, mais, dans ce dernier organe, les cellules sont moins nettes et moins résistantes ; elles sont, de plus, complètement perdues dans une substance granuleuse qui les masque pour ainsi dire. Les fibres de la névroglie sont elles-mêmes plus difficiles à voir et à colorer par les réactifs.

D'après Vignal, les cellules de la névroglie font leur apparition dans la moelle vers la fin du quatrième mois de la vie intra-utérine. Et même elles ne sont bien reconnaissables chez l'embryon humain qu'à partir du septième mois.

Cerveau. — *Couche corticale* ou *substance grise des circonvolutions cérébrales.* — Vicq d'Azir et Baillarger ont indiqué les premiers la disposition stratifiée de l'écorce cérébrale, d'après l'aspect que présente une coupe mince placée entre deux lames de verre. Baillarger avait déjà distingué six couches. Meynert, Luys, Betz et plus récemment Ranvier et Vignal, ont fait connaître la structure intime et le développement de la couche grise et de ses éléments.

Cette couche grise comprend : 1° un très grand nombre de cellules nerveuses de formes et de dimensions diverses, appartenant presque toutes, cependant, au type multipolaire ; 2° des tubes et des fibres nerveuses en rapport probablement avec ces cellules ; 3° un réticulum de soutènement ou névroglie ; 4° des éléments accessoires, vaisseaux, gaines lymphatiques, éléments conjonctifs.

La disposition en assises superposées des cellules nerveuses est le trait principal de l'écorce grise du cerveau. Ces assises ou couches, moins distinctes qu'on ne se le figure tout d'abord, présentent, dans les diverses circonvolutions cérébrales, des particularités de structure ou de distribution paraissant en rapport avec les localisations fonctionnelles. Il n'existe pourtant pas de différence abrupte entre les zones motrices et sensitives du cerveau. On peut décrire différents types de circonvolutions, et nous commencerons par l'étude d'une circonvolution de la zone psycho-motrice.

Meynert a isolé cinq couches qui peuvent être assez facilement reconnues à un très faible grossissement ; nous suivrons sa description qui est généralement admise. En allant de la superficie vers la profondeur, nous trouvons :

1° Une couche superficielle ou granuleuse externe, appelée encore *limitante*. D'après Meynert, son épaisseur mesure chez l'homme un sixième de la totalité de l'écorce. A un faible grossissement, elle paraît amorphe; mais, avec un plus fort objectif, on peut y voir une substance fondamentale devenue granuleuse par altération cadavérique. Cette couche renferme quelques petites cellules nerveuses très irrégulières, généralement anguleuses, munies de nombreux prolongements. Dans sa partie la plus superficielle, sur un cerveau frais, on peut voir de nombreux tubes nerveux à myéline, variqueux, entre-croisés dans tous les sens (Kölliker, Arndt, Exner).

2° Une couche compacte de petites cellules pyramidales. Cette seconde couche est la plus mince de l'écorce grise, mais elle est égale et constante. Elle est formée par une très grande quantité de petites cellules nerveuses pyramidales (de 9 à 13 μ), dont le sommet est toujours dirigé vers la surface des circonvolutions, tandis que la base est centrale. Des angles partent des prolongements : celui qui part du sommet est très volumineux et ramifié (Max Schultz); celui qui part de la base n'est pas ramifié et se dirige vers la substance médullaire (Koschenikoff, Ranvier).

3° Une couche des grandes cellules pyramidales, dite *ammonique*, parce que les cellules qu'elle renferme sont semblables aux éléments de la corne d'Ammon. Cette couche est très distincte, visible à l'œil nu dans les régions motrices proprement dites; elle est moins épaisse dans d'autres régions. Elle renferme

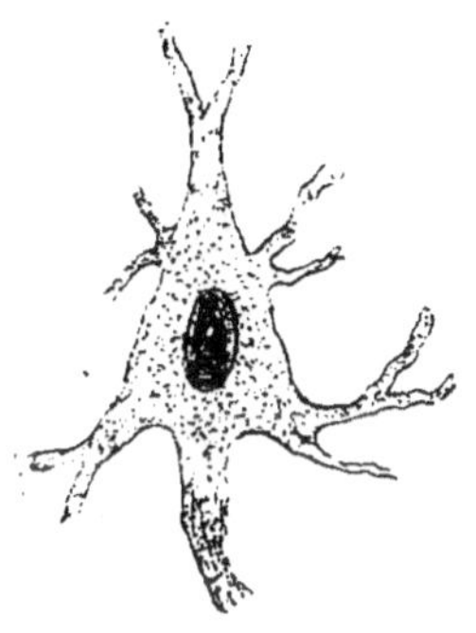

Fig. 67. — Une grande cellule pyramidale de l'écorce grise du cerveau.

des cellules pyramidales, semblables pour la forme aux cellules de la couche précédente et atteignant 50 μ. Le prolongement basal décrit par Betz est analogue aux prolongements de Deiters des cellules motrices des cornes de la moelle. Le protoplasma des cellules serait strié longitudinalement comme celui des cellules de la moelle. L'acide osmique colore fortement le protoplasma de certaines de ces cellules, d'autres restent grises et ternes ; il y a peut-être l'indice d'une différenciation fonctionnelle. Ces cellules paraissent groupées en petits amas peu distincts et nettement limités : ces amas sont décrits sous le nom de *nids de Betz*. Dans l'intervalle de ces groupes, on voit naître des tractus, sous forme de colonnes de fibres nerveuses s'enfonçant perpendiculairement vers la substance blanche et partageant en tranches les deux dernières couches de la substance grise.

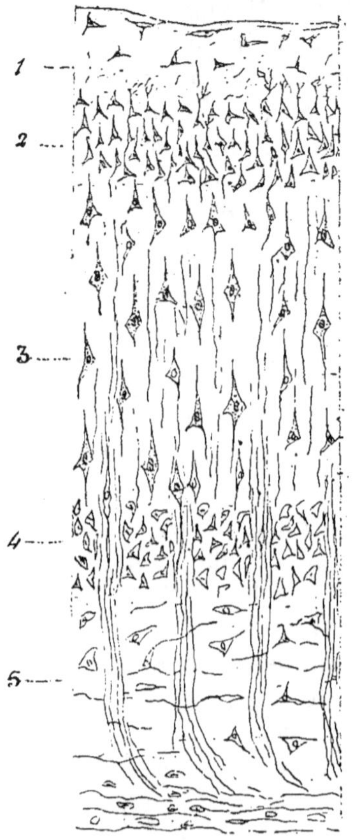

Fig. 68. — Coupe schématique des cinq couches de l'écorce grise du cerveau (d'après Meynert).

1, couche superficielle, granuleuse, externe, limitante ; 2, couche des petites cellules pyramidales ; 3, couche ammonique ou des grandes cellules pyramidales ; 4, couche granuleuse interne des petites cellules irrégulières ; 5, couche claustrale ou des cellules fusiformes.

4° Une couche granuleuse interne. Cette couche mince comme la deuxième est formée de cellules très petites que l'on considère même comme de petites cellules de la névroglie, mesurant 8 à 10 µ, très rapprochées, très irrégulières, généralement triangulaires. Un petit espace dans lequel on ne trouve aucune cellule nerveuse sépare nettement cette couche de la suivante.

5° Une couche à cellules fusiformes, encore appelée par Meynert *couche claustrale*, par comparaison avec l'avant-mur ou claustrum. Cette couche a, sur le cerveau frais et surtout chez les gens âgés, une coloration jaunâtre. Elle est formée de faisceaux de fibres et de cellules; son épaisseur est à peu près égale à celle de la troisième couche. Les faisceaux forment des anses isolées à convexité tournée vers la surface; ils sont composés de fibres très fines qui, mesurant 6 μ. dans la partie profonde, mesurent 1 μ dans la région la plus externe. Les cellules sont étoilées, fusiformes (cellules de la volition de Robin) et atteignent jusqu'à 120 μ.

Telle est, en résumé, la structure de la couche corticale d'une circonvolution psycho-motrice. A ce type appartiennent le lobule paracentral et les deux circonvolutions rolandiques. Ces circonvolutions sont caractérisées par l'épaisseur des couches ammonique et claustrale (3e et 5e) et surtout par la présence dans ces couches des *cellules pyramidales gigantesques de Betz*, disposées en groupes décomposables eux-mêmes en amas secondaires ou *nids de Betz*.

Lewis a mesuré chez l'homme les diamètres de ces cellules caractéristiques des zones motrices; ses mensurations moyennes sont :

	Couche claustrale.	Couche ammonique.
Frontale ascendante......	126 μ sur 55 μ	41 μ sur 23 μ
Pariétale ascendante.....	88 μ sur 41 μ	51 μ sur 32 μ

La circonvolution pariétale ascendante peut être considérée comme un type de transition entre les circonvolutions motrices et celles que l'on dit sensitives. Les cellules qui composent ses couches sont en effet plus grandes que dans les lobes occipitaux, mais plus petites que dans la pariétale ascendante. De haut en bas, on voit même s'accentuer cette différence; en effet, près du lobule paracentral, les cellules ont 88 μ sur 41 μ ; dans la région moyenne 55 μ sur 32 μ ; dans la région inférieure elles n'ont que 41 μ sur 24 μ. On peut donc trouver tous les intermédiaires pour passer au type suivant.

Le *type occipital* comprend les circonvolutions suivantes : cunéus, occipitales, les deux premières sphénoïdales, le pli de passage. Vicq d'Azir a signalé, sur la coupe des circonvolutions de ce groupe, une bande blanche, le *ruban de Vicq d'Azir*, interposée entre deux couches grises.

Au microscope, on constate que la couche ammonique (3e couche) a disparu. Par contre, la 4e ou couche granuleuse interne a pris un développement considérable. Parmi les petites cellules que contient cette couche, on trouve de loin en loin des cellules du type pyramidal que Meynert appelle *cellules solitaires;* elles sont toutefois moins volumineuses que les cellules motrices proprement dites. Nous signalerons dès maintenant une grande analogie entre la structure de ces circonvolutions occipitales et celles de la rétine.

Nous ne pouvons nous étendre sur tous les caractères particuliers à la structure de chacune des circonvolutions cérébrales. Nous noterons cependant encore les dispositions intéressantes des circonvolutions de la scissure de Sylvius et de l'insula. Les cellules de leur couche amnonique sont plus petites que celles des régions frontales (rôle moteur de l'insula?). On y remarque, de plus, le développement considérable des cellules fusiformes de la 5e couche. L'avant-mur (claustrum) paraît en être une dépendance, car il est formé de cellules fusiformes serrées les unes contre les autres (Meynert). Cette particularité le fait même complètement différer des couches optiques et du corps strié, c'est-à-dire des ganglions centraux auxquels Luys et quelques auteurs le rattachent.

La circonvolution de l'hippocampe ou corne d'Ammon a une disposition histologique trop compliquée pour

que nous puissions en aborder ici la description. Elle
est composée surtout de grandes cellules pyramidales
(cellules ammoniques) et manque totalement de couche
claustrale, c'est-à-dire de cellules fusiformes.

Toutes ces données sont nécessairement incomplètes,
et notre description ne doit pas sortir du cadre restreint
que nous nous sommes fixé. Nous consacrerons cependant, avant de terminer cette étude de l'écorce, un court
paragraphe au *bulbe olfactif* qui diffère autant d'une circonvolution que d'un tronc nerveux, et qui représente
sans doute une expansion cérébrale, comme la rétine.
Sur les embryons, le bulbe olfactif est un organe creux
(vésicule olfactive) qui peut persister sous cette forme,
chez certains animaux. Chez eux, le ventricule olfactif
est une cavité tapissée par une couche de cellules cylindriques à cils vibratiles, dont la base est en rapport avec
des neuroblastes comme les cellules de l'épendyme.

Chez l'homme, il n'y a pas de cavité ; la couche superficielle du bulbe olfactif est blanchâtre et formée de
fibres nerveuses pâles disposées en réseau. Au-dessous,
est une zone de substance grise qui contient des cellules
multipolaires volumineuses, analogues aux cellules de
Purkinje, du cervelet et des *corps globulaires* ou *glome-
ruli* (Schultze, Golgi). Meynert appelle *stratum glomeru-
losum* cette couche formée d'amas de cellules ganglionnaires.

Couche profonde ou *substance blanche des hémisphères
cérébraux.* — Cette portion des centres nerveux est composée exclusivement de tubes nerveux à myéline mesurant 2 à 7 μ, sans interposition de substance grise.

De la couche profonde de la substance grise qui constitue le manteau de l'hémisphère, on voit partir des
fibres blanches que l'on peut diviser en trois groupes :

1° *Les fibres d'association* qui établissent une communication entre divers points d'un même hémisphère.
Elles peuvent être subdivisées en plusieurs variétés : *a*,
fibres propres ou arquées qui prennent leur origine au

sommet d'une circonvolution et vont aboutir à une circonvolution voisine, en contournant le sillon qui sépare ces deux plis ; c'est dans l'insula de Reil que ces fibres offrent leur plus grand développement (Ch. Féré); *b*, des faisceaux à long trajet (faisceau longitudinal supérieur et inférieur), qui font communiquer entre eux des lobes et des circonvolutions éloignées à travers la substance du centre ovale.

2° *Les fibres commissurales* destinées à réunir des régions homologues des deux hémisphères. Il en existe trois groupes :

a. *Le corps calleux* est composé sur la ligne médiane, de fibres transversales qui divergent de chaque côté, en haut et en bas, aussi bien dans la région moyenne qu'à ses deux extrémités. Ces fibres se répandent surtout aux circonvolutions situées au-dessus de la scissure de Sylvius ; la pointe du lobule temporal est la partie qui en contient le moins. A sa partie postérieure, le corps calleux est divisé en deux feuillets : supérieur et inférieur. Ces deux feuillets, qui tapissent la corne postérieure et la partie postérieure de la corne inférieure du ventricule latéral, constituent le tapetum du corps calleux de Reil.

b. *La commissure blanche antérieure* qui remplit, par rapport aux parties antéro-inférieures des hémisphères, le même rôle que le corps calleux pour la partie supérieure. Les fibres décrivent une courbe à convexité postérieure et vont se rendre aux circonvolutions temporo-occipitales. Un faisceau du lobe olfactif se confond avec les fibres émanées de la commissure antérieure et se dirige vers le lobe temporal. Meynert pense que cette commissure forme, pour le nerf olfactif, une sorte de chiasma analogue à celui des nerfs optiques.

c. *La commissure blanche postérieure*, formée de fibres traversant la partie postérieure des couches optiques, mais qui, en réalité, proviennent du centre ovale.

3° *Les fibres convergentes* ou *descendantes*. — Elles sont entremêlées à toutes les fibres précédentes et les croisent sous les angles les plus divers. Elles se dirigent les unes vers la capsule interne et l'isthme de l'encéphale, les autres vers les ganglions centraux et constituent la couronne rayonnante.

Cervelet. — Le cervelet est constitué par une masse blanche centrale recouverte par une couche grise s'enfonçant dans la substance blanche au niveau des sillons qui séparent les lames et les lamelles ; il résulte de cette disposition un aspect rameux tout spécial de la substance blanche, auquel on a donné le nom d'*arbre de vie*.

Une coupe horizontale, passant par le grand sillon circonférentiel, fait découvrir dans le centre de la masse blanche centrale une ligne sinueuse d'un gris jaunâtre circonscrivant un espace ovoïde ouvert en avant ; c'est le *corps rhomboïdal* ou noyau dentelé du cervelet. Meynert a décrit de petits noyaux dentelés accessoires situés plus bas et plus en avant. Enfin Stilling a signalé, sous le nom de *noyaux du toit*, deux noyaux situés sous le lobule central, près de la ligne médiane et de la paroi supérieure du quatrième ventricule. On les découvre en pratiquant une coupe du cervelet suivant la direction de la face postérieure du bulbe.

Sur une coupe du cervelet pratiquée perpendiculairement à sa surface et à ses plis, on trouve successivement sous la pie-mère :

1° Une couche superficielle externe, couche grise, couche granuleuse. Elle est très analogue à la couche superficielle du cerveau, présente le même aspect grenu ou finement fibrillaire.

Chez le nouveau-né, on trouve dans son épaisseur un certain nombre de cellules rondes fortement colorées par le picro-carmin et l'hématoxyline, ces cellules forment même souvent une couche continue et foncée immédiatement située au-dessous de la pie-mère. Vignal s'est assuré, en observant les mouvements amiboïdes de ces cellules sur la plaque chauffante, qu'il s'agit bien de cellules migratrices. Chez l'adulte, on n'observe pas ces éléments, mais on voit de place en place de petites cellules d'apparence nerveuse ayant l'apparence et la forme de cellules de Purkinje, mais beaucoup plus petites et munies de plusieurs prolongements très délicats. Dans la partie profonde de cette couche se trouvent les *cellules de Purkinje*, disposées sur un seul rang, parfois sur deux. Ces éléments, mesurant de 35 μ à 65 μ, ont la forme d'une grenade, d'une poire ou d'une massue dont la grosse extrémité est tournée vers la profondeur et la partie effilée se dirige vers la surface en donnant naissance à deux, trois et parfois quatre prolongements gros et épais [(16 μ)] qui se subdivisent dans la couche superficielle. De la grosse extrémité de ces cellules tournée vers le centre part un prolongement rectiligne très fin (prolongement de Deiters) qui se recouvre de myéline et gagne la substance blanche centrale. Le protoplasma de ces cellules est finement granulé ; le noyau occupe le centre chez l'adulte, tandis que chez l'embryon il occupe le pôle inférieur ; à leur naissance, les prolongements sont très finement granulés ou striés ; ils se résolvent en ramuscules élégamment disposés, dont les fibrilles terminales n'atteignent que 4 μ. Un certain nombre pénètrent horizontalement dans la couche grise ; la plupart montent vers la surface du cervelet et disparaissent près de la surface externe. D'après Vignal, ces éléments cellulaires apparaissent du cinquième au sixième mois.

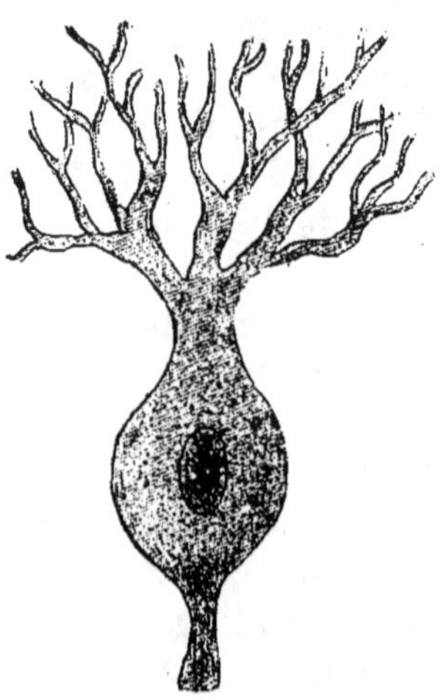

Fig. 69. — Une cellule du cervelet ; cellule de Purkinje.

2° Une couche profonde interne, couche rouillée, couche des grains. Cette couche est composée d'amas de cellules en apparence libres ; à un examen plus approfondi on voit que ces éléments sont de deux sortes : les uns se colorent fortement par le carmin et présentent les caractères des noyaux de la névroglie ; les autres, un peu plus volumineux, ont un noyau qui se colore mal mais qui est muni d'un nucléole. Ce sont bien les cellules nerveuses décrites par Denissenko et reconnues par Ranvier et Vignal. On peut, par la méthode du pinceau, reconnaître que toutes ces cellules sont disposées dans les mailles d'un plexus serré formé par des fibres nerveuses intriquées en tous sens.

La *substance blanche du cervelet* est constituée uniquement par des tubes nerveux à contours foncés, se bifurquant parfois au voisinage de la substance grise (Gerlach). Ces tubes nerveux sont très fins, délicats, souvent variqueux ; en certains points, le cylindre axe paraît presque isolé. Le diamètre de ces tubes varie de 2μ à 9μ.

Dans les pédoncules cérébelleux et l'arbre de vie, ces fibres sont toutes parallèles ; dans les circonvolutions, elles prennent une disposition légèrement pénicillée et pénètrent dans la couche profonde de l'écorce. Elles affectent alors la forme d'un réseau délicat et serré qui rappelle les plexus terminaux des organes périphériques. C'est dans les mailles du réseau qu'elles forment que sont disposés les neuroblastes et les cellules de Denissenko. Gerlach a même admis que les fibres sont de place en place interrompues par des grains isolés.

Quelques fibres nerveuses, réduites au diamètre de $2 \mu 1/2$ pénètrent enfin dans la couche grise, ou superficielle. On ne peut en réalité les distinguer que dans la partie profonde de cette couche où elles forment un plexus entre les cellules de Purkinje et leurs prolongements. Valentin et Hyrtl les avaient crues terminées par des anses ; Kölliker les a vues réduites à $0{,}9 \mu$; en même temps leurs contours foncés s'atténuent et il est vraisemblable que tous ces tubes nerveux sont unis aux prolongements des cellules grandes et petites.

Substance grise interne du cervelet. — On rencontre cette substance dans le *corps dentelé*, dont le feuillet gris rougeâtre contient un grand nombre de cellules nerveuses brunâtres ou jaunâtres (18 à 36 µ), munies de deux à cinq prolongements et renfermant des grains de pigment. Ces groupes de cellules sont traversés par un grand nombre de fibres nerveuses qui partent du corps dentelé pour s'irradier vers la substance corticale.

On retrouve cette même substance grise dans les noyaux accessoires de Meynert et les noyaux du toit de Stilling.

Les *valvules du cervelet* n'offrent pas une constitution identique : l'antérieure est formée par de la substance blanche ; la postérieure n'est qu'un repli de la pie-mère.

Moelle épinière. — L'étude histologique de la moelle épinière a fait de grands progrès dans ces dernières années : grâce aux liquides durcissants (acide chromique ou bichromates alcalins), on a pu étudier les tranches fines de la moelle pratiquées à différentes hauteurs et noter des particularités intéressantes de chacune des sections. Les données anatomiques ainsi établies à l'aide d'un faible grossissement font pour ainsi dire partie de l'anatomie descriptive et on en trouvera l'exposé dans les traités classiques. Pour nous, après avoir exposé l'aspect que présente une coupe de la moelle pratiquée au niveau de la région dorsale, nous chercherons à résumer les caractères des éléments histologiques qui entrent dans sa constitution.

Sur une coupe mince, après coloration par le picro-carmin, il est possible, à l'œil nu d'abord et ensuite à l'aide d'un faible grossissement, de distinguer la substance blanche de la substance grise. Cette dernière, teintée en rose par le picro-carmin, occupe la partie centrale et affecte la forme de deux C réunis par une barre transversale ou d'un H. Quant à la substance blanche, très faiblement colorée, elle entoure de tous côtés en fourreau la substance grise, excepté au fond du sillon postérieur. Le sillon antérieur et le sillon postérieur sont eux aussi des plus visibles; ces deux sillons n'arrivent pas au contact, ils sont séparés par une barre transversale au milieu de laquelle on aperçoit la coupe du canal central de l'épendyme et des deux veines longitudinales. Cette barre est la commissure grise distinguée en antérieure et postérieure par rapport au canal. La commissure grise antérieure est séparée du sillon médian antérieur par la commissure blanche; la postérieure est à nu au fond du sillon correspondant, et présente une surface percée de trous vaculaires. Toutes deux sont constituées par des fibres qui passent d'un côté à l'autre en s'entre-croisant ou en formant des réseaux. A un fort grossissement, le canal central paraît bordé par un revêtement de cellules cylindriques.

La substance grise est divisée en deux moitiés, droite et gauche, réunies par la commissure grise. Chaque moitié est composée de deux cornes, l'une antérieure et l'autre postérieure; à la partie dorsale, on peut considérer comme une corne latérale une saillie formée par la substance grise; on la désigne généralement sous le nom de *colonne de Clarke*. Chacune des cornes antérieure et postérieure présente une tête élargie en bourgeons, un col et une base; les deux bases se confondent entre elles.

La corne antérieure émet les racines antérieures des nerfs rachidiens; la corne postérieure, dont l'extrémité est plus rapprochée de la périphérie de la moelle, est entourée par une substance particulière, molle que l'on désigne sous le nom de substance gélatineuse de Rolando. Cette substance qui affecte la forme d'un V ou d'un U, ne serait autre qu'un amas transparent de névroglie imparfaitement développée. Par son extrémité, la corne postérieure est en rapport avec les fibres qui,

11.

émanées du ganglion spinal, arrivent à la moelle et constituent les racines postérieures.

Un examen attentif pratiqué à l'aide d'un plus fort grossissement permet de reconnaître dans la substance grise les cellules nerveuses que nous connaissons déjà ; elles sont ou isolées ou réunies en groupe. Plus volumineuses et du type moteur, les grandes cellules se rencontrent surtout dans la corne antérieure et comme les groupes qu'elles forment se prolongent sur toute la hauteur de la moelle, elles forment des chaines continues appelées *colonnes cellulaires.*

Les groupes plus rapprochés de la périphérie sont distingués en : groupe antéro-interne, groupe antéro-externe, colonne de Clarke. Dans la corne postérieure on trouve quelques grandes cellules motrices et quelques petites cellules du type sensitif. Nous ne reviendrons pas en détail sur les caractères histologiques des cellules nerveuses, car nous les avons résumées précédemment (voir page 110 et suivantes).

Indépendamment de ces grandes cellules, la substance grise comprend un réseau nerveux, des vaisseaux et de la névroglie.

La substance blanche est formée exclusivement par des tubes nerveux et il est facile de reconnaître les contours que chacun d'eux présente ; à leur centre se trouve la coupe du cylindre axe sous la forme d'un petit disque coloré en rouge par le carmin. Des injections interstitielles d'acide osmique, pratiquées dans la substance blanche, montrent que ces tubes ont des diamètres très variables, qu'ils ne possèdent pas d'étranglements annulaires et par conséquent pas de segments inter-annulaires ni de membrane de Schwann.

Sur des préparations bien faites, on peut retrouver sur chacun d'eux les incisures de Schmidt et les segments cylindro-coniques. La substance blanche est d'une consistance assez ferme, elle doit sa coloration blanche à la gaine de myéline qui entoure chacun des tubes nerveux.

La substance blanche a été divisée en deux cordons :
l'un, qui s'étend du sillon médian antérieur à l'entrée
des racines postérieures, porte le nom de *cordon antéro-
latéral ;* l'autre, qui va du sillon médian à la partie la
plus externe des racines postérieures, porte le nom de
postérieur. Au premier abord la substance blanche
présente un champ uniforme ; mais l'embryologie et
l'anatomie pathologique ont permis de distinguer dans
chaque cordon différents faisceaux. Ces faisceaux sont
formés par des fibres qui proviennent soit du cerveau
et du cervelet, soit qui appartiennent en propre à la
moelle. Ces dernières, constituant les faisceaux spinaux,
sont la réunion de fibres commissurales courtes s'éta-
geant sur toute la hauteur de la moelle et unissant
entre eux leurs différents segments. On trouvera sur le

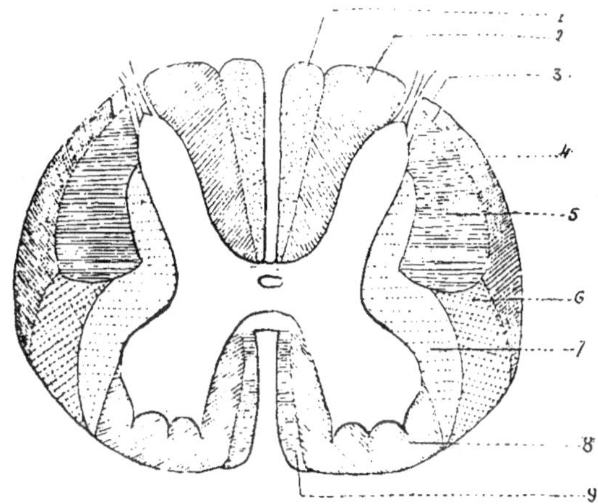

Fig. 70. — Coupe transversale, schématique de la moelle montrant la
disposition des faisceaux de la substance blanche (d'après Charpy).

1, cordon de Goll : 2, faisceau fondamental postérieur ; 3, zone marginale ; 4, faisceau cérébelleux direct ; 5, faisceau cérébral ou pyramidal
direct ; 6, faisceau latéral ascendant ; 7, faisceau latéral profond ; 8, faisceau fondamental antérieur ; 9, faisceau cérébral direct ou de Turck.

schéma ci-contre que nous empruntons à M. Charpy le
nom et les rapports de chacun de ces faisceaux.

On peut d'ailleurs les résumer dans le tableau suivant :

Cordon antéro-latéral	faisceaux spinaux	faisceau fondamental antérieur. faisceau latéral profond. faisceau latéral ascendant.
	faisceaux cérébelleux	faisceau cérébelleux direct.
	faisceaux cérébraux	faisceau cérébral croisé. faisceau cérébral direct.
Cordon postérieur	faisceaux spinaux	faisceau fondamental postérieur. cordon de Goll.

Bulbe, protubérance, pédoncules. — Ces trois régions des centres nerveux constituent par leur réunion un vétirable détroit (Charcot, Duval, Raymond) par lequel passent toutes les voies de communication entre l'encéphale, le cervelet et la moelle ; aussi, pour plus de clarté dans notre description, en avons-nous rejeté la description après celle des régions, moelle et cerveau qu'il réunit.

En résumé, on peut dire que ces parties des centres sont formées par un système général de fibres blanches au milieu desquelles se trouvent répartis des amas de substance grise riches en cellules et constituant, les uns, des noyaux d'origine des nerfs crâniens, les autres, des centres intermédiaires. Comme le fait remarquer Raymond, la masse de substance grise ne représente que l'éparpillement, la dissociation de la colonne grise du canal encéphalo-médullaire, colonne grise divisée, déjetée par l'apparition de

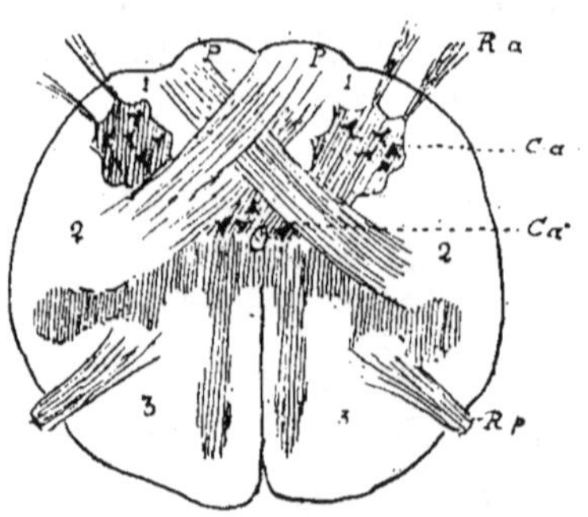

Fig. 71. — Coupe transversale, schématique, au niveau de l'entre-croisement des cordons latéraux (d'après M. Duval).

1, cordon antérieur · 2, cordon latéral ; 3, cordon postérieur ; P, pyramides, portion motrice et entre-croisement ; Ca', partie de la corne antérieure séparée et rejetée vers le canal central ; Ca, corne antérieure, rejetée en dehors ; Ra, racines antérieures ; RP, racines postérieures.

nouveaux faisceaux blancs venant se surajouter à ceux de la moelle et présentant une intrication plus grande que ces derniers.

La méthode la plus simple et la plus commode dans l'étude du bulbe consiste à suivre, en partant de la moelle et en allant jusqu'au cerveau, les différents faisceaux qui viennent de la moelle et à décrire chemin faisant ceux qui viennent se surajouter.

A la partie supérieure de la moelle, les faisceaux sen-

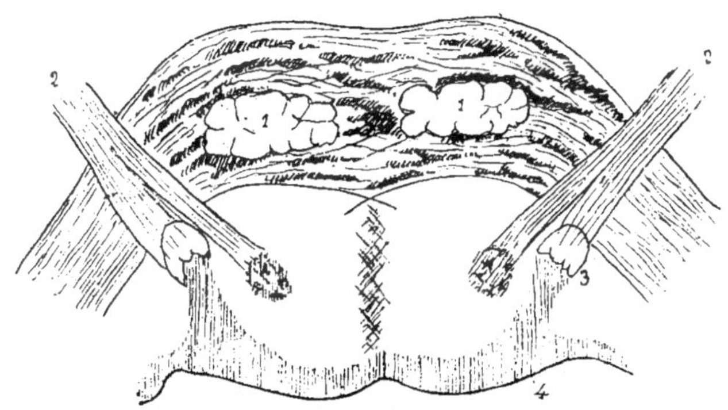

Fig. 72. — Coupe schématique de la protubérance à sa partie moyenne (d'après M. Duval).

1, pyramides; 2, trijumeau; 3, corne postérieure représentant ici la racine sensible du trijumeau et la substance gélatineuse de Rolando; 4, locus niger.

sitifs et moteurs s'entrecroisent avant de pénétrer dans le bulbe, si bien que, sur une coupe pratiquée à ce niveau, coupe dont le schéma est représenté dans la figure 71, on peut suivre la disposition nouvelle que présentent les cordons antérieurs et les cordons postérieurs qui forment à la partie antérieure du bulbe, les deux saillies appelées pyramides antérieures.

Le trajet dans le bulbe des faisceaux de la moelle est en résumé le suivant:

1° Les fibres non commissurales du cordon antérieur et du cordon latéral viennent constituer les pyramides antérieures, portion motrice.

2° Les fibres cérébelleuses, s'entre-croisant dans la valvule de Vieussens, après passage sur les parties latérales superficielles des pyramides dans le ruban de Reil, se rendent au vermis supérieur.

3° Les faisceaux postérieurs, dont le trajet est plus compliqué, vont :

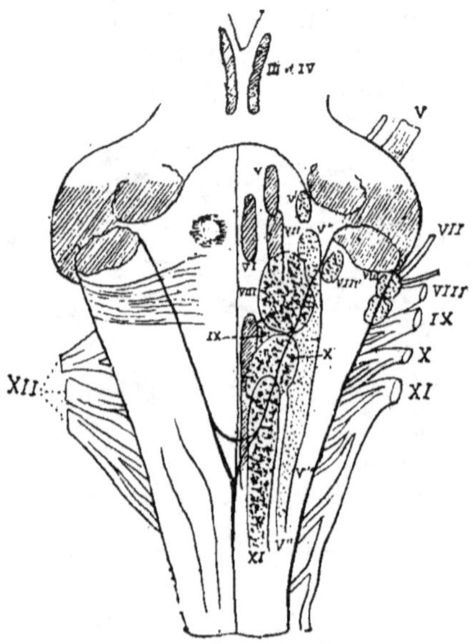

Fig. 73. — Schéma représentant la disposition des noyaux gris du quatrième ventricule (d'après Erb).

Les noyaux moteurs sont représentés en hachures, les noyaux sensitifs en fins pointillés, les noyaux mixtes en forts pointillés.

Les numéros d'ordre indiquent les différents nerfs crâniens et leurs noyaux dans leur ordre de classification habituelle.

a. Former, les uns, les portions sensitives des pyramides.

b. Les autres, constituer, après réflexion sur les olives et entre-croisement à ce niveau, les pédoncules cérébelleux inférieurs.

En poursuivant le trajet de ces faisceaux à travers la protubérance et le bulbe, on peut voir que le faisceau pyramidal sensitif et moteur, passant en un seul faisceau symétrique à travers les fibres commissurales et réfléchies de la protubérance, se continue :

1° Avec le faisceau moteur des pyramides, passant dans l'étage inférieur du pédoncule, à la partie moyenne :

2° Avec le faisceau sensitif, passant dans l'étage supérieur du pédoncule, également à la partie moyenne ; celui-ci vient se mettre en rapport avec les ganglions

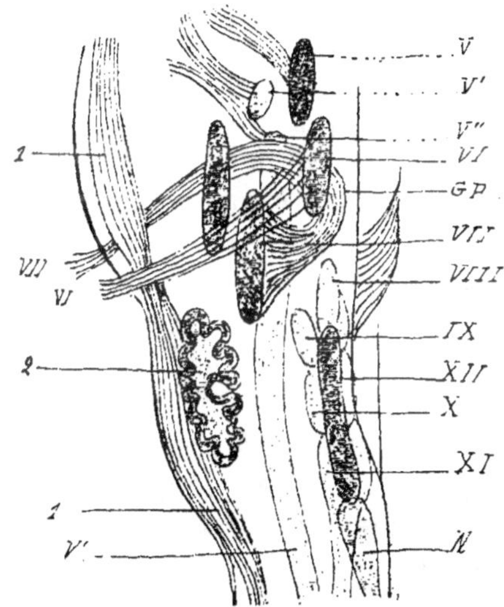

Fig. 74. — Schéma montrant l'origine des nerfs bulbaires (d'après Erb).

V, trijumeau (noyau sensitif) ; V', trijumeau (noyau moteur) ; VI, moteur oculaire externe et le noyau commun de la VIe et de la VIIe paire : VII, facial et son noyau propre ; GF, genou du facial ; VIII, auditif ; IX, glossopharyngien ; X, pneumogastrique ; XI, spinal ; XII, grand hypoglosse ; 1, pyramides ; 2, olives.

sensitifs de la base du cerveau, couche optique, tubercules quadrijumeaux. Sur des coupes transversales de la protubérance et des pédoncules, on peut voir des systèmes de fibres qui n'existent pas dans la moelle et qui sont représentées par :

1° Les fibres du faisceau sensitif direct du cerveau formant la partie la plus externe et la plus interne du pied du pédoncule ;

2° Les fibres des pédoncules cérébelleux ;

3° Les fibres des pédoncules cérébelleux moyens, fibres commissurales.

La substance grise du bulbe est formée par deux sortes de noyaux : les uns, surajoutés, sont des noyaux d'interruption ; les autres, noyaux d'origine des nerfs crâniens, sont la continuation du canal gris encéphalo-médullaire. La substance grise se trouve pour ainsi dire étalée sur le plancher du quatrième ventricule et c'est à ce niveau, comme on peut s'en rendre compte par l'examen du schéma de Erb, que se trouvent étagés les noyaux d'origine des nerfs crâniens.

Vaisseaux des centres nerveux. — Nous ne reviendrons pas sur les particularités que nous avons déjà signalées (gaine péri-vasculaire, gaine névroglique) et indiquerons seulement les différents aspects que présentent les réseaux vasculaires des centres nerveux, lorsqu'après avoir été injectés, ils sont étudiés sur des coupes.

Au niveau du cerveau, on voit les artérioles et les veinules sortir de la pie-mère et plonger perpendiculairement dans la substance cérébrale, en émettant des rameaux latéraux qui se rendent aux réseaux capillaires des différentes couches de l'écorce cérébrale. La plupart de ces artères et de ces veines se terminent avant d'atteindre la substance blanche, en se divisant et se subdivisant pour se perdre dans le réseau capillaire. Toute la région de l'écorce comprise entre la couche granuleuse superficielle et la substance blanche possède le plus riche réseau capillaire. C'est la région dans laquelle se trouvent les cellules nerveuses, mais il s'en faut que chacune des cellules soit comprise dans une maille capillaire ; dans chacune des mailles, on voit au moins cinq ou six cellules nerveuses.

Le réseau capillaire de la couche granuleuse de la surface, le réseau des autres couches de l'écorce et le réseau de la substance blanche ont des branches communes, c'est-à-dire qu'ils communiquent largement entre eux (Ranvier).

Dans la moelle épinière, les vaisseaux arrivent par la périphérie, traversent la substance blanche en émettant des branches dont les mailles forment des quadrilatères allongés suivant l'axe de l'organe et pénètrent dans la substance grise. A ce niveau, le réseau capillaire est beaucoup plus riche, ses mailles sont plus serrées et leurs dimensions sont égales dans les différents sens.

Les *vaisseaux lymphatiques* ne sont pas encore complètement étudiés. Nous rappellerons seulement que Ch. Robin a décrit autour des capillaires de l'encéphale, de la moelle et de la pie-mère, des gaines vasculaires et que celles-ci ont été depuis observées par His qui les nomme *canaux péri-vasculaires*. A la surface du cerveau ces canaux s'élargiraient au voisinage des vaisseaux qui partent de la pie-mère et constitueraient à ce niveau des espaces lymphatiques assez considérables, dont l'ensemble a été décrit par His sous le nom d'*espace épi-cérébral*.

Développement des centres nerveux. — Le *développement du cerveau* a été admirablement étudié et décrit par M. Vignal qui a montré que la séparation entre la substance blanche et la substance grise est parfaite au début du troisième mois de la vie intra-utérine chez l'embryon humain. Un peu plus tard, vers le cinquième mois, alors que la surface des hémisphères est encore lisse, on peut déjà se rendre compte de la formation de couches : une première est formée de fines fibrilles et de quelques cellules ; une seconde contient un grand nombre de cellules très serrées les unes contre les autres ; une troisième comprend surtout des fibrilles unies par une substance cimentante. L'aspect de ces couches se modifie peu au sixième mois et, vers le septième, on remarque une évolution rapide vers l'état adulte. A cette époque en effet ; les cellules sont plus volumineuses et dès lors plus visibles ; dans la deuxième couche en particulier, les éléments sont moins serrés ; ils pourraient être divisés en trois assises, mais ils sont toujours disposés en longues séries perpendiculaires à la surface du cerveau. Au huitième mois, les cellules embryonnaires ont disparu et on trouve soit des cellules nerveuses plus ou moins développées, soit des cellules de la névroglie. L'examen de coupes de cerveaux d'embryons de huit et neuf mois porte à penser que dès cette époque toutes les cellules sont déjà différenciées dans la deuxième et la troisième couches, qu'il ne se produira plus de nouveaux éléments et que les cellules déjà existantes ne feront que croître en grandeur et que leur structure intime se développera.

Les cellules de l'embryon de huit mois diffèrent des cellules adultes, moins par leur forme que par leur structure ; leur protoplasma est mou, finement granuleux, non encore strié, il n'est pas ferme et dense. C'est au neuvième mois que se forment les quatrième et cinquième couches et le cerveau, bien que dépourvu encore de fibres arquées, a la même structure que celui de l'adulte. D'après M. Vignal on ne rencontre jamais de jeunes cellules nerveuses dans les organes adultes et d'après lui, depuis la naissance jusqu'à l'âge adulte, les cellules ne font qu'augmenter de volume. Cette opinion n'est pas admise par tous et il est des histologistes qui pensent que, la vie durant, il y a génération continue, quoique peu active de cellules nerveuses ; d'après quelques auteurs, cette génération se ferait aux dépens des cellules de la névroglie.

Dans les lignes précédentes, nous avons surtout signalé le mode d'apparition et le développement des éléments et en particulier des cellules. Nous avons tenu peu compte des modifications microscopiques que subissent à leur surface ou dans leur profondeur les hémisphères cérébraux, car l'étude de ces modifications est plutôt du domaine de l'anatomie. Nous dirons seulement que l'hémisphère, lisse au début, montre vers le quatrième mois un certain nombre de plis que l'on attribue à la prédominance de l'accroissement cérébral sur l'accroissement crânien. Ces plis disparaissent et c'est seulement vers le sixième mois, que les lobes sont indiqués par des scissures plus ou moins ébauchées et des sillons plus ou moins marqués. Dans les quatre derniers mois, le développement est rapide et à la naissance il possède tous les caractères morphologiques extérieurs du cerveau de l'adulte.

Le *développement de la moelle épinière* se fait d'après certaines lois fort importantes à connaître. Les faisceaux se montrent dans un ordre défini de succession et sont au début isolés les uns des autres.

Les faisceaux fondamentaux antérieur et postérieur, qui contiennent les racines nerveuses, apparaissent les premiers à la fin du premier mois, puis les cordons latéraux au milieu du second mois ; les faisceaux de Türck et de Goll sont visibles à la fin du deuxième mois et tout à fait différenciés à la dixième semaine.

Les fibres des cordons embryonnaires sont d'abord de simples cylindres-axes ; la gaine de myéline n'apparaît que plus tard. D'après Fleschig des lois précises règlent l'apparition de la gaine de myéline : les fibres qui font partie d'un même système acquièrent à la même époque, mais non simultanément sur tout leur trajet, leur gaine de myéline ; de plus, les groupes de fibres qui sont apparus en même temps et qui ont suivi la même direction acquièrent leur myéline à la même époque et la myéline suit dans son extension la même direction. L'ordre d'apparition des gaines de myéline est le suivant : on les observe successivement dans le faisceau fondamental antérieur, puis dans le postérieur, le faisceau latéral profond, le faisceau de Goll, le faisceau cérébelleux, le faisceau latéral ascendant et enfin dans les faisceaux pyramidaux direct et croisé.

Les éléments cellulaires de la substance grise apparaissent de bonne heure, et sont déjà développés au troisième mois. Si même on compare les cellules embryonnaires nerveuses de la moelle et du cerveau au même état de développement, on voit qu'aux cellules cérébrales du septième mois répondent les cellules médullaires du troisième. Les cellules cérébrales auraient donc dans leur évolution un retard d'au moins trois mois sur les cellules de la moelle; la chose ne surprendra pas, si on se souvient que l'enfant se sert plus tôt de sa moelle que de son cerveau.

Méninges cérébrales et spinales. — Nous étudierons dans ce chapitre la structure des enveloppes des centres nerveux, sans nous étendre sur les détails qui relèvent de l'anatomie topographique; notre étude comprendra d'abord la description des méninges cérébrales; dans une seconde partie nous aborderons celle des méninges spinales.

Méninges cérébrales. — La *dure-mère*, qui forme autour du cerveau une enveloppe résistante, est composée de deux feuillets plus ou moins intimement confondus, au moins dans l'âge adulte et surtout au niveau des sinus. La dure-mère proprement dite constitue le périoste interne des os du crâne.

Le feuillet externe, que l'on peut appeler *feuillet périostique*, est d'un blanc jaunâtre, rugueux à sa surface. Il comprend dans son épaisseur de gros vaisseaux; on peut même dire qu'il est plus vasculaire que la vraie dure-mère.

Cette dernière est brillante, nacrée; sa surface interne est lisse et égale; la grande et la petite faux du cerveau, la tente du cervelet en dépendent, et c'est dans son épaisseur que sont logés presque tous les sinus.

La dure-mère proprement dite est formée de faisceaux conjonctifs, analogues à ceux des tendons et des ligaments, faisceaux peu distincts, parallèles, avec un grand nombre de fibres élastiques fines. Pour constituer la paroi résistante des sinus, ces faisceaux prennent la forme de très petits filaments tendineux, entre-croisés en tous sens.

La surface interne de la dure-mère est tapissée par une couche de cellules pavimenteuses, mesurant de 11 à

13 μ, contenant un noyau ovalaire. D'après Luschka, cette couche serait double.

L'*arachnoïde* crânienne est formée par une membrane très mince qui, en beaucoup de points, adhère assez étroitement à la pie-mère et se confond même avec elle. Il n'y a donc pas d'espace sous-arachnoïdien continu au niveau de l'encéphale.

L'arachnoïde est composée de faisceaux de tissu conjonctif extrêmement délicats (4 à 9 μ de largeur) disposés en membrane et souvent enveloppés de fibrilles élastiques, qui, d'après certains auteurs, seraient enroulées en spirale autour d'eux. Sur la surface externe de cette membrane s'étend l'*épithélium arachnoïdien*, dont les cellules, mesurant de 11 à 13 μ, sont semblables à celles qui tapissent la surface interne de la dure-mère, formant ainsi deux couches opposées par leur surface libre.

La *pie-mère* encéphalique est plus mince, plus délicate et plus vasculaire que celle qui enveloppe la moelle épinière ; elle est tellement riche en vaisseaux, qu'en certains points le tissu conjonctif ne vient qu'en seconde ligne.

On peut distinguer deux couches dans la pie-mère :

1º Une couche profonde comprenant de rares cellules conjonctives disséminées dans une gangue de fibrilles très délicates intimement feutrées et enchevêtrées, si bien qu'elles paraissent homogènes et ont l'apparence du tissu conjonctif incomplètement développé. Des réactions chimiques ou de coloration (acide acétique, potasse, réaction de Malassez) permettent seules de distinguer cette couche de la délicate couche superficielle du cerveau ;

2º Une couche externe, plus nettement conjonctive, formée de faisceaux de fibres onduleuses, se croisant de toutes manières, et surtout abondantes en certains points, par exemple autour des veines de Galien, de la glande pinéale, des vaisseaux d'un certain calibre, et à la surface du cervelet.

Dans l'épaisseur de la pie-mère, on trouve un certain nombre de cellules pigmentaires, abondantes surtout dans la tunique externe des artérioles de la base, de la scissure de Sylvius, du bulbe et de la protubérance.

Les dépendances de la pie-mère en rapport avec les cavités cérébrales (*toile choroïdienne, plexus choroïdes*) ont une structure analogue.

Les *plexus choroïdiens* sont formés de vaisseaux disposés en pelotons, unis et recouverts par une substance d'apparence amorphe. Une couche d'épithélium simple, polygonal, mesurant 20 μ de diamètre et 8 μ d'épaisseur, recouvre partout les plexus. Ces cellules ont un noyau sphérique renfermant des granulations jaunâtres et des gouttelettes graisseuses. Valentin leur attribue des cils vibratiles que Luschka et Kölliker n'ont rencontrés que sur des embryons.

Il n'est pas rare, à un âge avancé et même parfois dans le jeune âge, de rencontrer dans les plexus choroïdes des vésicules comparées par Duvermez à de petites bouteilles ; la paroi est conjonctive et le contenu constitue le sable cérébral (concrétions granuleuses, hémoglobine amorphe, cholestérine).

Épendyme. — Toutes les cavités de l'axe cérébro-spinal qui ne sont pas tapissées par des prolongements de la pie-mère (ventricules, canal central de la moelle et, chez l'embryon, cavités du lobe olfactif et du lobe postérieur du corps pituitaire) sont recouvertes par une membrane spéciale, dite *épendyme des ventricules.*

L'épendyme est, chez l'adulte, un simple épithélium pavimenteux, cylindrique par places, connu dans l'aqueduc de Sylvius (Gerlach). Dans le jeune âge, cet épithélium est toujours cylindrique, et de plus il est muni de cils vibratiles chez l'embryon.

Souvent au-dessous de cet épithélium, particulièrement au niveau de la voûte de la lame cornée et sur la cloison transparente, se développe une couche fibroïde de 20 à 100 μ d'épaisseur. Wirchow admet même que cette couche est constante à un certain âge. Gerlach a vu cette couche dans l'aqueduc de Sylvius chez l'enfant et a constaté dans son épaisseur l'existence de cellules étoilées avec lesquelles les cellules épithéliales seraient unies par de longs prolongements.

Le fait paraît extraordinaire à Kölliker, pour lequel la dénomination de *fibroïde* et *étoilé* induit nécessairement l'idée de tissu conjonctif.

L'épithélium qui tapisse le troisième ventricule est notablement plus volumineux que dans les ventricules latéraux, il mesure de 15 à 20 μ à ce niveau.

Méninges spinales. — La *dure-mère*, qui forme une gaine à la moelle épinière, a la même structure que celle qui enveloppe le cerveau; elle est composée en proportions à peu près égales de faisceaux parallèles longitudinaux de tissu conjonctif et d'un réseau de fines fibres élastiques. En avant de la moelle, son épaisseur est la moitié de celle qu'elle atteint en arrière. Par sa face externe, elle s'unit au ligament longitudinal postérieur de la colonne vertébrale. En arrière, existent aussi des intervalles formés par du tissu conjonctif lâche et contenant des plexus veineux.

Sur la face interne de la dure-mère on trouve un épithélium polygonal à gros noyaux. Le ligament dentelé n'a pas, d'après Kölliker, d'endothélium et conserve la structure de la dure-mère.

L'*arachnoïde spinale* est formée de tissu conjonctif anastomosé en réseaux de 4 à 9 μ de largeur et formant des lamelles; entremêlées à ces faisceaux se trouvent des fibres élastiques.

La face qui regarde la dure-mère est recouverte par un endothélium; la face pie-mérienne n'a pas d'endothélium (Kölliker) et est séparée de la pie-mère par un espace dit *sous-arachnoïdien*. De nombreux filaments d'union sont accumulés sur la ligne médiane postérieure.

La *pie-mère* s'applique étroitement sur la moelle et sur

le *filum terminale;* elle pénètre en avant dans la *scissure antérieure* et en arrière dans la scissure postérieure ; à ce niveau, elle fournit des prolongements ou *septa* très minces dans l'épaisseur de la moelle ; de plus, elle fournit des gaines délicates aux racines nerveuses.

Elle est surtout formée de tissu conjonctif dont les fibrilles forment des faisceaux parallèles rarement anastomosés ; on y voit aussi un grand nombre de noyaux souvent linéaires et quelques rares fibrilles élastiques.

En certains points, on retrouve des cellules pigmentaires, analogues à celles que nous avons signalées dans la pie-mère cérébrale ; elles sont jaunes ou brunes, irrégulièrement fusiformes, très effilées, mesurant 90 à 100 µ de longueur. Ces cellules s'accumulent souvent en quantité considérable dans la région cervicale de la pie-mère, à laquelle elles donnent une couleur brune ou même noirâtre.

Terminaison de la dure-mère et de l'arachnoïde rachidiennes dans le canal sacré. — Pour M. Sappey, la dure-mère se termine au niveau de l'extrémité inférieure du canal sacré. L'arachnoïde, au niveau du sommet du sacrum, forme un cul-de-sac qui répond et adhère à celui de la dure-mère. Suivant M. Trolard, le cul-de-sac ne descend pas plus bas que la deuxième vertèbre sacrée, rarement il atteint la troisième, parfois même il s'arrête à la première. Le fond du cul-de-sac fibro-séreux est donc chez l'homme à environ 8 centimètres du sommet du sacrum.

Le *filum terminale* a d'abord été considéré comme un ligament. Pour M. Sappey, le canal central de la moelle se prolonge dans toute son étendue avec les éléments qui le composent ; il est même entouré d'une couche de substance grise dans l'épaisseur de laquelle se trouvent des tubes nerveux très fins.

Pour M. Trolard, la partie du filum située au-dessous du cul-de-sac, est formée de trois cordons : deux latéraux, formés par les sixièmes nerfs sacrés ; un médian, beau-

coup plus petit que les latéraux, qui adhère à la dure-
mère au moment où il la traverse, se place ensuite en
arrière du prolongement terminal du ligament sacré antérieur et va s'attacher à la partie moyenne de la première pièce du coccyx par un ou plusieurs filaments.

Vaisseaux des méninges. — La dure-mère rachidienne possède très peu de vaisseaux propres ; elle
est entourée à sa périphérie par de nombreuses
veines.

La dure-mère crânienne est au contraire très vasculaire surtout dans sa couche externe ou périostée ; parmi
ces vaisseaux se trouvent les artères méningées. Elle loge
dans l'épaisseur de sa couche interne les *sinus veineux*,
simples canaux munis d'un endothélium et creusés dans
sa trame fibreuse. Compris entre le feuillet périostique
et la dure-mère proprement dite, ces sinus répondent
au plexus veineux du rachis.

L'arachnoïde ne comprend pas de vaisseaux propres.

La pie-mère des deux régions nerveuses encéphalique et médullaire renferme des vaisseaux dont les capillaires forment un réseau assez serré ; à côté de ces
vaisseaux propres, en existent d'autres destinés aux centres nerveux dont les plexus sont compris dans l'épaisseur même de la membrane.

Nerfs des méninges. — Purkinje et Kölliker n'ont
pas trouvé de nerfs dans l'épaisseur de la dure-mère
rachidienne. Rudinger en décrit qui sont indépendants
et d'autres qui sont accolés aux vaisseaux. Il est démontré que certaines régions de la dure-mère crânienne
renferment des nerfs ; on peut citer les rameaux du feuillet périostique qui accompagnent les artères méningées ;
une branche, décrite par Arnold et Lushka, provenant
du trijumeau ; le nerf de la cinquième paire allant à la
tente du cervelet ; un rameau de l'hypoglosse suivant la
méningée postérieure ; enfin, une branche venant du nerf
maxillaire supérieur et accompagnant l'artère méningée
moyenne. Une particularité intéressante à signaler, c'est

que dans tous ces nerfs on trouve des fibres qui se bifurquent.

L'arachnoïde ne possède pas de nerfs ; mais elle peut servir de points d'appui aux filets qui se rendent à la pie-mère.

La pie-mère rachidienne renferme, chez l'homme, de riches réseaux de nerfs, suivant en partie le trajet des vaisseaux, pour pénétrer avec eux dans la moelle.

A la base du cerveau, on trouve une foule de plexus analogues, autour des artères qui forment le cercle de Willis ; les rameaux qui émanent de ces plexus accompagnent les artères, excepté les cérébelleuses et se distribuent avec eux dans l'épaisseur de la pie-mère cérébrale ; leurs terminaisons ne sont pas connues. Kölliker les aurait suivies dans l'épaisseur même de la substance cérébrale jusque sur des branches artérielles, mesurant 90 μ. Les plexus choroïdes n'en renfermeraient pas.

§ 2. — APPAREILS PÉRIPHÉRIQUES.

Racines des nerfs rachidiens. — En étudiant la moelle, nous avons signalé les racines des nerfs rachidiens, et les avons divisées en antérieures qui émergent au niveau de la limite du cordon antérieur et du cordon postérieur, et en postérieures qui émergent du sillon collatéral postérieur.

Sans donner de grands détails d'anatomie macroscopique, nous dirons que le tronc des antérieures est moins volumineux que celui des postérieures, que les deux cordons restent indépendants l'un de l'autre, mais communiquent par des anastomoses. Une gaine de l'arachnoïde les entoure jusqu'au trou de conjugaison ; à ce niveau, la dure-mère se continue avec le périoste et leur forme un étui fibreux. C'est dans ce conduit que se trouve le ganglion nerveux annexé à la racine postérieure.

Ne pouvant suivre le trajet que parcourent dans la

moelle les racines, nous devons cependant indiquer leur direction générale.

Les racines antérieures, après avoir traversé les cordons antéro-latéraux, abordent les cornes antérieures par tous les points de leur surface. Les unes viennent se mettre en rapport avec les grandes cellules de la substance grise ; les autres se rendent dans les cornes postérieures ; quelques-unes enfin se recourbent et gagnent directement le cerveau par la voie pyramidale.

Les racines postérieures doivent être divisées en deux groupes : le groupe externe traverse la substance gélatineuse de Rolando, décrit un trajet ascendant et entre dans la corne postérieure ; le groupe interne traverse, lui aussi, la substance gélatineuse de Rolando, remonte entre cette substance et le cordon postérieur, et se met ensuite en rapport avec les éléments cellulaires contenus dans la colonne de Clarke.

Quant à la structure histologique de ces racines, elle est des plus simples. En dehors de la moelle, les racines ont la même constitution anatomique que les nerfs périphériques. Les tubes nerveux qui les composent montrent des étranglements annulaires, des segments interannulaires, une gaine de Schwann. On a voulu trouver dans le volume des tubes nerveux qui forment les racines, des caractères distincts en rapport avec leur rôle particulier. D'après certains histologistes, les tubes nerveux seraient plus gros dans les racines motrices. La chose n'est pas absolument exacte ; on peut, dans les racines, retrouver à la fois de gros et de petits tubes ; les gros dominent toutefois dans les racines antérieures.

On retrouve dans les troncs des racines, du tissu conjonctif intrafasciculaire caractérisé par des fibres onduleuses fines et des cellules plates munies de crêtes d'empreinte. Dans le tissu conjonctif se trouvent des vaisseaux, en tous points semblables à ceux des nerfs périphériques.

Dans la moelle, les fibres nerveuses à myéline, dès

qu'elles ont traversé la pie-mère, perdent leur membrane de Schwann ; leur enveloppe de myéline persiste et elle ne disparaît qu'au voisinage de la cellule nerveuse avec laquelle la fibre nerveuse vient se mettre en rapport. Rappelons, en passant, que ce rapport est établi par le prolongement de Deiters. Quant aux fibres de Remak, d'après la majorité des auteurs, elles ne pénétreraient pas dans la moelle.

Grand sympathique. — Les cordons grisâtres qui, par leur réunion, constituent le système du grand sympathique, sont formés par des faisceaux plus ou moins volumineux de fibres nerveuses. Dans les troncs situés dans la partie sus-diaphragmatique, on trouve surtout des fibres nerveuses ou mieux des tubes nerveux à myéline, mesurant de 2 à 12 μ de diamètre, possédant des étranglements annulaires et des segments interannulaires généralement courts ; les fibres de Remak n'entrent qu'en minime proportion dans leur constitution. Elles deviennent, au contraire, très abondantes dans les rameaux qui se détachent soit du sympathique cervical, soit des cordons sympathiques, thoraciques et abdominaux. A mesure qu'on s'approche des terminaisons, on ne trouve plus que des fibres nerveuses sans myéline. On a pu suivre sur des dissociations bien faites la transformation des tubes à myéline en fibres de Remak. « Après un dernier étranglement annulaire, écrit le professeur Ranvier, la gaine de myéline disparaît ; la membrane de Schwann et le protoplasma qui la double, fondus avec le protoplasma péricylindraxile, se poursuivent seuls. La fibre nerveuse, dorénavant dépourvue de toute gaine médullaire, se perd dans le système plexiforme des fibres de Remak. »

Les renflements ou ganglions nerveux que les cordons sympathiques présentent en certains points leur sont simplement accolés, bien qu'ils aient une gaine commune. On trouvera au paragraphe suivant la description histologique des ganglions.

Les cordons sympathiques, leurs branches et leurs anastomoses, sont munis d'une gaine lamelleuse qu'on peut rendre évidente par la nitratation; c'est cette même gaine qui recouvre les ganglions nerveux. On trouve aussi, dans les cordons sympathiques, du tissu conjonctif intrafasciculaire et périfasciculaire. C'est dans ce dernier que se trouvent les vaisseaux lymphatiques.

Ganglions nerveux. — Sur le trajet des nerfs, quelle que soit la variété à laquelle ils appartiennent, nerfs cérébro-spinaux, grand sympathique, rameaux périphériques, on rencontre de petits renflements plus ou moins volumineux : ce sont les *ganglions nerveux*.

Les *ganglions spinaux* sont annexés aux racines sensitives et se présentent sous la forme de petits renflements dont le grand axe est parallèle à la direction des fibres nerveuses. Celles-ci doivent être distinguées en fibres nerveuses afférentes qui viennent de la moelle et en fibres nerveuses efférentes qui émanent du ganglion : le faisceau que forment les secondes est sensiblement plus volumineux que celui que forment les premières. Cette constatation permet de supposer que les ganglions donnent naissance à des fibres nerveuses et nous verrons plus loin que l'examen histologique permet de reconnaître qu'il en est bien ainsi.

La coupe d'un ganglion spinal présente différentes parties constituantes :

1° Une capsule formée de tissu conjonctif, variant d'épaisseur suivant les espèces et l'âge des animaux. De cette enveloppe partent des prolongements qui cloisonnent le ganglion. Dans la capsule et ses prolongements existent de riches réseaux vasculaires, comme on peut s'en assurer sur des pièces injectées.

2° Des cellules nerveuses de dimensions variables et que l'on peut classer en grosses, moyennes et petites. Beaucoup moins volumineuses que les éléments cellulaires des centres nerveux, elles ne mesurent pas plus de 70 μ; elles varient en général entre 40 et 70 μ. La plupart des cellules sont unipolaires. Pour bien observer leurs caractères, il faut les étudier sur des dissociations ; on choisit en général pour ces recherches un lapin encore jeune. Isolées dans la préparation, les cellules se montrent sous la forme d'une masse plus ou moins sphérique, limitée par une capsule doublée de noyaux. Le noyau propre de la cellule est plus volumineux et plus ou moins rapproché de la partie centrale. La masse donne naissance à une seule fibre nerveuse et il est facile de voir que la capsule doublée de noyaux se prolonge et se confond avec la membrane de Schwann qui enveloppe le tube nerveux. Quant aux rapports de la fibre nerveuse qui émane de la cellule ganglionnaire avec la racine sensitive, ils ont été remarquablement décrits par le professeur Ranvier. D'après cet auteur, on peut reconnaître que le tube nerveux efférent de la cellule ganglionnaire, après avoir présenté un premier étranglement et fourni un deuxième segment interannulaire, se met en rapport avec un des tubes de la racine sensitive. L'union d'un tube efférent de la cellule ganglionnaire et d'une fibre nerveuse de la racine sensitive s'établit toujours au niveau d'un étranglement annulaire, en formant un tube nerveux en T ; autrement dit, la branche cellulaire ou ganglionnaire du T, après avoir présenté un premier étranglement, au-delà duquel elle conserve sa gaine de myéline, atteint la cellule ganglionnaire, passe au-dessous de la capsule en lui abandonnant sa membrane de Schwann et, munie encore de son enveloppe de myéline, se contourne et se replie avant de se mettre en rapport

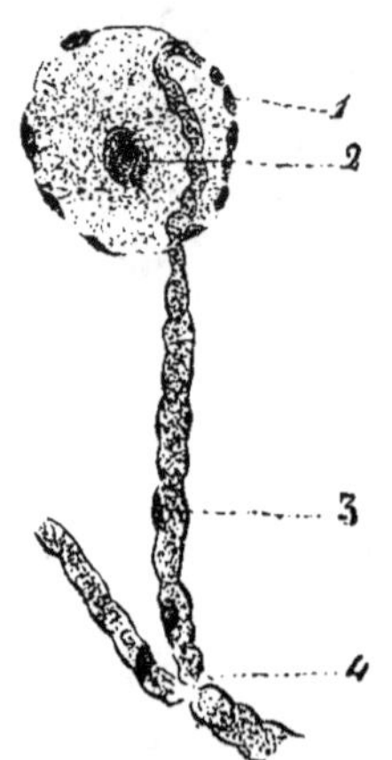

Fig. 75. — Une cellule des ganglions spinaux du lapin (d'après Ranvier).

1, noyau de l'épithélium sous-capsulaire ; 2, noyau ganglionnaire ; 3, noyau du premier segment de la branche cellulaire ; 4, étranglement du tube en T.

plus intime avec le globe ganglionnaire ; mais avant de l'atteindre, elle perd complètement sa myéline, de telle sorte que le cylindre-axe est nu (Ranvier).

En faisant agir le nitrate d'argent sur les cellules ganglionnaires, on voit que chaque noyau de la capsule correspond à une cellule épithéliale polygonale ; cette disposition a été mise en lumière par les travaux d'Eberth, Kölliker, Valentin et Fraentzel.

Sur des coupes de ganglions spinaux, il est facile de se rendre compte des différences de volume des cellules. On voit aussi qu'elles ne sont pas disséminées irrégulièrement dans le ganglion, mais que les unes sont serrées à côté des autres près de la surface, ce sont les cellules marginales ; les cellules centrales sont moins nombreuses. Il n'est pas rare d'observer, dans la préparation, des cellules qui, par le fait des réactifs, se sont rétractées sous la capsule d'enveloppe et ont pris des formes irrégulières.

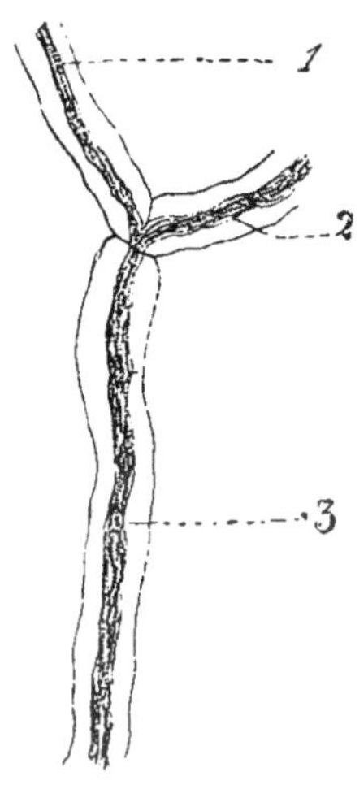

Fig. 76. — Un tube nerveux en T, d'un ganglion lombaire (d'après Ranvier).

1, branche centrale du T ; 2, branche périphérique ; 3, branche cellulaire.

3° Des fibres nerveuses. Les unes provenant de la moelle traversent directement le ganglion ; elles en occupent en général l'axe et n'ont avec les cellules que des rapports de contiguité. Les autres, que nous connaissons déjà, sont les expansions des cellules ganglionnaires. Hyrtl a signalé sous le nom de *ganglia aberrantia* de petits amas de cellules qu'on trouve appendus sur les racines postérieures de certains nerfs, la cinquième paire sacrée par exemple, en dehors des ganglions.

4° Des vaisseaux sanguins qui forment un riche plexus et assurent dans le ganglion une circulation en rapport avec l'activité de ses fonctions. Sur des pièces injectées, on voit les capillaires former des réseaux et dans les mailles de ces réseaux se trouvent les cellules ; toutefois, les mailles des vaisseaux n'ont que des rapports de contiguité avec la capsule des cellules ganglionnaires.

En examinant le faisceau de fibres nerveuses qui part du ganglion, on voit qu'à une certaine distance il s'unit à la branche motrice venue directement de la moelle pour constituer un nerf périphérique. Les différentes fibres se confondent et à elles viennent s'ajouter quelques fibres de Remak. On a cherché, en se basant sur le diamètre des tubes nerveux, à établir des différences entre les racines motrices et les racines sensitives ; d'une façon générale, ces tubes gros sont plus nombreux dans les premières et les tubes fins dans les secondes.

Ganglions sympathiques. — Nous savons que les renflements qui constituent les ganglions sympathiques sont simplement accolés aux cordons nerveux et qu'ils ont une gaine commune.

Les éléments constitutifs des ganglions sympathiques présentent des différences assez importantes dans la série animale. On retrouve, en effet, toujours des cellules nerveuses, mais elles se présentent avec des aspects divers. Les cellules que l'on rencontre dans les ganglions des batraciens, de la grenouille en particulier, nous sont déjà connues ; nous les avons décrites en étudiant les ganglions du cœur (voir page 132). Chez les mammifères, les cellules ganglionnnaires, isolées par dissociation, paraissent au premier abord bipolaires ; mais un examen attentif permet de reconnaître qu'elles émettent un nombre plus ou moins considérable de fibres de Remak à leurs extrémités, on en voit parfois même partir de leur surface. Chaque cellule a une apparence fusiforme ; elle présente à étudier une membrane d'enveloppe ou capsule, doublée en certains points de noyaux semblables à ceux que l'on observe le long des fibres de Remak. Au-dessous de la capsule existe une écorce fibrillaire, dont la fibrillation est parallèle à l'axe de la cellule. Elle est vraisemblablement formée par l'épanouissement des fibrilles qui constituent les prolongements cellulaires. Ces derniers doivent être considérés comme des fibrilles de Remak. On trouve enfin, au centre de la cellule, une masse de protoplasma granuleux qui renferme deux gros noyaux plus ou moins éloignés l'un de l'autre. Sur des coupes, surtout après la double coloration par le carmin et l'hématoxyline, on peut retrouver les cellules nerveuses au milieu des mailles serrées que forment les fibres de Remak par leurs anastomoses ; le plus souvent, les cellules paraissent étoilées ; cet aspect est dû au retrait qu'elles ont subi dans leur capsule.

La circulation sanguine dans les ganglions sympathiques a été bien étudiée dans ces dernières années par le professeur Ranvier. A l'aide d'injections, on peut reconnaître que de petites artères se subdivisent et se résolvent en capillaires qui forment des réseaux. Dans chaque maille des réseaux on trouve un groupe de 3, 4, 5 cellules nerveuses.

Les veines présentent une disposition que nous indiquerons dans les papilles de la peau, du goût ; elles se terminent par des culs-de-sac renflés et présentent souvent sur leur trajet des dilatations variqueuses. M. Ranvier rapproche cette disposition anatomique de celle des sinus de la dure-mère et, pour cette raison, leur donne le nom de *sinus veineux*

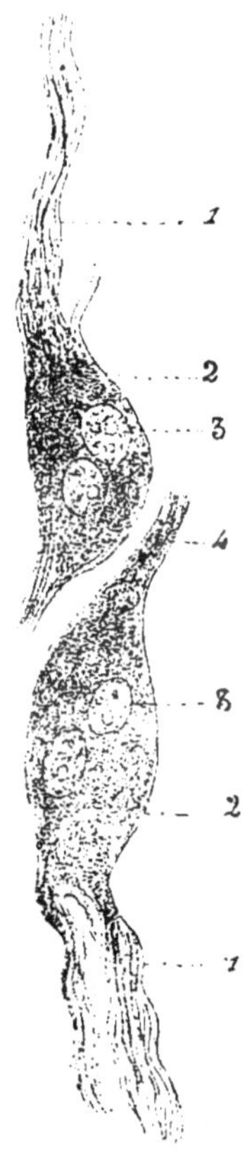

Fig. 77. —Deux cellules ganglionnaires du sympathique du lapin (d'après Ranvier).

1-1, fibres sans myéline ou fibres de Remak ; 2-2, cellules ganglionnaires ; 3-3, noyaux ganglionnaires ; 4, noyau des fibres de Purkinje.

des ganglions sympathiques. Il pousse plus loin l'analogie et considère les ganglions sympathiques comme de petits cerveaux, non seulement parce qu'ils contiennent des cellules ganglionnaires dont la forme étoilée rappelle celle que l'on observe dans les centres nerveux proprement dits, mais encore par la disposition de leur appareil vasculaire.

Nerfs périphériques. — Les nerfs, appareils de conduction étendus entre les centres nerveux et les organes, peuvent se présenter à l'œil nu, quelque soit leur volume, sous deux aspects différents. Tantôt ils ont l'aspect de cordons d'un blanc lacté avec reflet moiré caractéristique ; ce sont les nerfs émanés symétriquement de l'axe cérébro-spinal ; ils contiennent des tubes nerveux à myéline en forte proportion et sont appelés plus spécialement aux fonctions de relation. Tantôt ils se présentent sous la forme de filaments grisâtres, légèrement translucides, affectant une disposition plexiforme et souvent difficiles à distinguer des faisceaux du tissu conjonctif ; ce sont les nerfs du système sympathique ou ganglionnaire composés de fibres grises de Remak et attribués plus spécialement aux fonctions de la vie végétative.

Cette division toutefois est artificielle : les invertébrés ne possèdent pas de fibres à myéline et nons verrons que chez les vertébrés, en certains points de leur trajet, les filets nerveux sont dépourvus de leur gaine de myéline. Il existe enfin bon nombre de cordons nerveux qui contiennent à la fois les deux sortes d'éléments nerveux, le pneumogastrique par exemple.

Les nerfs de l'une et l'autre espèce comprennent dans leur constitution : 1° des éléments nerveux ; 2° du tissu conjonctif plus ou moins différencié ; 3° des vaisseaux sanguins et lymphatiques.

De ces parties constituantes, la première (tubes nerveux à myéline, fibres de Remak) nous est connue ; nous ne reviendrons pas sur les caractères de ces éléments nerveux que nous avons exposés précédemment. Nous étudierons seulement leur groupement et les rapports qu'ils affectent entre eux pour constituer un tronc nerveux.

Tissu conjonctif des nerfs à myéline. — Dans un tronc formé par des tubes à myéline, ceux-ci sont disposés sous forme de faisceaux juxtaposés les uns à côté des autres et reliés par du tissu conjonctif.

Le tissu conjonctif est disposé avec ordre et, dans un nerf de certain calibre, on peut, avec le professeur Ranvier, le décomposer en trois variétés. C'est ainsi que l'on peut décrire la gaine lamelleuse qui est immédiatement située autour des faisceaux nerveux, le tissu intra-fasciculaire, extrêmement mince, pénétrant dans l'épaisseur des faisceaux et le tissu périfasciculaire, unissant les faisceaux entre eux ou au tissu conjonctif voisin.

La *gaine lamelleuse* (Henle, Ranvier), *névrilemne de Bichat, périnèvre de Robin*, est une membrane connective enroulée en forme de tube. Sur les faisceaux nerveux d'un diamètre notable, elle paraît formée de plusieurs lames superposées ; sur les plus gros faisceaux nerveux, elle se montre composée d'un grand nombre de couches concentriques. Cette disposition se retrouve sur certains nerfs peu volumineux situés superficiellement dans des régions soumises à des pressions ou à des frottements (mains, doigts, plante du pied).

A sa surface, apparaissent, sous l'influence de la nitratation, des cellules endothéliales extrêmement minces. L'espace compris entre la membrane de Henle et la membrane de Schwann est occupé par le plasma nutritif ou lymphatique qui baigne ainsi l'élément nerveux et peut en pénétrer le cylindre-axe au niveau de chaque étranglement annulaire. Sur des coupes transversales colorées au carmin, chaque faisceau de tubes nerveux paraît entouré d'un anneau fortement coloré en rouge et formé par des lames superposées. On peut, à l'aide d'injections de gélatine colorée, reconnaître que les lamelles qui forment la gaine lamelleuse ne s'emboîtent pas comme des tubes concentriques, mais se divisent, s'anastomosent entre elles et forment un système continu dit *système de tentes de Ranvier*.

La structure intime de ces lamelles est assez compliquée : chacune d'elles est constituée par un treillis de faisceaux connectifs aplatis et d'autant plus serrés que la lame est plus interne. Les faisceaux sont réunis par une substance unissante ; on trouve au milieu d'eux des éléments élastiques. Chacune des faces de la lamelle est revêtue d'une couche endothéliale continue qui se prolonge au niveau des orifices que présente souvent chaque lamelle.

Tissu conjonctif périfasciculaire. — Il forme une gaine complète qui limite le nerf, le protège et le soutient. Pour bien comprendre sa disposition, il convient d'examiner d'abord un tronc nerveux simple, c'est-à-dire composé d'un seul faisceau. La coupe transversale du nerf se présente alors sous une forme circulaire : à la périphérie, on voit une couche de tissu conjonctif

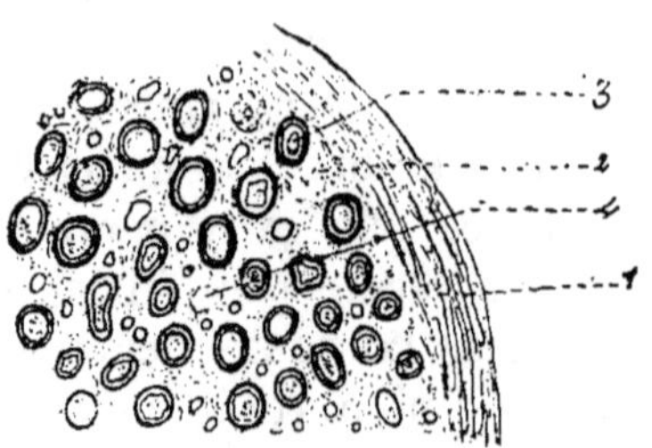

Fig. 78. — Coupe transversale d'un gros tronc nerveux.

1, gaine lamelleuse ; 2, tissu conjonctif intrafasciculaire ; 3, cylindre axe ; 4, capillaire sanguin.

lâche qui n'appartient pas en propre au tronc nerveux et se continue avec le tissu conjonctif plus ou moins diffus du voisinage. A une faible distance du nerf, ce tissu est formé de faisceaux conjonctifs et de fibres élastiques intriqués en tous sens. Dans leur interstices et à leur surface sont des cellules plates qui les unissent par leur prolongement ; on y voit aussi de petits pelotons de tissu adipeux au voisinage des vaisseaux. Plus près du nerf, dans une *zone dite de transition*, les faisceaux lui devien-

nent parallèles, puis ils se tassent en lamelles superposées de plus en plus denses. Seulement les lamelles
au lieu d'être minces et constituées par un treillis de
fibres fines comme celles de la gaine lamelleuse ne sont
comparativement à ces dernières que des nattes gros-
sières.

Tissu conjonctif intrafasciculaire. — Dans l'intérieur
des faisceaux nerveux, le tissu conjonctif se présente
sous deux formes ; 1º des lames connectives ; 2º des fibres
distinctes. Les lames connectives partent des couches
les plus internes de la gaine lamelleuse et conduisent
dans l'intérieur du faisceau nerveux des vaisseaux sanguins, elles déterminent aussi dans ce faisceau des subdivisions.

Le tissu conjonctif intrafasciculaire proprement dit
est composé de fibres et de cellules : les fibres sont des
fibres connectives ordinaires ; on n'y trouve aucune
fibre élastique. Les cellules sont des cellules plates analogues à celles qui accompagnent les faisceaux du tissu
conjonctif ordinaire. Lorsque ces cellules sont détachées,
elles ne sont pas planes mais recourbées comme des
tuiles, gardant ainsi la forme qu'elles avaient autour
des tubes nerveux. Chez l'adulte, ces cellules s'amincissent et se dessèchent et il n'est plus possible d'y reconnaître les crêtes d'empreinte.

A côté de ces fibres et de ces cellules connectives on
observe souvent des cellules lymphatiques.

Vaisseaux des nerfs. — Les nerfs d'un certain calibre
possèdent des vaisseaux sanguins qui s'engagent dans
leur gaine lamelleuse, y pénètrent, et se ramifient dans
leur intérieur. Sur des coupes transversales des nerfs,
les artérioles et les veinules sont comprises dans les
lames intrafasciculaires ; les vaisseaux capillaires fins
sont seuls en contact direct avec les tubes nerveux ;
parfois ils en sont séparés par des fibres conjonctives.
La méthode des injections permet de bien étudier la
distribution des vaisseaux et, sur le sciatique de la

grenouille convenablement préparé, on peut voir des mailles très allongées suivant l'axe du faisceau nerveux. Sur les nerfs des mammifères, préparés de la même façon, on peut voir distinctivement deux réseaux : l'un intrafasciculaire, l'autre situé dans l'épaisseur du tissu conjonctif périfasciculaire ; ces deux réseaux communiquent largement entre eux.

Vaisseaux lymphatiques des nerfs. — C'est encore par la méthode des injections, que le professeur Ranvier a pu étudier les vaisseaux lymphatiques des nerfs et reconnaître que les vaisseaux lymphatiques distincts n'existent pas dans l'épaisseur des faisceaux nerveux ni dans la gaine qui les entoure. Les lymphatiques n'existent à l'état de canaux que dans le tissu conjonctif périfasciculaire. Il est probable, toutefois, que la lymphe circule entre les lames qui, par leur réunion, forment et le tissu conjonctif intrafasciculaire et la gaine lamelleuse.

Certains gros nerfs possèdent dans leur gaine de petites branches nerveuses décrites par certains auteurs sous le nom de *nervi nervorum*.

CHAPITRE III

APPAREIL RESPIRATOIRE

§ 1. — LARYNX.

Préparation. — L'étude du parenchyme pulmonaire se fait à l'aide de coupes après durcissement par la gomme et l'alcool. Toutes les méthodes de colorations peuvent être usitées : les plus démonstratives nous paraissent être la coloration au picro-carmin ou au carmin aluné de Grenacher. Pour l'étude des séreuses il faut avoir recours à la nitratation.

Afin de se rendre compte de la richesse du champ vasculaire de l'hématose on pourra employer le procédé suivant : Une forte grenouille est brusquement jetée dans de l'eau à 40 ou 50°. Après quelques instants elle est tuée en rigidité tétanique (environ 5 minutes). Aussitôt on lui ouvre le thorax et on pose une ligature au niveau du hile de chacun des sacs pulmonaires. Par l'extrémité opposée, on pousse une injection de solution de nitrate d'argent (1/200) dans la cavité du sac et on lie au niveau de la pointe de la canule. Le sac pulmonaire est ensuite étalé sur une lame de verre par la méthode de la demi-dessiccation, en ayant soin de ne pas trop tirailler la membrane. On monte au baume. La préparation montre le réseau vasculaire gorgé de globules sanguins et le contour des cellules endothéliales en noir sous l'action de l'argent.

Le larynx présente à considérer au point de vue de sa structure une charpente cartilagineuse, une membrane de soutènement fibro-élastique, des muscles et une muqueuse.

a. **Cartilages.** — Les cartilages du larynx sont des cartilages vrais, hyalins, munis d'un périchondre. Sur une coupe, ces cartilages présentent trois couches :

Une couche corticale mince, transparente, opaline, dans la substance fondamentale de laquelle les chondroblastes sont disposés en files longitudinales suivant la surface.

Une couche intermédiaire opaque, mince, formée par une substance jaunâtre, dans laquelle on peut remarquer un grand nombre de cellules du cartilage à génération endogène (cellules mères).

Une couche centrale, de beaucoup la plus épaisse, composée d'une substance fondamentale transparente à cellules rares.

L'*ossification* des cartilages du larynx est un processus normal de développement ; elle débute par la couche intermédiaire, dès que le développement du larynx est achevé, c'est-à-dire de vingt à vingt-cinq ans chez l'homme, un peu plus tard chez la femme (Béclard). Le tubercule supérieur de la ligne oblique du thyroïde s'ossifie le premier ; vers quarante-cinq ans, le thyroïde est complètement ossifié par la fusion de nombreux points primitivement envahis.

b. **La membrane fibro-élastique** de soutènement forme des membranes résistantes entre les parties solides de la charpente du larynx ; elle les enveloppe du reste dans un dédoublement.

c. **Les muscles** du larynx sont tous des muscles striés ; on les rencontre sur les coupes sous des incidences variables ; ils sont très faciles à reconnaître. Nous n'avons pas à les étudier ici : on en retrouvera la description dans les traités d'anatomie descriptive.

d. **La muqueuse** du larynx est d'un rose pâle, excepté au niveau du bord libre des cordes vocales inférieures où elle est d'un blanc nacré. Elle est ferme, lisse, tendue et adhérente à la couche fibro-élastique sous-jacente à laquelle la rattache un tissu cellulaire lamelleux résistant. Elle se continue en haut avec la muqueuse de l'épiglotte, avec la muqueuse du pharynx au niveau des replis aryténo-épiglottiques, où elle forme, en s'adossant à elle-même, un repli symétrique et horizontal. En arrière, elle s'unit en haut à la muqueuse de l'orifice supérieur de l'œsophage. En bas, elle se continue avec la muqueuse de la trachée.

Dans tout son trajet elle présente quelques saillies peu accentuées ; on les a prises pour des papilles, mais ce sont de simples replis séparant des dépressions glanduleuses. Il n'existe de véritables papilles qu'au niveau du bord libre de la corde vocale au point où la muqueuse devient fibro-muqueuse (Coyne). L'épaisseur de la muqueuse, d'après Coyne, présente les variations suivantes : elle mesure 300 μ. au niveau de la bande ventriculaire, 8 à 900 μ. dans le ventricule, 1 à 200 μ. au bord libre de la corde vocale, 7 à 800 μ dans la portion sous-glottique.

Structure. — La muqueuse comprend un derme et un épithélium.

1° Le derme comprend lui-même trois couches :

a. Une *couche limitante*, mesurant 2 μ. d'épaisseur moyenne.

Rindfleisch la croit traversée par de petits canaux destinés aux migrations des leucocytes. Coyne n'a pu vérifier cette assertion.

b. Une *couche réticulée ou lymphoïde*. Elle est formée d'un tissu analogue à celui qu'on rencontre dans l'intestin grêle. Il comprend de nombreux éléments arrondis, fortement colorés par le carmin, analogues à des corpuscules lymphatiques ; ces éléments sont dispersés dans les mailles polygonales d'un réticulum extrêmement grêle formé de fibrilles qui, vraisemblablement prennent un point d'appui sur les parois des capillaires. Cette couche réticulée contient des follicules clos, bien décrits par Coyne. Ces follicules mesurant 800 μ. de longueur sur 2 à 300 μ. de largeur, sont au nombre de 30 à 50 pour un larynx. Sur une coupe verticale, passant par le milieu des cordes vocales, ou en compte 5 à 7 ; deux sur la face supérieure de la corde vocale, en dehors de la zone papillaire ; un à l'angle de réflexion de la muqueuse vers le ventricule ; deux dans sa portion ascendante ; ils occupent des saillies ou languettes triangulaires formées par le plissement de la muqueuse ; un autre et dernier follicule occupe le bord libre de la bande ventriculaire. Une fine membrane de nature conjonctive, assez nette, les sépare à leur base des glandes muqueuses sous-jacentes ; quelquefois ils entourent le conduit excréteur de ces glandes à la façon d'un manchon. Ces follicules renferment du tissu lymphoïde, c'est-à-dire, un réticulum grêle de fines fibrilles que le battage avec le pinceau rend évidentes. Au niveau des mailles du réticulum on distingue des cellules arrondies, et dans les mailles même, trois ou cinq corpuscules ronds fortement colorés par les couleurs à élection nucléaire. De nombreux capillaires sanguins traversent les follicules, servant d'appui aux fibres du réticulum qui paraissent tendues entre eux.

c. **Une couche fibro-glanduleuse.** — Aucune limite bien nette ne la sépare de la couche précédente ; on voit peu à peu les éléments ronds diminuer de nombre et apparaître des éléments conjonctifs plus abondants, cellules fusiformes et étoilées, dont le grand axe est parallèle à la surface de la muqueuse. En même temps, des fibres élastiques forment une charpente mieux fournie et, dans la partie sous-glottique, elles se disposent en faisceaux anastomosés dont les mailles sont longitudinales. Ces faisceaux sont le début de la couche de renforcement que nous retrouverons dans la trachée et les bronches. Dans cette couche se trouvent logées de nombreuses glandes en grappe ou acineuses, plus ou moins volumineuses, plus ou moins ramifiées. Chaque vésicule élémentaire, mesurant 50 à 100 de diamètre, est formée par une paroi propre dont la surface interne est tapissée par un seul rang de cellules épithéliales cylindriques. Les petits canaux excréteurs sont munis aussi d'un épithélium cylindrique qui se continue, au niveau du goulot et parfois avant, avec l'épithélium à cils vibratiles de la muqueuse. Très abondantes dans toute la cavité laryngienne, puisque Pouchet et Tourneux en signalent vingt par centimètre carré, ces glandes forment quatre groupes remarquables. Un premier est compris dans l'épaisseur de la bande ventriculaire ; un second, formé de glandes aplaties et allongées transversalement est situé dans la partie supérieure et externe de la corde vocale ; les glandes sont disposées sur deux rangs. Le troisième groupe se trouve sur la partie interne de la corde vocale, parallèlement à son bord libre et au-dessous de la zône papillaire ; elles forment aussi une double rangée. Leur conduit excréteur, dirigé en haut et terminé en bec de flûte, paraît disposé à verser le mucus sur le bord libre de la corde vocale qui est totalement dépourvu de glandes. Le quatrième et dernier groupe comprend les glandes aryténoïdiennes de Morgagni disposées symétriquement en forme d'L au devant des cartilages aryténoïdes, de façon que la branche horizontale, située en avant de la base de ces cartilages, est formée de glandes qui déversent leur produit sur la paroi postérieure des ventricules, tandis que la branche verticale, longe le cartilage aryténoïde dans toute sa hauteur.

Le *derme de la corde vocale*, proprement dite, mérite une description à part : c'est une fibro-muqueuse qui se différencie du reste de la muqueuse laryngée par la présence de papilles, l'absence de couche lymphoïde et de glandes ; il possède du reste un revêtement épithélial particulier.

La présence de *papilles* dans le larynx a été niée par Rhenier, admise par Kölliker et Lusckka ; ce dernier auteur les confondait avec les replis de la muqueuse que nous avons signalés plus haut. Les vraies papilles ont été décrites par Coyne et n'existent que sur le bord libre de la corde vocale (zone papillaire).

Sur une coupe verticale, le nombre des papilles varie

suivant l'âge du sujet et la région de la corde vocale observée. À la partie moyenne, dans les larynx d'enfants, on en trouve dix-huit à vingt-cinq disposées de la façon suivante : trois ou quatre répondent à la partie moyenne, deux ou trois au bord libre. Les autres plus nombreuses, mais moins saillantes, sont situées sur la partie de la corde vocale qui correspond à l'espace sous-glottique ; elles sont abondantes aussi sur la partie antérieure de la corde vocale.

La hauteur de ces papilles est de 7 à 8 μ ; leur largeur à la base, de 3 à 5 μ ; elles ressemblent à celles des doigts, mais sont plus petites. Elles contiennent des anses vasculaires très riches ; on n'y a pas encore décrit de nerfs, bien que leur sensibilité soit exquise. Les papilles et le derme qui les supporte sont formés de tissu conjonctif dense, entremêlé de nombreuses fibres élastiques formant un réseau à mailles allongées dans le sens de la corde vocale. Ce tissu se continue sans interruption jusqu'au ligament aryténoïdien avec lequel il se confond, sans qu'on rencontre dans son épaisseur ni glandes, ni la bourse séreuse décrite par Fournié. Le ligament lui-même, formant la charpente de la corde vocale, présente sur une coupe transversale une surface de section arrondie dans la partie supérieure, plus mince et aplatie dans la partie inférieure.

2° **L'épithélium** du larynx comprend deux variétés.

a. L'épithélium cylindrique à cils vibratiles est formé de deux couches reposant sur la limitante amorphe du derme. La couche la plus profonde est formée de cellules arrondies ou quadrangulaires par pression réciproque ; elles sont munies d'un gros noyau. Entre elles, s'enfoncent les pointes effilées des cellules cylindriques qui constituent la couche superficielle. Ces cellules très allongées (33 à 45 μ de longueur sur 5 à 9 μ de largeur) présentent à considérer un plateau hyalin, muni de 10 à 20 cils vibratiles, un protoplasma clair, un et quelquefois deux noyaux ovoïdes, nucléolés ; elles alternent avec de nombreuses cellules caliciformes ou à mucus, éparpillées au milieu d'elles.

b. *L'épithélium pavimenteux stratifié* existe constamment sur le bord libre ou *jonc papillaire* de la corde vocale ; on peut le rencontrer parfois sur la partie la plus saillante de la bande ventriculaire et vers le bord antérieur des cartilages aryténoïdes, bien qu'en ce point il n'y ait pas de papilles. Il présente une couche d'éléments cylindriques appliqués sur la membrane limitante, deux ou trois couches intermédiaires d'éléments polyédriques à bords crénelés et à gros noyau ; enfin deux couches d'éléments aplatis, constituant la lame cornée.

c. **Vaisseaux sanguins.** — Ils forment dans tout le larynx un réseau à mailles polygonales et très petites, dont les branches sont d'autant plus étroites qu'elles sont plus voisines de la surface. Sur la corde vocale, le réseau présente des mailles larges et irrégulières, parallèles au bord libre de la corde. Chaque papille reçoit une anse vasculaire.

d. **Vaisseaux lymphatiques.** — On trouve un réseau superficiel de canalicules très fins, et un réseau sous-muqueux formé de troncs plus larges, surtout en avant de l'épiglotte.

La richesse lymphatique de la muqueuse du larynx (vaisseaux, tissu lymphoïde) a fait dire qu'elle constituait *un ganglion lymphatique étalé.*

e. **Nerfs.** — Les nerfs sont nombreux et forment un riche plexus de fibres sans myéline (Klein) terminé par des corpuscules de Krause pyriformes ou ovoïdes, de 35 μ environ. Verson, Davis auraient trouvé des bourgeons gustatifs sur la surface externe de l'épiglotte et aussi dans les régions plus profondes du larynx.

§ 2. — TRACHÉE ET BRONCHES.

La trachée et les bronches présentent dans leur structure de nombreux caractères communs, aussi nous confondrons leur étude dans une même description, en indiquant, chemin faisant, chacune des particularités inhérentes aux diverses parties de l'arbre aérien. Pour étudier les bronches d'une façon pratique, on peut toutefois les rapporter à trois types différents. Un premier type comprend les grosses bronches, dont la partie postérieure est aplatie comme la trachée; le second, de beaucoup le plus étendu, comprend toutes les bronches cylindriques dont le diamètre est supérieur à 1 millimètre; le troisième type comprend les ramifications bronchiques dont le calibre est inférieur à 1 millimètre. L'étude de ce troisième type (bronches sublobulaires et intralobulaires) sera faite dans le paragraphe suivant où nous décrirons le lobule dont elles font partie intégrante.

a. En allant de dehors en dedans, nous trouvons d'abord une *tunique fibreuse externe* ou adventive qui occupe à peu près les trois quarts de l'épaisseur totale. Elle est formée de tissu fibreux dense, disposé en faisceaux les uns longitudinaux, les autres transversaux. Dans son épaisseur, se trouvent logées de nombreuses bandes de fibres élastiques dont la direction est le plus souvent longitudinale.

b. C'est dans un dédoublement de cette couche que sont enclavés les *cerceaux cartilagineux.* Formés de cartilage hyalin, ils ont une forme variable; ressemblant à un fer à cheval au niveau de la trachée et des grosses bronches; plus loin, ils forment des anneaux; ils diminuent d'étendue pour ne plus former que des îlots, disposés plus ou moins circulairement et destinés à maintenir béantes les ramifications bronchiques. Les éléments constitutifs de la gaine fibreuse externe s'épaississent autour des arcs cartilagineux, de façon à leur former une espèce de périchondre. Entre les anneaux cartilagineux, ces mêmes éléments se disposent longitudinalement pour former de véritables ligaments unissant les cartilages les uns aux autres.

c. La deuxième couche est formée par des fibres musculaires lisses dont la disposition est des plus variables. Au niveau de la trachée et des premières bronches, elles sont groupées en faisceaux et forment de véritables petits muscles lisses qui, s'insérant sur les extrémités des cartilages, éloignent ou rapprochent ces extrémités et

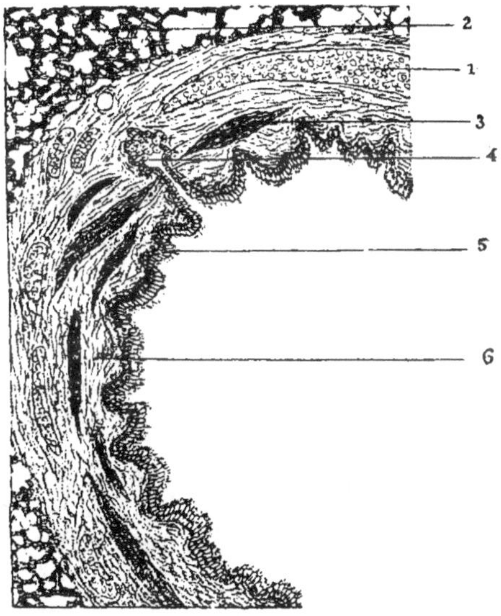

Fig. 79. — Coupe transversale demi-schématique d'une bronche de moyen calibre.

1, un anneau cartilagineux hyalin ; 2, tissu pulmonaire ; 3, vaisseau musculaire lisse, muscle de Reissessen ; 4, dépression glandulaire ; 5, épithélium à cils vibratiles ; 6, tissu conjonctif.

diminuent ou élargissent le calibre des voies aériennes. Dans les ramifications bronchiques plus éloignées, elles se disposent encore en faisceaux et forment de petits muscles circulaires portant le nom de *muscles de Reissessen*, du nom de l'auteur qui, le premier, les a bien décrits. Sur une bronche de 4 millimètres, ces muscles de Reissessen ont une épaisseur de 100 μ; sur une bronche de 2 millimètres, ils ont 50 μ.

d. La *muqueuse* présente à étudier son derme et son revêtement épithélial.

Le derme comprend lui-même, d'après Schultze, deux couches : une *couche fibreuse interne*, qui est limitée en dedans par de nombreuses ondulations, dont les saillies répondent aux plis longitudinaux que l'on voit dans les bronches moyennement distendues. Le stroma est formé de couches conjonctives et de fibres élastiques ; le feutrage est assez lâche vers les parties profondes. Vers la superficie, il s'épaissit au contraire et forme une *couche fondamentale anhyste* (Schultze), véritable membrane basale.

L'*épithélium* est cylindrique, à cils vibratiles. Il est formé par une couche unique de grandes cellules effilées, touchant par leurs pointes la membrane basale. Dans les intervalles que laissent entre elles ces pointes, se trouvent des cellules rondes ou polyédriques privées de cils et qui constituent probablement une couche de remplacement. Çà et là, on trouve au milieu des cellules cylindriques d'autres éléments cellulaires, cellules caliciformes ou à mucus, véritables glandes unicellulaires.

De la muqueuse, dépendent des *glandes en grappe* qui sont situées au-dessous de sa couche profonde ; elles empiètent sur la couche fibreuse externe dont elles ont l'air de faire partie ; elles sont surtout abondantes dans les espaces que laissent entre eux les cerceaux cartilagineux. Ces glandes se rapprochent par leur structure de celles que nous avons décrites dans la muqueuse du larynx. Au niveau des orifices des conduits glandulaires, l'épithélium cylindrique de la muqueuse perd ses cils, s'aplatit, devient cubique et se continue avec l'épithélium allongé qui tapisse les culs-de-sac glandulaires.

Quelques particularités sont intéressantes à résumer à la fin de ce chapitre, car elles faciliteront beaucoup la découverte dans les préparations des différentes parties de l'arbre aérien : c'est la présence de cartilage hyalin, soit sous forme d'anneaux, soit sous forme d'îlots au voi_

sinage d'une muqueuse ; c'est la présence à la surface
de cette muqueuse d'un épithélium cylindrique à cils
vibratiles ; c'est enfin l'aspect plissé, onduleux que présente cette même muqueuse, aspect qui est tout à fait
caractéristique. Ce n'est qu'au niveau des bronchioles
terminales, comme nous le verrons plus loin, que disparaissent ces plis et que la muqueuse, très amincie du
reste, devient lisse.

Vaisseaux sanguins. — Les vaisseaux sanguins qui se
rendent à la trachée proviennent de différentes sources :
des thyroïdiennes inférieures, de la bronchique droite et
des thymiques ; elles forment un réseau capillaire dans
l'épaisseur de la muqueuse, principalement autour des
glandules. Ceux des bronches se résolvent en fins capillaires formant des mailles surtout au niveau de la partie
profonde de la muqueuse et au niveau des culs-de-sac
glandulaires.

Vaisseaux lymphatiques. — Le réseau lymphatique
est double, l'un est superficiel et appartient à la muqueuse ; l'autre, moins riche, est profond et appartient à
la couche fibreuse. Les troncs qui en émanent se rendent
aux nombreux ganglions qui ont des rapports étroits de
contiguité avec la trachée et les bronches, ganglions
auxquels aboutissent d'ailleurs les nombreux lymphatiques du poumon.

§ 3. — POUMON.

Lobulation du poumon. — Le parenchyme du poumon est formé par un grand nombre de *lobules*, parties
similaires, ayant une certaine indépendance anatomique,
faciles à injecter et à insuffler séparément, à isoler les
uns des autres par l'hydrotomie et la dissection. Les lobules pulmonaires sont comparables aux feuilles d'un
arbre dont le pétiole est formé par le dernier ramuscule de l'arbre bronchique. Une trame conjonctive
forme une espèce de gaine autour des lobules et les

isole les uns des autres, elle les pénètre et les cloisonne.

Toutefois, le lobule pulmonaire n'a ni la fixité ni l'irréductibilité du lobule hépatique, comme le fait remarquer le professeur Grancher.

A la surface du poumon, la lobulation est évidente : chez l'enfant, parce que le tissu conjonctif relativement plus abondant dessine les contours du lobule en lignes rosées ; chez l'adulte et surtout le vieillard, parce que des lignes noires formées par des particules de charbon se trouvent déposées dans la trame conjonctive amincie qui sépare les lobules.

La forme des lobules est variable : superficiels, c'est-à-dire sous la plèvre, ils ont, en général, l'aspect de pyramides dont la base regarde la périphérie du viscère ; marginaux, c'est-à-dire au niveau des bords du poumon, ils offrent la forme d'un coin dont la base est tournée vers le centre ; profonds enfin, ils sont polyédriques, déformés par pression réciproque et affectent les configurations les plus variées.

L'âge imprime au lobule des dimensions variées : comptant quelques millimètres de volume chez le nouveau-né, ils peuvent atteindre chez l'adulte jusqu'à 1 centimètre cube. Les plus volumineux sont situés à la périphérie du poumon ; les plus petits se trouvent dans l'intérieur de l'organe ; ils remplissent l'angle des divisions bronchiques et ont les dimensions d'un pois (Charcot).

Étude du lobule pulmonaire. — Pour étudier le lobule pulmonaire, on prend pour type un lobule périphérique que l'on rencontre sur l'une des faces du poumon. Sa forme est celle d'une pyramide, dont la base peut avoir quatre, cinq ou six côtés plus ou moins égaux. Le sommet de la pyramide, dirigé vers le centre, est appendu à une ramification bronchique, dite *bronche sub-lobulaire* (Sappey), qui forme avec une ramification de l'artère pulmonaire la partie principale du pétiole. Une couche mince de tissu conjonctif accompagne les ramifications bronchique et artérielle auxquelles elle forme une véritable gaine et, arrivée au sommet du lobule, elle se partage en deux parties. L'une (expansion périlobulaire) engaîne le lobule, le sépare des lobules voisins qui lui correspondent par des facettes homologues; l'autre pénètre dans l'épaisseur du lobule le long de la bronche et forme le tissu conjonctif péribronchique, intralobulaire, sur la disposition duquel nous aurons à revenir plus loin.

Un trait de section perpendiculaire, passant par l'axe de la pyramide et allant du sommet à la base, permet de voir que la bronche sublobulaire, ayant d'après Sappey 1 millimètre de diamètre, continue sa direction au milieu du lobule et devient la *bronche intra-lobulaire*.

Le schéma classique de Rindfleisch permet de comprendre cette disposition de la bronche intralobulaire et celle de ses ramifications.

Dans son parcours intralobulaire, la bronche émet en effet dans toutes les directions, en suivant l'ordre alternant, des rameaux très courts, se branchant sur elle sous une incidence

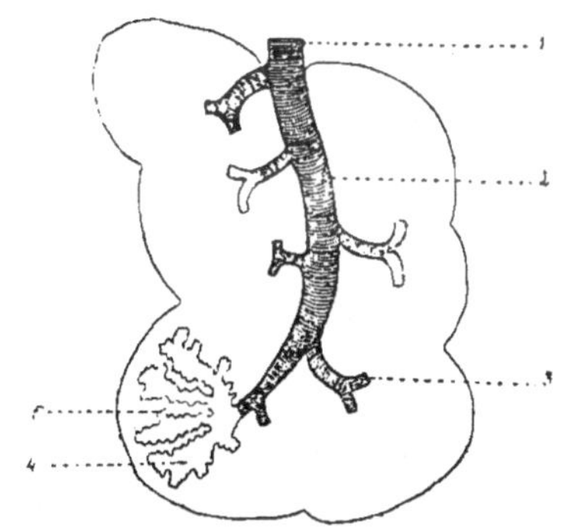

Fig. 80. — Schéma du lobule pulmonaire (d'après Rindfleisch et Charcot).

1, bronche sub-lobulaire; 2, bronche intra-lobulaire; 3, bronchiole terminale; 4, conduit alvéolaire; 5, alvéoles.

à peu près perpendiculaire. Arrivée à la base du lobule, après l'avoir traversée dans sa plus grande partie, elle se termine finalement par deux rameaux, également très courts, naissant du même point et se séparant à angle aigu. Tous ces ramuscules sont les *bronchioles terminales* ou *bronchioles courtes*. Chaque bronchiole terminale aboutit à un segment lobulaire bien déterminé, l'*acinus*, sorte d'expansion située à l'extrémité de la ramification bronchique. A ce niveau la terminaison bronchique porte le nom de *bronche acineuse*.

On voit cependant de nombreuses bronches terminales se diviser dichotomiquement en bronchioles de deuxième, troisième et quelquefois quatrième ordre, remarquables par leur court trajet et leur calibre relativement considérable (1/3 de millimètre, Rindfleisch). Chacune de ces divisions aboutit à un acinus.

Le nombre des bronchioles courtes peut varier depuis quatre dans les plus petits lobules, jusqu'à vingt et trente dans les plus grands; le lobule en contient en moyenne de dix à quatorze disposées tout autour de la bronche centrale, mais la coupe longitudinale n'en fait voir que cinq ou six.

M. Grancher a critiqué la description de Rindfleisch qu'avait reproduite dans ses leçons M. le professeur Charcot.

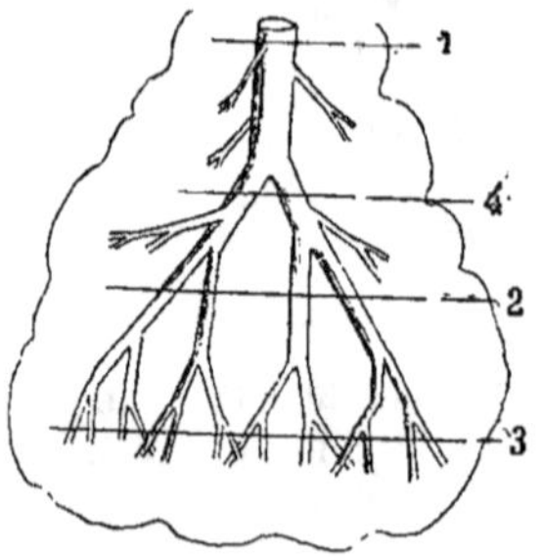

Pour M. Grancher, la comparaison de la bronche intra-lobulaire avec la nervure d'une feuille est tout à fait mauvaise, car la bronche se divise beaucoup plus tôt que ne le dit Rindfleisch et elle ne parcourt pas le lobule dans toute son étendue. Il y a lieu de diviser le lobule en trois étages principaux : le premier, correspondant à la description de Rindfleisch et Charcot, occupe environ le tiers supérieur du lobule; le second occupe le deuxième tiers et se rapporte aux divisions de la bronche intra-lobulaire en deux puis quatre subdivisions. Le troisième étage occupe le dernier tiers du lobule; on y trouve huit,

Fig. 81. — Schéma des divisions de la bronche lobulaire (d'après le Pr Grancher).

1-2-3, principaux étages du lobule ; 4, division transitoire de l'espace intra-alvéolaire en deux espaces.

puis seize subdivisions dichotomiques de la bronche.

Acinus pulmonaire. — Chacune des bronchioles terminales aboutit à un petit segment de lobule, tout à fait indépendant des autres segments analogues qui lui sont contigus ; il y a donc dans le lobule autant de segments isolés que de bronchioles terminales.

Un de ces segments, appelé *acinus pulmonaire* (Rindfleisch, Charcot), *lobulette* (Watters), *segment de conduits alvéolaires* (Schultze), *lobule secondaire*, a la forme d'une petite pyramide dont la base regarde la périphérie du lobule et dont le sommet répond à la bronchiole terminale. Cette petite pyramide mesure 2 à 3 millimètres en hauteur et en largeur. On peut dire que le lobule pulmonaire est une grappe de segments lobulaires ou *acini*, suspendus aux bronchioles terminales, comme le poumon est lui-même une grappe de lobules suspendus aux bronches sublobulaires.

Tous les acini d'un même lobule se ressemblant, il suffit d'en décrire un seul.

La bronchiole terminale, courte, cylindrique, lisse, ne tarde pas à s'évaser un peu au niveau de sa jonction avec l'acinus, formant une sorte de *vestibule* (Charcot) ou de *point de réunion* (Watters). Dans ce vestibule viennent s'ouvrir trois ou six conduits d'un aspect tout particulier, les *conduits alvéolaires*, dont le diamètre est de $0^{mm},4$ à $0^{mm},3$, d'après Schultze chez l'homme adulte. Rapprochés à leur point d'union avec la bronchiole, ces conduits alvéolaires, encore appelés *canalicules respirateurs*, s'écartent les uns des autres, en

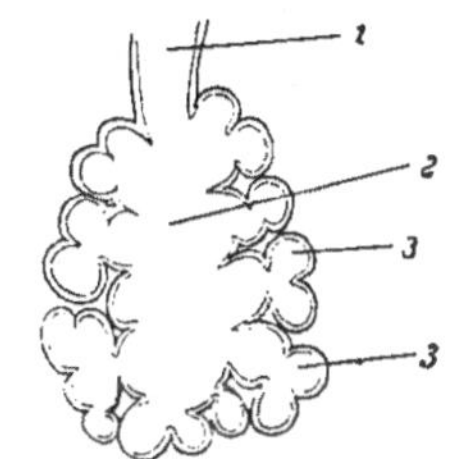

Fig. 82. — Schéma de la terminaison de la dernière ramification bronchique.

1, bronchiole terminale ; 2, conduit alvéoaire ; 3-3-3, alvéoles.

rayonnant, comme les folioles d'une feuille de trèfle, mais sous des angles très aigus. De plus, chacun d'eux se ramifie plusieurs fois suivant le mode dichotomique et chaque ramification se termine par un cul-de-sac, en forme d'entonnoir, l'*infundibulum*.

La surface extérieure de chacun des conduits alvéolaires est mamelonnée et bosselée : elle présente un grand nombre de renflements hémisphériques, globuleux, les *alvéoles pulmonaires*, encore appelées *cellules aériennes*, *cellules pulmonaires pariétales*, *aréoles*, *utricules pulmonaires*. Cadiat, pour bien fixer cette disposition, se sert de la comparaison suivante : « Pour se rendre compte de la façon dont les alvéoles sont disposés, supposons qu'un canal terminé en cul-de-sac soit rempli sur une certaine longueur, à partir du fond, par des bulles d'air ; que ces bulles, faisant éclater la paroi du tube, la traversent dans tous les sens et restent suspendues au dehors. » Si la surface extérieure des conduits alvéolaires est bosselée, leur surface interne est par contre creusée de logettes, séparées par de simples cloisons s'avançant plus ou moins vers l'axe du conduit, perpendiculairement à sa direction. Les extrémités libres des cloisons laissent entre elles, au centre, une voie libre, un véritable *passage* (Todd et Bowmann), qui conduit tout droit du vestibule à l'infundibulum. Les alvéoles voisins communiquent entre eux par ce passage central. Charcot a comparé la coupe longitudinale du conduit alvéolaire au long corridor d'une prison, sur lequel s'ouvrent les cellules. Toutefois, il faut remarquer qu'il existe des alvéoles sur toute la périphérie du conduit alvéolaire et qu'une section transversale d'un de ces conduits montrerait quatre ou cinq alvéoles disposés en couronne et séparés par des cloisons faisant saillie sous forme d'éperon, dans la lumière centrale largement ouverte.

Les alvéoles ne restent pas toujours simples et distincts ; sur les conduits alvéolaires de premier et de deuxième ordre, on en voit un certain nombre qui sont conglomérés, formant à l'extérieur une saillie plus considérable, à laquelle on donne le nom de *complexus alvéolaire*.

Quant à l'*infundibulum terminal* (Rossignol) qui est situé à l'extrémité de chacun des conduits alvéolaires, il a la forme d'un renflement dont les parois sont, elles aussi, creusées d'alvéoles s'ouvrant dans un espace commun autour duquel ils rayonnent au nombre de douze environ. « C'est là, dit Charcot, une disposition qui rappelle la maison romaine avec son impluvium central et ses cubicula. » Le diamètre moyen des alvéoles est de 0,150 d'après Schultze ; les alvéoles des infundibules terminaux sont plus profonds et leurs parois sont plus minces.

C'est au moyen d'injections de gélatine dans les poumons d'enfants n'ayant pas encore respiré, au moyen d'injections de mercure, de sections pratiquées sur des poumons insufflés et desséchés, que l'on a pu saisir les détails de cette structure si compliquée. En râclant la surface des coupes d'un poumon atteint de pneumonie, à la période d'hépatisation rouge, on trouve souvent de petits moules fibrineux, signalés et figurés par Rindfleisch, qui reproduisent avec une merveilleuse netteté tous les détails de configuration des conduits alvéolaires.

L'étude que nous venons de faire du lobule sur une coupe longitudinale doit être complétée par celle d'une coupe transversale qui, elle aussi, est fort instructive au point de vue topographique. En recourant à un faible grossissement qui permet de voir l'ensemble du lobule, on voit qu'à sa périphérie celui-ci est nettement circonscrit et séparé des lobules voisins, par une gaine de tissu conjonctif, dite *gaine périlobulaire*, qui l'enveloppe de toutes parts, envoyant des prolongements en dehors et en dedans, pour cloisonner les segments lobulaires. Cette gaine est formée d'un tissu conjonctif onduleux, que le carmin colore en rose clair, et renferme dans son épaisseur un certain nombre de lacunes en forme de fentes plus ou moins aplaties (section de veines et de vaisseaux lymphatiques).

Au centre du lobule, on distingue un îlot assez large, formé par une bande circulaire de tissu conjonctif entourant deux orifices béants accolés l'un à l'autre. C'est le *tissu conjonctif central* ou *péribronchique*, renfermant la bronche intralobulaire, reconnaissable par sa structure et sa lumière étoilée, et l'artère qui l'accompagne. De fins prolongements de tissu conjonctif unissent l'îlot central à la gaine périphérique, sous forme de cloisons incomplètes ; ces cloisons sont assez faciles à voir sur des poumons jeunes, mais sur des organes plus âgés, elles sont excessivement minces et très difficiles à découvrir.

Cette description topographique d'une coupe transversale du lobule répond à la coupe longitudinale que nous avons étudiée précédemment sous le nom de schéma de Rindfleisch, mais elle n'est pas tout à fait exacte. M. Grancher a montré comment elle devait être corrigée, et déjà M. Charcot avait parlé d'espaces secondaires, et M. Joffroy avait fait remarquer que l'espace intralobulaire central ne reste pas longtemps unique. Nous empruntons à M. Grancher les lignes suivantes, dans lesquelles il expose d'une façon très claire la disposition vraie des différentes coupes transversales du lobule :

« Un lobule souspleural bien formé, bien développé, étant choisi, on introduit un brin de balai dans la bronche qui le supporte, et on le découpe dans le tissu pulmonaire, en laissant autour de lui un peu des lobules voisins. On fait ensuite, en allant de la base au sommet,

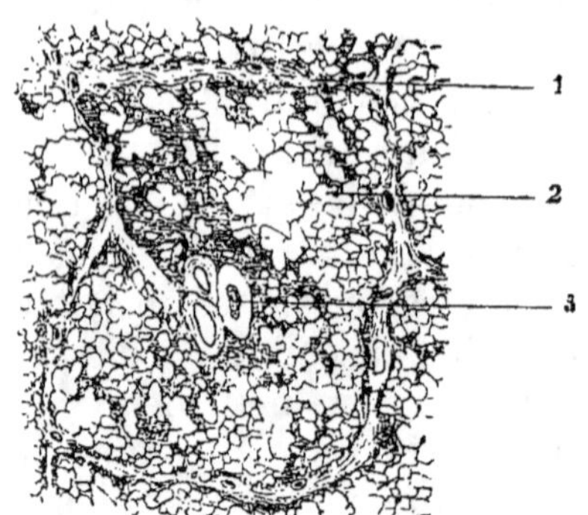

Fig. 83. — Section transversale d'un lobule cortical du poumon, faite au voisinage du pédicule (d'après Grancher).

1, espace interlobulaire ou périlobulaire ; 2, espace alvéolaire ; 3, espace intralobulaire.

une série de coupes méthodiques, perpendiculaires à
l'axe du lobule. Les coupes recueillies dans leur ordre
et numérotées sont étudiées successivement et permettent de feuilleter ainsi le lobule plan par plan, étage par
étage. On peut voir alors que la description classique
n'est littéralement vraie que pour une partie du lobule
pulmonaire, celle qui touche au pédicule. Là, dans un
quart ou un tiers environ de la hauteur du lobule, l'espace intralobulaire est unique, et les lignes topographiques fixées par M. Charcot n'ont pas besoin de re-
touche.

« Déjà, dans la figure représentant une coupe choisie
parmi celles que j'ai pratiquées vers le milieu du lobule,

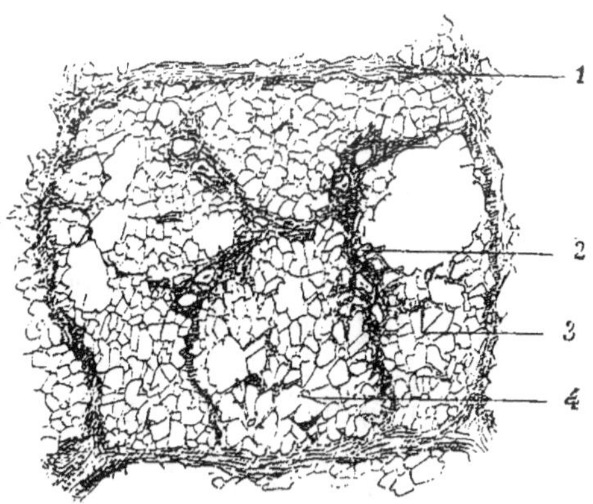

Fig. 84. — Section transversale du même lobule cortical faite à son étage
moyen (d'après Grancher).

1, espace périlobulaire ; 2, tractus central, trace de la division intra-
alvéolaire unique en deux espaces, disposition de passage ; 3, un des
quatre espaces intra-alvéolaires ; 4, coupe d'une bronchiole acineuse d'où
on voit partir de fins tractus délimitant les acini.

vous observez un changement considérable. L'espace
intralobulaire central n'existe plus, il est remplacé par
quelques tractus conjonctifs et des alvéoles pulmonaires.
En revanche, on trouve quatre nouveaux espaces intra-
lobulaires assez régulièrement disposés aux quatre angles

d'un carré. Ces nouveaux espaces, représentés par quatre divisions bronchiques et artérielles du premier espace central, se retrouvent dans un grand nombre de préparations successives, ils occupent en conséquence une assez grande étendue du lobule, un quart de la hauteur environ.... Sur une troisième série de coupes, ce n'est plus quatre, mais seize centres intralobulaires que vous pourrez compter. Ainsi les quatre divisions de premier ordre ont donné naissance chacune à quatre divisions nouvelles de second ordre. Celles-ci, comme les premières, se retrouvent dans une série de coupes cependant moins nombreuses que celles des divisions de premier ordre. Elles prennent une moindre hauteur du lobule, tandis que les coupes de transition entre le type de quatre centres et le type de seize sont assez nombreuses.

« Ajoutons enfin, pour terminer, que les sections faites à la base même du lobule ne contiennent que des alvéoles ou des infundibula, sans aucun centre intralobulaire. »

Notre description du lobule pulmonaire sera complète, lorsque nous aurons étudié toute la zone comprise entre le centre et la périphérie du lobule, c'est-à-dire l'*espace alvéolaire*. Cette portion du lobule, étudiée à un faible grossissement, se présente sous l'apparence d'une surface criblée de lacunes à contours généralement arrondis, de forme et de grandeur très variées ; la coupe rappelle celle qui serait pratiquée dans une éponge. La plupart des auteurs n'ont point insisté sur cette description ; seul, M. Grancher a montré qu'il était possible de trouver « dans ce fouillis d'alvéoles certaines dispositions anatomiques fixes ». Un premier examen permet déjà de reconnaître que parmi ces lacunes les unes sont simples, petites, régulièrement arrondies et représentent la section d'un seul alvéole ; d'autres, plus nombreuses, sont composées, larges et pourvues à leur face interne d'éperons saillants qui correspondent à autant de cloisons inter-alvéolaires; ces lacunes sont la place d'un acinus. En outre, on peut observer dans le champ de cet espace alvéolaire plusieurs figures qui méritent une description spéciale. » Imaginez une petite lacune circulaire, régulièrement entourée de cinq ou six lacunes ovalaires beaucoup plus grandes; supposez, en outre, que les parois de la petite lacune servent de point d'at-

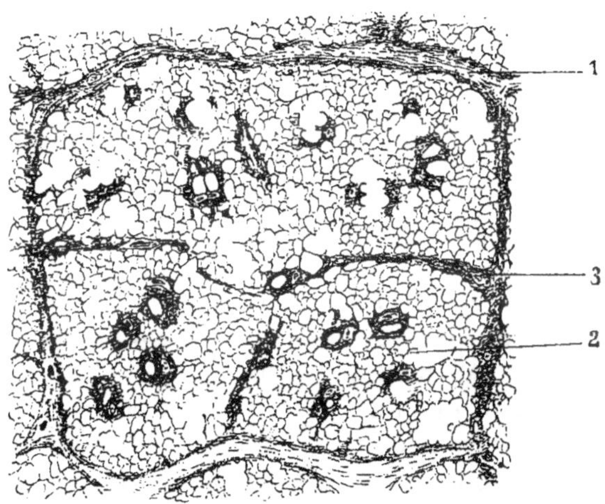

Fig. 85. — Section transversale du même lobule cortical du poumon au voisinage de sa base (d'après Grancher).

1, espace périlobulaire; 2, espace intralobulaire au nombre de quatre pour chaque lobulin; 3, tractus conjonctifs divisant le lobule en quatre lobulins.

tache aux parois des grandes lacunes, de manière à présenter l'aspect d'un espace central et d'espaces rayonnants; supposez, enfin, que l'ensemble de ce petit système soit assez nettement limité et séparé de tout ce qui l'entoure, par une sorte d'enveloppe conjonctive, et vous aurez alors la notion exacte de ce que je crois être la section du pédicule d'un acinus. L'ensemble rappelle une corolle de fleur d'églantier, chaque pétale correspondant à la section d'un conduit alvéolaire, et le centre de la fleur étant représenté par la coupe d'une bronchiole. »

La description topographique du lobule devant être complétée par l'examen histologique des différents éléments anatomiques qui entrent dans sa constitution, nous commencerons notre description par l'étude de l'*épithélium*. Nous savons que les divisions bronchiques, jusqu'à la bronche intra-lobulaire inclusivement, sont revêtues intérieurement par un épithélium cylindrique à cils vibratiles.

Küttner, cependant, a soutenu que les cils disparaissaient en même temps que les noyaux cartilagineux, c'est-à-dire au niveau même de la bronche sublobulaire. Mais pour Cadiat et la plupart des auteurs, c'est au niveau des bronchioles terminales, lorsque le chorion muqueux devient couche hyaline et que la couche de fibres musculaires lisses cesse d'être continue, que l'on voit l'épithélium perdre ses cils et diminuer de hauteur. Le revêtement se trouve alors réduit à une seule couche régulière et continue de cellules, aussi hautes que larges, cubiques ou polyédriques, d'apparence granuleuse, qui s'avancent jusqu'au vestibule. A partir de ce point, on voit les cellules s'aplatir encore, pour devenir pavimenteuses, lamelleuses, d'apparence endothéliale et tapisser toute la surface interne des conduits alvéolaires des infundibula, des alvéoles et des éperons qui les séparent; elles forment une couche uniforme et continue, l'*épithélium pulmonaire proprement dit*, au niveau duquel se font les échanges gazeux, fonction essentielle de la respiration.

L'existence de cette couche uniforme et continue d'épithélium, admise aujourd'hui par tous les auteurs, n'a pas été établie sans d'importantes discussions. Le point essentiellement en litige était la persistance de cet épithélium à tous les âges de la vie chez l'homme, car personne ne doutait de son existence chez le fœtus. Il est intéressant de rappeler les différentes phases du débat.

Valentin et Purkinje soutenaient que l'épithélium cylindrique à cils vibratiles, qu'ils avaient découvert, se
prolongeait jusque dans les alvéoles. Rayney, Roddet,
Bowmann, Henle, Villemin réagissaient contre cette assertion insoutenable ; mais, se plaçant eux-mêmes dans
de mauvaises conditions d'observation, en examinant le
poumon plusieurs heures après la mort, ils nièrent l'existence de tout revêtement épithélial au niveau des alvéoles. Revenant sur ces opinions extrêmes, Remak admettait partout un épithélium sphérique. Kölliker avait
entrevu l'existence d'une couche pavimenteuse, Eberth
l'admettait aussi, mais seulement au niveau des mailles
formées par les vaisseaux. Grâce à la méthode de la
nitratation, Elenz, élève d'Eberth, démontra l'existence
d'un revêtement épithélial continu dans le poumon des
animaux et Cadiat vérifia l'existence de cette même couche chez l'homme, en injectant une solution de nitrate
d'argent dans le poumon d'un supplicié, âgé de cinquante ans, aussitôt après la mort.

Cet épithélium est conformé sur le type des endothéliums, aussi dit-on quelquefois, mais improprement
d'ailleurs, *endothélium pulmonaire*. Il est formé de plaques lamelleuses, d'autant plus larges et minces qu'on
s'approche davantage du fond des alvéoles (13 μ sur les
replis des parois alvéolaires, 50 μ au fond des alvéoles
chez le chien et le cobaye (Küttner, Charcot). L'épaisseur n'est pas de 1 μ au niveau des capillaires qu'elles
recouvrent ; elle atteint 8 μ dans les intervalles qu'elles
comblent entre ces capillaires. Le contour de chacune
de ces lamelles est polygonal, assez régulier, visible chez
les jeunes sujets ou sous l'influence d'une légère irrita-
tion. La plus grande partie de chaque élément épithélial
est transparente et hyaline ; il ne présente de protoplasma
granuleux que dans la partie qui avoisine le noyau. Celui-ci, sphérique ou ovoïde, mesurant 1 à 2 μ, dans les
conditions normales, se présente parfois comme un petit
croissant dont les cornes sont réunies par une traînée de

granulations réfringentes (Rindfleisch); il occupe la portion un peu renflée de la cellule, celle au niveau de laquelle le protoplasma est granuleux. Ajoutons que cette portion granuleuse se trouve toujours accolée à la portion similaire d'une, deux ou trois cellules semblables, de façon à former une petite masse sombre parsemée de noyaux. Ces masses sombres correspondent, comme nous le verrons plus loin, aux intervalles capillaires, c'est-à-dire aux mailles du réticulum vasculaire. La surface interne de l'alvéole se trouve ainsi nivelée par l'épithélium et les noyaux ne font jamais saillie dans la cavité, du moins à l'état normal.

On observe quelques variantes dans la disposition de l'épithélium pulmonaire chez les animaux destinés aux

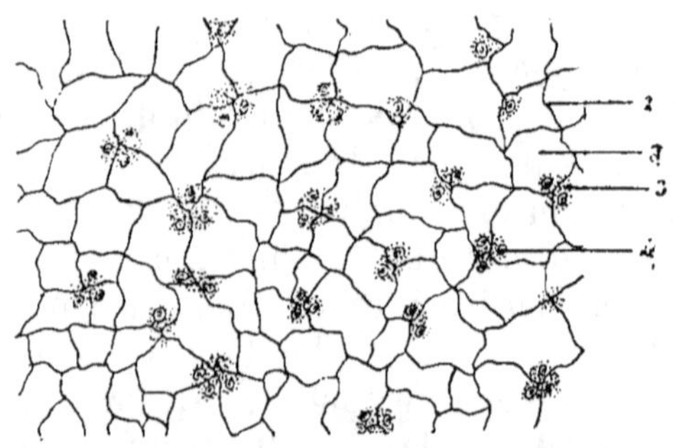

Fig. 86. — Épithélium du poumon de la grenouille imprégné au nitrate d'argent et coloré à l'hématoxyline.

1, ligne intercellulaire teintée en noir par l'argent; 2, partie transparente du protoplasma; 3, partie granuleuse du protoplasma, condensé autour du noyau; 4, noyau de l'épithélium.

recherches de laboratoire. Chez le triton, le noyau très volumineux occupe la partie centrale des cellules; chez la grenouille, il se rapproche des angles et des bords, mais la partie granuleuse est bien plus étendue que chez l'homme. Chez les reptiles et le chat, il existe, çà et là, des plaques dans lesquelles le nitrate d'argent ne dessine pas de lignes de séparation, bien qu'elles soient formées de plusieurs cellules; en même temps le noyau et la portion granuleuse du protoplasma ont disparu. On dit alors que l'épithélium pulmonaire est *continu mais polymorphe*, puisqu'il contient des plaques épithéliales d'aspect différent. Chez le chien, le lapin comme chez l'homme, l'épithélium est *continu et uniforme*.

Chez le fœtus humain, l'aspect de l'épithélium pulmonaire est tout autre. *Si le fœtus n'a pas encore respiré*, il forme sur les bronchioles et les alvéoles, dont la disposition est beaucoup moins compliquée que plus tard, une couche régulière, simple et continue de cellules plus hautes que larges, se rapprochant par conséquent du type cylindrique et possédant un gros noyau sphéroïde bien accentué. *Si le fœtus a respiré*, ne fût-ce que pendant deux heures (Charcot), on peut voir encore nettement un épithélium complet. Dans les alvéoles encore peu distendus par l'air, il a conservé le caractère fœtal, les cellules sont cylindriques ou cubiques; dans les alvéoles plus distendus, les cellules ont subi une sorte d'aplatissement; elles prennent de profil un aspect fusiforme et de face un contour polygonal: on peut voir, par places, leur transformation graduelle et les formes intermédiaires.

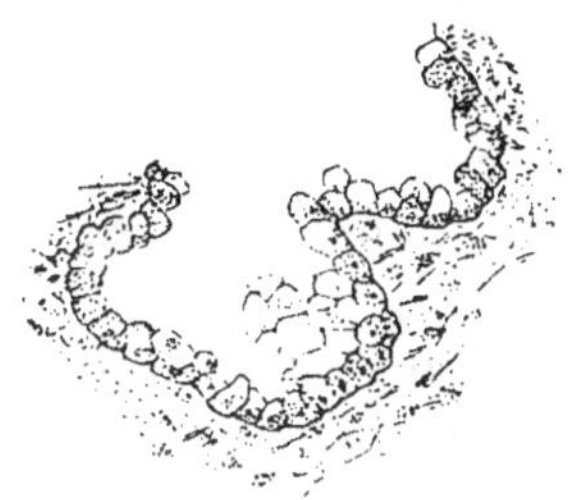

Fig. 87. — Épithélium d'un cul-de-sac alvéolaire d'un poumon de fœtus humain âgé de six mois. Parmi les cellules on en remarque de globuleuses renfermant des gouttes de mucus (d'après Grancher).

Chez le nouveau-né, l'épithélium est nettement continu, composé pour la plus grande partie de cellules polygonales ayant un noyau sphérique et un protoplasma grenu. Le contour des cellules est encore visible; mais il est possible de voir, en certains points, des plaques claires formées par la fusion de plusieurs cellules; l'épithélium est alors continu mais polymorphe. Il redeviendra peu à peu uniforme, en prenant partout la forme de plaques hyalines. En résumé, il semble que l'aplatissement des cellules cylindriques commence à se prononcer à une certaine époque de la vie fœtale ; elle se complète chez le nouveau-né probablement grâce à la distension des alvéoles par l'air atmosphérique. En injectant de la gélatine dans des poumons de fœtus, Küttner a vérifié cette assertion. Mais cette expérience n'est pas absolument nécessaire pour conclure que l'épithélium de l'alvéole et celui de la bronche chez l'homme adulte sont une même cellule modifiée et adaptée à une surface, à une fonction différentes ; cela résulte des données que nous avons précédemment résumées.

La description de l'épithélium pulmonaire sera complète, lorsque nous aurons signalé la présence de cellules muqueuses, décrites par Gegenbauer sur le poumon des amphibies, elles ont été trouvées par Colberg en 1866 chez un embryon humain de trente-deux semaines. Colberg dit que la sécrétion du mucus est surtout abondante au moment qui précède et suit la naissance. M. Grancher a bien décrit ces glandes unicellulaires qui lui ont paru nombreuses pendant les derniers mois de la vie fœtale. « Au moment, écrit-il, où les cellules de revêtement deviennent cubiques, on peut constater la présence, dans l'épithélium continu, de nombreuses cellules claires qui rompent l'uniformité du revêtement ; ce sont des cellules à mucus. La partie la plus superficielle de ces cellules est seule différenciée et remplie de mucine ; la partie la plus profonde contient le noyau refoulé et les granulations protoplasmiques, ce qui prouve qu'il ne saurait être question d'une dégénérescence épithéliale, mais bien d'une fonction. Il est probable, en effet, que ces cellules ont pour objet de maintenir béants les canaux respiratoires jusqu'au moment de la naissance ; il se peut aussi que la sécrétion muqueuse favorise le déplissement et la dilatation alvéolaires que produisent les premières respirations. »

Sous l'épithélium, dont la sépare une membrane basale extrêmement mince, se trouve une *couche muqueuse* en continuité avec la muqueuse bronchique dont elle garde tous les caractères généraux jusqu'au niveau des bronchioles terminales. La muqueuse de la bronche intra-lobulaire est donc encore plissée longitudinalement; l'absence de ces festons sur une coupe transversale correspond toujours à un certain degré d'inflammation et de bronchite. Comme la bronche sublobulaire, la bronche intralobulaire ne contient plus de cartilages. Comme vestiges de glandes, on retrouve au milieu des cellules à cils vibratiles du revêtement épithélial, quelques cellules à mucus, véritables glandes uni-cellulaires, signalées par Schultze et par Charcot.

Dans les bronchioles terminales, la couche muqueuse s'amincit et ne présente plus de festons; sa surface interne est tout à fait lisse. Au niveau des conduits alvéolaires, la couche choriale fibrillaire est remplacée par une membrane d'apparence hyaline, anhiste, mesurant 5 à 6 μ d'épaisseur; on peut voir en certains points qu'elle est formée de fibrilles lamineuses extrêmement minces. La membrane diminue encore rapidement d'épaisseur et au niveau des infundibula et des alvéoles, elle ne mesure plus que de 1 à 4 μ. Elle est parsemée de noyaux oblongs mesurant 10 μ de longueur environ, sur la nature desquels on n'est pas tout à fait d'accord. M. Charcot ne se prononce pas sur leur nature; Cadiat les attribue à l'épithélium qui tapisse la face interne de la membrane, car, sur les imprégnations par l'argent, il a remarqué l'existence d'un noyau dans chacune des mailles du réticulum. En somme, avant d'être hyaline comme chez l'adulte, la membrane propre a vraisemblablement une structure figurée; il est probable que les noyaux qui restent sont les vestiges de cette organisation.

Comme les bronches de tous les calibres, les ramifications ultimes de l'arbre aérien possèdent une couche musculeuse, une couche adventice élastique et une gaine adventice de tissu conjonctif.

14.

La *couche musculeuse* est circulaire et formée de fibres lisses ; elle forme une tunique régulière et continue, puis une série de sphincters contractiles disposés çà et là jusqu'au point où la bronchiole acineuse s'ouvre dans les conduits alvéolaires. Sur ces conduits, à la base des infundibula, et au niveau des orifices de l'alvéole, on rencontre encore quelques cellules musculaires isolées, mêlées aux fibres élastiques et reconnaissables à la longueur de leur noyau fusiforme. Leur existence a été démontrée par Colberg, Schultze, Rindfleisch ; elles se rencontrent presque toujours isolées, ne formant jamais, dit Cadiat, de faisceaux un peu épais. Les recherches histologiques de M. Grancher lui ont permis de reconnaître que les bronchioles sont pourvues d'un anneau musculaire comparativement plus fort que celui des bronches. Aussi s'est-on demandé si cette disposition n'est pas en rapport avec un rôle spécial de direction et de mesure du courant aérien (Cadiat, Grancher).

Couche élastique et fibres élastiques. — L'importance du tissu élastique est si grande qu'elle est un des caractères anatomiques principaux du tissu pulmonaire ; elle en représente les 6 à 7 dixièmes de la masse totale (Ch. Robin). Sur les bronches terminales, les fibres élastiques forment une couche mince disposée surtout en réseau longitudinal. Abondantes autour des conduits

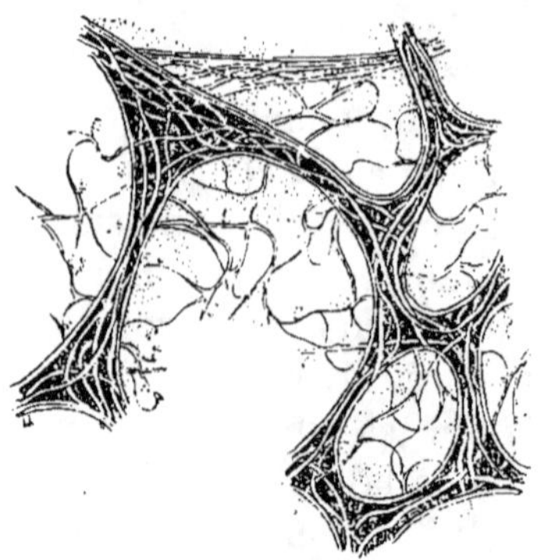

Fig. 88. — Schéma montrant la disposition des fibres élastiques dans l'acinus pulmonaire. Au centre, l'ouverture d'un infundibulum, et latéralement, des ouvertures d'alvéole (d'après Grancher).

alvéolaires principaux, elles se présentent sous forme de faisceaux de renforcement circulaires ; ces anneaux d'orifice sont formés de trois variétés de fibres disposées en général sur trois plans successifs (Grancher). Le plus interne, qui circonscrit l'ouverture alvéolaire ou infundibulaire, est composé de deux ou de plusieurs fibres continues, accolées et parallèles, qu'on pourrait appeler, à cause de leur rôle évident, *fibres d'orifices*. Elles ont pour usage de limiter exactement le contour de l'entrée des sacs respiratoires.

Sous ces fibres, on en voit d'autres tangentielles aux divers segments de la circonférence et fuyant dans toutes les directions. Ce sont des fibres communes, destinées à relier entre eux les orifices d'alvéole et ceux-ci à l'ouverture de l'infundibulum.

Enfin, un troisième groupe est formé de quelques fibres élastiques entrelacées, émanations des fibres communes. On les voit çà et là se détacher de l'anneau, s'infléchir, puis se diviser et se résoudre en fibrilles extrêmement fines dans la membrane conjonctive du sac alvéolaire; ce sont les fibres du sac. L'alvéole est donc formé d'une charpente ou trame élastique en forme de panier à salade ou de corbeille; il en résulte que le réseau du sac a une tendance naturelle à revenir sur lui-même, c'est-à-dire à rejoindre les fibres de l'anneau dont il émane. Le vide pleural d'une part, l'air atmosphérique d'autre part, sont nécessaires pour conserver à cette membrane élastique la forme d'une ampoule. Cette forme est en quelque sorte artificielle et répond plus à la fonction de l'organe qu'à sa structure anatomique (Grancher).

Nous avons précédemment indiqué la disposition du *tissu conjonctif* à la périphérie du lobule et dans l'épaisseur même du lobe où il forme les noyaux péribronchiques; il nous faut revenir sur quelques-uns de ses caractères constitutifs; il est formé par des faisceaux de fibres ondulées, parsemés de corps fusiformes et de noyaux arrondis, abondants surtout dans les cloisons interacineuses. Autour des conduits alvéolaires et des infundibula, le tissu conjonctif se montre encore sous forme de tins tracti, de fibres délicates avec noyaux fusiformes ou ovalaires qui représenteraient, d'après Kölliker, le prolongement des tuniques fibreuses interne et externe de la bronche. Pour Cadiat, l'existence du tissu conjonctif entre les alvéoles n'est pas certaine, mais sa présence est évidente autour des groupes d'alvéoles ou d'infundibula dépendant d'un même canalicule respirateur. Un détail important, le tissu conjonctif intralobulaire et périlobulaire est en continuité réciproque avec le tissu conjonctif de tous les autres lobules; il est mitoyen. Tous les lobules se trouvent donc plongés dans un tissu qui, tout en les séparant les uns des autres, les place dans des conditions identiques de milieu. On comprend quelle importance peut avoir en pathologie cette notion d'anatomie normale.

Vaisseaux sanguins. — La circulation sanguine du lobule pulmonaire est à la fois sous la dépendance de la circulation générale et de la petite circulation; cette dernière est toutefois la plus importante.

A la grande circulation, appartiennent les derniers rameaux de l'*artère bronchique;* intimement unie à la bronche sublobulaire, elle pénètre avec elle dans l'intérieur du lobule, suit la bronche intralobulaire jusqu'au niveau de son tiers supérieur, fournissant à ses parois deux plexus capillaires, l'un pour la muqueuse, l'autre pour ses tuniques externes et le tissu cellulaire péribronchique. Ce dernier plexus fournirait même, d'après Kölliker, des capillaires à une couronne d'alvéoles en contact immédiat avec la bronche intralobulaire et sa gaine conjonctive. On comprend de la sorte comment la bronche ne peut être enflammée dans toute son épaisseur sans que cette inflammation se propage aux alvéoles voisins (nodule péribronchique de la broncho-pneumonie, Charcot, Joffroy). Les *veines bronchiques*, nées de ces réseaux, vont s'anastomoser avec les rameaux d'origine des veines pulmonaires et constituent les *veines broncho-pulmonaires de Lefort*. A la petite circulation, appartiennent les vaisseaux du parenchyme pulmonaire, l'artère, les capillaires des alvéoles et les veines pulmonaires.

L'*artère pulmonaire*, satellite des ramifications bronchiques, pénètre dans le lobule par son sommet, accolée à la bronche intralobulaire et chemine à côté d'elle dans la même gaine conjonctive, sans lui abandonner de ramuscules. Elle se divise, comme la bronche qu'elle accompagne, en autant d'artérioles acineuses qu'il y a de bronchioles terminales.

Au voisinage du sommet de l'acinus, elle abandonne la bronchiole, quand celle-ci donne naissance aux conduits alvéolaires et se résout dans le tissu conjonctif péri-acineux en un premier réseau d'artérioles, qui donne lui-même naissance à un deuxième réseau de fins capillaires, les *capillaires de l'hématose*. Deux problèmes diversement résolus se rattachent à cette étude de la circulation pulmonaire. La circulation capillaire de chaque acinus est-elle indépendante de celle des acini du voisinage? M. Sappey dit que les réseaux des acini communiquent tous entre eux par de larges anastomoses. Rindfleisch affirme, au contraire, que la circulation de chaque acinus est assurée par une artériole terminale. « La vérité, dit Grancher, est peut-être entre ces deux opinions, car l'acinus a des vaisseaux propres, tel qu'il convient à un petit organe complet; mais d'autre part les anastomoses entre les acini voisins ne manquent pas, ne fût-ce que par les veinules qui se rencontrent avec les artérioles dans leur capsule. » Existe-t-il des anastomoses entre les deux systèmes artériels du poumon, bronchique et pulmonaire? Ces deux systèmes ont des fonctions différentes : le premier sert à la nutrition de l'organe, le second à l'hématose; ils ont chacun un système veineux propre. N'est-ce pas assez pour admettre leur indépendance? La méthode expérimentale a d'ailleurs permis à Conheim et Litten de répondre affirmativement. Ils introduisent des globules de paraffine dans la veine jugulaire d'un chien et produisent ainsi des embolies pulmonaires ; puis ils poussent dans la saphène une injection colorée et constatent que le liquide a pénétré partout, sauf dans les rameaux oblitérés par les grains de parafine ; ils en concluent que les artères pulmonaires ne s'anastomosent pas, que chacune d'elles est terminale. Dans une seconde expérience, ils lient fortement une artère pulmonaire, injectent ensuite dans le bout périphérique de l'artère fémorale une solution colorée au bleu d'aniline ; à l'autopsie, tous les tissus sont colorés en bleu, sauf le poumon correspondant à l'artère liée. Il n'y a donc pas d'anastomoses entre les artères pulmonaires et les artères bronchiques. Ces expériences, répétées par François Franck et Lalesque, ont donné les mêmes résultats. Küttner qui, depuis ces deux derniers auteurs, a repris le même procédé opératoire a vu la matière colorante pénétrer dans quelques points du poumon et même dans les ramifications de l'artère liée ; aussi admet-il des anastomoses entre les deux systèmes bronchique et pulmonaire et se refuse-t il à considérer l'artère lobulaire comme une artère terminale. Il y a lieu vraisemblablement d'admettre avec Joffroy et Grancher une opinion mixte : l'artère lobulaire est terminale, en ce sens qu'il n'existe pas d'anastomoses directes entre elle et les artères des lobules voisins ;

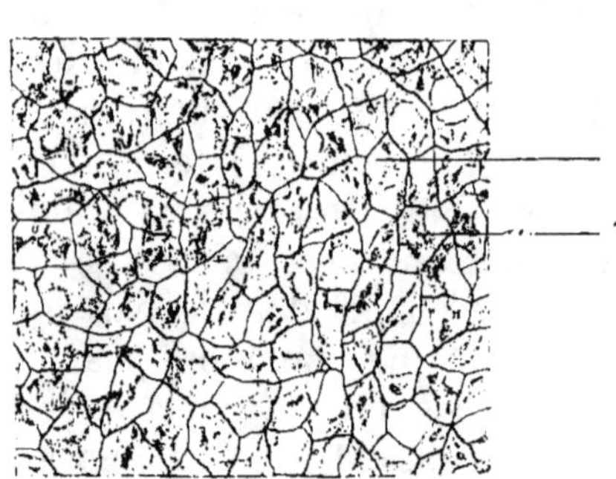

Fig. 89. — Réseau vasculaire du sac pulmonaire d'une grenouille avec l'épithélium nitraté.

1, réseau capillaire ; 2, épithélium pulmonaire.

mais les capillaires du poumon sont si volumineux que des connexions vasculaires importantes peuvent s'établir entre les capillaires des divers systèmes.

Les *capillaires de l'hématose* forment autour des alvéoles un réseau d'une richesse extrême dont les mailles sont plus étroites que les vaisseaux eux-mêmes. La structure de ces capillaires est aussi simple que possible ; elle est formée par une tunique propre très mince et un endothélium ; leur diamètre est de 6 à 8 μ pour les plus petits, de 10 à 30 μ pour les plus volumineux ; il en résulte que beaucoup de ces capillaires ne livrent passage qu'à un globule à la fois. En beaucoup de points, les capillaires pénètrent un peu dans l'épaisseur de la paroi propre des canalicules aériens, de telle sorte que le sang n'est séparé de l'air que par la paroi vasculaire et la partie la plus mince des cellules épithéliales du poumon (1 à 2 μ en tout) car on n'a pas oublié

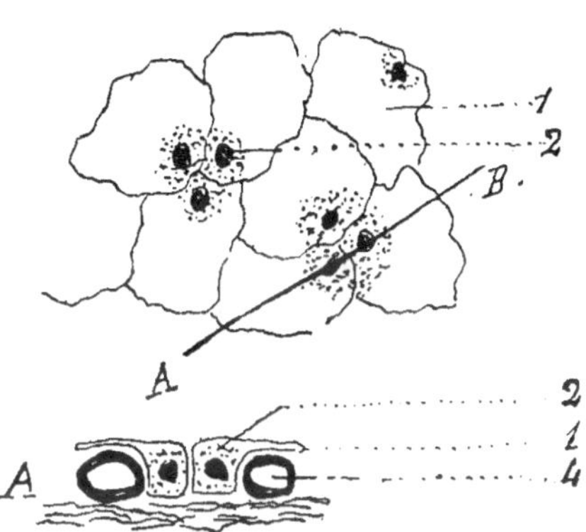

Fig. 90. — Schéma montrant la disposition respective de l'épithélium pulmonaire et des capillaires de l'hématose.

La figure du haut montre l'épithélium pulmonaire étalé.

La figure A située au-dessous de la précédente est une coupe verticale selon le trait de section AB.

1, partie transparente et mince de l'épithélium située directement au-dessus du capillaire ; 2, partie granuleuse du protoplasma, condensée dans les mailles du réseau capillaire ; 4, section des capillaires (d'après le schéma du Pr M. Duval).

que le noyau et la partie renflée du protoplasma des cellules sont logés au fond des espaces ou fossettes dessinées par les mailles du réseau capillaire. Quand les alvéoles se dilatent, les capillaires s'aplatissent un peu ; quand ils reviennent sur eux-mêmes, les vaisseaux font saillie à leur tour, de sorte qu'il existe un véritable antagonisme entre la circulation du sang dans les vaisseaux et la circulation de l'air dans les alvéoles (Cadiat).

Les *veines pulmonaires* naissent du réseau capillaire des alvéoles et des infundibula, rampent sous forme de troncules entre les acini, puis entre les segments lobulaires en suivant les cloisons conjonctives. Se réunissant en rameaux plus volumineux, elles abordent le tissu conjonctif périlobulaire et dans son épaisseur, tout en suivant les facettes du lobule, elles s'anastomosent avec des veines similaires venues des lobules les plus proches et constituent des branches de plus en plus volumineuses qui vont se jeter dans des troncs plus importants accolés aux bronches sublobulaires. Nous rappellerons que les veines bronchiques, correspondant aux dernières ramifications de l'artère bronchique, s'unissent par de fines anastomoses aux veines pulmonaires (veines anastomotiques broncho-pulmonaires de Lefort).

Lymphatiques. — Le réseau lymphatique du poumon est très développé ; partout où existe du tissu conjonctif on trouve des lacunes et des vaisseaux assurant le cours de la lymphe. Ces vaisseaux aboutissent aux ganglions du hile du poumon. Ils ont été divisés par les auteurs en superficiels et profonds ; plus récemment, M. Grancher (1879) les a divisés en *lymphatiques du système aérien* et *lymphatiques du système vasculaire*. Cette division a été admise par Charcot et plus récemment par Renaut et Pierret (1881).

Autour du lobule pulmonaire, ils forment un riche réseau lacunaire, recouvrant le lobule sur toutes ses faces, se moulant sur lui et suivant fidèlement le plan de sa structure.

Sous la plèvre, où cette disposition se voit très bien, le pourtour de chaque lobule est circonscrit par *le réseau périlobulaire*, qui contient des réseaux de second ordre, *réseaux péri-acineux* lesquels contiennent enfin les *réseaux péri-alvéolaires*, de sorte que chaque lobule et chacun de ses segments sont entourés d'un lac lymphatique.

Les artères et les veines, les artérioles et les veinules sont, de même, entourées de vastes lymphatiques dont la configuration variée échappe à toute description et qui se retrouvent jusqu'au point où naissent les capillaires. Cette disposition reproduit celle que Robin et His ont constatée autour des vaisseaux de l'encéphale et Henle autour des nerfs.

Les deux systèmes lymphatiques péri-aérien et péri-vasculaire communiquent largement ensemble ; il est impossible de les injecter isolément. Les anastomoses des veines pulmonaires, si riches qu'elles soient, sont peu importantes comparées aux communications des divers systèmes lymphatiques entre eux. Ces lymphatiques établissent des relations étroites entre les différents lobules, ils fusionnent en un ensemble sous les lobules d'une même région dans une circulation commune, de sorte qu'un processus pathologique qui suit cette voie a de grandes chances d'envahir rapidement une assez grande étendue du poumon (Grancher). Cette importance de la circulation lymphatique du poumon avait été indiquée par Sappey. Tous ces lymphatiques sont revêtus d'une couche continue d'endothélium à bords nets, découpés en jeu de patience, de sorte que la face externe de la paroi d'un alvéole est une face lymphatique, la face interne étant épithéliale et sanguine (Renaut et Pierret). Le voisinage de la lymphe et de l'air atmosphérique a permis de se demander si l'hématose ne s'exerçait pas sur la lymphe comme sur le sang (Charcot).

Nerfs du poumon. — Les nerfs du poumon naissent du pneumogastrique et du grand sympathique ; ils accompagnent les bronches et les artères pulmonaires ; d'autres rameaux moins nombreux accompagnent les veines pulmonaires et les artères bronchiques (Frey). Remak a trouvé de nombreux ganglions microscopiques le long des bronches ; mais dans le lobule, au moins chez l'homme, on n'a pas démontré l'existence de rameaux nerveux d'une façon bien positive.

Cependant chez les animaux, Egorow (1879) a pu les poursuivre plus loin ; chez le veau, il a vu des rameaux volumineux suivre les vaisseaux et présenter des amas de ganglions au voisinage de leurs divisions. Des ramuscules formés de fibres sans myéline et de quelques rares fibres à myéline s'en détachent, munies aussi de cellules ganglionnaires situées dans une gaine propre ou dans un dédoublement de la gaine de Henle, suivant leur volume. Ces cellules ont une structure réticulée, un gros noyau rond à bord net et un nucléole clair ; du côté opposé au noyau, se détache une fibre nerveuse ordinairement sans myéline et, souvent, une autre fibre s'enroule autour de la première. Plus loin, au niveau des alvéoles, on voit des fibres à myéline perdre cette gaine et se terminer en plexus dans les faisceaux musculaires. Les fibres sans myéline se divisent dichotomiquement et forment un premier plexus à larges mailles, d'où naissent des fibrilles qui forment un deuxième réseau à mailles étroites aussi dans la couche musculaire ; quelques fibres vont aussi aux vaisseaux.

Développement du poumon. — Le développement du poumon a été bien étudié dans ces dernières années par Cadiat, M. Duval et Grancher ; le bourgeon pulmonaire naît du bourgeon pharyngien, c'est-à-dire du feuillet interne, et au deuxième mois de la vie intra-utérine, il est représenté par deux petites masses molles logées dans la cavité pleurale. Sur une section transversale, cette masse paraît formée : 1° d'un système de canaux ramifiés très peu nombreux et tapissés d'un épithélium cylindrique ; 2° d'un stroma qui forme la plus grande partie du bourgeon et qui se compose d'une substance jaunâtre, granuleuse, dans laquelle on trouve très peu de cellules.

A quatre mois, les canaux bronchiques ont bourgeonné dans toutes les directions ; ils sont revêtus d'épithélium cylindrique, moins haut toutefois que celui des deux premiers mois. Le stroma granuleux devient très riche en petites cellules arrondies qui s'aplatissent le long des conduits bronchiques auxquels elles forment un rudiment de paroi.

Au sixième mois, les ramifications des canaux aériens se sont considérablement multipliées ; elles sont tapissées par un épithélium cubique, tandis que les grosses bronches du hile gardent leur revêtement de cellules cylindriques. On commence à voir les canaux les plus petits se grouper, de façon à esquisser un commencement de lobulation. Le stroma qui a diminué prend l'aspect du tissu conjonctif. Les vaisseaux sont très apparents et composent, avec un canal bronchique, le centre des lobules rudimentaires. Le perfectionnement progressif du poumon se poursuit jusqu'à la naissance et un changement

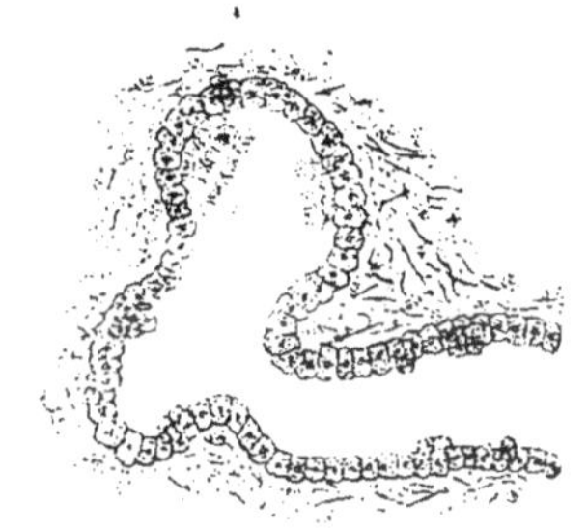

Fig. 91. — Épithélium d'une bronchiole d'un poumon de fœtus humain âgé de six mois (d'après Grancher).

brusque et complet se produit au moment de la naissance, c'est-à-dire au moment de la première inspiration.

L'acinus, qui n'avait qu'une existence virtuelle, se développe non pas avec toute la perfection qu'il atteindra plus tard, mais assez bien pour que l'hématose se produise immédiatement (Grancher).

Le développement et le perfectionnement du poumon se continuent pendant de longues années encore et toujours par bourgeonnement des conduits respiratoires, extension du réseau vasculaire et lobulation de plus en plus parfaite. C'est chez l'enfant de dix à quinze ans que la lobulation semble atteindre sa perfection, en même temps que le système lymphatique son summum de développement

§ 4. — PLÈVRE.

La membrane séreuse qui enveloppe le poumon présente à considérer, au point de vue de sa structure, deux couches importantes, soit que l'examen porte sur le feuillet viscéral ou le feuillet pariétal.

La première est formée par un *épithélium* composé de cellules pavimenteuses juxtaposées et disposées sur une seule couche. Suivant les régions, les formes et les dimensions de ces cellules varient; elles sont le plus souvent polygonales, parfois arrondies, d'autres fois allongées et irrégulières; chacune d'elles renferme un gros noyau elliptique ou ovalaire. Pour bien les étudier, il faut recourir à la nitratation. Cette méthode permet aussi de constater l'existence de stomates, sous forme d'ouvertures arrondies, triangulaires ou en fente. Ces orifices avaient été signalés par Recklinghausen, Œdmansson; ils ont été bien décrits par Dybkowsky et Klein sur la plèvre du cobaye et chez un enfant, vingt-quatre après la mort, par Grancher. On peut voir les cellules épithéliales disposées en séries et rayonnant autour d'un stomate qui forme le centre.

La *membrane sous-jacente* est formée de faisceaux conjonctifs plus ou moins serrés, de nombreuses fibres élastiques; la disposition de ces éléments varie, selon le point que l'on examine. Au-dessous du revêtement épithélial, se trouve une couche fondamentale composée de petits faisceaux entre-croisés figurant un réseau serré dont les mailles sont occupées par les lymphatiques superficiels. Les couches profondes sont formées de faisceaux conjonctifs parallèles, en général, à la surface de la membrane. Les différentes couches de la plèvre sont réunies les unes aux autres par des faisceaux qui traversent la séreuse dans toute son épaisseur. Par sa face profonde, la plèvre viscérale est en rapport avec les lobules superficiels et son tissu conjonctif se continue avec celui que l'on rencontre dans les espaces interlobulaires.

Les *vaisseaux sanguins* de la plèvre forment, dans l'épaisseur de la membrane, un réseau capillaire à larges mailles qui s'entrelace avec le réseau lymphatique.

Les *veines*, nées de ce réseau au niveau de la plèvre pariétale, se rendent dans l'azygos. Dybkowsky a signalé une particularité anatomique intéressante : aux points où la plèvre passe des côtes sur la colonne vertébrale, elle est fortement tendue, de sorte que les veines sous-jacentes, qui lui adhèrent, restent toujours béantes et ne se vident de leur contenu que lorsqu'on a incisé la membrane. Cette disposition explique l'aspiration possible du sang quand les côtes se meuvent.

Les *vaisseaux lymphatiques*, au niveau de la plèvre pariétale, forment deux couches ; un réseau superficiel séparé de la cavité pleurale par la seule épaisseur de l'épithélium ; un réseau profond, assez riche aussi mais qui ferait défaut dans les points où la plèvre correspond à la face interne des côtes : par contre, il existe de gros troncs parallèles aux bords des côtes dans les espaces intercostaux. Sur la plèvre viscérale, les lymphatiques ne sont pas moins nombreux : on voit les troncs profonds dessiner les limites des lobules sous-pleuraux. Les stomates que nous avons signalés en décrivant l'épithélium communiquent avec les lymphatiques superficiels de la séreuse.

Développement. — Nous empruntons à M. Grancher les détails suivants relatifs au mode de développement de la plèvre ; il a pu les observer sur des préparations nombreuses qui lui ont été communiquées par M. Mathias Duval :

« Sur des embryons de poulet, à la fin du troisième jour de l'incubation, la cavité pleuro-péritonéale apparaît comme une fente à doubles parois, circonscrivant de toutes parts, sauf sur son pédicule, le bourgeon bronchique déjà formé de chaque côté du bourgeon pharyngien.

Ce bourgeon bronchique est constitué par un canal central volumineux, tapissé de plusieurs couches de cellules cylindriques, par une masse de cellules embryonnaires ou stroma et par une enveloppe, la *splanchnopleure* ou plèvre viscérale. La splanchnopleure se continue directement, après un prolongement en cul-de-sac, avec la *somatopleure* ou plèvre pariétale.

Or, dès ce moment, c'est-à-dire tout à fait au commencement de la vie fœtale, il existe des différences profondes entre la somatopleure et la splanchnopleure. La première est composée de cellules pavimenteuses formant un revêtement continu, appliqué sur le feuillet externe du blastoderme et lui constituant comme une doublure parfaitement distincte. Avec les progrès du développement, les muscles, les cartilages, les os, le tissu conjonctif, éléments de la paroi thoracique, émanation du feuillet moyen, se développeront et s'insinueront entre le feuillet externe et la somatopleure ; mais déjà la plèvre pariétale a une existence propre, elle est membrane épithéliale ; c'est un endothélium indépendant. La structure est rudimentaire, mais déjà fixée. Au contraire, la plèvre viscérale est formée de plusieurs couches de cellules cylindriques superposées, accolées aux cellules du stroma pulmonaire.

L'opposition entre les deux membranes est donc complète. Les cellules de la plèvre viscérale, en effet, semblent former partie constituante du bourgeon bronchique ; elles sont autre chose qu'un simple revêtement. On voit ces cellules cylindriques passer peu à peu, au niveau du cul-de-sac de jonction, à la forme de cellules cubiques, lesquelles deviennent pavimenteuses de l'autre côté de la fente, c'est-à-dire sur la plèvre pariétale. Cette transition insensible entre les deux espèces de cellules est très évidente et très facile à constater.

Mais la différence de structure des deux plèvres n'est pas longtemps aussi prononcée ; car, dès le quatrième jour, l'épithélium cylindrique à plusieurs couches de la splanchnopleure est devenu cubique et forme une seule couche limitante, en face de l'épithélium toujours pavimenteux de la somatopleure.

Nous avons déjà reconnu sur nos préparations de fœtus humain des faits qui viennent à l'appui de ceuxlà. La plèvre viscérale est, en effet, constamment confondue avec le stroma du bourgeon pulmonaire et elle ne prend une existence propre, indépendante, que dans les derniers mois de la vie intra-utérine, tandis que la plèvre pariétale, individualisée dès l'origine, se développe isolément, sans le secours des tissus sous-jacents.

Le fait capital qui ressort de cette étude parallèle de l'embryon du poulet et du fœtus humain est la part que la plèvre viscérale prend à la constitution du bourgeon pulmonaire. Elle n'intervient pas, cela est certain, dans la formation des canaux respiratoires, mais elle joue un rôle important dans la constitution du stroma, tissu conjonctif, canaux sanguins et lymphatiques; son existence d'abord et, par conséquent, sa pathologie, sont donc et resteront intimement liées au développement et à la pathologie du stroma pulmonaire. Entre eux n'existent pas seulement des rapports de connexité ou de contiguité, mais des rapports beaucoup plus étroits d'identité d'origine et de structure. Les deux feuillets pleuraux, dont la destinée semble si différente, sont cependant, l'un et l'autre, une production du feuillet moyen; ils sont en continuité directe, leurs différences anatomiques s'établissent par transition insensible; ils sont enfin également nécessaires à la cavité pleuro-péritonéale qu'ils limitent chacun de leur côté. Mais la splanchnopleure, directement adossée au bourgeon bronchique, est chargée, par une évolution spéciale, de déterminer le développement de son tissu conjonctif et de ses vaisseaux. C'est ainsi qu'elle devient solidaire du poumon et perd une partie de son indépendance. Pour bien faire comprendre l'importance de ces données d'embryogénie, M. Grancher ajoute : « Je n'ai pas besoin d'insister longuement sur l'importance de ces faits que je viens de vous faire connaître ; vous verrez plus tard qu'ils trouvent à chaque pas leur application dans la pathologie. »

CHAPITRE IV

APPAREIL DE LA DIGESTION

Préparation. — 1º Les tissus mous de la bouche pourront être préparés, après fixation des éléments, par la méthode usuelle de durcissement de la gomme et de l'alcool.

Les tissus durs, comme la mâchoire, afin d'avoir des coupes d'ensemble, devront être décalcifiés par un séjour de plusieurs semaines dans une solution saturée d'acide picrique, et traités ensuite comme les tissus mous.

La préparation des dents non décalcifiées est identique à celle des os, mais demande, cependant, plus de soin encore, en raison de la très grande fragilité de l'émail.

2º La préparation des autres parties du tube digestif ne présente quelques difficultés qu'en raison de l'altérabilité très grande de leur revêtement épithélial. En général, sur les pièces provenant des autopsies, le revêtement épithélial est plus ou moins altéré, sinon complètement détruit. Avec des pièces provenant d'animaux fraîchement sacrifiés, la meilleure méthode de fixation, à notre avis, consiste à plonger les tissus pendant vingt-quatre heures dans le liquide de Kleinenberg, puis dans l'alcool ordinaire pendant le même laps de temps. On procédera ensuite au durcissement par la gomme et par l'alcool.

Tous les réactifs colorants peuvent être employés, mais les préparations les plus démontratives seront toujours celles qui auront été colorées par le picro-carmin, ou le carmin aluné de Grenacher.

3º La technique propre à l'étude des terminaisons nerveuses gustatives serait trop longue à exposer ici et nous ferait dépasser les limites de notre cadre : on en trouvera l'exposé complet dans le livre magistral du professeur Ranvier.

15.

L'appareil digestif comprend un canal qui s'étend de la bouche à l'anus et dans lequel on peut reconnaître une série de segments ou d'organes distincts qui sont : la bouche, le pharynx, l'œsophage, l'estomac, l'intestin grêle et le gros intestin. A ce canal sont joints d'autres organes qui y déversent le produit de leur élaboration ; ce sont les organes annexes, les glandes salivaires, le foie, le pancréas.

<h2 style="text-align:center">§ 1. — BOUCHE.</h2>

L'orifice antérieur du tube digestif est constitué par la *bouche*. C'est une cavité de forme à peu près quadrangulaire limitée, en avant, par les *lèvres* ; sur les côtés, par les *joues* ; en haut, par la *voûte palatine* et le *voile du palais* ; en bas par la *langue*.

Nous étudierons successivement la structure de chacune de ces parties, nous réservant d'envisager dans un coup d'œil d'ensemble la partie la plus importante de cet organe au point de vue histologique, la *muqueuse buccale.*

1° Lèvres. — Les lèvres sont constituées par quatre couches superposées qui sont, en allant d'avant en arrière : 1° la *peau* qui ne présente à ce niveau rien de spécial sinon un nombre considérable de follicules pileux et de glandes sébacées. Sa face profonde donne insertion aux fibres musculaires sous-jacentes. — 2° Une *couche musculaire* comprenant un grand nombre de muscles dont l'étude appartient à l'anatomie descriptive. — 3° Une *couche glanduleuse* formée de nombreuses petites glandes muqueuses en grappe, dont le volume varie entre celui d'un grain de millet et celui d'un petit pois. Ces glandes, disposées en couronne à l'orifice buccal, font légèrement saillie sous la muqueuse. — 4° Une *couche muqueuse* très mince qui se continue sur le bord des lèvres avec la couche cutanée et en est séparée par une ligne nettement définie.

Ces diverses couches des lèvres sont réunies entre elles par du tissu conjonctif peu abondant sous la peau, et en proportion plus considérable en arrière de la couche musculaire.

Les artères des lèvres viennent de la faciale ; ce sont les artères coronaires. Elles sont situées entre la couche glanduleuse et la muqueuse et forment autour de l'orifice buccal un cercle artériel complet. De cette arcade partent des ramifications très grêles qui se perdent dans l'épaisseur des lèvres.

Les veines naissent du réseau capillaire sous-cutané et se jettent, pour la lèvre supérieure, dans la veine faciale, et, pour la lèvre inférieure, dans la veine sous-mentale (Sappey).

Les lymphatiques, très abondants, naissent, par un réseau à mailles très serrées, de la muqueuse et surtout de la peau.

Ceux de la lèvre supérieure se jettent dans les ganglions maxillaires postérieurs. Ceux de la lèvre inférieure divisés en trois groupes se jettent dans le ganglion médian de la région sus-hyoïdienne et dans les ganglions sous-maxillaires antérieurs.

Les nerfs viennent du grand sympathique, du facial et du trijumeau.

2° **Joues.** — Elles sont formées des mêmes couches que les lèvres ; nous n'insisterons donc pas sur leur étude.

3° **Voûte palatine.** — **Voile du palais.** — La voûte palatine est formée uniquement par des os, recouverts par la muqueuse buccale que nous étudierons plus loin.

Le voile du palais est une cloison mobile musculo-membraneuse qui sépare la bouche de l'arrière-cavité des fosses nasales. Il comprend dans sa structure : 1° une charpente fibreuse aponévrotique, qui s'attache au bord postérieur de la voûte palatine et au sommet de l'aile interne de l'apophyse ptérygoïde, et se perd insensiblement dans l'épaisseur de l'organe ; 2º une couche musculaire formée de six muscles que nous n'avons pas à étudier ici ; 3º une muqueuse qui, à la face inférieure de l'organe, n'est autre que la muqueuse buccale, tandis qu'à la face supérieure elle offre les mêmes caractères que la muqueuse pituitaire et se trouve, comme cette dernière, recouverte d'un épithélium cylindrique à cils vibratils. — Au-dessous de la muqueuse, on trouve, sur les deux faces, des glandes en grappe à la face buccale du voile, analogues à celles de la pituitaire vers sa face nasale.

Les artères, fournies par les palatines supérieure et inférieure, se répandent surtout dans la voûte palatine et à la face profonde de la muqueuse dans le voile du palais où elles forment un lacis assez riche autour des glandules muqueuses.

Les lymphatiques, nés des deux faces de la muqueuse, se jettent dans les ganglions situés entre les muscles styliens.

Les nerfs ont les mêmes origines que ceux des lèvres. Ils sont végétatifs, moteurs et sensitifs.

4º **Muqueuse buccale**. — La muqueuse buccale tapisse toute la cavité buccale : elle se modifie un peu en passant d'un point à un autre de cette cavité, tout en conservant en général des caractères communs. Mince sur les lèvres et les joues, elle est plus épaisse, plus dure sur la voûte palatine et sur le bord alvéolaire des maxillaires où elle forme les *gencives*. Elle a une épaisseur moyenne de 220 à 450 µ.

Sa structure comprend un chorion, un épithélium, un tissu sous-muqueux, des vaisseaux, des nerfs et des glandes.

Le *chorion*, qui a une épaisseur moyenne de 2 millimètres, ressemble beaucoup au derme cutané. Il est formé de faisceaux de fibres conjonctives de 4 à 11 µ de largeur, non anastomosés et de nombreuses fibres élastiques. Celles-ci sont disposées en réseaux serrés et mesurent de 2 à 3 µ de large. Dans la couche superficielle du chorion, les éléments élastiques se condensent et se continuent insensiblement avec une couche homogène, amorphe, la *membrane basale* de l'épithélium.

La surface du chorion est hérissée de papilles simples ou composées, filiformes ou coniques et en nombre plus ou moins considérable suivant les régions. Ces papilles sont, en quelque sorte, effacées par le revêtement épithélial aux lèvres, aux joues, à la voûte palatine ; ou bien elles sont exagérées par ce dernier, comme à la langue, ainsi que nous le verrons dans la suite de ce chapitre.

La couche épithéliale est formée d'éléments pavimenteux stratifiés qui présentent une certaine analogie avec ceux de l'épiderme. Cette couche mesure 250 µ d'épaisseur en moyenne ; elle est constituée par trois assises de cellules.

Les cellules profondes, cellules basales ou génératrices, sont légèrement vésiculeuses ou cylindriques et implantées perpendiculairement à la surface du chorion et des papilles. Elles sont transparentes, mesurent 13 à 20 µ de hauteur et ont un noyau ovalaire.

Les cellules moyennes sont disposées sur plusieurs couches ; elles sont polyédriques, un peu plus volumineuses que les précédentes et possèdent un gros noyau avec un nucléole bien visible. Sur leurs bords, on voit des prolongements protoplasmiques, véritables dents d'engrènement, analogues à ce que nous étudierons dans les cellules du corps muqueux de Malpighi. A mesure qu'elles se rapprochent des couches superficielles, ces cellules s'aplatissent et prennent à la coupe un aspect losangique.

Les cellules superficielles sont des lamelles polygonales de 40 à 80 µ, très analogues aux cellules de l'épiderme, mais s'en distinguant par ce fait qu'elles ne se kératinisent jamais. Comme les cellules de l'épiderme, elles se renouvellent sans cesse.

Les *vaisseaux* de la muqueuse buccale sont extrêmement abondants. Les artères, pénétrant par sa face profonde, forment un réseau très serré dans le derme.

De ce réseau partent des branches très grêles pour les papilles.

Les veines suivent le trajet des artères.

Les lymphatiques, très abondants, naissent par des réseaux à mailles très étroites ; ils forment des troncs qui aboutissent à des ganglions variables suivant les régions et que nous avons déjà indiqués dans l'étude de chacune de ces dernières.

Les nerfs viennent tous du trijumeau : ils forment des réseaux très abondants au voisinage des papilles et se terminent en grand nombre dans ces dernières par des organes spéciaux que nous étudierons à propos de la langue.

Glandes de la muqueuse. — Ce sont des glandes muqueuses, situées en général dans les couches profondes du chorion et présentant un volume moyen de 4 à 5 millimètres. Elles sont très abondantes sur la muqueuse des lèvres (glandes labiales), de la voûte palatine (glandes palatines) et en arrière des grosses molaires (glandes molaires). Elles sont formées d'un certain nombre de lobules arrondis, polyédriques ou piriformes qui s'ouvrent dans un conduit secondaire, lequel aboutit avec ses congénères dans un canal excréteur unique. Chaque lobule est formé d'une paroi propre, amorphe, tapissée d'une couche continue de cellules polyédriques de 10 à 12 μ de large avec un noyau et un nucléole. La paroi du canal excréteur est formée par un réseau de fibres conjonctives et élastiques et d'un revêtement épithélial cylindrique.

5° **Développement de la bouche.** — Un embryon humain, examiné de face, présente vers sa portion céphalique deux renflements latéraux qui seront plus tard les yeux et, à sa partie médiane, vue par transparence, l'extrémité supérieure du tube digestif qui n'est séparée de l'extérieur que par une mince membrane (membrane bucco-pharyngienne). Bientôt cette membrane se rompt et forme la fente buccale primitive qui communique alors avec le tube digestif. A ce moment, la fente buccale se transforme peu à peu à la façon d'une scène de théâtre par la production de bourgeons saillants qui marchent à la rencontre les uns des autres. Ces bourgeons sont au nombre de trois : 1° un bourgeon médian et supérieur, le bourgeon frontal ; 2° deux bourgeons latéraux et inférieurs, les bourgeons maxillaires inférieurs ou premier arc branchial ; 3° deux bourgeons latéraux et supérieurs, intermédiaires aux précédents, les bourgeons maxillaires supérieurs. Le bourgeon frontal se divise peu après pour former les bourgeons nasaux interne et externe, en même temps que les autres bourgeons maxillaires tendent à marcher les uns vers les autres. Les deux bourgeons maxillaires inférieurs se réunissent au vingtième jour sur la ligne médiane pour former la lèvre inférieure. La lèvre supérieure est constituée par l'union des bourgeons maxillaires supérieurs et nasaux internes. La cavité située en arrière de la bouche ainsi formée se cloisonne, à son tour, par la formation de la voûte palatine et se trouve alors divisée en deux étages : les fosses nasales et la cavité buccale proprement dite.

6° **Dents.** — Les dents sont formées d'une substance centrale dure, l'*ivoire*, creusée à son centre d'une cavité contenant une substance molle, la *pulpe*. L'ivoire est recouvert au niveau de la couronne par l'*émail*, et au niveau de la racine par le *cément*.

a. L'*ivoire* est blanc jaunâtre ; il est formé d'une substance fondamentale homogène, imprégnée de sels calcaires et sillonnée de canaux très étroits, les *canalicules* de l'ivoire. Ces derniers ont un diamètre variable de 1 à 2 μ ; ils prennent naissance dans la cavité dentaire et, après un trajet légèrement flexueux et perpendiculaire à la surface de la dent, se terminent au-dessous de l'émail dans des lacunes (espaces interglobulaires, Czermak) limitées par de petites saillies globuleuses de substance éburnée. A leur point de terminaison, ils sont très minces, se subdivisent et s'anastomosent entre eux. Au niveau de la racine, ils s'abouchent avec les canalicules des ostéoblastes du cément. A l'état frais ces canalicules renferment les prolongements protoplasmiques des cellules qui tapissent la cavité dentaire (*fibres de Tomes*) et se colorent en rouge par le picro-carmin.

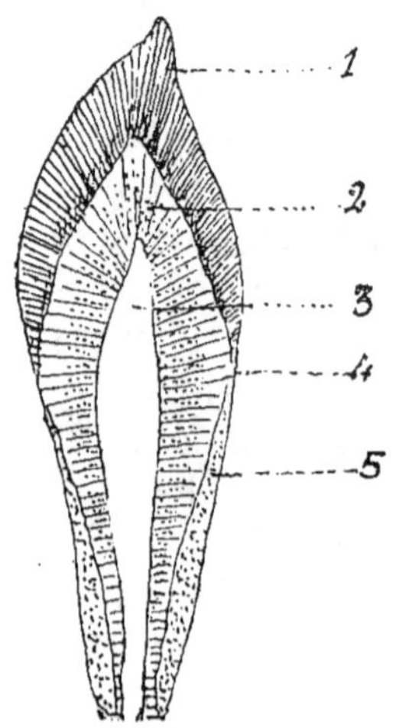

Fig. 92. — Schéma de la coupe longitudinale d'une dent.

1, émail ; 2, ivoire ; 3, cavité dentaire renfermant la pulpe ; 4, collet ; 5, cément.

b. L'*émail* est de coloration blanc-bleuâtre et forme sur la couronne des dents une couche d'autant plus épaisse qu'elle recouvre la surface triturante, tandis qu'elle est très mince à l'union de la couronne avec la racine, le *collet* de la dent. L'émail est constitué par des prismes à 5 ou 6 pans, dirigés perpendiculairement à la surface de l'ivoire et intimement unis les uns aux autres. Vus sur une coupe transversale, ils figurent une mosaïque régulière dont chacun des éléments a 3 à 5 µ de large. Après une macération prolongée dans l'acide chlorhydrique, on détache de la surface de l'émail une mince membrane amorphe de 1 µ d'épaisseur, la *cuticule de l'émail* (Erdl). Nasmuth a remarqué que ce fait s'observait surtout sur les dents jeunes.

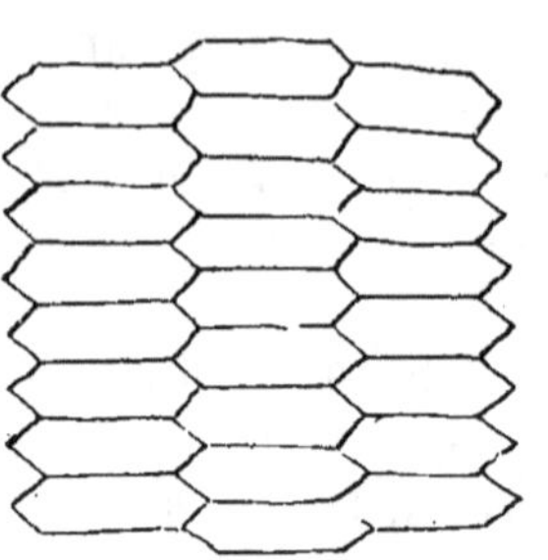

Fig. 93. — Coupe transversale des prismes de l'émail.

c. Le *cément* est un tissu analogue à l'os. Très mince au niveau du collet où il se confond avec l'émail, il augmente d'épaisseur à l'extrémité de la racine. Il est formé d'une substance fondamentale calcaire au milieu de laquelle sont disséminées des cavités osseuses (ostéoplastes). Les canalicules de ces cavités osseuses s'abouchent avec ceux de l'ivoire, ou s'anastomosent entre eux.

d. Pulpe dentaire. — La pulpe des dents est formée par du tissu conjonctif très délicat, avec quelques cellules conjonctives, des vaisseaux nombreux et des nerfs. Sa surface est recouverte par une couche de cellules cylindriques ou ovoïdes de 50 à 100 μ, munies de prolongements qui pénètrent dans les canalicules de l'ivoire (fibres de Tomes) ; au-dessous de ces cellules on en voit de plus petites de forme arrondie. Les artères pénètrent par le sommet de la racine, elles forment un réseau à mailles étroites dans l'épaisseur de la pulpe, et vers son sommet se recourbent en anses. Les veines qui en naissent sortent par le même orifice que l'artère. Les nerfs sont nombreux, mais on ignore leur mode de terminaison.

e. Développement des dents. — Chez l'embryon, l'épithélium buccal forme, au niveau du bord libre des maxillaires, des bourgeons qui pénètrent bientôt dans le tissu de ces derniers. Ce sont les germes de l'émail. En même temps, d'autres bourgeons, d'origine mésodermique, partent des maxillaires, cheminent à la rencontre des bourgeons épithéliaux, les pénètrent en les refoulant, tandis qu'une membrane conjonctive enveloppe le tout.

Les deux bourgeons ainsi accouplés constituent un *follicule dentaire.* Le bourgeon mésodermique est le germe de l'ivoire, et persistera dans la dent adulte pour en constituer la pulpe. Bientôt après, on voit les cellules superficielles du bourgeon épithélial se différencier en belles cellules prismatiques, s'accoler au bourgeon mésodermique et constituer l'*épithélium adamantin*. La membrane conjonctive qui a enveloppé les deux

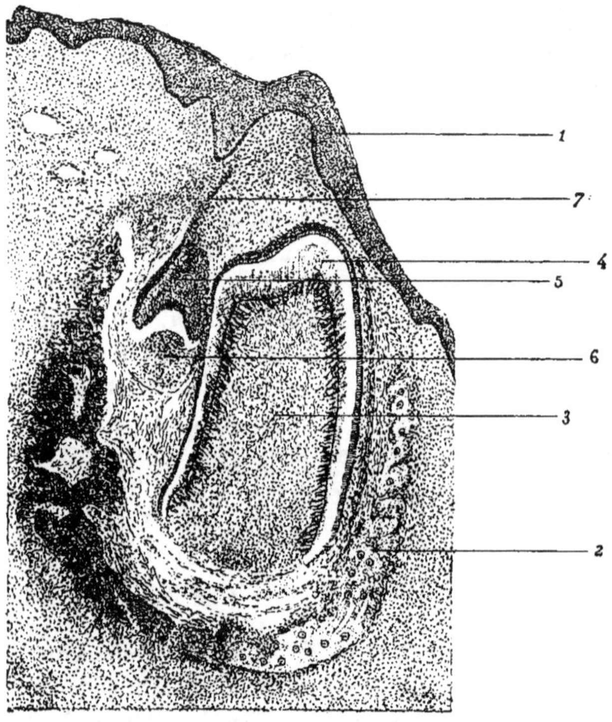

Fig. 94. — Coupe verticale de la mâchoire d'un jeune chat montrant la dent primitive et la formation de la dent de remplacement.

1, couche épithéliale de la gencive ; 2, alvéole ; 3, dent primitive ; 4, couche d'émail ; 5, dent de remplacement ; 6, papille mésodermique de la dent de remplacement ; 7, gubernaculum dentis.

bourgeons conjugués formera plus tard le cément et le périoste alvéolo-dentaire.

7° **Langue**. — La langue se compose d'un squelette fibreux, de muscles, d'une muqueuse qui l'enveloppe en entier, de vaisseaux et de nerfs.

a. Squelette fibreux. — C'est une lame verticale,

formée de faisceaux de tissu conjonctif entrelacés qui commence au niveau de l'os hyoïde et se termine au tiers antérieur de l'organe.

b. L'étude des muscles de la langue est du domaine de l'anatomie descriptive. Ce sont des muscles striés, dont les fibres terminales se fixent les unes au derme de la muqueuse, les autres aux parois des glandes. Chez l'homme, un grand nombre de fibres se bifurquent à leur extrémité terminale (Kölliker). Chez la grenouille, Ranvier a montré que certaines fibres s'anastomosaient entre elles.

c. Muqueuse de la langue. — La muqueuse linguale enveloppe la langue comme un étui. Elle se continue en bas, avec la muqueuse du plancher de la bouche (frein), en arrière avec celle du larynx (replis glosso-épiglottiques), sur les côtés avec celle du pharynx et du voile du palais. — Mince à la face inférieure de l'organe, elle s'épaissit sur les bords et à la pointe pour atteindre jusqu'à 4 et 5 millimètres sur la ligne médiane de la face dorsale.

Sa face profonde est assez adhérente aux muscles sous-jacents. Au point ou elle se réfléchit sur le plancher de la bouche, on constate l'existence d'une bourse séreuse presque constante (bourse de Fleichmann).

Sa face supérieure est caractérisée par un sillon médian, antéro-postérieur, qui se prolonge jusqu'à la pointe et par une série de papilles, volumineuses à son tiers postérieur et plus petites à la partie antérieure. Au tiers postérieur, les papilles les plus volumineuses sont disposées en série, de façon à former un V dont les deux branches sont antérieures, c'est le V lingual. Le sommet postérieur du V est occupé par une grosse papille caractéristique, le *foramen cœcum* ou trou *borgne de Morgagni.* Les différentes papilles de la muqueuse linguale, dont on trouvera une description détaillée dans les traités d'anatomie descriptive peuvent se ranger en quatre classes : Ce sont les papilles caliciformes, fongiformes, corolliformes et hémisphériques.

Au point de vue de sa structure, la muqueuse linguale est formée d'un derme et d'un revêtement épithélial. L'épithélium est pavimenteux, stratifié; il recouvre les papilles et leurs intervalles. Il est formé de trois couches distinctes : 1° une couche profonde de cellules colorées en rouge brique par le picro-carmin et dont les bords présentent des dentelures encore plus accusées que celles que nous aurons à étudier dans les cellules du corps muqueux de Malpighi ; 2° une couche moyenne de cellules hexagonales, plus ou moins aplaties, dépourvues de dentelures et généralement colorées d'une manière uniforme en rouge par le picro-carmin. Néanmoins, dans certaines papilles voisines du V lingual, les cellules de cette couche, régulièrement polyédriques, renferment de grosses gouttes d'éléidine (Ranvier) ; 3° une couche superficielle de cellules aplaties à noyau rudimentaire mais constant (Ranvier), et colorées en jaune par le picro-carmin. Ces cellules sont toujours en desquamation.

Le derme ou chorion atteint son maximum d'épaisseur sur la ligne médiane. Sa face profonde, dépourvue de tissu sous-muqueux, donne insertion aux muscles de la langue. Sa face superficielle, recouverte d'une membrane basale, est hérissée de saillies pour former les papilles. Il est formé d'un feutrage de faisceaux de tissu conjonctif et de fibres élastiques très nombreuses. On rencontre, au milieu de ce feutrage, de nombreuses cellules adipeuses.

d. Glandes de la muqueuse. — Elles siègent à la face dorsale de la base, à la partie postérieure des bords et à la face inférieure de la pointe. A la base, ce sont des glandes folliculeuses closes, dont l'ensemble peut être justement comparé à des amygdales arrêtées dans leur développement. Retterer a montré, en effet, que ces prétendus follicules lymphoïdes n'étaient autre chose que des bourgeons épithéliaux, ainsi que nous l'avons vu à propos des amygdales. Les autres glandes de la muqueuse linguale sont des glandes acineuses analogues à celles de la muqueuse buccale. On en rencontre, en particulier, un certain nombre dont les canaux excréteurs viennent s'ouvrir au fond du sillon qui entoure les papilles caliciformes.

e. Vaisseaux de la muqueuse. — Les *artères* sont très nombreuses dans le derme où elles s'anastomosent pour former un riche réseau ; elles se terminent dans les papilles et autour des glandes. Elles donnent une anse grêle aux papilles hémisphériques, et un réseau capillaire considérable aux papilles caliciformes et surtout aux papilles fongiformes. Elles forment un réseau assez lâche autour des glandes acineuses et un peu plus serré autour des follicules.

Les *veines* nées de ces capillaires occupent en général, sous forme de tronc volumineux, l'axe des papilles. Elles sont plus superficielles que les artères et se jettent dans le tissu sous-muqueux.

Les lymphatiques sont très abondants, surtout au niveau du V lingual où ils forment un réseau à mailles très serrées. Ce réseau serait plus superficiel que le réseau veineux.

f. Nerfs de la langue. — Organes du goût. — Ces nerfs sont : végétatifs, moteurs et sensitifs. Ces derniers seuls doivent nous occuper ici au point de vue de leur terminaison

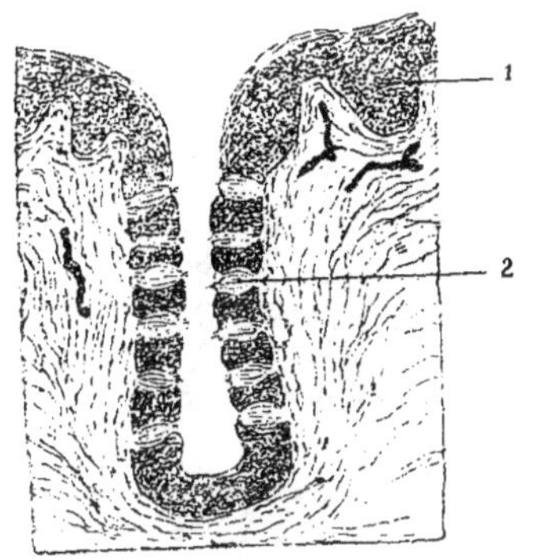

Fig. 95. — Coupe verticale du sillon d'une papille caliciforme montrant les bourgeons du goût en place.

1, couche épithéliale de la surface de la papille caliciforme ; 2, un bourgeon du goût.

dans la muqueuse où ils constituent les organes du goût. Chez l'homme et la plupart des mammifères, ces organes sont représentés par de petits bourgeons épithéliaux, *les bourgeons du goût.* De forme ovoïde, à grand axe transversal ou oblique de haut en bas, ces organes reposent sur le chorion de la muqueuse par une large base, au niveau de laquelle ils reçoivent les filets nerveux terminaux provenant du glosso-pharyngien. Leur sommet répond à une ouverture circulaire de 3 à 4 μ, le *pore du goût,* creusée dans la couche superficielle de l'épithélium de la muqueuse. Ces bourgeons du goût s'observent aussi bien dans la muqueuse linguale que dans celle du voile du pa-

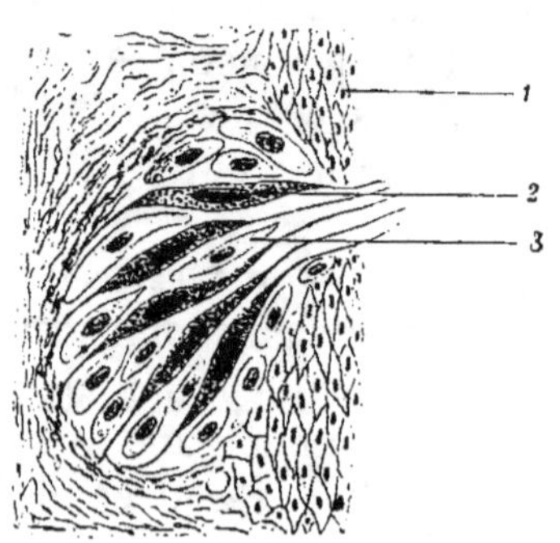

Fig. 96. — Coupe schématique d'un bourgeon du goût du lapin (d'après Ranvier).

1, épithélium de la surface de la papille ; 2, cellule gustative avec son prolongement sortant par le pore du goût ; 3, une cellule de soutènement.

lais, des piliers ou de l'épiglotte. Dans la langue ils sont en petit nombre dans les papilles fongiformes, et en nombre assez considérable dans les papilles caliciformes. Dans ces dernières, limitées comme on le sait par un sillon circulaire, ces bourgeons sont en grand nombre sur la face du sillon qui appartient à la papille, tandis qu'ils sont plus rares sur la face externe de ce sillon. Les bourgeons du goût sont formés par deux ordres de cellules. Les unes ont la

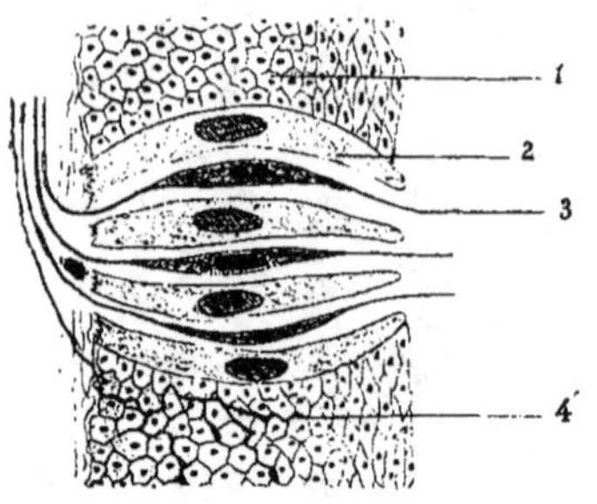

Fig. 97. — Coupe schématique d'un bourgeon du goût chez l'homme.

1, cellules épithéliales de la surface de la muqueuse ; 2, cellule de soutènement ; 3, cellule gustative avec son prolongement basal se continuant avec un filet nerveux ; 4, terminaisons nerveuses intra-épithéliales.

forme de fuseau allongé, avec un noyau analogue; elles

présentent un prolongement central effilé, très probablement en rapport de continuité avec une fibrille nerveuse, et un prolongement périphérique, un peu aplati et terminé par un bâtonnet homogène et réfringent. Ce dernier fait saillie à travers le pore du goût. Ce sont les cellules sensorielles ou *cellules gustatives*. Entre ces cellules on en voit d'autres plus irrégulières, à noyau plus volumineux, terminées en pointe à leur extrémité libre, tandis que leur extrémité centrale, bifurquée, se renfle en forme de pied : ce sont les cellules *recouvrantes* (Loven, Schwalbe) ou les *cellules de soutènement* (Ranvier). Ces dernières cellules limitent le bourgeon du goût et sont intercalées entre les cellules gustatives.

Outre ces terminaisons nerveuses, on trouve dans l'épithélium qui avoisine les bourgeons du goût de nombreuses fibrilles nerveuses se terminant entre les cellules épithéliales par des renflements en boutons, analogues à ceux que nous décrirons dans l'épiderme.

g. Développement de la langue. — Alors que la face de l'embryon n'est encore représentée que par le premier arc branchial, on voit se former, dans l'angle de la mâchoire inférieure, un bourgeon médian. Quelque temps après, on voit naître à l'union des deuxième et troisième arcs branchiaux, un tubercule de chaque côté de la ligne médiane. Ces tubercules latéraux marchent à la rencontre l'un de l'autre et finissent par s'unir au tubercule médian primitif pour former le V lingual.

h. Développement des bourgeons du goût. — Ce développement a été bien étudié chez le lapin. Dès que l'embryon a 5 ou 6 centimètres, l'épithélium qui recouvre uniformément chaque papille forme une invagination qui, pleine d'abord, se creusera ensuite pour former une glande séreuse. Bientôt après, de chaque côté de cette invagination, il s'en produira deux autres plus petites, dans lesquelles les cellules épithéliales vont se différencier pour former, les unes, les cellules sensorielles, les autres, les cellules de soutènement. Les bourgeons du goût sont donc d'origine ectodermique.

§ 2. — PHARYNX.

C'est la portion du tube digestif qui, limitant la bouche en arrière, précède l'œsophage. Au point de vue de sa structure le pharynx comprend :

1° Un squelette fibreux (aponévrose pharyngienne), qui occupe toute son étendue et sur lequel s'insèrent une partie des muscles ;

2° Une couche musculaire formée de cinq muscles ;

3° Une muqueuse qui se continue sans ligne de démarcation avec les muqueuses voisines. Elle comprend deux portions distinctes ; une située au-dessus du bord libre du voile du palais, c'est la portion respiratoire, et une située au-dessous de ce bord, c'est la portion digestive.

Le derme est formé de faisceaux de tissu conjonctif entrecr-oisés et de fibres élastiques en nombre plus considérable que dans la muqueuse linguale.

L'épithélium est variable dans les deux régions. Dans la portion respiratoire il est formé de cellules cylindriques stratifiées, à cils vibratiles, reposant sur une membrane basale. Dans la portion digestive, l'épithélium est, comme dans la bouche, pavimenteux stratifié. Dans la partie respiratoire de la muqueuse, on trouve les mêmes glandes acineuses que dans la muqueuse buccale. Vers la partie moyenne, les follicules (?) sont très abondants et forment à ce niveau comme une amygdale arrêtée dans son développement et étalée en surface (amygdale pharyngienne, Frey).

§ 3. — ŒSOPHAGE.

L'œsophage (de οισεῖν, porter et φαγεῖν, manger) est un conduit qui sert à porter les aliments du pharynx à l'es-

tomac. Il est essentiellement constitué par quatre tuniques superposées qui sont, en allant de dehors en dedans :
1° une tunique fibro-élastique ; 2° une tunique musculaire ; 3° une tunique cellulo-fibreuse ; et 4° une tunique
muqueuse.

1° **Tunique fibro-élastique.** — Cette couche est très
mince ; elle est formée de faisceaux entre-croisés de tissu
conjonctif, mélangés à de très nombreuses fibres élastiques anastomosées en réseau.

2° **Tunique musculaire.** — Cette couche, qui forme à
elle seule presque la moitié de l'épaisseur totale du conduit, est constituée par deux plans de fibres musculaires
sur la disposition desquelles les auteurs ont été longtemps en désaccord. C'est en 1872 que Gillette, dans un
mémoire auquel nous empruntons les détails suivants, a
porté la clarté sur cette question.

La tunique musculaire de l'œsophage comprend des
fibres propres et des fibres accessoires.

Les fibres propres forment elles-mêmes deux plans à
direction réciproquement perpendiculaire. Le plan superficiel est formé de fibres longitudinales qui, s'insérant à
la face postérieure et sur les bords latéraux du cartilage
cricoïde par l'intermédiaire d'un véritable tendon (*tendon crico-œsophagien*, ou encore *ligament suspenseur* ou
antérieur de l'œsophage), s'étalent en éventail pour former
un surtout musculaire continu à tout le conduit œsophagien. Les fibres nées de la partie antérieure du ligament
descendent verticalement à la partie antérieure de l'œ-
sophage. Les fibres latérales contournent le conduit,
passent sur ses parties latérales et vont sur sa face postérieure s'anastomoser ou s'entre-croiser avec les fibres
analogues parties du point opposé.

Le plan profond est formé en général de fibres circulaires. Ce plan présente une épaisseur moindre que le
précédent. Les fibres supérieures ont une direction franchement horizontale ; les moyennes, sans affecter ainsi
que le voulait Santorini une direction spiroïde, sont obli-

ques et s'entre-croisent ou s'anastomosent entre elles ; les inférieures redeviennent horizontales. Les dernières de ces fibres redeviennent de plus en plus obliques de façon à se continuer avec le plan correspondant de la tunique musculaire de l'estomac.

La nature même de ces divers plans musculaires a prêté à de nombreuses contestations. On admet aujourd'hui, depuis le mémoire de Gillette, que la partie supérieure de l'œsophage est formée de fibres musculaires striées ; que la partie moyenne ne renferme que des fibres cellules lisses et qu'à la partie inférieure du conduit on retrouve à la fois des fibres cellules lisses et des fibres striées. Quoi qu'il en soit, nous devons faire remarquer que Kölliker a signalé, dans les points de transition de ces divers éléments, comme particularité propre aux fibres striées, leurs anastomoses fréquentes entre elles.

Les fibres accessoires de l'œsophage sont des faisceaux très déliés ; en général, des faisceaux de fibres lisses que l'œsophage emprunte ou envoie aux organes avec lesquels il se trouve plus ou moins en rapport. Nous ne signalerons de ces petits muscles que les plus constants. Ce sont d'abord, dans la portion thoracique du conduit, les *fibres trachéo-œsophagiennes*, les fibres *broncho-œsophagiennes* (muscle *broncho-œsophagien* de Hyrtl) qui, de la bronche gauche, se continuent avec les fibres descendantes de l'œsophage ; puis le faisceau *aortico-œsophagien* et enfin les fibres *pleuro* ou *mediastino-œsophagiennes* qui, nées soit de la lame droite, soit de la lame gauche de la plèvre médiastine, vont, en passant au devant de l'aorte, se continuer avec les fibres longitudinales antérieures ou circulaires de l'œsophage. D'après Hyrtl, ce muscle serait toujours unique (muscle *pleuro-œsophagien*) et naîtrait de la plèvre gauche.

Dans son trajet abdominal, l'œsophage est renforcé, à son passage au travers du diaphragme, par de véritables muscles striés, auxquels Gillette donne le nom de *fibres phréno-*

œsophagiennes. Les recherches de Rouget ont montré que du bord interne de chaque pilier du diaphragme partent des faisceaux pâles qui se terminent sur l'œsophage, après s'être entre-croisés sur sa face antérieure avec des fibres analogues du côté opposé.

3° **Tunique cellulo-fibreuse.** — C'est la plus mince des tuniques de l'œsophage ; elle est peu distincte de la muqueuse. Elle est formée de tissu conjonctif presque pur et de très nombreuses fibrilles élastiques. Très adhérente à la muqueuse, elle suit cette dernière dans ses plicatures et ses déplacements. On remarque dans son épaisseur le corps des glandes qui s'ouvrent dans le conduit, quelques lobules adipeux et un riche plexus nerveux.

4° **Tunique muqueuse.** — Pâle, lisse, malgré les papilles et les nombreux orifices glandulaires qu'on remarque à sa surface. Elle est formée d'un chorion de tissu conjonctif très serré, parcouru par des fibrilles élastiques, et même, d'après Kölliker, Henle et Brucke, par des fibres musculaires lisses, longitudinales. L'épithélium est pavimenteux stratifié, identique en tous points à celui de la bouche.

La muqueuse renferme de nombreuses petites glandes en grappes, isolées ou réunies en îlots. Ce sont des glandes muqueuses qu'on pourrait considérer comme des débris de glandes salivaires (M. Duval).

Vaisseau et nerfs de l'œsophage. — Les artères viennent de haut en bas des thyroïdiennes inférieures, des bronchiques, de l'aorte et de la coronaire stomachique. Ces différentes branches s'anastomosent entre elles dans l'épaisseur du derme muqueux et se rendent dans les papilles où l'artériole se continue avec la veinule.

Les veines nées de ces divers points du conduit œsophagien constituent un système beaucoup plus important que celui des artères. Elles forment dans la tunique cellulo-fibreuse et dans la musculeuse un plexus à mailles

allongées, parallèles à l'axe du conduit et surtout manifeste à sa portion inférieure. Les branches nées de ces
plexus se rendent dans les veines thyroïdiennes inférieures, bronchiques, péricardiques, grande azygos et
coronaire stomachique : elles établissent ainsi un vaste
système anastomotique entre les racines de la veine
porte et le système veineux général.

Les lymphatiques naissent, d'après Sappey, uniquement
de la muqueuse. A leur origine, ils forment des
réseaux très serrés, visibles surtout au niveau du cardia
et ne communiquant pas avec les réseaux analogues de
l'estomac. Les branches qui émanent de ces réseaux se
rendent dans les ganglions péri-œsophagiens.

Nerfs. — Ils proviennent du pneumogastrique et du
grand sympathique. On ne connaît pas leur mode de
terminaison dans la muqueuse et dans les papilles.

§ 4. — ESTOMAC.

Lorsqu'on examine une coupe de l'estomac à un faible
grossissement, il est facile de se rendre compte que la
paroi de cette portion du tube intestinal est composée
de quatre couches. Nous les étudierons successivement
en allant de l'extérieur à l'intérieur.

1° **Tunique séreuse**. — La première couche est formée par la séreuse qui enveloppe l'estomac. Comme le
péritoine, cette tunique est formée :

1° Par un épithélium pavimenteux à une seule couche
dont les cellules sont rendues très apparentes par la
nitratation ; cet épithélium ne diffère d'ailleurs en rien
de celui du péritoine dont il est une dépendance ;

2° D'un chorion formé de tissu conjonctif et qui peut
être lui-même décomposé en deux plans : l'un superficiel contenant peu de fibres élastiques ; l'autre profond
où les fibres élastiques abondent. Ce tissu conjonctif
est excessivement lâche, ce qui est en rapport avec les
variations de volume de l'estomac qui est capable de

se dilater énormément ou de revenir sur lui-même à l'état de vacuité.

2° **Tunique musculaire.** — Au-dessous du diaphragme, les fibres musculaires striées n'existent plus dans l'épaisseur du tube digestif, elles sont remplacées par des fibres musculaires lisses; celles-ci se disposent sous forme de plans et sont très reconnaissables, quant à leur aspect, sur des coupes colorées au picro-carmin. Au niveau de l'estomac, en allant de l'extérieur vers l'intérieur, on trouve la superposition des trois plans suivants : des fibres longitudinales, des fibres circulaires, des fibres obliques. Les fibres longitudinales proviennent des fibres longitudinales de l'œsophage, elles s'irradient dans toutes les directions, sur toute l'étendue de l'estomac; ces fibres couvrent le cardia et le pylore.

Les fibres musculaires forment une couche non interrompue enveloppant toute la dilatation gastrique. Au niveau du pylore elles se tassent, s'accumulent et forment un véritable sphincter (*sphincter pylorique*).

Au niveau du cardia, la même disposition n'existe plus et il n'y a donc pas, en ce point, de véritable sphincter.

Les fibres obliques sont situées immédiatement sous la tunique sous-muqueuse; elles forment des espèces d'anses. Un faisceau plus volumineux formé par ces fibres existe sur la grosse tubérosité de l'estomac et va en s'irradiant vers la grande courbure. D'après M. Sappey, ces fibres obliques ne sont que des fibres déplacées de la tunique circulaire.

Toutes ces fibres musculaires lisses sont riches en fibres nerveuses sans myéline. Les fibres nerveuses forment deux plexus; l'un situé entre le plan des fibres longitudinales et le plan de fibres circulaires, c'est le *plexus d'Auerbach;* l'autre, empiétant surtout dans la tunique celluleuse, est le *plexus de Meissner.*

3° **Tunique celluleuse ou sous-muqueuse.** — Cette couche est formée par un tissu conjonctif lâche unissant la muqueuse à la tunique musculaire; c'est à ses dépens que se forment les nombreux replis de la muqueuse, elle sert de support aux vaisseaux et aux nerfs ; les vaisseaux d'un certain calibre y rampent parallèlement à la muqueuse et on en voit partir de nombreuses branches capillaires qui se rendent dans cette dernière.

4° **Tunique muqueuse.** — L'épaisseur de cette tunique qui est de beaucoup, au point de vue histologique, la plus importante de l'estomac, mesure 1 millimètre et demi à 2 millimètres. Après l'avoir débarrassée du mucus qui la recouvre, on voit à la loupe des mamelons criblés de fossettes (confluents des glandes). La muqueuse présente à étudier : son épithélium, son chorion et ses glandes ;

a. L'*épithélium* est formé par des cellules cylindriques présentant trois types dérivés l'un de l'autre : 1° les cellules cylindriques simples, formées par un protoplasma granuleux avec un beau noyau et sans enveloppe ; 2° des cellules cylindriques caliciformes, mais fermées ; 3° des cellules caliciformes, mais ouvertes. Celles-ci sont les plus communes ; elles sont allongées en forme de verre à champagne ; elles ont une extrémité effilée par laquelle les éléments, groupés en bouquet et en gerbe, s'insèrent sur le sommet des replis saillants que forme la muqueuse et une extrémité libre évasée, par laquelle on peut voir sortir un bouchon de mucus.

Les cellules caliciformes se montrent très nettement quand les aliments arrivent dans l'estomac et c'est à ce moment surtout que le mucus est sécrété.

A la base de ces cellules, entre leurs extrémités effilées, se trouvent des cellules polygonales moulées dans les espaces libres et qui ne sont autres que des cellules de remplacement.

b. Le *chorion* est formé par des fibrilles conjonctives très minces, par quelques rares fibres élastiques et par des cellules étoilées du tissu coujonctif ; dans les mailles on peut trouver des leucocytes.

Le chorion possède dans sa profondeur des fibres musculaires lisses, constituant ce qu'on appelle la *muscularis mucosæ*. C'est une mince couche de fibres musculaires lisses qui apparaît déjà au niveau de la partie inférieure de l'œsophage et que l'on retrouve dans tout le reste de l'étendue du tube digestif. Cette *muscularis muscosæ* comprend une couche externe formée par des fibres lisses longitudinales; une couche interne formée par des fibres lisses circulaires. De cette couche interne partent des fibres musculaires qui, en s'irradiant, forment des cupules sous les glandes.

La partie la plus importante de la muqueuse de l'estomac est, sans contredit, celle formée par les *glandes;* celles-ci sont tellement nombreuses que le professeur Sappey les estime à 4,000,000 ; elles forment une couche continue qui occupe les 4/5 de l'épaisseur de la muqueuse. Elles sont de deux ordres : les unes situées au voisinage du pylore sont ramifiées et portent le nom de *glandes pyloriques;* les autres occupent tout le reste de la surface interne de l'estomac, ce sont des glandes en tube ou *glandes à suc gastrique.*

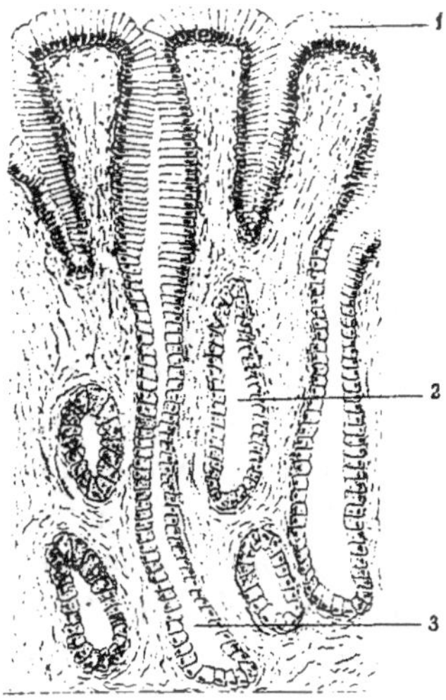

Fig. 98. — Coupe longitudinale des glandes pyloriques de l'estomac d'un chien.

1, cellules muqueuses de la surface; 2, section oblique d'une glande; 3, cul-de-sac de la glande.

a. Les *glandes pyloriques* forment des unités bien nettes, isolées les unes des autres par une charpente coujonctive beaucoup plus marquée à l'état normal que pour les glandes cardiaques. Elles se développent dans cette charpente en culs-de-sac pelotonnés. La muqueuse paraît donc là plus épaisse et plus résistante que dans le reste de l'estomac ; ceci est surtout vrai chez l'homme et chez le chien. Le col des glandes, la fossette muqueuse, est aussi beaucoup plus allongée dans cette région ; le tissu interstitiel peut y être fibroïde ou plus ou moins chargé d'éléments lymphatiques, et présenter alors l'aspect réticulé (Pilliet). Les cellules des glandes pyloriques, bien étudiées par Ebstein en 1870, sont prismatiques et claires ; ce sont des cellules sécrétant du mucus. Cependant, si on traite par l'acide osmique la muqueuse pylorique du chien, on voit apparaître, sur quelques glandes et dans le rang des cellules claires, une cellule isolée, quelquefois unique pour la glande, qui se colore en brun plus ou moins foncé sous l'action de l'osmium.

Le professeur Ranvier, dans son cours du Collège de France, en 1884, a confirmé ces données et a montré une série de préparations de contrôle très démonstratives. Chez l'homme, sur des estomacs de suppliciés ou sur des pièces fixées par le procédé de notre regretté maître, le professeur Damaschino (injection d'alcool dans l'estomac aussitôt après la mort), on peut voir des cellules de revêtement, après coloration par l'hématoxyline éosinée ou par le picro-carmin.

b. Les *glandes à pepsine* ont été l'objet de nombreux travaux de la part des histologistes depuis leur découverte, en 1836, par S. Boyd. Le dernier travail, le plus important, est dû à notre collègue Pilliet (Sur l'évolution des cellules glandulaires de l'estomac chez l'homme et chez les vertébrés) ; c'est à lui que nous emprunterons les détails suivants et nous les ferons précéder de quelques lignes d'historique qui permettront de comprendre certaines dénominations données aux cellules de l'estomac.

Nous avons dit que Sproth Boyd est le premier auteur qui ait vu la muqueuse de l'estomac entièrement recouverte de glandes en tube du cardia au pylore.

En 1838, Henle d'une part, Purkinje de l'autre, trouvèrent que ces tubes glandulaires étaient remplis de cellules. Wasmann, un an plus tard, signala chez le porc l'existence des glandes pyloriques, en tant que glandes différentes des follicules du reste de l'estomac. En 1870, parurent trois travaux de Rollet, de Heydenhain et de Ebstein. Rollet, dans les glandes de l'estomac du fond, décrit deux sortes de cellules : les *cellules delomorphes* (cellules granuleuses à contours nets) et les *cellules adelomorphes* (cellules claires à contours peu nets). Heydenhain consacre la même distinction sous le nom de *cellules principales* (*Hauptzellen*) et *cellules bordantes* (*Belegzellen*).

Ebstein a repris cette dernière nomenclature de son maître. Il fut établi, dès ce moment, que, chez les mammifères, le fond des glandes de l'estomac cardiaque était occupé par un revêtement formé de cellules cylindriques plus ou moins granuleuses, les *cellules principales ;* que la portion supérieure était tapissée par des cellules très grosses, chargées de granulations, les cellules à pepsine de Frerichs, et que dans le milieu des tubes, dans la zone mixte, les cellules prismatiques occupaient l'axe du tube glandulaire, les cellules à grosses granulations ou bordantes étant rejetées en dehors dans des espèces de cupules formées aux dépens de la paroi et

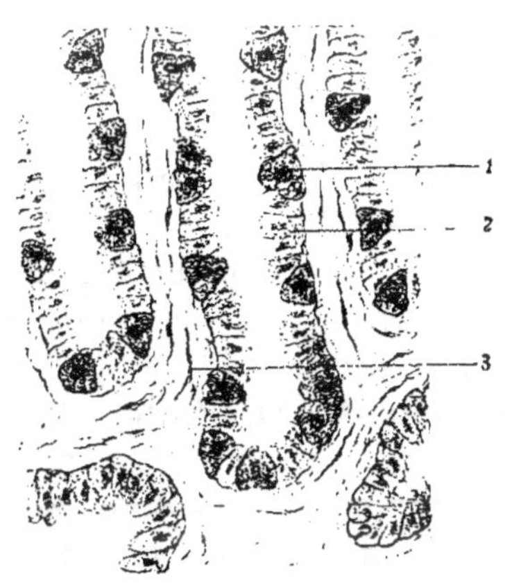

Fig. 99. — Coupe verticale vers la région moyenne des glandes à pepsine de l'estomac d'un supplicié (d'après Pilliet).

1, cellule granuleuse delomorphe ; 2, cellule claire adelomorphe ; 3, fibre musculaire lisse inter-glandulaire.

déterminant, par leur saillie extérieure, cet aspect bosselé, moniliforme, des glandes gastriques isolées, aspect qui est tout à fait particulier et très facile à retrouver sur les préparations. Dans la thèse de Garel, en 1879, les cellules principales sont regardées comme des cellules muqueuses ; en 1878, Nussbaün, avec l'acide osmique comme réactif, localise la pepsine dans les cellules bordantes et annonce que les cellules principales sont purement muqueuses. Edinger, en 1880, confirme les recherches de Nussbaün ; pour cet auteur, il existe en certains points des formes de transition, en sorte qu'il se pourrait que la cellule bordante ou de revêtement ne soit qu'une cellule principale modifiée. Dans son cours de 1884-85, le professeur Ranvier a exposé l'ensemble de ses travaux et poursuivi l'étude des cellules cardiaques et pyloriques dans la série des vertébrés. Dans son mémoire, M. Pilliet, après avoir étudié le développement des cellules glandulaires, montre que les cellules principales, au premier stade de leur développement, sont prismatiques et allongées ; qu'à un second stade ces mêmes cellules deviennent cubiques et granuleuses et qu'enfin, à un troisième stade de l'évolution, on a les cellules bordantes, ovoïdes et réfringentes. Ces détails de l'évolution sont très apparents sur le dessin que nous empruntons à M. Pilliet et reproduisant une coupe de l'estomac d'un supplicié, coupe pratiquée à la région moyenne de l'estomac. M. Pilliet a donc montré, et c'est là une donnée histologique importante, que les cellules claires se transforment, peu à peu, en cellules granuleuses ou muqueuses ; en un mot que toutes les cellules qui tapissent les tubes des glandes à pepsine dérivent des cellules claires. M. Marfan, étudiant la gastrique des phtisiques, constate qu'à la suite de la gastrique tuberculeuse terminale toutes les cellules claires sont transformées en cellules caliciformes.

Quoi qu'il en soit de ces diverses opinions, la glande à pepsine se présente à l'examen comme formée d'une dépression en doigt de gant, dont le cul-de-sac est tantôt unique, et tantôt bi ou trilobé. Elles s'ouvrent isolément ou par groupe dans des dépressions de la muqueuse tapissées de cellules cylindriques muqueuses. Au niveau du collet de la glande, les cellules s'affaissent et deviennent cubiques. Dans le fond de la glande, on trouve les cellules que nous avons décrites plus haut, mais disposées d'une façon différente suivant les espèces animales. Chez le chien, les cellules granuleuses sont clairsemées et sont refoulées vers la paroi de la glande. Chez l'homme, elles remplissent complètement le cul-de-sac.

Follicules clos. — On a discuté pendant longtemps pour savoir si la muqueuse de l'estomac présentait des follicules clos : le professeur Sappey en a nié l'existence, mais celle-ci a été démontrée par les recherches de Ranvier, Cornil, Chauffard, Pilliet et Marfan. Ce sont de véritables follicules occupant toute la hauteur de la muqueuse ; quoique clairsemés, ils sont assez abondants dans le voisinage de la région pylorique, là où la muqueuse présente le moins d'épaisseur.

Vaisseaux capillaires. — Nous avons vu que des ramifications vasculaires assez volumineuses cheminaient dans la couche sous-muqueuse parallèlement à sa direction. De ces troncs partent des branches perpendiculaires qui se rendent à la muqueuse et qui forment deux réseaux de capillaires extrêmement fins : l'un, profond, correspondant aux culs-de-sac glandulaire, l'autre montant entre les tubes et s'anastomosant au niveau des orifices des glandes. Cette riche vascularisation de la muqueuse stomacale explique comment l'estomac peut, en vingt-quatre heures, produire jusqu'à six litres de suc gastrique.

§ 5. — INTESTIN.

Pour plus de clarté, nous étudierons dans des sections différentes : la structure de l'intestin grêle, du gros intestin et de la région anale.

A. Intestin grêle. — La disposition des différentes couches de l'intestin grêle rappelle beaucoup celle de l'estomac. Nous y trouvons, en effet, une *couche séreuse* qui n'est qu'une dépendance du péritoine et n'offre rien d'intéressant à décrire.

1° La *couche musculeuse*, formée par des fibres musculaires lisses, présente : une couche superficielle, dont les fibres sont disposées longitudinalement ; une couche profonde, dont les fibres sont disposées circulairement. Dans cette couche musculeuse, on retrouve les plexus nerveux formés comme nous le savons par des fibres sans myéline (plexus d'Auerbach). Au confluent des mailles formées par ces fibres nerveuses, se trouvent de petits amas de cellules nerveuses constituant autant de petits ganglions nerveux. Le plexus de Meissner, qui est plus interne, a des mailles plus larges et des ganglions nerveux moins abondants ;

2° La *couche celluleuse sous-muqueuse* est formée par du tissu conjonctif et rappelle absolument, par sa disposition histologique, celle de l'estomac ; elle adhère assez fortement à la muqueuse ;

3° La *couche muqueuse* présente à sa partie profonde, comme la muqueuse de l'estomac, une membrane de renforcement formée par des fibres musculaires lisses constituant le *muscularis mucosæ* que nous avons déjà décrit précédemment. La surface libre de la muqueuse de l'intestin grêle présente une série de replis complets que l'on appelle les *valvules conniventes*. Ces valvules, au nombre de huit à neuf cents, mesurent en hauteur, 6, 7, 8 millimètres ; elles commencent dans la seconde partie du duodénum ; sont très développées dans la troisième et dans le jéjunum. Par suite de la présence de ces replis de la muqueuse, la surface de celle-ci se trouve considérablement augmentée : la superficie de la muqueuse, au lieu d'être de 8 m., se trouve être de 13. Sur une coupe, on trouve au centre le chorion et sur les deux faces les parties constituantes de la muqueuse que nous allons décrire dans un instant.

La muqueuse de l'intestin grêle présente sur toute sa surface, aussi bien au niveau des valvules conniventes que dans les dépressions qui les séparent, des saillies d'un autre ordre qui sont les *villosités intestinales* et qui mesurent de 5 à 9 μ.

Le chorion de la muqueuse est formé par un tissu conjonctif étoilé décrivant des mailles dans lesquelles se trouvent de nombreux leucocytes et rappelant, par sa structure, la disposition du tissu adénoïde.

L'*épithélium* est formé de cellules cylindriques tout à fait typiques ; on peut, par le râclage, obtenir les cellules qui le constituent et, après les avoir dissociées, se rendre compte des caractères histologiques de chacune d'elles. Leur forme est celle d'un coin dont la pointe est émoussée ; le noyau, volumineux, occupe la partie centrale ; le protoplasma légèrement granuleux n'est pas limité par une paroi ; à la partie supérieure, il est au contraire limité par un plateau qui, d'après Henle, est strié perpendiculairement à la surface. On pensait que cette striation correspondait à autant de petits canalicules ; mais si on abandonne les cellules dans l'eau, on ne tarde pas à voir le plateau se détacher et si l'action de l'eau se prolonge, le plateau se résout en bâtonnets libres : cette réaction de l'eau a permis de

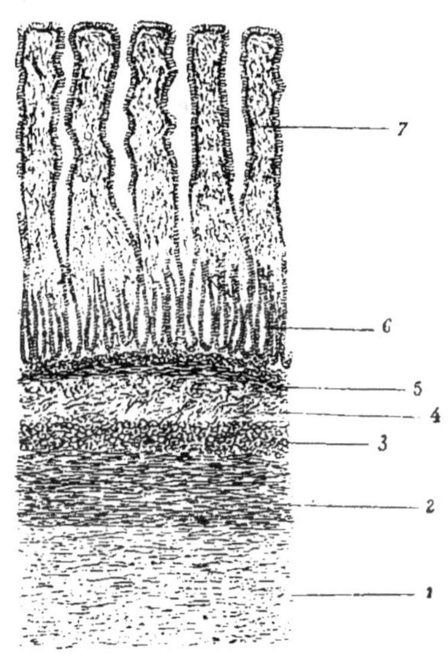

Fig. 100. — Coupe verticale de l'intestin (d'après O. Benoit).

1, tunique celluleuse ; 2, couche longitudinale des fibres musculaires ; 3, couche circulaire ; 4, chorion de la muqueuse : 5, muscularis mucosæ ; 6, glandes en tube : 7, villosité.

considérer les petites stries du plateau comme de simples prolongements du protoplasma (pseudopodes).

En examinant la surface des plateaux, on voit qu'ils forment une espèce de dallage polyédrique et, de place en place, à côté des cellules prismatiques, on trouve des cellules caliciformes, analogues à celles que nous avons précédemment décrites ; l'aspect tout particulier que présentent ces cellules caliciformes, au milieu des cellules prismatiques, les a fait considérer par Letzerich comme des bouches absorbantes ; ce ne sont à vrai dire que des glandes mono-cellulaires.

Entre les pieds des cellules cylindriques, dans les espaces libres que laissent entre elles leurs pointes émoussées, on rencontre des éléments plus petits, arrondis, qui sont vraisemblablement des cellules de remplacement ; pour quelques auteurs, ces cellules ne seraient que des globules blancs. On a pu observer aussi des cellules cylindriques en voie de division à la base des villosités. Il semble donc qu'il existe de vrais centres de rénovation pour l'épithélium.

D'après Heydenhain, ces centres de rénovation cellulaire se trouveraient en partie dans les glandes de Lieberkühn que nous étudierons plus loin.

4° *Villosités intestinales*. — Nous avons vu que la surface de la muqueuse de l'intestin grêle présentait une série de petites saillies appelées villosités intestinales.

Le corps de chaque villosité est formé par une grande quantité de substance amorphe, avec des cellules conjonctives étalées et munies de prolongements ; on y trouve aussi quelques cellules lymphatiques et quelques fibres musculaires lisses, circulaires et transversales. La surface de la villosité est recouverte par une couche de cellules cylindriques comme d'ailleurs toute la muqueuse. Le professeur Debove avait cru, pendant longtemps, à l'existence d'un endothélium sous-épithélial situé entre le corps de la villosité et son revêtement de cellules cylindriques.

Pour se rendre compte de la richesse vasculaire d'une villosité, il suffit d'examiner des lambeaux de muqueuse après injection de gélatine colorée poussée par la veine porte ; on aperçoit alors un riche lacis, une véritable cage vasculaire pour chaque villosité (Mathias Duval) ; les mailles périphériques sont plus minces et les mailles centrales plus larges. Le dessin reproduisant une injection de villosité permettra de se rendre compte de sa riche vascularisation.

Au centre de chaque villosité existe un tronc lymphatique (chylifère central) en forme de doigt de gant ; il se trouve séparé de la surface de la muqueuse par une mince épaisseur de tissu.

Par sa base, il communique avec un fin réseau lymphatique qui, lui-même, va se perdre dans un follicule clos du voisinage.

5° *Glandes de la muqueuse intestinale.* — *a. Glandes de Brünner.* — Les glandes découvertes par Brünner en 1653, encore appelées *glandes duodénales*, se rencontrent depuis le pylore jusqu'à l'embouchure du canal cholédoque. L'aspect de ces glandes rappelle tout à fait celui

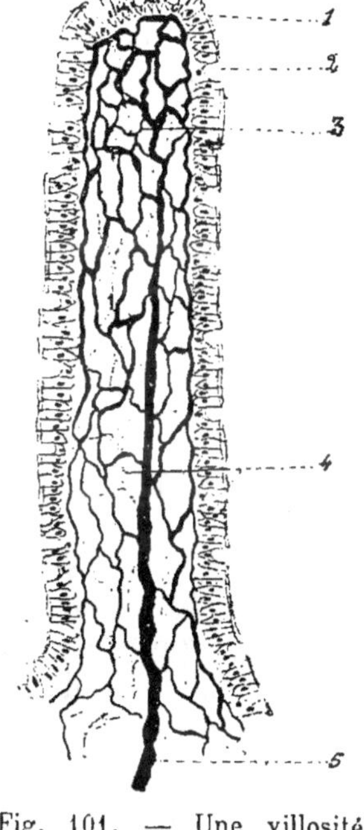

Fig. 101. — Une villosité intestinale dont les vaisseaux sanguins ont été injectés au bleu de Prusse.

1, cellule cylindrique ; 2, cellule caliciforme ; 3, réseau capillaire ; 4, veine centrale ; 5, artère.

des glandes salivaires ; ce sont, en effet, des glandes en grappe dont le volume est égal à celui d'un grain de millet. Leurs acini sont situés en partie dans la tunique celluleuse débordant ainsi au-dessous de la *muscularis muscosæ ;* d'autres se trouvent dans le chorion de la muqueuse. En examinant à un assez fort grossissement, on voit que chaque acinus a une forme légèrement ovoïde et que les différents grains ou acini sont branchés les uns sur les autres ; chaque acinus est formé par une paroi conjonctive tapissée à son intérieur par une seule couche de cellules avec pied, rappelant la disposition de l'épithélium des culs-de-sac de la glande sous-maxillaire. En examinant une coupe intéressant le pylore et la première portion du duodénum, on observe des formes de transition entre les glandes pyloriques et les glandes de Brünner.

b. Glandes de Lieberkhün. — Ces glandes se rencontrent dans toute l'étendue de l'intestin grêle depuis l'orifice pylorique ; elles sont cinq fois plus nombreuses que les villosités intestinales : ce sont des glandes en tubes simples, leur hauteur est de 3 à 5 μ ; leur largeur de 7 μ ; on voit donc qu'elles sont un peu plus larges que hautes.

Leur structure est des plus simples : la paroi du tube glandulaire est excessivement mince ; à l'intérieur, on trouve un revêtement épithélial formé par une seule couche de cellules cylindriques sans plateau. Au milieu de ces cellules épithéliales cylindriques, on rencontre des cellules caliciformes qui, par leur aspect, tranchent au milieu des cellules voisines.

c. Follicules clos isolés et follicules clos agglomérés ou plaques de Peyer. — Nous avons dit précédemment que le chorion de la muqueuse intestinale était en grande partie formé par un tissu rappelant, par sa structure, le tissu adénoïde. En certains points de ce chorion, s'agglomèrent des grains lymphatiques constituant de véritables petits ganglions. Ce sont ces agglomérations qui forment les follicules clos ; ils occupent toute la hauteur de la muqueuse et empiètent même parfois sur la couche sous-muqueuse. Un petit réseau lymphatique entoure les follicules. L'épithélium cylindrique qui tapisse la muqueuse au niveau de ces follicules présente environ 1 μ d'épaisseur.

Les *plaques de Peyer* sont formées par la réunion de follicules clos; elles sont au nombre de quinze à vingt, se rencontrent uniquement dans l'intestin grêle, plus particulièrement au niveau de l'iléon et siègent sur la surface intestinale opposée à l'insertion du mésentère. Elles forment une légère saillie à la surface de la muqueuse et on peut dire, d'une façon générale, qu'à leur niveau il n'existe ni villosités ni glandes de Lieberkühn. Leur structure rappelle celle des follicules clos isolés et, pour les détails, nous renvoyons au chapitre qui traite du tissu lymphoïde.

B. Gros intestin. — L'intestin grêle communique avec le cœcum, ou première partie du gros intestin, par un orifice appelé *orifice iléo-cœcal*. Cet orifice est obturé par une valvule munie de deux lèvres; celle-ci est formée par une invagination de la couche muqueuse et de la couche musculeuse circulaire de l'intestin grêle dans le gros intestin. La face iléale de la *valvule de Bauhin* (c'est ainsi que l'on appelle la valvule iléo-cœcale) est munie de villosités, la face de la valvule qui regarde du côté du gros intestin en est au contraire dépourvue.

La *tunique séreuse* du gros intestin présente une particularité intéressante à signaler : c'est la présence de pelotons de tissu adipeux au niveau de sa surface antérieure, pelotons que l'on appelle *appendices épiploïques.*

La couche musculeuse ressemble à celle de l'intestin grêle; elle est formée d'un plan superficiel, composé de fibres musculaires lisses disposées longitudinalement et d'un plan profond, formé de fibres musculaires lisses disposées circulairement. Le plan superficiel est la continuation de celui de l'*appendice vermiculaire;* il est disposé d'une façon régulière sur toute la périphérie du cœcum; mais au-delà, et cette disposition se retrouve dans tout le reste de l'étendue du gros intestin, ce plan musculaire longitudinal se divise en trois bandes. Entre ces bandes musculaires, les parties intermédiaires font hernie et constituent des espèces de loges, de cavités, appelées *cellules du côlon*.

La *couche muqueuse* se rapproche d'une façon générale par sa structure de celle de l'intestin grêle ; toutefois, elle en diffère par certaines particularités : il n'y a plus de villosités ; les glandes de Lieberkühn, au lieu d'être des glandes en tube simple, sont ramifiées à leur partie profonde ; enfin, les follicules clos, encore assez abondants au niveau du cœcum, diminuent à mesure qu'on s'éloigne de cette partie du tube digestif et finissent par disparaître complètement dans la région de l'S iliaque.

Région anale. — Au niveau de la région anale, la couche musculaire subit une modification importante : les fibres musculaires lisses circulaires s'épaississent pour former un anneau, le *sphincter rectal interne*. Le *sphincter rectal externe* est formé par un muscle strié qui s'attache, d'une part, à l'anus et, d'autre part, au *raphé* médian du périnée. Les fibres lisses de la *muscularis muscosæ* se réunissent, elles aussi, en faisceaux longitudinaux formant de cinq à huit saillies appelées *colonnes de Morgagni*. En bas, ces colonnes se réunissent pour former les *replis de Morgagni* ou *replis semilunaires ;* en haut les colonnes se perdent sans ligne de démarcation bien nette.

En examinant une coupe longitudinale intéressant la dernière portion de la muqueuse rectale et la région anale, on trouve, en allant de haut en bas : 1° des glandes de Lieberkühn dont les plus inférieures se rapetissent, changent de direction et deviennent presque verticales à ouverture tournée vers l'anus ; 2° la partie terminale de la muqueuse rectale dépourvue de glandes, recouverte par un épithélium cylindrique ; le stroma, à ce niveau, est, comme celui de la muqueuse intestinale, formé par du tissu adénoïde et dans son épaisseur se trouvent de grosses veines (les veines hémorrhoïdales) ; 3° une saillie en forme de pointe, répondant à la ligne sinueuse et festonnée qui limite à l'œil nu la muqueuse rectale du revêtement cutané de l'anus, improprement désignée sous le nom de *muqueuse anale;* 4° au-dessous de cette saillie, commence le derme cutané qui, mince d'abord, va en s'épaississant. Recouvert par une couche peu épaisse d'épithélium pavimenteux stratifié et limité par une surface lisse, il ne tarde pas à présenter ses papilles dermiques, puis son épithélium se charge de pigments; enfin, un peu plus loin, on voit apparaître des poils, des glandes sébacées, des glandes sudoripares, et à la partie profonde des pelotons de graisse, premiers vestiges du pannicule adipeux des fesses.

Développement du tube digestif. — Au début, le tube digestif est représenté chez l'embryon par la grande cavité mésentérique : bientôt les parties latérales, gauche et droite, se soudent sur la ligne médiane et forment le tube digestif, rectiligne, situé en avant de la colonne vertébrale et auquel on distingue trois portions : une supérieure, une moyenne, et une inférieure. La portion supérieure, qui porte le nom d'intestin supérieur ou de cavité céphalo-intestinale, parce qu'elle répond à l'extrémité céphalique de l'embryon, donnera naissance au pharynx et à l'œsophage, en même temps que le cœur se formera aux dépens de sa paroi antérieure. La portion moyenne, ou encore l'intestin moyen, formera le tube digestif proprement dit, c'est-à-dire l'estomac, l'intestin grêle, le gros intestin et la portion supérieure du rectum. La portion inférieure, ou intestin inférieur, formera la partie inférieure du rectum, dont la région anale sera complétée par des dépressions ultérieures du feuillet externe qui se mettront en

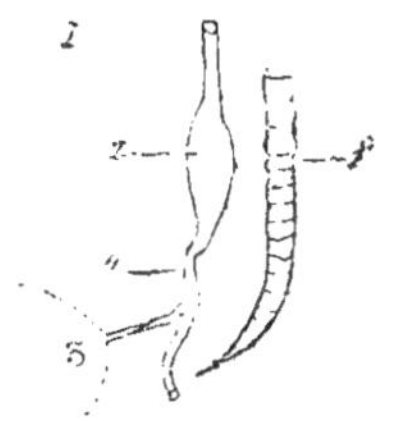

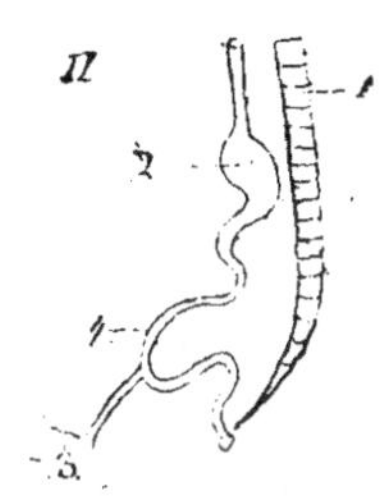

Fig. 102. — Schémas du développement du tube digestif vu de profil.

1-1, colonne vertébrale ; 2-2, estomac ; 3-3, vésicule ombilicale ; 4-4, intestin.

connexion avec cette partie de l'intestin primitif.

La portion moyenne de l'intestin primitif est d'abord rectiligne ; puis elle dessine bientôt une courbure à concavité postérieure et s'éloigne du rachis auquel elle est rattachée par le mésentère. Vers la fin de la cinquième

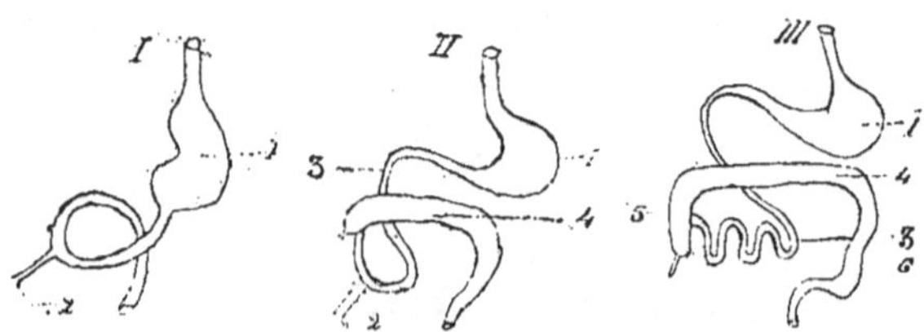

Fig. 103. — Schémas du développement du tube digestif vu de face.

1-1-1, estomac ; 2-2, vésicule ombilicale ; 3-3, intestin grêle ; 4, gros intestin ; 4, fig. III, côlon transverse ; 5, côlon ascendant ; 6, côlon descendant.

semaine, l'intestin moyen présente alors un renflement transversal ou légèrement oblique, qui est la première ébauche du futur estomac. En même temps que ce renflement se produit, la portion de l'intestin moyen auquel il correspond exécute un double mouvement de torsion tel qu'il devient d'abord franchement horizontal, et que son bord primitivement droit devient gauche et réciproquement. Les glandes de l'estomac n'apparaissent que vers la septième ou la huitième semaine sous forme de bourgeons pleins qui se creusent ensuite vers la fin de la douzième ou treizième semaine.

La partie de l'intestin primitif qui fait immédiatement suite à l'estomac forme le *duodenum*. Plus bas, l'intestin s'éloigne de la colonne vertébrale à laquelle il reste rattaché par le mésentère pour former une anse à convexité antérieure. Au sommet de cette anse, on trouve le *conduit vitellin* qui fait communiquer le canal intestinal avec la vésicule ombilicale. Dès la septième semaine, la portion supérieure de cette anse subit une série de coudures qui formeront plus tard les circonvolutions de l'intestin grêle.

La portion inférieure de l'anse, après un nouveau mouvement de torsion, formera les côlons qui ne seront complètement développés qu'à la fin du sixième mois.

CHAPITRE V

ORGANES ANNEXES DE L'APPAREIL DIGESTIF

§ 1. — GLANDES SALIVAIRES.

Les glandes salivaires, c'est-à-dire la parotide, la sous-maxillaire et la sub-linguale sont des glandes acineuses composées qui présentent à peu près la même structure. Nous en ferons donc une étude d'ensemble, nous réservant de signaler, chemin faisant, les particularités propres à chacune d'entre elles. Elles se composent d'une charpente fibreuse de nature conjonctive, au sein de laquelle est plongé le parenchyme glandulaire, de canaux excréteurs, de vaisseaux et de nerfs.

a. **Charpente fibreuse.** — Du tissu conjonctif, plus ou moins lâche, enveloppe la glande salivaire et envoie des prolongements qui, sous forme de cloisons, divisent le parenchyme en lobes ou lobules. En général, toutes ces cloisons conjonctives renferment des fibres élastiques et de nombreuses cellules conjonctives étoilées ou fusiformes. Dans la parotide, le tissu conjonctif forme, autour de la glande, une véritable membrane fibreuse, de la face interne de laquelle partent des cloisons interlobaires et interlobulaires assez résistantes.

b. **Parenchyme glandulaire.** — Le tissu glandulaire, divisé en lobes et en lobules, est formé par de petits grains glanduleux, les acini, dont la forme et le volume sont très irréguliers. Ils mesurent en moyenne, dans les trois espèces de glandes, 36, 54 et 68 μ de diamètre. Chaque acinus est pourvu d'un canal excréteur d'ordre inférieur qui, se réunissant à des conduits analogues, débouche dans un canal excréteur plus important, propre au lobule. Ces divers canaux lobulaires se réunissent définitivement à un canal d'excrétion propre à la glande elle-même.

A la coupe, l'acinus est constitué par une paroi et un revêtement épithélial.

Jusqu'à ces dernières années, on décrivait la paroi des acini comme formée d'une membrane amorphe de 1 μ d'épaisseur; mais, depuis les travaux de Kölliker, et surtout de Boll, de Ranvier, il est aujourd'hui démontré, grâce aux dissociations par l'alcool au tiers ou par le sérum iodé, que cette paroi est constituée par des cellules étoilées, aplaties, très irrégulières de forme, et soudées les unes aux autres par leurs prolongements. D'après Unna, ces cellules seraient même contractiles.

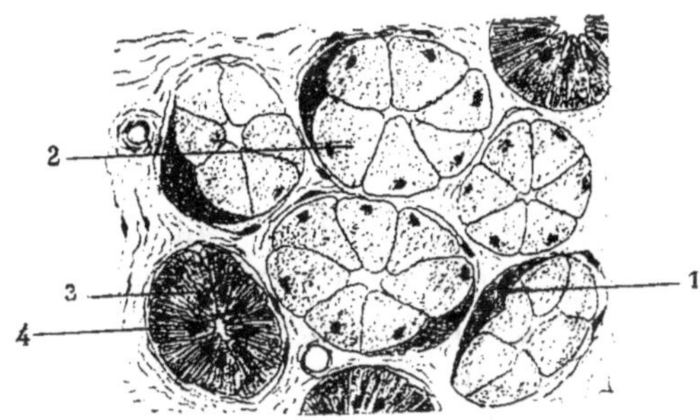

Fig. 104. — Coupe transversale de la glande sous-maxillaire d'un chien.

1, croissant de Gianuzzi ; 2, cellule muqueuse ; 3, canal excréteur avec son épithélium strié ; 4, couche endothéliale avec des noyaux.

Cette paroi est tapissée de cellules épithéliales, les *cellules salivaires*. Ce sont des éléments dont le protoplasma est clair, transparent dans la partie de la cellule qui regarde la cavité de l'acinus, tandis qu'il est granuleux dans sa partie basale, où est confiné un gros noyau aplati ou légèrement ovalaire. Vers sa portion basale, la cellule présente un prolongement en queue de 5 à 10 μ de long, qui s'insinue au-dessous de la base de la cellule voisine. Le noyau siège, en général, au point précis où commence ce prolongement. Sous l'action du picro-carmin, la partie claire de la cellule reste incolore, tandis que sa portion granuleuse et son prolongement se colorent énergiquement. A un examen plus attentif, on voit, dans certains points des culs-de-sac acineux, d'autres cellules très granuleuses et se colorant énergi-quement par le picro-carmin. Découverts en 1865 par Gianuzzi qui les nomme les *croissants*, ces éléments sont retrouvés en 1868 par Heidenhain, qui leur donne le nom de *demi-lunes*. Les croissants de Gianuzzi sont formés par la réunion de deux ou trois cellules granu-leuses, aplaties, qui présentent, à leur face interne, des dépressions, séparées par des crêtes dans lesquelles se placent les cellules salivaires. L'histologie comparée montre que ces éléments sont de vraies cellules glandu-laires, qu'elles sécrètent un produit séreux ne renfer-mant pas de mucus, comme celui des cellules salivaires précédentes, mais des sels et du sérum; aussi doit-on les appeler des *cellules séreuses*.

Chez l'homme, les acini des glandes sous-maxillaire et sub-linguale sont tapissés de ces deux sortes de cel-lules : ce sont des glandes salivaires mixtes. La paro-tide seule renferme uniquement des cellules séreuses; aussi, la salive qu'elle sécrète est-elle plus fluide que celle des glandes sous-maxillaire et sub-linguale.

c. **Fonction de ces deux sortes de cellules.** — En 1868, Heidenhain étudia expérimentalement, sur le chien, le processus de la sécrétion cellulaire et, de ces expériences, déduisit que la sécrétion salivaire résulte de la fonte totale des cellules claires, et que ces dernières sont remplacées par les cellules des croissants de Gia-nuzzi, auxquelles il donne encore le nom de *cellules de remplacement*. Ranvier, en 1870, reprenant, à l'aide des mêmes méthodes, les expériences de Heidenhain, constate avec de forts grossissements que, même après une sécrétion abondante, les cellules claires ne disparaissent pas, mais qu'elles s'affaissent et expulsent leur mucus. Il démontre, de plus, qu'à ce même moment, les cellules des croissants ne prolifèrent pas, puisqu'elles ne présentent aucun phénomène de karyokinèse.

Des expériences du savant histologiste, on peut donc conclure que la sécrétion salivaire résulte non d'une fonte totale des éléments cellulaires, mais d'une simple exsudation du produit de leur élaboration et que les glandes salivaires sont bien des glandes *mérocrines*.

d. **Canaux excréteurs.** — Les petits tubes des lobules donnent naissance à de gros canaux excréteurs qui ont tous la même structure. La paroi du canal est formée d'une couche de tissu conjonctif mélangé à des réseaux de fibres élastiques de volume variable. Cette paroi est assez épaisse dans le canal de Stenon. On trouve, en outre, d'après Kölliker, une couche mince de fibres musculaires lisses longitudinales dans la paroi du canal de Warthon.

L'épithélium qui tapisse cette paroi est généralement formé d'une seule couche de cellules cylindriques, qui peuvent atteindre jusqu'à 36 μ de longueur. Le protoplasma présente des stries dans la partie basale de la cellule, et le noyau arrondi est refoulé vers la partie qui regarde la lumière du canal.

e. **Vaisseaux et nerfs.** — Les vaisseaux sanguins des glandes salivaires sont très abondants et n'ont rien de spécial. Les capillaires mesurent 6 à 9 μ de diamètre et forment des réseaux à mailles larges autour de la paroi de chaque acinus. Les vaisseaux les plus volumineux longent, en général, les cloisons conjonctives interlobulaires et se prolongent sur les canaux excréteurs.

Les nerfs des glandes salivaires sont vaso-moteurs et sécréteurs : Les nerfs sécréteurs accompagnent les canaux excréteurs autour desquels ils forment des plexus et arrivent presque sur la paroi des acini. Dans ce trajet ils présenteraient, d'après Krause, de petits ganglions microscopiques. Les notions des histologistes sur leur mode de terminaison ultime sont très vagues. Krause aurait vu, chez le lapin, des formes simples de corpuscules de Paccini sur la paroi même des acini; Reich, Schlüter auraient constaté des modes de terminaison multiples sur l'existence réelle desquels Kölliker émet des doutes.

§ 2. — FOIE.

a. **Capsule d'enveloppe.** — Le foie est contenu dans une loge fibreuse, capsule d'enveloppe qui présente deux orifices, l'un pour le passage des vaisseaux porto-biliaires, l'autre pour l'émergence du confluent général des veines sus-hépatiques. Par sa surface externe, elle est en rapport avec le péritoine; par sa face profonde, elle adhère au parenchyme hépatique dont elle moule exactement tous les contours; elle se laisse assez facilement détacher et on observe de fins tractus conjonctifs qui se rendent dans la glande sous-jacente. Au niveau du hile elle se prolonge dans l'épaisseur de l'organe en suivant les vaisseaux portes et les conduits biliaires, constituant autour de ces conduits la *gaine de Glisson* que nous étudierons plus loin. Au niveau du confluent des veines sus-hépatiques, elle se continue de tunique à tunique avec la veine-porte. Son épaisseur n'est pas régulière, et sur des foies normaux il n'est pas rare de rencontrer des régions où elle est plus grande.

La capsule est formée de deux couches étroitement soudées l'une à l'autre; la plus superficielle, mince, transparente, homogène, est recouverte en dehors par la lamelle péritonéale. La plus profonde est formée par des lamelles fibreuses séparées par des éléments figurés assez faciles à reconnaître. Entre ces deux couches on trouve de nombreuses veines, formant, à ce niveau, un véritable plexus horizontal. Examinées à un fort grossissement, ces deux couches présentent dans leur épaisseur de nombreuses fibres élastiques, abondantes surtout dans les zones profondes de la couche externe et dans les zones superficielles de la couche interne ; cette disposition pourrait presque permettre de décrire trois couches, dont une moyenne élastique (Sabourin). Le réseau veineux horizontal, dont nous avons indiqué la présence dans la capsule, est très riche ; il est en communication avec les veines sus-hépatiques profondes par d'innombrables canaux perpendiculaires ou obliques (Sabourin).

b. **Parenchyme.** — Le parenchyme hépatique ressemble à un caillot de sang et se casse comme un fruit. Malpighi admettait qu'il était formé de grains juxtaposés et soudés les uns aux autres ; mais c'est Kiernan qui le premier, en 1833, décrivit les lobules du foie. Cette description a été admise depuis par les auteurs et, pour bien comprendre la structure du foie, il est nécessaire de bien connaître les caractères que présente chacun des lobules.

1° *Lobule hépatique.* — Le lobule hépatique est une petite masse sphérique, polyédrique le plus souvent par pression réciproque, mesurant 1 demi à 2 millimètres de diamètre, de coloration variable, d'un jaune plus ou moins rougeâtre. Sappey a estimé leur nombre à un million. Chacun de ces lobules est appendu à une ramification de la veine sus-hépatique ; à sa périphérie, il est enveloppé par une gaine de tissu conjonctif, dépendance de la capsule de Glisson dont nous avons parlé précédemment. Chez le cochon, la gaine conjonctive est assez épaisse et forme une enveloppe complète ; chez l'homme, au contraire, elle est incomplète et on ne retrouve guère le tissu conjonctif que dans certains points, véritables espaces triangulaires situés entre les lobules, comme on pourra s'en rendre compte sur le schéma ci-joint. Ces espaces, bien décrits par Kiernan, portent le nom de cet anatomiste (*espaces de Kiernan*) ; on les appelle aussi *espaces-portes* parce qu'on y retrouve les ramifications de la veine-porte.

Sur une coupe transversale du lobule, surtout s'il s'agit de pièces dont les vaisseaux ont été injectés, on trouve au centre un orifice plus ou moins rempli par la matière d'injection, à bords assez nettement déterminés, c'est l'orifice de section d'une *veine sus-hépatique*. D'au-

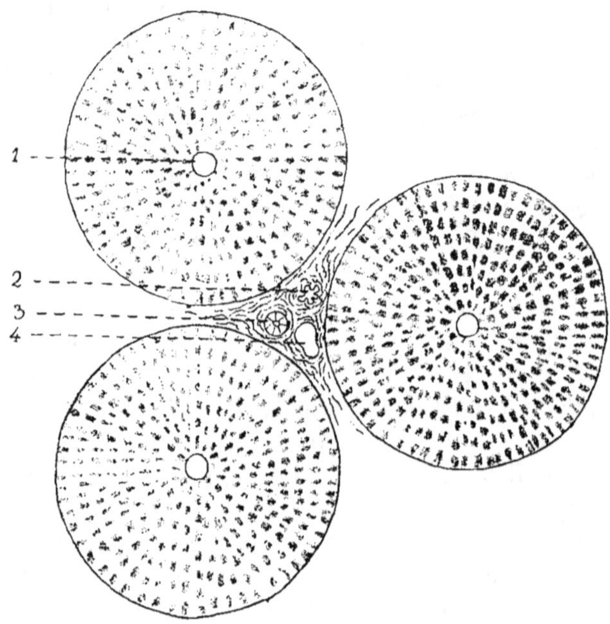

Fig. 105. — Schéma montrant la disposition des lobules hépatiques et d'un espace de Kiernan.

1, coupe de la veine sus-hépatique ; 2, artère hépatique ; 3, canal biliaire ; 4, veine porte.

tres veines se rencontrent à la périphérie du lobule, dans la zone périlobulaire ; elles sont contenues dans la gaine de tissu conjonctif et se présentent sous forme de troncs coupés plus ou moins obliquement, très faciles à reconnaître. Comparant la surface de section à une roue, l'axe de cette roue est formé par la veine sus-hépatique, la bande par les *branches périlobulaires de la veine-porte*. Les rayons de la roue sont représentés par de fins capillaires veineux qui se dirigent, en convergeant, vers la veine sus-hépatique dans laquelle ils s'abouchent ; à la périphérie du lobule, au point où ils divergent, ils s'anastomosent avec les branches de la veine-porte. Ces capillaires sont réunis les uns aux autres par des anastomoses dirigées dans tous les sens de façon à former des mailles plus ou moins larges. Les mailles du réseau ont chez l'homme de 0,013 à 0,04 d'après Kölliker ; le diamètre des vaisseaux serait de 0,009 à 0,01. Ce riche lacis veineux forme, pour ainsi dire, le squelette du lobule, car c'est dans ses mailles que sont contenues les *cellules hépatiques*. Le lobule hépatique donne donc naissance, par son centre, à une veine sus-hépatique (veine intra-lobulaire, veine centrale du lobule). Si on suppose le lobule un peu allongé, avec une base et un sommet, cette veine naît à une hauteur variable sur l'axe du lobule par suite de la convergence des capillaires ; elle suit cet axe du sommet jusqu'à la base recevant sur son parcours d'autres capillaires. A sa sortie du lobule, elle se jette dans une veine collectrice de premier ordre (veine sublobulaire de Kiernan, interlobulaire de Sappey). Ces veines rampent entre les bases des lobules et, se réunissant aux veines de même ordre, finissent par constituer de grosses veines sus-hépatiques, de moins en moins nombreuses, jusqu'à leur embouchure dans la veine cave.

Le tissu conjonctif forme, comme nous l'avons indiqué, une gaine plus ou moins complète au lobule ; il comble les espaces que les lobules voisins laissent entre eux ; il est représenté chez l'homme par des espaces triangulaires plus ou moins volumineux dans lesquels on trouve : 1° les ramifications périlobulaires de la veine porte que nous avons indiquées plus haut ; 2° des rameaux collecteurs des veines sus-hépatiques ; 3° les branches terminales de l'artère hépatique servant à la nutrition du parenchyme ; 4° des fentes ou espaces lymphatiques ; 5° des conduits biliaires dont la surface de section est tout à fait particulière et sur la structure desquels nous aurons à revenir plus loin en étudiant les voies biliaires.

2° *Lobule biliaire*. — Ce schéma du lobule que nous venons de résumer, est, comme on le voit, très simple et très facile à comprendre. Mais est-il bien exact? On l'admettait généralement jusque dans ces dernières années, c'est-à-dire jusqu'aux belles recherches de M. le Dr Sabourin, recherches qu'il a résumées dans son livre sur l'anatomie normale et pathologique de la glande biliaire chez l'homme (1888). Eberth, le premier, avait considéré le foie comme une glande tubulée. L'anatomie comparée apprend, en effet, que le foie d'une foule d'animaux inférieurs, voire même assez élevés dans le règne, est une véritable glande tubulée chargée de sécréter la bile. L'embryologie montre, chez l'homme, le foie se développant par le moyen d'un cul-de-sac glandulaire émané de l'intestin et représentant, à une certaine période de son évolution, l'état permanent qu'on retrouve dans certaines espèces animales. L'anatomie pathologique, enfin, a permis de constater que le réticulum des cellules hépatiques est bien constitué par des tubes plus ou moins parfaits et anastomosés; pour Kelsch et Kiener, cette conception de la structure tubulée du foie est la seule qui permette d'interpréter les lésions histologiques observées dans les affections de l'organe. C'est encore l'anatomie pathologique qui a permis de reconnaître la continuité directe des canalicules biliaires apparents avec les trabécules hépatiques; il n'est pas rare, en effet, de constater la transformation de ces trabécules en canalicules à épithéliums cubiques (néo-canalicules biliaires, Charcot, les cirrhoses épithéliales). Le foie peut donc être considéré comme une glande vraie, dont les conduits sont les canalicules biliaires. Ce sont les conduits biliaires qui président à la lobulation, et le lobule biliaire a pour domaine tout le parenchyme groupé autour d'un conduit, ou mieux, autour d'un espace porte dans lequel ce canalicule biliaire efférent est situé. Les veines sus-hépatiques qui, dans le schéma de Kiernan, occupaient le centre du lobule, se trouvent ainsi reportées à la périphérie. Pour bien comprendre la disposition du lobule biliaire, il faut encore recourir aux données fournies par l'anatomie pathologique ; c'est elle, en effet, qui montre que, dans un grand nombre d'affections, l'ancien lobule hépatique se trouve subdivisé en portions distinctes de forme triangulaire, dont la base est à la périphérie et le sommet au niveau de la coupe de la veine sus-hépatique. Schématiquement, on peut regarder chacun de ces segments lobulaires comme formé d'un seul segment glandulaire sous la dépendance d'un seul canalicule biliaire excréteur qui sera son pédicule. Dans cette hypothèse chacun d'eux mérite le nom d'*acinus biliaire*.

Dans sa conception la plus simple, cet acinus est composé d'un tube épithélial contourné et anastomosé, dont les sinuosités et les anastomoses laissent entre elles des mailles qui contiennent les capillaires sanguins du lobule. A la base de l'acinus, le tube se continue à plein canal avec l'une des dernières ramifications des voies biliaires et cette continuité n'est marquée probablement que par le changement de forme et de nature des épithéliums. A ce pédicule biliaire de l'acinus sont accolées les branches terminales de la veine porte et de l'artère hépatique, qui aussitôt se perdent dans le réseau capillaire de l'acinus. Le sang de ce système est recueilli à la périphérie par les racines vasculaires

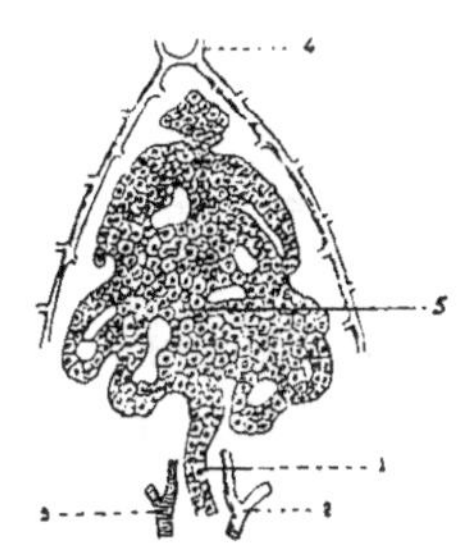

Fig. 106. — Un acinus biliaire théorique, d'après Sabourin.

1, canalicule biliaire ; 2, rameau de la veine porte ; 3, artère hépatique ; 4, veine sus-hépatique ; 5, cellules hépatiques de l'acinus.

principales des veines sus-hépatiques. La réunion des acini qui entourent un espace porte, réunion qui s'effectue par la convergence des pédicules de ces acini dans cet espace, constitue le *lobule biliaire*. Ce lobule biliaire, qui a pour domaine glandulaire tous les acini groupés autour de l'espace porte où se trouve son pédicule, présente à sa périphérie une surface brisée passant par les veines centrales des lobules hépatiques qui délimitent cet espace porte. La forme du lobule biliaire est, géométriquement parlant, celle d'une pyramide triangulaire. En effet, un espace porte est délimité par quatre lobules hépatiques et la réunion en surface des veines centrales de ces lobules forme une pyramide triangulaire dont le centre de figure est à l'espace porte. La coupe transversale du lobule est triangulaire et représente trois des quatre segments ou acini dont se compose ce lobule. En réunissant les lobules bilaires par leurs pédicules, on a des

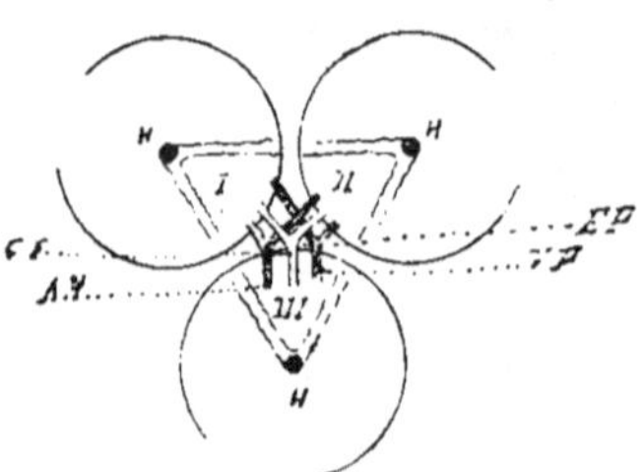

Fig. 107. — Schéma de la coupe d'un lobule biliaire.

I-II-III, acinus biliaire formant le lobule : H, veines sus-hépatiques; EP, espace porte; VP, veine porte; AH, artère hépatique ; CB, conduit biliaire.

lobules de second ordre qui auront pour centre de figure les canaux portes et pour périphérie le réseau des veines sus-hépathiques de second ordre aussi, véritables canaux veineux sus-hépatiques et ainsi de suite. Cette subdivision du foie se retrouve facilement sur les coupes microscopiques, à la condition qu'elles aient des dimensions suffisantes. Telle est d'après Sabourin, auquel nous avons emprunté tous les détails qui précèdent, la notion du lobule biliaire. Rapprochant ces données de celles que nous a fournies l'étude du lobule hépatique, on peut dire que le lobule hépatique de Kiernan correspond au territoire vasculaire sanguin; et que le lobule biliaire de Sabourin correspond au territoire glandulaire.

A cette étude topographique, doit succéder la description détaillée des différentes parties qui constituent le parenchyme hépatique ; nous commencerons par les cellules hépatiques, véritables éléments nobles de l'organe.

3° *Cellule hépatique.* — La méthode employée en 1838 par Purkinje, qui, le premier, décrivit les caractères des cellules du parenchyme hépatique, est encore employée aujourd'hui. Elle consiste à râcler avec un scalpel la surface de section du foie, à dissocier légèrement, et à faire agir les réactifs usuels. On trouve alors, dans la préparation, des cellules de forme généralement cubique, à bords irréguliers et munis d'encoches, de coloration jaunâtre et mesurant comme dimension moyenne 16 μ. Étudiée séparément, chacune de ces cellules se présente sous l'aspect d'une masse de protoplasma qui n'est pas limité par une membrane propre, contrairement à l'assertion des anciens auteurs. Dans la partie voisine du centre, on trouve un noyau volumineux, rond, légèrement ovoïde, mesurant 6 μ, ayant un aspect homogène, sans réseau chromatique, se colorant assez facilement par les différents réactifs (carmin, etc.). Il n'est pas rare de rencontrer des cellules munies de deux noyaux.

Le protoplasma de la cellule hépatique présente deux zones : une périphérique qui ne présente pas de microsomes ; une centrale où les microsomes sont très nombreux et forment un fin réseau autour du noyau. Dans les mailles de ce réseau sont réparties d'abondantes granulations. La coloration de la cellule hépatique est inégale et cette inégalité tient à l'état du système veineux au milieu duquel se trouvent les cellules ; si le système de la veine cave est gorgé de sang, la périphérie de la cellule est claire ; si le système de la veine porte est gorgé, la périphérie est foncée.

Les granulations qui obscurcissent le protoplasma de la cellule hépatique sont de différents ordres ; les unes sont des granulations graisseuses, colorées en noir par l'acide osmique ; elles sont uniformément répandues dans le protoplasma ; elles sont plus abondantes après la digestion. Dans ce cas, la région périphérique des lobules se charge de graisse. De Sinéty a remarqué que chez la femelle en lactation il se fait une accumulation de graisse dans les cellules qui avoisinent le centre du lo-

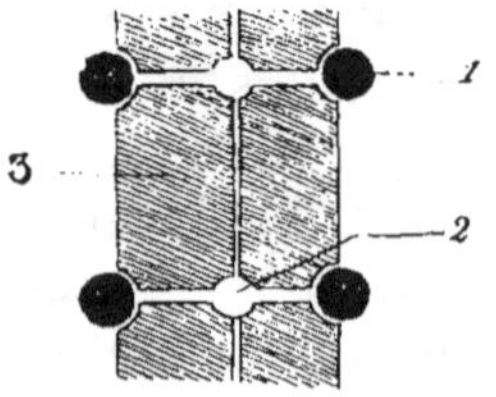

Fig. 108. — Schéma montrant les cellules hépatiques de face (d'après M. Duval).

1, capillaire sanguin ; 2, capillaire biliaire ; 3, cellule hépatique.

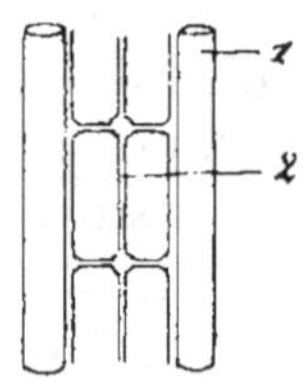

Fig. 109. — Schéma montrant les faces latérales de la même cellule.

1, capillaire sanguin ; 2, capillaire biliaire.

bule ; cette assertion est mise en doute par Sabourin. Une deuxième variété de granulations est constituée par

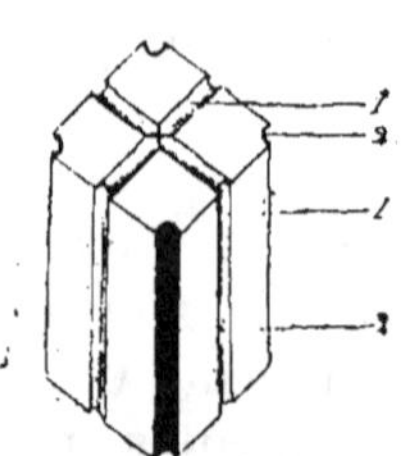

Fig. 110. — Schéma montrant une cellule hépatique isolée (d'après M. Duval).

1,1, capillaire biliaire, creusé sur les faces de la cellule ; 2,2, capillaire sanguin creusé sur les angles de la cellule.

les granulations de matière pigmentaire (bilirubine). La bilirubine apparaît dans la cellule sous forme de grains d'un rouge verdâtre (réactif de Gmelin). La matière glycogène est déposée dans les mailles du protoplasma sous forme de fines gouttelettes, à l'état diffus ; elle est rendue visible par l'iode qui lui donne une teinte brun acajou. Claude Bernard admettait, à tort, que cette matière glycogène existait dans le protoplasma sous forme de fines granulations ; son erreur tenait aux réactifs qu'il employait et en particulier à l'alcool qui a pour propriété de précipiter la matière glycogène. Ces différentes variétés de granulations qui obscurcissent le protoplasma cellulaire rendent parfois très difficile l'apparition du noyau ; elles peuvent même être si abondantes chez les sujets âgés qu'elles le cachent complètement.

Les cellules du foie sont réunies les unes aux autres par un ciment intercellulaire qui peut être rendu apparent par l'action d'une solution de nitrate d'argent.

Nous avons noté sur les bords des cellules du foie l'existence d'encoches ; celles-ci sont produites par les vaisseaux capillaires sanguins avec lesquels les cellules se trouvent en contact immédiat. On ne les retrouve pas lorsque le foie que l'on examine provient d'un animal qui a été mis à mort par saignée. Les cellules étant malléables on comprend comment les capillaires sanguins gorgés de sang peuvent déprimer une portion de leur périphérie. Ces encoches se retrouvent toujours au niveau des angles des cellules. Les cellules ne sont pas seulement en rapport avec les mailles que forment les capillaires sanguins ; elles sont encore en rapport de contiguïté avec les capillaires biliaires, origines des voies biliaires intra-lobulaires. Il est bien prouvé, aujourd'hui,

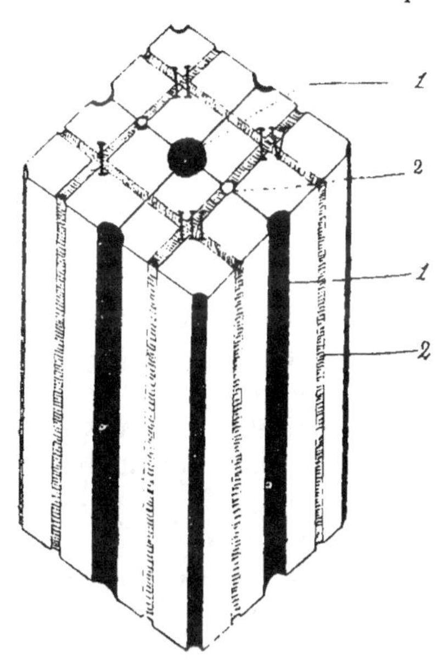

Fig. 111. — Schéma montrant les rapports réciproques de quatre cellules hépatiques entre elles et la formation des capillaires sanguins et biliaires (d'après Duval).

I-II-III-IV, quatre cellules hépatiques : 1,1, capillaires sanguins ; 2,2, capillaires biliaires.

malgré les recherches de Legros, que les premières voies biliaires n'ont pas de paroi propre et que celles-ci sont seulement représentées par les cellules du foie elles-mêmes. Les capillaires biliaires sont creusés sur les faces mêmes de la cellule et, on peut, en examinant les figures 109 et 110, se rendre un compte exact de cette disposition. Un simple coup d'œil jeté sur les figures 111 et 112 permettra de comprendre les rapports réciproques qu'affectent les cellules du foie avec les capillaires sanguins et les capillaires biliaires. Sur la figure 112, on se rendra facilement compte qu'un capillaire sanguin est en rapport avec quatre cellules, tandis qu'un canalicule biliaire est en rapport avec deux seulement.

4° *Vaisseaux du foie.* — La nutrition du foie est assurée par l'*artère hépatique ;* elle pénètre avec les ramifications terminales de la veine porte, dans les espaces portes ou interlobulaires ; elle se distribue aux canaux biliaires, aux cloisons conjonctives. Du réseau capillaire, issu des ramifications de cette artère, partent des veines qui vont, ainsi que Ferrein l'a montré, se jeter non dans les veines sus-hépatiques, mais dans la veine porte.

Les *veines sus-hépatiques* adhèrent intimement au parenchyme qui les environne ; aussi leurs surfaces de section sont-elles toujours béantes sur les coupes. Leur paroi est criblée de nombreux orifices, correspondant aux ouvertures des capillaires veineux du lobule qui communiquent largement avec elles. La veine se trouve située dans une très mince couche de tissu conjonctif, qui n'est représenté que par quelques éléments cellulaires, les faisceaux de fibrilles conjonctives et les fibres élastiques faisant complètement défaut. Les cellules étoilées sont appliquées sur les parois de la veine et des capillaires, au niveau de leurs angles de bifurcation.

Quant aux *capillaires veineux du lobule* et aux *branches terminales de la veine porte*, elles n'offrent rien de particulier à signaler dans leur structure.

5° *Les vaisseaux lymphatiques* forment un riche réseau à la surface du foie ; on peut, à l'aide d'injections, démontrer facilement que les troncs communiquent avec des lymphatiques profonds. Autour des lobules, on trouve des réseaux lymphatiques, qui apparaissent sous forme de fentes sur les coupes. D'après les recherches de Mac Gillawy cité par Kölliker, recherches qui, d'ailleurs, n'ont pas été confirmées, les lymphatiques formeraient, dans l'intérieur du lobule, des gaines autour de tous les capillaires sanguins. Nous rapportons cette opinion sous toutes réserves. Les lymphatiques du foie sortent par autant de groupes qu'il existe de replis péritonéaux ; à chacun d'eux correspond un faisceau de troncs lymphatiques.

6° *Nerfs du foie.* — Les ramifications du pneumogastrique gauche, quelques branches du pneumogastrique droit, le plexus hépatique provenant du plexus solaire, forment les nerfs du foie et pénètrent au niveau du hile. Leurs terminaisons sont mal connues ; on sait seulement que quelques-unes se font dans les parois des veines sus-hépatiques, et qu'elles proviennent de branches du nerf phrénique droit.

7° *Le tissu conjonctif*, qui réunit tous ces vaisseaux et dans lesquels se trouvent les canaux biliaires que nous décrirons au chapitre suivant, n'est, comme nous l'avons indiqué déjà, qu'une dépendance de la capsule de Glisson ; il pénètre dans l'épaisseur du parenchyme avec les rameaux de la veine porte, se répand dans les espaces périlobulaires où il forme une gaine incomplète chez l'homme, complète et épaisse chez le cochon. Ce tissu est complet, c'est-à-dire qu'il est composé de cellules étoilées, de fibrilles conjonctives, de fibres de tissu élastique. Nous avons vu qu'il n'existait pas de tissu conjonctif véritable dans l'épaisseur du lobule, dont la trame est formée par les capillaires veineux. On retrouve seulement un peu de tissu conjonctif incomplet au voisinage de la veine sus-hépatique.

Canalicules biliaires et voies biliaires. — Dans les espaces portes, au voisinage des surfaces de section des branches de la veine porte et de l'artère hépatique, on trouve la coupe de conduits limitée par une paroi conjonctive et un épithélium. Ces coupes correspondent aux canalicules biliaires périlobulaires. Quant aux origines des voies biliaires intralobulaires, on a beaucoup discuté pour connaître leur disposition, et nous rappellerons que Legros, à l'aide de la nitratation, avait cru à l'existence d'une mince paroi formée par une couche lamellaire. Étant donnée la notion du foie tubulé, étant donnés les caractères des cellules hépatiques, nous rappellerons que celles-ci constituent à elles seules les parois des premières voies biliaires originelles dans l'intérieur du lobule. S'il est impossible, chez l'homme, de faire des injections artificielles de ces voies biliaires, on peut, dans certains cas pathologiques, en observer l'injection naturelle par la matière colorante de la bile. Il est alors facile de constater, dans ces cas de cirrhose hypertrophique, que la cellule hépatique forme, à elle seule, la paroi du canalicule, et on peut même, lorsqu'il y a formation de néo-canalicules biliaires, noter les transformations des cellules hépatiques, qui deviennent alors un véritable revêtement épithélial et prennent une forme cubique. Les conduits biliaires dans lesquels viennent s'aboucher ces premières voies biliaires ont une paroi propre et un revêtement épithélial ; la paroi est très mince, et l'épithélium est formé par une rangée unique de cellules aplaties. Cette structure est assez facile à reconnaître au niveau des conduits appelés périlobulaires ou interlobulaires. A mesure que les dimensions de ces conduits deviennent plus grandes, et que, dès lors, leur observation microscopique est plus facile, on voit la paroi s'épaissir et l'épithélium augmenter de volume pour devenir polyédrique. Les conduits périlobulaires convergent les uns vers les autres, et tous vers le hile du foie ; dans cette partie de leur trajet, ils sont désignés, par quelques auteurs, sous le nom de *conduits biliaires proprement dits.* Tous se jettent dans le conduit hépatique. La bile, dans les conduits excréteurs, marche en sens inverse du courant sanguin : du conduit hépatique, elle passe dans le canal cholédoque qui vient s'ouvrir dans l'ampoule de Vater ; mais elle remonte dans la vésicule par le canal cystique qui vient se greffer sur le canal cholédoque. La structure des canaux hépatique, cystique et cholédoque est à peu près semblable ; on peut distinguer deux couches principales : 1° une couche interne ou muqueuse, dont le chorion est formé par une mince couche de tissu conjonctif réticulé ; sur lui repose un revêtement épithélial formé de cellules plutôt cubiques dans toute l'étendue du canal hépatique ; les cellules sont cylindriques au niveau des deux autres conduits, et même, dans la dernière portion du canal cholédoque, le revêtement épithélial est analogue à celui de l'intestin grêle et les cellules cylindriques sont munies d'un plateau strié. Cette couche muqueuse présente, dans son épaisseur, des diverticules à acini plus ou moins composés, munis de cellules muqueuses plus ou moins hautes, et constituant les *glandes muqueuses* des auteurs. Dans les conduits biliaires, les glandes sont représentées par des tubes simples.

2° Une couche externe formée par du tissu conjonctif dont les éléments sont assez serrés au-dessous du chorion de la muqueuse et formant une nappe fibreuse, plus ou moins dense ; de sa surface externe, partent des éléments plus lâches constituant une couche adventice. Dans cette couche externe se rencontrent, surtout chez les animaux supérieurs, des fibres musculaires lisses. Ces éléments contractiles disséminés ne forment pas une membrane continue, excepté au voisinage de l'abouchement du cholédoque dans l'intestin, où elles constituent, comme l'ont démontré les nombreuses recherches de R. Odi, un véritable sphincter.

Vasa aberrantia. — Ce sont des vestiges de conduits biliaires que Weber a signalés le premier, en 1848, et que Sappey a mieux décrits depuis ; d'après cet auteur, on les observerait surtout sur le bord du ligament triangulaire gauche et cela surtout chez l'adulte. Leur structure est la même que celle des conduits biliaires; leur paroi est parfois très épaisse et les glandes sont atrophiées.

Vésicule biliaire. — Les caractères anatomiques que nous venons de résumer se retrouvent au niveau de la vésicule biliaire, qui n'est d'ailleurs qu'un renflement situé sur le trajet des voies biliaires.

Sur une coupe, on trouve, au niveau de sa face inférieure, une couche séreuse qui, par le fait des rapports du réservoir, manque sur le reste de son étendue. La couche externe est formée des mêmes éléments conjonctifs lâches dans la portion périphérique et se rapprochant les unes des autres au voisinage de la muqueuse pour former une véritable couche fibreuse. Les fibres musculaires lisses sont assez abondantes pour former, d'après certains auteurs, une véritable couche musculeuse. Disposées assez irrégulièrement, elles tendent à devenir longitudinales dans la portion rétrécie qui constitue le col.

La muqueuse présente de nombreux soulèvements ou plicatures, que l'on peut comparer aux villosités dont est hérissée la surface de l'intestin. Quelques auteurs ont même décrit dans l'intérieur de ces lamelles un réseau capillaire qu'il ont comparé à celui des villosités intestinales.

Le chorion présente les mêmes caractères histologiques que celui des canaux biliaires; comme lui, il contient des diverticules ou glandes à mucus.

L'épithélium est le même, c'est-à-dire qu'il est formé par une couche de cellules cylindriques.

Vaisseaux et nerfs des voies biliaires. — Les branches nourricières des voies biliaires viennent de l'artère hépatique ; l'artère cystique qui se rend à la vésicule est d'ailleurs une de ses branches.

Les veines vont, d'après Ferrein et Kiernan, se jeter dans la veine porte dont elles constitueraient, d'après ces auteurs, les racines hépatiques. Sappey les considère, au contraire, comme de petites veines portes accessoires, qui, après avoir traversé la capsule de Glisson, se jettent dans les veines des lobules voisins. La veine cystique se jette dans la veine porte quand celle-ci pénètre dans le foie.

Les lymphatiques, nés des parois des conduits biliaires, forment autour d'eux des plexus ; ils se rendent dans les ganglions situés au niveau du hile du foie. Ceux de la vésicule se rendent dans un ganglion situé au voisinage de son col et dans les ganglions péripancréatiques.

Les nerfs des voies biliaires ont été étudiés en 1873 par Gerlach et en 1883 par Variot ; ils sont formés de tubes à double contour ; ils s'anastomosent pour former un premier plexus dans la couche adventice et un second dans le chorion de la muqueuse.

Développement du foie. — Sur la portion moyenne du futur duodénum, se forme un diverticule qui au début est creux ; ce diverticule ne tarde pas à se ramifier et se rend dans un épaississement de la couche mésodermique qui reçoit des branches veineuses provenant de la veine-porte. A ce niveau, se produit bientôt un épaississement qui est la première ébauche du foie ; on voit ensuite se former des bourgeons secondaires et tertiaires qui demeurent toujours séparés les uns des autres par des branches de la veine porte ; ce sont les rameaux de ce vaisseau qui dirigent et maintiennent la lobulation de l'organe en voie de développement.

§ 3. — PANCRÉAS.

Le pancréas est une glande en grappe, située en avant de la deuxième vertèbre lombaire, dont le grand axe, placé horizontalement de droite à gauche, est figuré par un canal médian sur lequel viennent se brancher des conduits secondaires. Ce canal découvert par Wirsung, malgré les assertions d'Hartmann, s'ouvre dans le duodénum, en formant sur la paroi de ce conduit intestinal une saillie, l'*ampoule de Vater*. Indépendamment de ce canal médian, on remarque, au niveau de la première portion du pancréas (tête) et toujours dans l'épaisseur du parenchyme glandulaire, un canal beaucoup plus petit, découvert par Santorini, qui vient s'ouvrir, suivant les sujets, tantôt dans le canal de Wirsung, tantôt directement dans le duodénum, au-dessus de l'ampoule de Vater, formant une petite saillie, la *caroncule de Santorini*.

Sur toute la longueur de leur trajet, ces deux conduits pancréatiques principaux reçoivent des rameaux collatéraux qui s'abouchent sous des angles presque droits. Ces canaux secondaires sont de volume très inégal et correspondent à des segments de la glande de dimensions variables. On remarquera qu'il n'y a pas confluence successive et par paires de ces canalicules comme dans les glandes salivaires et que la disposition n'est pas celle d'une grappe. Aux nombreuses ramifications de ces canaux sont appendus les lobules, dont l'ensemble constitue la partie noble de la glande.

a. **Structure**. — Les *canaux excréteurs* sont formés d'une tunique conjonctive externe et d'une couche épithéliale.

La tunique conjonctive est formée de faisceaux de direction variée mais pour la plus grande partie circulaires ; épaisse d'un peu plus d'un millimètre dans le canal de Wirsung, elle va s'amincissant fortement dans les conduits secondaires et, au niveau des plus fines ramifications, il devient presque impossible de la distinguer du tissu conjonctif de la glande.

On trouve quelques glandes en grappe dans l'épaisseur des plus gros conduits. Il n'existe en aucun point de fibres musculaires lisses, et c'est là un fait important à noter.

L'épithélium qui recouvre cette tunique externe est formé par une couche de cellules cylindriques ou prismatiques à gros noyau ovalaire, à protoplasma réfringent. Dans les conduits de deuxième et troisième ordre, les cellules épithéliales s'aplatissent, deviennent moins nombreuses et plus irrégulières. Dans les ramuscules intra-lobulaires, une seule cellule suffit presque à tapisser la paroi.

Le *lobule* peut être considéré comme formant à lui seul une petite glande. Il est appendu à un ramuscule excréteur qui se ramifie dans son épaisseur en branches très ténues ; chacune de ces branches aboutit à un acinus. Chaque acinus est formé par une membrane propre qui n'est pas anhyste et homogène. A l'aide de forts grossissements et surtout par la dissociation, on peut voir que cette paroi propre est formée par des cellules nucléées, étoilées et anastomosées les unes avec les autres. L'ensemble de ces cellules forme à l'acinus glandulaire une coque fenêtrée, analogue à une corbeille percée à jour.

Cette membrane propre est tapissée d'une couche unique de cellules épithéliales, dont chacune renferme un gros noyau qui divise la masse du protoplasma cellulaire en deux zones distinctes. Une zone centrale, regardant la cavité de l'acinus, fortement granuleuse, ne se colorant pas par le carmin ; une zone périphérique, contiguë à la membrane propre, plus claire, plus transparente et se colorant facilement par le picro-carmin.

Langerhans, en étudiant d'une façon toute spéciale cet épithélium, a constaté l'existence de fins canalicules séparant les cellules les unes des autres et s'étendant au-dessous d'elles au niveau de la membrane propre. Ces canalicules intracellulaires sont toujours situés dans les angles que forment les cellules par leur juxtaposition les unes à côté des autres.

Saviotti, reprenant ces recherches, a constaté en outre que ces canalicules étaient réunis les uns aux autres par des anastomoses perpendiculaires, creusées à la surface même du protoplasma cellulaire. Ces différents canalicules n'ont pas, bien entendu, de paroi propre ;

celle-ci est uniquement constituée par la masse même de la cellule.

Dans l'intérieur des culs-de-sac glandulaires, il n'est pas rare de trouver des amas de cellules, de formes généralement cylindrique ou plus ou moins allongée, dont le protoplasma est réfringent, le noyau fortement coloré par le carmin. Ces cellules, par leurs caractères, diffèrent absolument des cellules sécrétoires que nous avons précédemment décrites; on les a appelées *cellules centro-acineuses*. Langerhans, Frey, Heidenhain les considèrent comme appartenant aux canalicules excréteurs dont l'épithélium envahirait un peu sur la cavité de l'acinus.

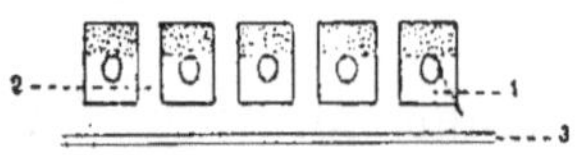

Fig. 112. — Schéma montrant la disposition des cellules épithéliales tapissant les culs-de-sac d'un acinus.

1, cellules épithéliales; 2, canalicules de Langerhans; 3, paroi de l'acinus.

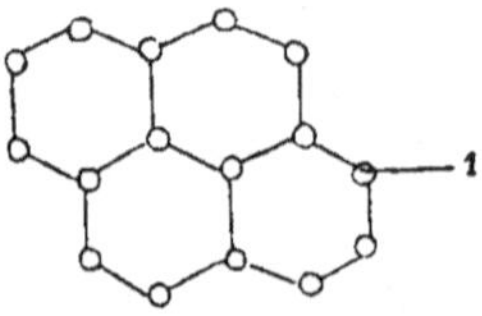

Fig. 113. — Les mêmes cellules vues de face (Schéma).

1, canalicule de Langerhans.

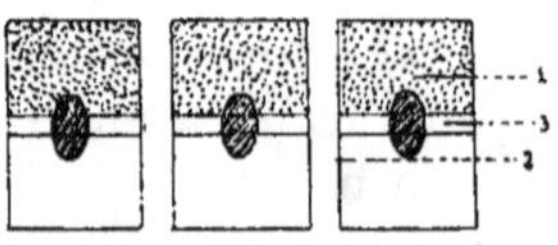

Fig. 114. — Cellules épithéliales vues de profil, montrant la constitution du protoplasma et les divers canaux (Schéma).

1, cellules épithéliales; 2, canalicules de Langerhans; 3, canalicule de Saviotti; 4, paroi de l'acinus.

Dans une récente communication à l'Institut, le professeur Renaut de Lyon considère le pancréas comme une sorte de ganglion où les cellules lymphatiques sont remplacées par des cellules glandulaires et qui possède un système de canaux ramifiés. Dans cette hypothèse, l'acinus cesse d'être une poche avec une cavité centrale; il devient un véritable cordon folliculaire dont la paroi est formée d'épaisses travées de tissu réticulé renfermant des vaisseaux et dont l'aire même est cloisonnée par de fins réseaux de mailles analogues à celles du tissu caverneux d'un ganglion. Les points nodaux de ce tissu correspondent à l'espace considéré jusqu'à présent comme la cavité centrale et ne sont autres que les cellules centro-acineuses.

Certains auteurs ayant fait une coupe transversale du pancréas avaient remarqué l'existence d'éléments à gros noyaux,. abondants après les repas et faisant complètement défaut à jeun. Lewaschew (1887) élucida ce problème et vit que ces éléments figurés, que l'on avait pris pour des globules blancs ou pour des cellules nerveuses, étaient entourés d'une membrane et munis d'un canal ; il démontra qu'il s'agissait tout simplement de culs-de-sac glandulaires dont les éléments épuisés étaient tombés en deliquium.

Le pancréas n'a pas de capsule analogue à celle du foie ou de la rate ; il n'a pas non plus, chez l'homme, d'enveloppe séreuse complète. L'enveloppe est formée par un tissu conjonctif mince, laissant apercevoir par transparence les grains glandulaires entre lesquels il envoie des prolongements plus ou moins épais. Pour M. Renaut, ce tissu répond au type réticulé.

Le réseau capillaire, très riche, forme dans chaque lobule un véritable bouquet dont la tige est représentée par une artériole et une veinule. D'après Heidenhain, les culs-de-sac glandulaires ne seraient pas complètement entourés de capillaires et plusieurs cellules sécrétoires resteraient à une assez grande distance des vaisseaux.

Les vaisseaux lymphatiques du pancréas sont très abondants ; d'après G. et E. Hoggan ils se terminent, soit par une extrémité renflée en cul-de-sac, soit en réseau ; ils sont entrelacés d'abord avec les vaisseaux sanguins et les canalicules, puis ils finissent par suivre ces derniers.

Les nerfs viennent du plexus solaire. D'après Pflüger, les tubes nerveux garderaient leur myéline jusqu'à la gaine de l'acinus, s'en dépouilleraient en pénétrant dans celui-ci et se termineraient dans les cellules glandulaires elles-mêmes. De nombreux ganglions nerveux se rencontrent sur le trajet des filets nerveux ; ils y sont, d'après Heidenhain, aussi nombreux que dans les glandes salivaires.

Développement. — Le pancréas, comme toutes les glandes annexes du tube digestif, se développe par des bourgeonnements de l'épithélium intestinal primitif.

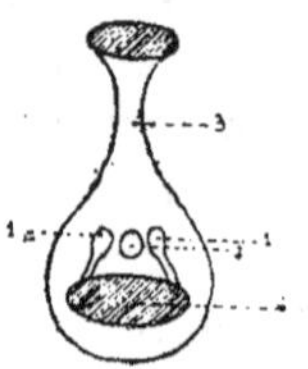

Fig. 115. — Schéma montrant le développement du pancréas.

1,1, bourgeons épithéliaux émanés de l'intestin primitif ; 2, veine porte comprise entre ces deux bourgeons épithéliaux ; 3, mésogastre ; 4, intestin primitif.

De la face postérieure du futur duodénum, alors que l'intestin est encore rectiligne et médian, partent deux bourgeons épithéliaux qui sont compris entre les deux feuillets du mésogastre ; entre ces deux bourgeons se trouve la veine-porte. Avec les progrès de l'âge, le bourgeon droit s'atrophie le plus souvent chez l'homme, tandis que le gauche continue à se développer pour former le pancréas. Dans certains cas d'anomalie de développement, le bourgeon droit continue de progresser et forme un lobe adventice à la face postérieure du pancréas (petit pancréas des Allemands) qui vient recouvrir la veine-porte au niveau de l'encoche qu'elle s'est creusée à la face postérieure de la vraie glande complètement développée.

CHAPITRE VI

APPAREILS HÉMO-LYMPHATIQUES

I. — LE CORPS THYROÏDE.

§ 1.

Le corps thyroïde est une masse d'apparence glandulaire, découverte en 1664 par Warton, et qui est située au devant de la partie supérieure de la trachée.

Il a chez l'adulte la forme d'un fer à cheval dont la partie médiane rétrécie, l'*isthme*, recouvre les premiers anneaux de la trachée et quelquefois le cartilage cricoïde, et dont les parties latérales plus volumineuses, les *lobes*, se prolongent en haut et en bas de la trachée et se terminent en haut par deux extrémités effilées, les *cornes*. Très souvent, à la partie moyenne du corps thyroïde, on voit se détacher de son bord supérieur un prolongement, découvert par l'anatomiste Lalouette, qui monte au devant de la partie moyenne de la trachée et qu'on décrit sous le nom de *pyramide de Lalouette*.

Moins volumineux chez l'homme que chez la femme, le corps thyroïde présente un poids qui varie suivant l'âge et l'état sexuel du sujet. Certains auteurs lui assurent un poids moyen de 25 grammes, d'autres l'élèvent jusqu'à 75 grammes.

Cet organe est fixé au-devant du cou par les aponévroses si nombreuses de cette région et par des prolongements fibreux qui lui sont propres. Presque tous les anatomistes, avec le professeur Sappey, lui considèrent un ligament médian, dépendance de l'aponévrose cervicale moyenne et deux ligaments latéraux qui unissent la glande aux parties latérales de la trachée.

Les recherches récentes de MM. Marchant et Sébileau permettent d'assigner à cet organe des moyens de fixité encore plus énergiques. Ces auteurs considèrent, en effet, les trois ligaments précédents comme un seul ligament, auquel ils donnent le nom commun de *ligament médian*. Mais à l'aide d'une dissection attentive, ils constatent, sur une coupe transversale de la région, que de la partie interne de la gaine aponévrotique des vaisseaux du cou (carotide primitive et jugulaire interne), gaine produite par le dédoublement de l'aponévrose cervicale moyenne, il se détache un feuillet aponévrotique assez résistant qu'ils décrivent sous le nom d'*aponévrose transverse* et qui, au niveau du corps thyroïde, se dédouble lui-même en trois feuillets : un feuillet postérieur passe en arrière de l'œsophage, au devant de l'aponévrose cervicale profonde ; les deux autres feuillets, le moyen et l'antérieur, circonscrivant le corps thyroïde et le fixant à la trachée. Ces auteurs décrivent en outre, de chaque côté du corps thyroïde, deux ligaments latéraux accessoires : un supérieur qui, partant d'une corne, se termine en haut dans le dédoublement aponévrotique des vaisseaux du cou, et un inférieur qui va, de la base d'un lobe, presque au voisinage de la sous-clavière du côté correspondant. Ainsi uni à la trachée et au larynx, le corps thyroïde suit toujours les mouvements de ces organes.

§ 2. — STRUCTURE.

Au point de vue de la structure histologique, le corps thyroïde est un organe qui est presque toujours en évolution, ce qui explique les contradictions si grandes qui existent entre les différents auteurs au sujet de sa constitution intime. Aussi croyons-nous devoir, pour en rendre l'étude plus précise, l'étudier successivement dès le moment de son apparition chez l'embryon, jusqu'au moment de sa régression ou de son atrophie chez le vieillard.

1er Stade. — *Stade embryonnaire.* — Lorsque l'extrémité céphalique de l'embryon est encore à la période des arcs branchiaux on voit, du premier de ces arcs, se détacher un bourgeon médian qui va s'unir à deux autres bourgeons latéraux émanés des deux premiers arcs branchiaux pour constituer la base de la langue, le V lingual, le point de convergence précis de ces trois bourgeons formant le *foramen cœcum*. C'est à ce niveau exact que le pharynx fournit un bourgeon épithélial qui, se dirigeant d'abord en avant, se recourbe et descend pour s'enfoncer dans le tissu conjonctif du mésoderme. Ce dernier bourgeon est la première ébauche du corps thyroïde.

Quelquefois ce bourgeon persiste à l'état adulte sous forme d'un canal incomplet, très rare il est vrai, le *canal glosso-pharyngien* de His ; ce qui explique, jusqu'à un certain point, l'erreur de Bordeu qui l'avait décrit comme le canal excréteur du corps thyroïde (prenant ce dernier pour une véritable glande secrétante).

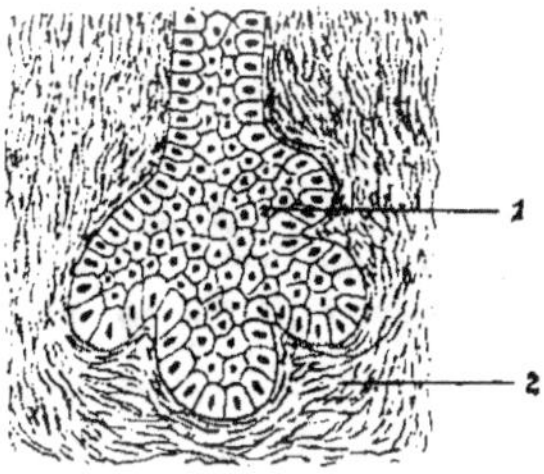

Fig. 116. — Schéma montrant le premier stade du développement du corps thyroïde.

1, bourgeon épithélial primitif, commençant à se ramifier ; 2, tissu conjonctif mésodermique,

Plus tard, le bourgeon primitif se ramifie, selon le même processus que dans les glandes en grappe, en une série de bourgeons secondaires. Chacun de ceux-ci est tapissé par une couche de cellules cylindriques et sa cavité est comblée par des cellules polyédriques (Wœfler).

2e Stade. — *Stade de formation ou de remaniement conjonctif.* — Le tissu mésodermique dans lequel pénètrent ces différents bourgeons se vascularise petit à petit et forme autour de chacun des lobes secondaires un réseau capillaire abondant. En se développant, le tissu conjonctif mésodermique étrangle peu à peu les bourgeons secondaires, il les pédiculise de plus en plus et finit par les détacher du bourgeon primitif.

Les choses se poursuivent ainsi jusqu'à la fin de la vie fœtale.

3e **Stade.** — *Enfance.* — Au moment de la naissance, les bourgeons secondaires ont été divisés par le tissu conjonctif et forment une série de lobes plus ou moins volumineux. Sur une coupe antéro-postérieure de l'un de ces lobes, on trouve à la périphérie une zone formée de tractus conjonctifs qui affectent tous une disposition concentriqu par rapport au centre du lobe. Dans les mailles de ce tractus conjonctif sont emprisonnés des amas épithéliaux, ovoïdes, disposés en petits îlots, également concentriques.

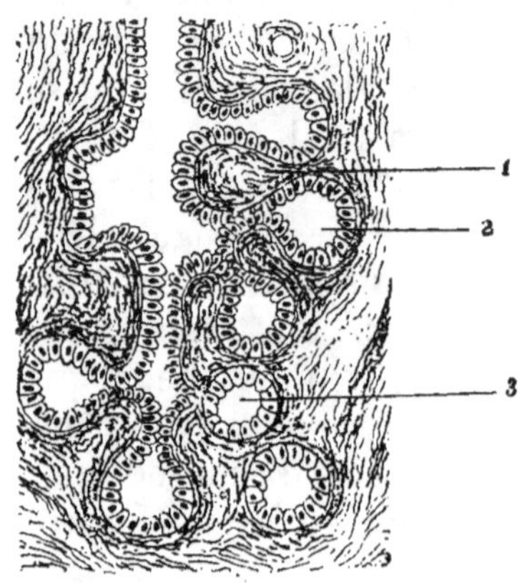

Fig. 117. — Schéma montrant le remaniement des bourgeons épithéliaux primitifs par le tissu conjonctif mésodermique.

1. tissu conjonctif étranglant les bourgeons épithéliaux ; 2, un bourgeon épithélial en segmentation ; 3, un bourgeon épithélial complètement séparé.

Dans la partie médiane du lobe, on distingue une zone vasculaire abondante, de laquelle partent des tractus conjonctifs qui vont latéralement s'unir à la zone périphérique concentrique. Entre les mailles de ce tractus, on trouve également des amas épithéliaux qui ont ici l'aspect d'une vésicule. Cette dernière, au moment de la naissance, est tapissée de cellules cylindriques, et présente un espace vide à son centre.

La coque de cette vésicule est formée d'une trame très
mince de faisceaux conjonctifs et de cellules étoilées et
anastomosées, au milieu de laquelle on voit de très nombreux vaisseaux sanguins qui pénètrent même jusqu'au
contact de l'épithélium. On y trouve aussi de nombreux
vaisseaux lymphatiques (Sappey, Frey, Bœcha). D'après

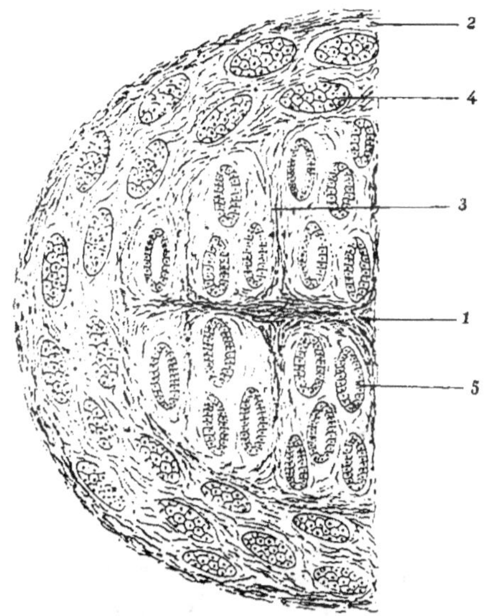

Fig. 118. — Coupe schématique antéro-postérieure de la moitié d'un
lobe du corps thyroïde.

1, tractus conjonctif médian du lobe ; 2, zone conjonctive périphérique ;
3, tractus conjonctifs latéraux, partant du tractus médian pour rejoindre
la zone périphérique ; 4, vésicule périphérique ; 5, vésicule centrale.

Kölliker cette vésicule posséderait une véritable membrane propre, mais les travaux plus récents de Frey et
surtout de Wofler semblent montrer que cette membrane
n'existe pas.

4e **Stade.** — *Stade adulte ou colloïde.* — A mesure
qu'on avance en âge, les cellules des corpuscules s'atrophient, subissent une sorte de dégénérescence et sont

remplacées par une substance molle, homogène, la *substance colloïde*. A la suite de cette transformation des éléments épithéliaux, les vésicules qui les contenaient augmentent beaucoup de volume et peuvent mesurer jusqu'à 2 millimètres. Dans certains cas pathologiques, cette dégénérescence frappe toute la masse du corps thyroïde qui peut alors prendre un volume énorme (goître).

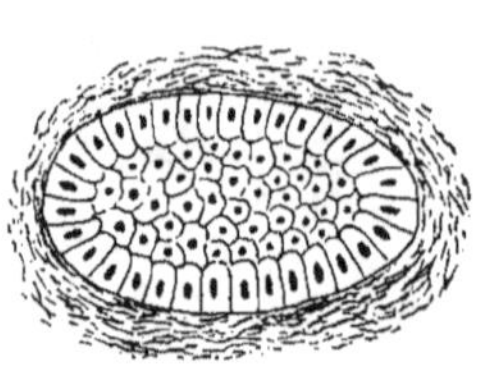

Fig. 119. — Une vésicule périphérique d'un lobe du corps thyroïde, vue à un plus fort grossissement (schéma).

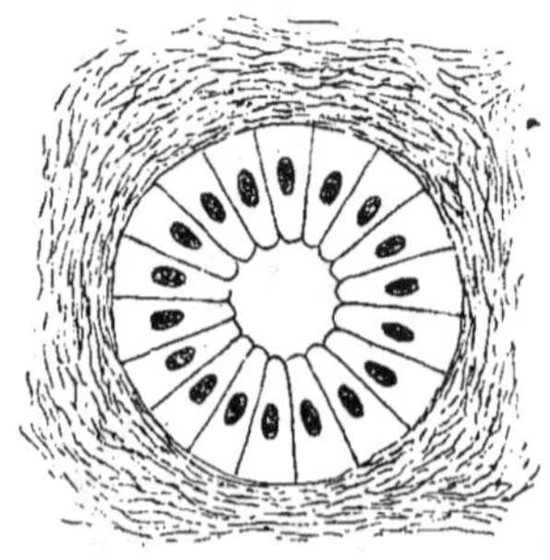

Fig. 120. — Une vésicule centrale, vue à un plus fort grossissement (schéma).

Il est fréquent de trouver, dans la substance colloïde des vésicules, de petites masses solides, réfringentes, formées de zones concentriques que Robin a désignées sous le nom de *sympexions*.

5e Stade *ou de régression*. — Vers l'âge de cinquante ou de soixante ans, le tissu conjonctif péri-vésiculaire se développe peu à peu ; il étouffe les vésicules qui s'atrophient et finissent par disparaître.

§ 3. — VAISSEAUX DU CORPS THYROIDE.

Le corps thyroïde reçoit ses artères des thyroïdiennes supérieures et inférieures et de la thyroïdienne moyenne, lorsque cette dernière existe. Les rameaux émanés de ces diverses branches cheminent dans les tractus de tissu conjonctif et forment dans la coque conjonctive de chacune des vésicules un très riche réseau vasculaire, dont les branches arrivent, ainsi que nous l'avons déjà vu, au contact même de l'épithélium.

De ce réseau capillaire naissent les veines qui cheminent dans les cloisons conjonctives interlobaires.

Les lymphatiques naissent directement du réseau conjonctif péri-vésiculaire ; de là, ils forment des troncs qui, après avoir cheminé dans les cloisons interlobaires, se jettent dans les gros troncs qu'on remarque à la surface de l'organe. Ces derniers aboutissent à des ganglions situés au-devant du larynx et au-dessus de la fourchette du sternum.

Ils viennent tous de la portion cervicale du grand sympathique et suivent en général le trajet des artères. On ne connaît pas encore leur mode de terminaison.

II. — THYMUS.

Situé dans le médiastin, en arrière du sternum, le thymus est un organe lymphoïde, spécial au fœtus et à la première enfance.

Il s'altère très facilement : aussi les descriptions qu'en donnent les auteurs semblent-elles souvent en contradiction. Néanmoins, on lui reconnaît, en général, une membrane d'enveloppe, un tissu propre, des vaisseaux et des nerfs.

1° **Membrane d'enveloppe.** — Le thymus est enveloppé par une gaîne de tissu conjonctif, formée de faisceaux condensés et entremêlés de quelques fibres élastiques fines et de quelques rares cellules adipeuses (Frey, Kölliker). De la face interne de cette enveloppe partent des cloisons très fines (Leydig, Sappey) qui s'enfoncent dans l'épaisseur de l'organe et le divisent en lobes et en lobules plus ou moins distincts.

2° **Tissu propre.** — Le tissu propre du thymus est divisé en un certain nombre de lobes et de lobules qui vont tous s'aboucher à un canal central (Leydig, Frey, Kölliker) comme les pétioles d'une feuille composée à la nervure centrale. Tandis que Robin et Sappey considèrent ce canal central comme un cordon plein décrivant des tours de spire ; d'autres auteurs, comme Frey, His, Kölliker, affirment l'existence de ce canal et le décrivent comme recevant les conduits secondaires des lobes et des lobules. Quoi qu'il en soit, chaque lobe ou lobule est entouré par une paroi formée de cellules conjonctives fusiformes, étoilées et anastomosées entre elles (Billroth et His). La constitution intime de chacun de ces lobules a donné lieu à de nombreuses controverses, qu'en l'état actuel de la science nous ne pouvons que résumer.

D'après Leydig, de la face interne des cloisons conjonctives interlobulaires part un réticulum formé de cellules conjonctives ramifiées et qui forme, dans l'intérieur même du lobule, un stroma analogue à celui que nous avons décrit dans les ganglions lymphatiques et dans les mailles duquel on trouve une substance pulpeuse, blanchâtre, formée de cellules lymphatiques incolores. Nous devons ajouter que des coupes du thymus, traitées par la méthode du pinceautage, montrent d'une façon très nette ce réticulum et que, dans les points d'entrecroisement des filaments qui le constituent, les réactifs nucléaires décèlent la présence de noyaux, preuve évidente de la constitution cellulaire de ce réticulum.

D'après Frey, les lobules se subdiviseraient en acini et chacun de ceux-ci serait tapissé par une couche continue d'éléments épithéliaux, plus ou moins arrondis, se rapprochant beaucoup des cellules lymphatiques. Cette opinion est également partagée par Kölliker qui considère les lobules du thymus comme analogues à ceux des glandes en grappe.

En présence de ces opinions si dissemblables, l'étude

du développement du thymus peut seule porter une certaine clarté dans la question et semble donner raison à la conception de Leydig.

Développement du thymus. — En effet, chez les mammifères, le thymus est produit par une série de bourgeons épithéliaux qui naissent de la dernière fente branchiale. Ces bourgeons épithéliaux descendent, en se développant, dans le tissu mésodermique compris entre la peau et le pharynx. Au moment de la naissance, l'organe est représenté par un canal central sur lequel viennent se brancher des canaux secondaires émanés des différents lobes de l'organe. Après la naissance, le canal central et les canaux secondaires poussent des ramifications dans les lobules et refoulent, de ce fait, à la périphérique, le tissu conjonctif mésodermique représenté par des cellules étoilées, anastomosées entre elles. Peu à peu ces cellules pénètrent dans la masse même de l'épithélium, séparent, d'une façon très irrégulière, les éléments les uns des autres, ce qui donne lieu à la production d'une série d'amas de cellules épithéliales, logées dans les mailles du réseau des cellules étoilées du tissu conjonctif. En même temps que le tissu conjonctif mésodermique pénètre dans l'épithélium, il entraîne avec lui les vaisseaux.

De par ce développement, on comprend jusqu'à un certain point l'opinion des anciens auteurs qui considéraient le thymus comme un ganglion lymphatique embryonnaire. Néanmoins, nous devons faire remarquer que, tandis que dans ces derniers organes tous les éléments sont d'origine mésodermique, dans le thymus, au contraire, les éléments constitutifs sont à la fois d'origine entodermique et mésodermique.

Vers la deuxième année, les cellules des acini s'allongent, se disposent sous forme de lamelles imbriquées et constituent les éléments décrits par Hassal sous le nom de *corps concentriques.*

Avec les progrès de l'âge tous les éléments du thymus

se chargent de graisse, ainsi que l'a fait remarquer un des premiers le professeur Sappey.

Vaisseaux. — Les artères viennent de la mammaire interne, de la thyroïdienne inférieure, des diaphragmatiques supérieures et quelquefois des péricardiques. Elles pénètrent dans les cloisons conjonctives interlobaires. On ne connaît pas au juste leur mode de terminaison.

Les *veines* suivent un trajet analogue à celui des artères : la principale sort de la face postérieure de l'organe et se rend dans le tronc brachio-céphalique gauche (Sappey).

Les *lymphatiques*, étudiés par His, se verraient le long des gros vaisseaux et parallèlement au canal central. Ils prendraient leur origine dans les interstices du réticulum des lobules.

Nerfs. — Les nerfs du thymus sont à peu près inconnus. Huschke a signalé des filets venant des nerfs pulmonaires et cardiaques, mais sans indiquer leur mode de terminaison.

III. — RATE.

La rate est un organe hémo-lymphatique, situé dans l'hypocondre gauche entre le diaphragme et la grosse tubérosité de l'estomac. En raison de sa coloration lie de vin on a soupçonné de tout temps le rôle important qu'elle jouait dans la formation des globules du sang.

Chez l'homme, elle est complètement enveloppée par le péritoine. Au niveau du hile de l'organe, la séreuse s'adosse à elle-même et forme un repli ou méso qui se porte vers la grosse tubérosité de l'estomac, c'est l'*épiploon gastro-splénique*. A sa partie supérieure, le péritoine forme un repli analogue, mais très petit, qui se porte vers le pilier gauche du diaphragme, c'est le repli ou *ligament phréno-splénique*. Enfin on remarque presque toujours à son extrémité inférieure un très court repli péritonéal, le *ligament pancréatico-splénique* qui se dirige vers la queue du pancréas.

Au point de vue de sa constitution intime, la rate présente à considérer une *capsule d'enveloppe fibreuse, une pulpe* ou *boue splénique*, des vaisseaux et des nerfs.

1° **Capsule fibreuse**. — La capsule fibreuse est une membrane analogue à celle qui enveloppe le foie, transparente, mince, mais très résistante. Elle entoure complètement la rate, se réfléchit au niveau du hile et accompagne les vaisseaux qui pénètrent dans l'organe : c'est la *capsule de Malpighi*, des anciens auteurs. Elle est essentiellement constituée par des faisceaux de tissu conjonctif, entremêlés de cellules plates et par un très riche réseau de fibres élastiques. Au milieu de ces éléments on trouve toujours chez certains animaux, le chien en particulier, un grand nombre de cellules musculaires lisses, légèrement incurvées sur elles-mêmes.

De la face interne de cette capsule, partent des prolongements qui pénètrent dans l'épaisseur de l'organe. Ces prolongements ou travées ont une base élargie et volumineuse à leur point d'origine, ils s'amincissent ensuite et divisent le tissu splénique en une série d'îlots bien distincts. Chacun de ses îlots forme un département spécial qui a, en quelque sorte, son individualité propre, ainsi que le prouve leur vascularisation par une branche unique de l'artère splénique.

Des faces latérales de ces travées principales, partent des trabécules plus déliés qui se ramifient, s'anastomosent entre eux et divisent en tous sens le tissu splénique. Les plus fins de ces trabécules ultimes se continuent et se confondent, ainsi que nous le verrons bientôt, avec la gaine conjonctive qui accompagne les vaisseaux.

2° **Pulpe splénique**. — La pulpe splénique est constituée par une substance rouge, molle et friable qui remplit les aréoles comprises entre les trabécules que nous avons décrits précédemment. Elle est parcourue par les vaisseaux que nous étudierons plus loin ; on y trouve un grand nombre de petits corpuscules ronds ou ovoïdes, d'aspect blanchâtre ; ce sont les *corpuscules de Malpighi*.

La pulpe est elle-même formée par un réseau très fin, vu en 1847 par Tigri, de cellules conjonctives ramifiées et anastomosées entre elles de façon à former un réticulum cellulaire analogue à celui des ganglions lymphatiques. Les mailles de ce réticulum sont remplies par un grand nombre d'éléments cellulaires parmi lesquels on peut reconnaître : 1° des globules blancs identiques à ceux de la lymphe ; 2° des globules rouges adultes ; 3° des cellules plus grandes que les cellules lymphatiques et renfermant plusieurs noyaux ; 4° des cellules contenant dans leur masse des globules rouges. Ces deux dernières variétés d'éléments ne semblent être en réalité que des stades d'évolution de globules rouges.

Corpuscules de Malpighi. — Ce sont des renflements sphériques de $0^{mm},2$ à $0^{mm},7$ de diamètre qu'on remarque dans la pulpe splénique, surtout au niveau des points de bifurcation des artérioles.

Chez la plupart des animaux ils sont accolés sur les parties latérales du vaisseau ; chez l'homme, au contraire, ils sont traversés par l'artère (Kölliker) soit dans leur partie médiane, soit dans leur partie latérale. Ils sont constitués par un épaississement de la gaine conjonctive réticulée qui enveloppe l'artère. Dans les mailles de leur réticulum on trouve un grand nombre de cellules lymphatiques ; aussi a-t-on pu les considérer avec raison comme de véritables follicules lymphatiques.

3° **Vaisseaux.** — La distribution des vaisseaux sanguins au milieu des éléments que nous venons de décrire a prêté à de nombreuses controverses et a donné lieu à des théories diverses. Nous décrirons les faits qui nous semblent se rapprocher le plus de la vérité, grâce aux progrès de l'embryologie et aux dernières recherches de Laguesse, nous réservant de signaler plus loin les conceptions des autres auteurs.

L'artère splénique en entrant dans le hile se divise en autant de branches qu'il y a de compartiments distincts dans l'organe. En pénétrant dans cet îlot splénique, chaque branche artérielle se ramifie de telle façon que les rameaux secondaires simulent les barbes d'une plume ; aussi, ces branches artérielles portent-elles le nom d'*artéres pénicillées*. Ainsi que nous l'avons dit précédemment, ces branches sont accompagnées par un prolongement de la capsule d'enveloppe fibreuse. A mesure que les artères diminuent de calibre, cette gaine conjonctive prend une disposition réticulée et se confond même avec l'adventice au niveau des artérioles pénicillées, de telle sorte que la paroi des artérioles ultimes se trouve réduite à cette gaine réticulée et à la couche endothéliale. Plus loin encore, les filaments de ce réticule se confondent avec ceux qui cloisonnent la pulpe elle-même.

D'après cette disposition, le sang artériel se trouve venir baigner les divers éléments de la pulpe.

Les veines résultent de la confluence des petites travées conjonctives qui se réunissent les unes aux autres de façon à former un troncule veineux, tapissé à sa face interne d'un endothélium. Ainsi constitué, ce troncule veineux présente souvent, de place en place, des trous qui communiquent plus ou moins largement avec les lacunes voisines. Dans chaque îlot de la rate une branche artérielle est accompagnée d'une veine correspondante.

D'après cette disposition qui semble bien répondre à la réalité des faits et qui a été successivement admise par Gegenbauer, Frey, Muller, G. Pouchet et démontrée par les récentes recherches embryologiques de Laguesse, le sang venant des artères circulerait dans les lacunes formées par le réseau cellulaire de la pulpe et baignerait les éléments de cette dernière.

Nous devons néanmoins mentionner, d'autre part, que des auteurs tels que Ch. Legros et Cadiat, puis Robin et Legros, Sokoleff, Hoffmann, etc., admirent que la circulation sanguine de la rate formait un système absolument clos dans tous ses points et qu'il existait dans la pulpe splénique un réseau capillaire fermé.

Enfin, à côté des hypothèses précédentes, celle du réseau de cellules anastomosées, celle du tissu de soutien tapissé de cellules continues, est venue se placer, à la suite des recherches de Ranvier, de Siredey, de Phisalix, une troisième conception qui tend à faire regarder les faisceaux de tissu conjonctif comme incomplètement tapissés de cellules plates.

4° **Lymphatiques**. — Chez l'homme, d'après Sappey, il n'y aurait.pas de lymphatiques superficiels : chez les solipèdes, le porc et le mouton, les lymphatiques superficiels seraient nombreux et formeraient un réseau assez développé.

Les lymphatiques profonds chez l'homme seraient plus nombreux : ils ont été vus par Ecker, Kölliker et Tansa, surtout au niveau du hile, où ils sont accolés aux veines. On ne connaît pas leur origine dans la pulpe elle-même.

5° **Nerfs**. — Ils viennent du plexus solaire. Dans la pulpe on trouve des fibres à myéline et des fibres de Remak. On ne connaît pas leur terminaison.

CHAPITRE VII

APPAREIL URINAIRE

§ 1. — REIN.

Préparation. — Pour bien étudier le rein, il faut y pratiquer :

1º Des coupes longitudinales allant du bord convexe au hile ;

2º Des coupes transversales (perpendiculaires aux premières) à différents niveaux.

Il faudra donc, après avoir divisé le rein en deux moitiés par une section longitudinale, faire deux autres sections perpendiculaires à la première, dans l'axe de chacune des colonnes de Bertin bordant une pyramide de Malpighi. On délimitera ainsi un cube qui servira pour les coupes longitudinales.

Sur l'autre moitié du rein, un trait de section parallèle à sa surface limitera la face supérieure d'un cube qui servira à faire des coupes transversales de la substance corticale.

On fera de même à la base des pyramides et au sommet des papilles.

Ces divers fragments pourront être fixés dans l'alcool ou mieux dans le liquide de Müller pendant vingt-quatre ou trente-six heures. Après cela, on les lavera pendant une heure dans l'eau distillée et on les laissera dans la solution de gomme comme nous avons déjà indiqué.

Les coupes pourront être colorées au picro-carmin et montées dans la glycérine neutre. On aura aussi de belles colorations avec le carmin d'alun ou l'hématoxyline et l'éosine. Les coupes ainsi colorées seront montées dans le baume de Canada.

Le rein se montre formé chez le fœtus humain par la juxtaposition d'une série de lobes coniques, au nombre de huit à quinze, nettement délimités par leur base. Plus tard, cette lobulation distincte s'efface et l'organe présente une surface régulièrement convexe, tout en conservant sa lobulation spéciale qui n'existe alors en quelque sorte que virtuellement. Dans quelques cas exceptionnels, on peut voir la surface du rein creusée de sillons plus ou moins profonds : ce sont les derniers vestiges de la lobulation fœtale. La disposition franchement lobulée se voit chez quelques espèces animales, le mouton, les cétacés, etc., elle est surtout remarquable chez les otaries, où la lobulation est si marquée que la coupe de l'organe paraît formée d'une quantité de petits reins accolés les uns aux autres.

Le rein adulte est constitué par une membrane d'enveloppe, un parenchyme dans lequel cheminent les vaisseaux sanguins et lymphatiques et probablement aussi les nerfs.

Membrane d'enveloppe. — Toute la périphérie du rein est recouverte par une tunique propre, de couleur blanchâtre, transparente, mince et cependant assez résistante ; elle est constituée par du tissu fibreux plus ou moins lamellaire et par quelques fins réseaux de fibres élastiques. Kölliker la compare à la tunique albuginée du testicule ; son épaisseur, sa résistance, sa densité ne sont cependant pas analogues à celles de cette dernière.

De la face interne de cette membrane, partent de très fins prolongements, de nature conjonctive, qui pénètrent dans le parenchyme rénal lui-même et facilitent l'adhérence de l'enveloppe fibreuse avec la glande. Ces prolongements sont assez fins et ténus pour céder facilement lorsque, par de faibles tractions, on cherche à détacher la capsule du rein, à *décortiquer* le rein. Il ne faut cependant pas confondre cette faible adhérence avec ce que l'on peut observer (Sappey) sur un rein qui a déjà subi un commencement de décomposition putride. Dans ce cas particulier la décortication est on ne peut plus facile. Il n'en est plus de même lorsque le tissu conjonctif de l'enveloppe rénale, et par suite les prolongements intra-glandulaires, se sont hypertrophiés. Alors l'adhérence entre la glande et son enveloppe est telle, qu'on ne peut enlever celle-ci qu'en arrachant des fragments de cette dernière (néphrites interstitielles).

Selon la remarque d'Eberth, on trouverait un riche plexus de cellules musculaires lisses, situé immédiatement entre la cellule fibreuse et la surface de la glande. Ce fait a été confirmé dernièrement par les recherches de Jardet. Cet auteur a montré, de plus, qu'il existe à la surface de la papille des faisceaux longitudinaux de fibres musculaires lisses qui suivent en général le trajet des gros vaisseaux interlobaires. Il y aurait encore des faisceaux circulaires autour du sommet de la papille.

Par sa face externe, la capsule du rein envoie quelques fins prolongements à la masse du tissu cellulograisseux qui l'environne.

Après avoir recouvert toute la surface du rein, la membrane d'enveloppe arrive au hile : à ce niveau, selon quelques anastomistes (Cruveilhier, Sappey), elles ep rolongerait à la surface des vaisseaux (artères et veines rénales), se comportant vis-à-vis de ces derniers comme la capsule de Glisson à l'égard des vaisseaux du foie. Pour quelques histologistes, au contraire (Kölliker, Frey, etc.), la tunique fibreuse s'arrêterait au niveau du hile, au point d'origine de l'uretère et au point d'entrée des vaisseaux.

Parenchyme rénal. — C'est la partie la plus importante de la glande, c'est aussi celle qui nous arrêtera le plus longtemps. Quand on pratique une coupe longitudinale du rein, en allant de son bord convexe vers le hile, on voit que la surface de section comprend deux substances bien distinctes : une centrale (substance médullaire, ou tubuleuse) de coloration foncée, d'aspect rayonné, formée de huit à quinze masses en forme de pyramides, ce sont les *pyramides de Malpighi* dont les

sommets regardent le hile ; et une substance périphéri·
que (substance corticale, labyrinthe de Ludwig) de coloration plus claire, au milieu de laquelle les pyramides
de Malpighi semblent en-
clavées : c'est qu'en effet
la substance corticale se prolonge entre ces dernières jusqu'au hile, pour former les
colonnes de Bertin. Il résulte
de cette disposition qu'au
niveau du hile du rein, on
distingue deux sortes de saillies ; les unes, au nombre
de 8 à 15, régulièrement
coniques, sont les sommets
des pyramides de Malpighi,
les *papilles rénales*, coiffées
chacune d'un prolongement
du *bassinet*, le *calice*; les
autres, plus arrondies, nettement accusées vers la partie centrale du hile, plus effacées à ses extrémités, sont
les prolongements des colonnes de Bertin.

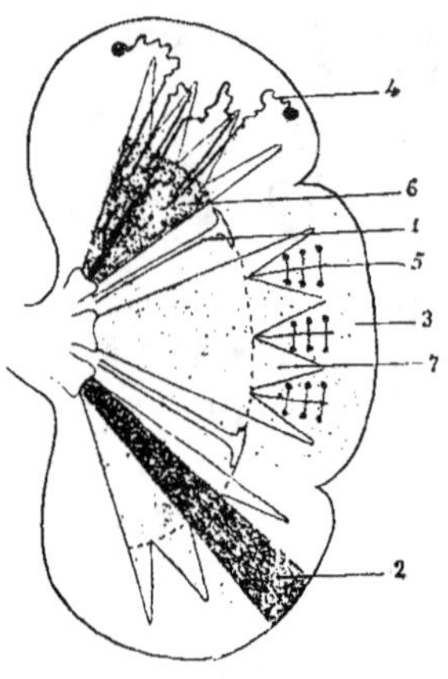

Fig. 121.

1, artère interlobaire, délimitant un des côtés d'un
lobe ; 2, un lobule rénal ;
3, substance corticale ; 4, tube
urinifère ; 5, artère interlobulaire, délimitant un lobule
rénal sur les parties latérales,
les artères glomérulaires avec
les glomérules ; 6, substance
médullaire formant une pyramide de Malpighi ; 7, une irradiation de la substance médullaire formant une pyramide de Ferrein.

Dans toute la zone du pa-
renchyme rénal qui correspond à la base des pyramides
de Malpighi, la délimitation
entre les deux substances n'est pas aussi tranchée qu'on
pourrait le croire au premier abord ; en effet, de
la base des pyramides de Malpighi partent des faisceaux
qui vont en divergeant vers la surface du rein, et qui
sont des *irradiations* de la substance médullaire (Kölliker), ce sont les *pyramides de Ferrein* (Arnold et
Weber).

Il résulte de cette description générale, que le rein

adulte peut être justement considéré comme formé de huit à quinze lobes réunis par une même membrane d'enveloppe. La forme de chacun de ces lobes est celle d'une pyramide dont le sommet répond à un calice et dont la base est périphérique. Chacun de ces lobes comprend donc à son centre une pyramide de Malpighi ; sur les côtés, les colonnes de Bertin, et à sa périphérie les pyramides de Ferrein et la substance corticale proprement dite, ou *labyrinthique de Ludwig*. — De plus, un examen attentif de la substance corticale montre que cette dernière peut être également subdivisée en lobules (*lobules du rein*) (Charcot). Chaque lobule a sa base contiguë à celle d'une pyramide de Malpighi, son axe formé par une pyramide de Ferrein, et son sommet dirigé vers la périphérie. Nous aurons terminé avec la topographique générale du parenchyme rénal, lorsque nous aurons ajouté que toute la substance corticale ou labyrinthique est parsemée de points rougeâtres, de deux dixièmes de millimètre de diamètre, qui sont les points d'origine des canalicules urinifères, le *glomérule de Malpighi* .

Composition du parenchyme rénal. — Tout le parenchyme rénal est essentiellement constitué par une grande quantité de tubes, longs et ramifiés, dans la substance médullaire ; contournés, entre-croisés et enlacés dans la substance corticale. Ces tubes sont les *canalicules urinifères* qui vont de leur point d'origine , *le glomérule de Malpighi*, au sommet de la papille où ils débouchent.

L'origine du canalicule urinifère est un renflement sphérique, le corpuscule de Malpighi. Après un léger étranglement (collet du corpuscule), le canal qui fait suite s'élargit, devient tortueux (*tube contourné*) et quitte la substance corticale ou labyrinthique pour pénétrer dans les pyramides de Ferrein. A ce niveau, sa lumière se rétrécit, son volume reste uniforme dans tout le trajet descendant (*anse descendante de Henle, ou anse grêle*) qu'il parcourt dans la pyramide de Malpighi pour se rapprocher de la papille ; parvenu à une distance plus ou moins grande de cette dernière, il se recourbe brusquement (*anse de Henle* proprement dite), son calibre s'élargit et il remonte parallèlement à l'anse grêle pour gagner la substance corticale. Dans cette dernière, le canalicule urinifère redevient tortueux (*pièce intermédiaire* de Schweiger-Seidel, canal d'union), il s'élargit à nouveau, puis s'effile et va se jeter dans un conduit (*tube collecteur, tube de Bellini*), qui descend directement dans la pyramide de Ferrein, et qui, dans la pyramide de Malpighi, s'unit à d'autres canaux de même ordre et de même forme, de calibre de plus en plus volumineux et qui, tous, vont s'ouvrir au sommet de la papille. Tel est le trajet général des canalicules urinifères. Ces derniers, outre qu'ils présentent dans leur trajet de nombreuses variations de forme, de volume, de situation, offrent encore de nombreuses différences de structure que nous allons étudier. Il est cependant nécessaire de noter, dès maintenant, que tous les tubes à direction rectiligne, ascendants ou descendants, occupent toujours la substance médullaire ou ses émanations (pyramides de Ferrein) ; tandis que les tubes contournés sont toujours dans la substance corticale ou ses prolongements (Cadiat).

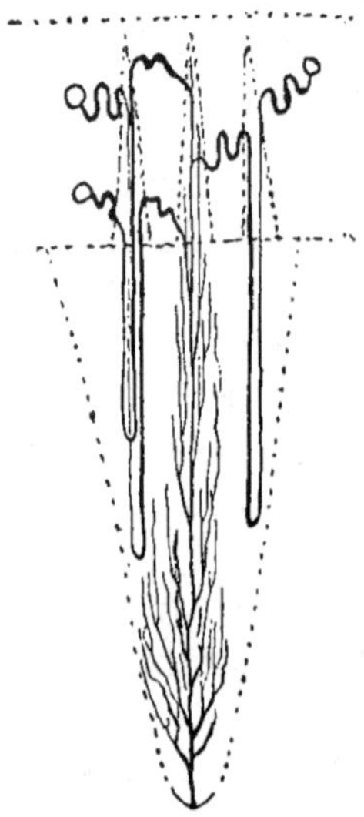

Fig. 122. — Schéma montrant le trajet des tubes urinifères dans le parenchyme rénal.

Les différents départements du parenchyme sont indiqués par des lignes en pointillé.

1° Corpuscules de Malpighi. — Les corpuscules de Malpighi sont répartis en grande abondance dans toute la substance corticale, depuis la base des pyramides jusqu'à une distance de 45 µ de la surface du rein ; on en rencontre également dans les colonnes de Bertin : leur nombre est d'environ cent par lobule rénal, ce qui donnerait pour la glande entière le chiffre moyen de 560,000 (Sappey). Leur volume varie entre 130 et 220 μ; les plus volumineux se trouvent surtout dans la partie centrale de la glande. Ils sont disposés dans la substance corticale, en séries circulaires autour des pyramides de Ferrein, de telle sorte que sur une coupe parallèle à l'axe de cette pyramide, ils forment de chaque côté de cet axe des séries longitudinales, et que sur des coupes perpendiculaires à cet axe on les voit disposés en cercle autour du lobule. Leur forme est généralement sphérique, quelquefois conique. Ils sont essentiellement constitués par une membrane d'enveloppe ou capsule (capsule de J. Muller, de Bowman), et un contenu vasculaire, le glomérule proprement dit.

La membrane qui constitue cette capsule, décrite pour la première fois par J. Muller, présente une épaisseur de 1 à 1,8 μ; elle est de nature hyaline, et les acides qui attaquent le tissu conjonctif sont sans action sur elle. Elle a la forme d'une ampoule qui se moule plus ou moins exactement sur le peloton vasculaire qu'elle renferme; elle présente

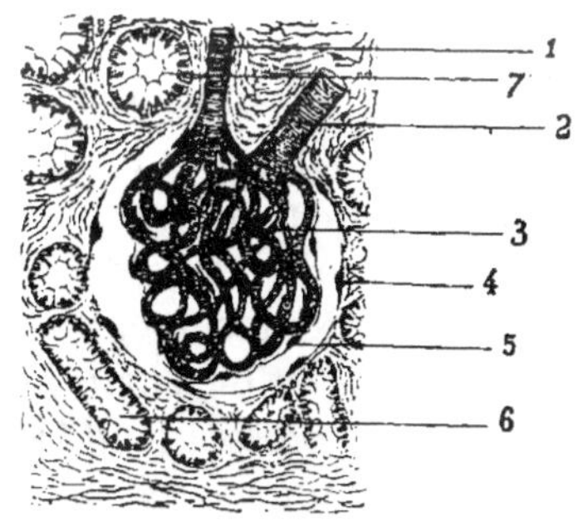

Fig. 123. — Un glomérule de Malpighi injecté au bleu de Prusse.

1, vaisseau afférent ; 2, vaisseau efférent ; 3, réseau vasculaire ; 4, endothélium du feuillet capsulaire ; 5, endothélium du feuillet glomérulaire ; 6, 7, tubes contournés, sectionnés en long et en travers.

deux pôles dont l'un se continue avec le tube contourné et dont l'autre livre passage à deux artérioles contiguës. Une des artérioles est plus volumineuse, c'est celle qui pénètre dans la capsule (vaisseau afférent) pour s'y ramifier; tandis que l'autre, plus grêle, en sort (vaisseau efférent) pour former le réseau capillaire. Pour quelques anatomistes, la capsule de J. Muller ou de Bowman est simplement perforée au point d'entrée des vaisseaux ; pour d'autres (Frey), elle s'infléchirait à ce niveau et se comporterait, vis-à-vis du glomérule lui-même, comme une véritable séreuse avec deux feuillets, un glomérulaire ou viscéral, et un autre capsulaire ou pariétal. Quoi qu'il en soit, la face interne de la capsule est tapissée d'une seule couche de larges cellules polygonales pavimenteuses.

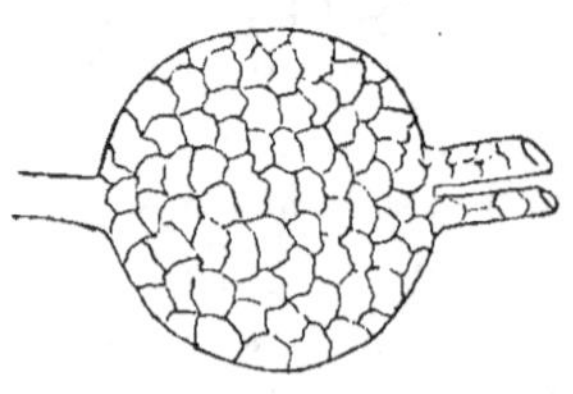

Fig. 124. — Un glomérule injecté au nitrate d'argent et montrant l'endothélium de la capsule de Bowman.

Le glomérule vasculaire est formé par le vaisseau afférent qui, aussitôt après son entrée dans la capsule, se divise en cinq ou huit branches ; celles-ci se divisant à leur tour forment un lacis vasculaire (comparé à un paquet de lombrics) dont les différentes branches, sans jamais s'anastomoser entre elles, convergent toutes vers un tronc unique de sortie, le *vaisseau efférent* qui a, de même que le *vaisseau afférent*, la même signification et la même structure qu'une artère. Le peloton vasculaire ainsi constitué est séparé de l'épithélium de la face interne de la capsule de J. Muller par une couche épaisse et simple d'épithélium pavimenteux (Kölliker). Quelquefois même cet épithélium pénétrerait jusque dans les sinuosités des vaisseaux (Heidenhain). Quelques auteurs (Cornil, Renaut, Hortolès) ne verraient point là un véritable épithélium, mais plutôt une membrane protoplasmique parsemée de noyaux, de nature conjonctive, émanée de l'enveloppe conjonctive qui accompagne l'artériole afférente à son entrée dans la capsule de Bowman.

Si on injecte une solution de nitrate d'argent dans le vaisseau afférent du glomérule, on ne parvient pas a dessiner le contour des cellules endothéliales du bouquet glomérulaire, ce qui indiquerait que, même à l'état adulte, ces vaisseaux persistent à l'état embryonnaire, car on ne peut pas aussi nitrater les endothéliums des vaisseaux chez l'embryon.

2° **Tube contourné**. — La partie du canalicule urinifère qui fait suite à la capsule de Bowman porte le nom de *tube contourné*. A son point d'union avec la capsule, cette dernière présente un étranglement (col de la capsule) observé d'abord par Ecker chez les reptiles et admis chez l'homme par tous les histologistes (Kölliker, Frey, etc.). Les tubes contournés ne se divisent pas et ne s'anastomosent pas ; ils ont de 40 à 50 µ de diamètre et une longueur moyenne de 12 à 15 millimètres environ. Ils forment un lacis inextricable qui, dans chaque lobule, enveloppe d'une part la pyramide de Ferrein et, d'autre part, est limité par les glomérules et les vaisseaux interlobulaires. — Chacun d'eux est constitué par une tunique externe, hyaline, homogène et en tous points identique à la paroi propre du glomérule. Sous cette tunique repose la couche épithéliale. Les cellules de cette couche, bien étudiées par Heidenhain, sont volumineuses, 9 à 20 µ ; elles laissent une faible lumière au centre du tube ; leur contour est peu distinct et, à un faible grossissement, elles ont un aspect trouble et granuleux ; leur protoplasma, examiné avec de forts grossissements, semble formé par une série de fins bâtonnets (cellules à bâtonnets, Heidenhain), dirigés tous perpendiculairement à la lumière du tube. Cette disposition du protoplasma se voit surtout dans la portion de la cellule qui touche la tunique externe et qui renferme un gros noyau, tandis que son extrémité

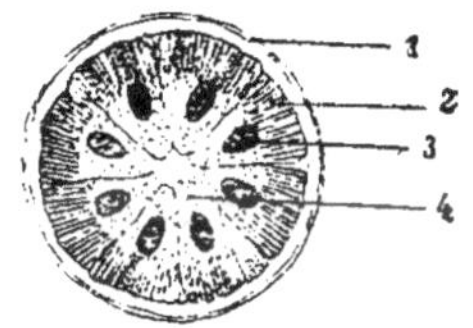

Fig. 125. — Un tube contourné coupé en travers.

1, membrane propre hyaline ; 2, portion striée du protoplasma de la cellule ; 3, noyau de la cellule ; 4, portion granuleuse de la cellule.

qui regarde la lumière du tube est claire ou finement granuleuse.

3° **Anses de Henle**. — Dès que le tube contourné a quitté la substance corticale pour pénétrer dans les pyramides de Ferrein, il change de volume, de structure et constitue la première partie des tubes en anses de Henle, la *branche descendante*. Cette branche présente une lumière très large relativement à son diamètre : elle mesure en moyenne de 9 à 15 μ. Elle est constituée par la même tunique externe, hyaline que nous retrouvons dans tous les canalicules urinifères et par une couche épithéliale bien différente de celle du tube contourné, formée par un seul plan de cellules pavimenteuses, très aplaties, dont les noyaux font saillie dans la lumière du tube. Ces cellules sont très analogues aux cellules endothéliales des vaisseaux, à ce point que, sur des coupes perpendiculaires à l'axe de ces anses, il est très difficile, quelquefois même impossible, sans injection préalable, de différencier les vaisseaux de ces branches descendantes.

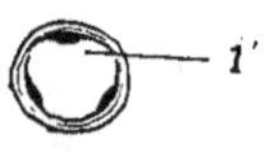
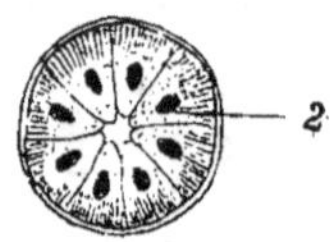

Fig. 126. — Coupe transversale des deux anses de Henle.

1, tube descendant, anse grêle ; 2. tube ascendant.

A la branche descendante fait suite l'anse proprement dite dont la convexité regarde le hile du rein et qui descend plus ou moins bas dans la substance tubuleuse.

Un nouveau changement se produit dans la branche ascendante, changement qu'on peut observer soit au niveau de l'anse elle-même, soit à la partie terminale de la branche descendante ou à la partie initiale de la branche ascendante. Cette branche, en effet, s'élargit bientôt, elle mesure 23 à 28 μ., et on retrouve, à la face

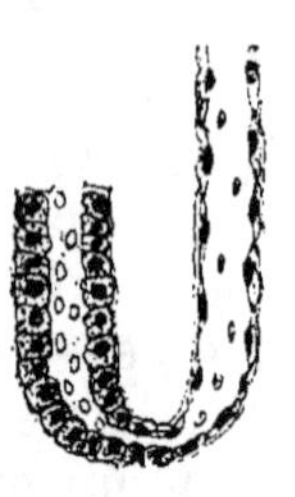

Fig. 127. — Les mêmes anses de Henle en coupe longitudinale.

interne de sa tunique propre, le même épithélium que dans les tubes contournés, avec cette petite différence cependant, que les cellules de cette couche laissent au centre du canal une lumière un peu supérieure à celle des tubes con-tournés.

4° Pièce intermédiaire. — A sa sortie de la pyramide de Ferrein, la branche ascendante de Henle change d'aspect et de structure pour former, dans la substance corticale proprement dite, la *pièce intermédiaire* de Schweiger-Seidel. Celle-ci devient tortueuse, ou plutôt légèrement onduleuse, présente un diamètre moyen de 39 à 46 μ et sa paroi propre hyaline est tapissée d'un épithélium cu-bique, à protoplasma clair et transparent. La base de ces cellules présente un court prolongement qui s'insi-nue sous la base de la cellule voisine de manière à s'engrener réciproquement. Bientôt la pièce intermé-diaire se rétrécit et va se jeter dans un tube collecteur.

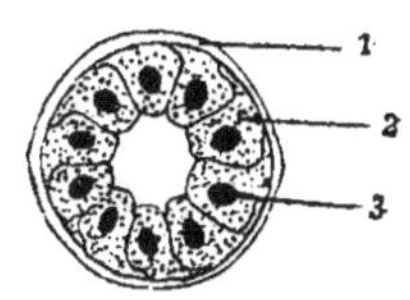

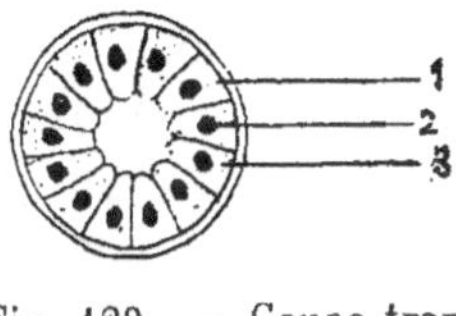

Fig. 128. — Coupe transversale de la pièce intermédiaire de Schweiger Seidel.

1, membrane propre hyaline ; 2, cellule épi-théliale à prolongement basal ; 3, noyau de cellule.

5° Tubes collecteurs. — Les tubes collecteurs ou *canaux droits* forment un système de tubes recti-lignes occupant l'axe du lobule ré-nal (la pyramide de Ferrein), et qui, à ce niveau, s'unissent deux à deux, à angle aigu le plus souvent, pour s'ouvrir, en définitive, par un petit nombre de canaux (gros tubes collecteurs, tubes excréteurs, tubes de Bellini), à la sur-face des papilles. Tous les tubes collecteurs sont remar-quables par leur épithélium transparent formé de belles cellules, à contour nettement délimité et par leur lu-mière relativement large. Les petits tubes collecteurs de

Fig. 129. — Coupe trans-versale d'un petit tube collecteur.

1, paroi propre ; 2, pro-toplasma de la cellule ; 3, noyau.

l'écorce mesurent en moyenne de 42 μ à 54 μ; — vers les pyramides, ils mesurent de 50 à 66 μ. Dans les petits tubes de l'écorce, l'épithélium est pavimenteux et mesure de 8 à 12 μ d'épaisseur. Les cellules deviennent de plus en plus élevées à mesure qu'on se rapproche de la papille pour prendre à ce niveau le type franchement cylindrique. Presque tous les tubes droits possèdent une tunique externe, hyaline, de moyenne épaisseur; mais au niveau des conduits papillaires, on ne retrouve plus d'autre revêtement à l'épithélium que le stroma conjonctif du rein (Beer).

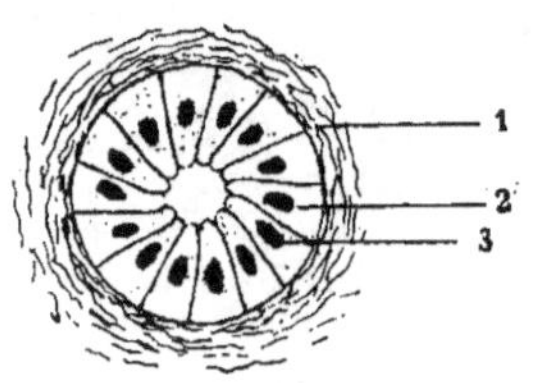

Fig. 130. — Coupe transversale d'un gros tube collecteur.

1, couche conjonctive, lamellaire formant la paroi propre du tube; 2, cellule épithéliale; 3, noyau.

Vaisseaux sanguins du rein. — A. *Artères.* — Les quatre branches terminales de l'artère rénale, arrivées au hile, se divisent en branches secondaires; celles-ci pénètrent dans les colonnes de Bertin pour cheminer d'emblée vers la substance corticale. Ces artères sont les *artères interlobaires.* A la base des pyramides de Malpighi, ces rameaux interlobaires s'inclinent les uns vers les autres, de façon à former des demi-arcades qui, par leur concavité, embrassent la base des pyramides. Ce premier plan artériel constitue *la grande voûte artérielle du rein,* à travers les arcades de laquelle passent les pyramides de Ferrein. De la convexité de cette voûte artérielle, partent des artérioles qui, à travers le labyrinthe, rayonnent à la surface de l'organe dans l'espace compris entre deux pyramides de Ferrein. Ces artérioles sont les *vaisseaux interlobulaires,* ou *artères radiées* d'où partent, à angle droit, les vaisseaux afférents des glomérules; ces derniers vaisseaux constituant les *vaisseaux glomérulaires.*

L'artère interlobulaire peut donc être comparée à une branche portant des fruits arrondis (glomérule) dont

chacun des pédoncules est l'artère glomérulaire. A sa
sortie du glomérule, le vaisseau efférent forme, avec ses
congénères, un réseau capillaire à mailles polygonales,
dans l'espace compris entre les tubes contournés. Les
vaisseaux efférents, émanés des glomérules les plus voisins de la substance tubuleuse, forment, dans l'épaisseur

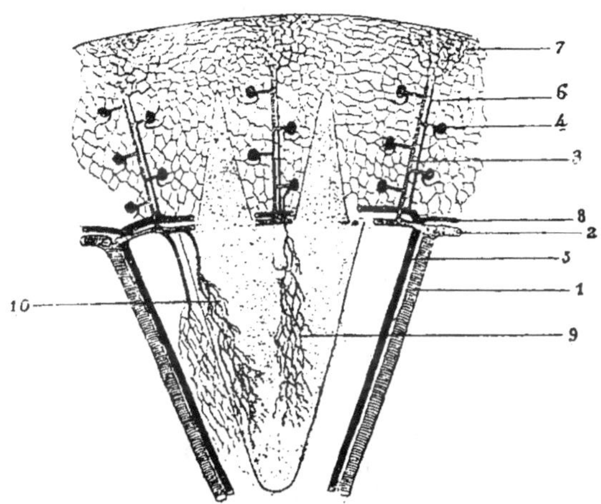

Fig. 131. — Coupe schématique d'un lobe du rein, montrant sa vascularisation.

1, artère interlobaire ; 2, artère de la voûte artérielle ; 3, artère interlobulaire ou radiée ; 4, glomérule de Malpighi avec l'artère du glomérule
ou vaisseau afférent ; 5, veine interlobaire ; 6, veine interlobulaire ; 7, réseau capillaire de la substance corticale formant les étoiles de Verheyen,
origine des veines interlobulaires ; 8, grande voûte veineuse ; 9, réseau
capillaire formé par l'artère efférente du glomérule ; 10, vaisseaux droits.

des pyramides de Malpighi, un réseau capillaire analogue, mais à mailles plus allongées. Outre les branches
glomérulaires, la grande voûte artérielle émet quelques
branches qui vont se perdre dans le réseau capillaire
de l'écorce (Ludwig, Sappey, Isaacs). De même, ainsi que
l'a démontré Stein, ce ne sont pas seulement les vaisseaux efférents des glomérules qui contribuent à former
le réseau capillaire de la substance tubuleuse. En effet,
on a décrit (Beale, Luschka, Wirchow, Schweiger-Seidel,

Gross), sous le nom de *vasa recta* des vaisseaux *droits*, émanés directement de la grande voûte artérielle et qui contribuent à former aussi le réseau capillaire de la substance tubuleuse.

B. *Veines*. — Elles viennent presque toutes du réseau capillaire de l'écorce. Les plus périphériques se réunissent par groupes étoilés, visibles sous la capsule (étoiles de Verheyen), d'où partent, à angle droit, les veines interlobulaires qui suivent le trajet des artères de même nom. A la base des pyramides de Malpighi, les veines se jettent dans une grande arcade veineuse analogue à la grande voûte artérielle et accolée à cette dernière. — Cette voûte veineuse reçoit également les veines émanées de la substance tubuleuse. De cette voûte veineuse partent des branches de plus en plus grosses (veines interlobaires) qui, marchant dans l'axe des colonnes de Bertin, convergent toutes vers le hile pour constituer trois ou quatre grosses veines. La réunion de ces veines constitue la veine rénale.

Lymphatiques. — Les vaisseaux lymphatiques du rein, bien étudiés par Ludwig et Zawarykin, forment deux réseaux, un superficiel et un profond. Les superficiels sont sur la capsule fibreuse et communiquent avec un réseau lacunaire compris dans l'épaisseur même de cette tunique. Les profonds naissent des lacunes du tissu conjonctif sous-capsulaire; ils communiquent avec les lacunes analogues qui enveloppent les tubes contournés, les capsules de Bowman, et les plus fins vaisseaux sanguins et, suivant le trajet des artères interlobaires, ils vont se jeter dans les ganglions lombaires les plus voisins du hile.

Selon Ludwig, les tubes contournés ne seraient jamais en contact absolu soit entre eux, soit avec les vaisseaux sanguins, mais seraient toujours séparés par des espaces remplis d'un liquide analogue à la lymphe.

Nerfs. — Les nerfs du rein viennent du plexus solaire du grand sympathique. Ils sont assez nombreux et for-

ment un lacis autour des vaisseaux. — Ils pénètrent
dans le parenchyme au niveau du hile ; en ce point, on
peut constater quelques petits renflements ganglionnaires (Kölliker). Puis on peut les suivre, côtoyant les
vaisseaux, jusqu'au niveau des artères interlobulaires.
On ignore jusqu'à présent leur point et leur mode de
terminaison.

Stroma conjonctif. — Les divers éléments que nous
venons d'énumérer sont plongés dans une atmosphère de
tissu conjonctif (Isaacs, Ludwig, Schweiger-Seidel).
Vers la substance corticale, ce tissu consiste en quelques
cellules très minces, fusiformes, étoilées, et logées entre
les tubes contournés. Les prolongements de ces cellules
s'étendent jusque sur la paroi des vaisseaux du labyrinthe. A mesure qu'on descend vers la région des
papilles, les éléments conjonctifs sont plus ressérés, plus
abondants, et au niveau des conduits papillaires eux-
mêmes ils sont disposés en cercles concentriques très
denses et servent de substratum à la couche épithéliale
des gros tubes de Bellini.

Topographie. — Afin de bien comprendre les rapports
des divers éléments qui entrent dans la composition du
parenchyme rénal, il est important de les étudier :
1° sur des coupes verticales, allant du bord convexe au
hile ; 2° sur des coupes transversales faites à des hauteurs différentes.

1° *Coupe verticale* faible grossissement. — 1° Les coupes verticales montrent, tout à fait à la périphérie, la
section de l'enveloppe fibreuse (rose avec le picro-carmin) creusée des lacunes lymphatiques. Immédiatement
au-dessous, on voit les sections des pièces intermédiaires
et de nombreux tubes contournés. Les premières, aisément reconnaissables à leur petit épithélium cubique, à
protoplasma transparent ; les secondes sont surtout distinguées par leur faible lumière et la confusion du contour de leurs cellules épithéliales. Il est rare de bien voir
la striation protoplasmique décrite par Heidenhain ; on

y arrive cependant avec de forts grossissements surtout lorsque les pièces ont séjourné longtemps dans le bichromate et sont colorées avec de l'hématoxyline. Pour bien la voir, il faut injecter dans le sang d'un lapin ou d'un chien, quelque temps avant de le sacrifier, une solution d'indigo-sulfate de soude.

On comprendra aisément qu'à ce niveau les sections de ces diverses parties des canalicules urinifères se font sous les incidences les plus variées, d'où les formes ovalaires, circulaires ou serpentines qu'on peut observer sur les coupes.

Un peu plus bas, apparaissent les irradiations médul-

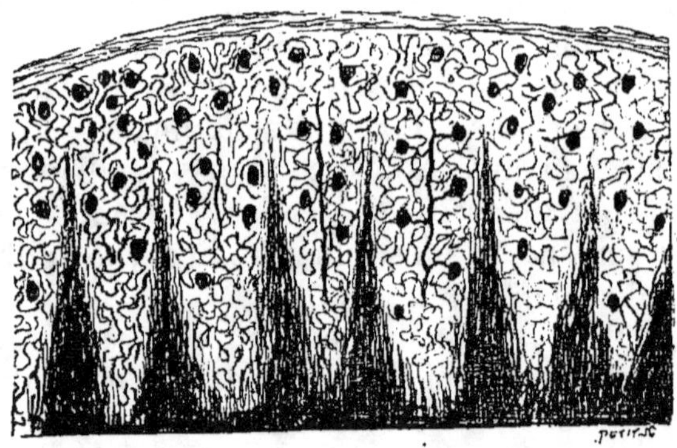

Fig. 132. — Coupe verticale de la substance corticale montrant les irradiations médullaires ou pyramides de Ferrein, les artères radiées et les glomérules.

laires, tranchant nettement, par la direction rectiligne de leurs tubes, sur le fond de la préparation. Chaque irradiation est séparée de sa voisine par un prolongement de la substance corticale, au milieu duquel on distingue, même avec de faibles grossissements, les glomérules de Malpighi, sous forme de points rouges. Lorsque le rein a été injecté, on voit, entre chaque pyramide de Ferrein, l'artère radiée donner naissance, selon le mode alternant, aux artères glomérulaires, chacune de ces dernières aboutissant à un glomérule.

A partir de la base de la pyramide de Malpighi, la direction des canalicules est franchement rectiligne dans la pyramide elle-même. Sur ses côtés (colonnes de Bertin) on retrouve le même aspect que dans la substance corticale, avec un nombre moindre cependant de glomérules. Sur des coupes un peu fines, on peut distinguer les noyaux des gros tubes collecteurs, et à ce même niveau l'abondance plus grande du stroma conjonctif.

Coupes transversales. — a. *Substance corticale.* — Examinées à un faible grossissement, les coupes transversales de la substance corticale présentent à peu près le même aspect que les coupes longitudinales ; ce fait n'a rien de surprenant si l'on songe aux sinuosités nombreuses que décrivent les tubes contournés et les canaux d'union. Les glomérules sont également de même. Avec un grossissement plus fort (obj. 6, ocul. 1 Verick) on peut étudier les détails de structure que nous avons déjà indiqués. On notera, cependant, que les divers éléments sont séparés les uns des autres par une trame conjonctive très mince parsemée de noyaux.

b. *Au-dessus de la pyramide de Malpighi.* — Une coupe transversale, faite un peu au-dessus de la pyramide de Malpighi, permet d'étudier dans son ensemble le lobule rénal. Celui-ci comprend à son centre la section de la pyramide de Ferrein, autour de celle-ci le labyrinthe et à sa limite extrême la coupe transversale des artères radiées. Dans la pyramide de Ferrein, on reconnaîtra la coupe des tubes colecteurs venus de l'écorce, à leur lumière relativement large, et à leur petit épithélium cubique.

A côté de ces derniers, on verra les branches ascendantes de Henle (grosse branche) avec leur épithélium granuleux et à contour peu distinct. Les branches descendantes (branches grêles) seront difficiles à reconnaître en raison même de leur petit calibre et de leur épithélium très aplati. Ces différents tubes sont plus ou

moins accolés les uns aux autres par une mince trame
conjonctive, faiblement teintée en rose par le picro-
carmin. A l'entour de la pyramide de Ferrein, on retrouvera le même aspect que dans l'écorce avec les sections
circulaires ou ovales des tubes contournés et, au milieu
de ceux-ci, des glomérules rangés circulairement autour
de la pyramide. Enfin, tout à fait à la périphérie du
lobule et le délimitant, on verra la section transversale
des artères radiées, facilement reconnaissables à leur
petit calibre et à leur structure.

   c. *Zone papillaire*. — Au niveau de la zone papillaire

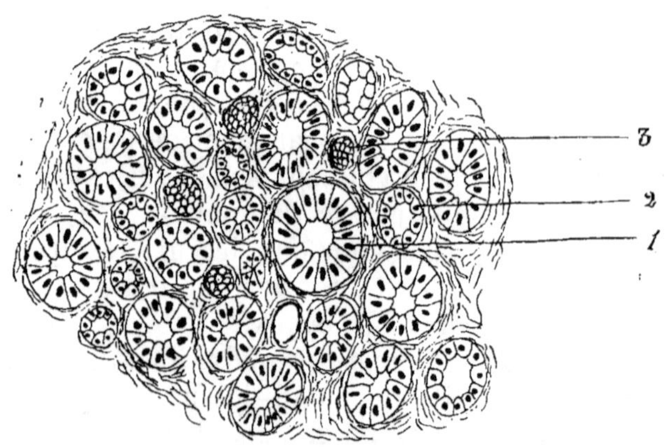

Fig. 133. — Coupe transversale un peu au-dessus d'une papille.

1, section transversale d'un gros tube de Bellini ; 2, coupe d'un petit
tube collecteur ; 4, vaisseau.

la coupe présentera la section des gros tubes collecteurs
de Bellini, avec leur large lumière et leur épithélium
franchement cylindrique. On remarquera qu'à ce niveau
la membrane hyaline propre du tube aura disparu et
sera remplacée dans les plus gros tubes par une condensation du tissu conjonctif. Parmi les tubes de cette
région on pourra également reconnaître, à leur épithélium caractéristique, quelques anses des tubes de Henle
qui sont descendus jusque-là.

§ 2. — CALICES, BASSINETS, URETÈRES.

Les calices, les bassinets et les uretères sont formés de quatre couches (Engelmann) : 1° une membrane conjonctive externe ; 2° une couche musculaire ; 3° un chorion muqueux ; 4° une couche épithéliale.

1° **Couche conjonctive.** — La couche conjonctive externe est mince, elle comprend quelques fibres élastiques fines, entrecroisées en tous sens, et ne constitue pas, à proprement parler, une membrane. Aux points où les calices entourent les papilles rénales, elle se continue avec la capsule fibreuse du rein.

2° **Couche musculaire.** — Cette couche moyenne est formée de faisceaux de fibres musculaires lisses. D'une épaisseur moyenne de 6 à 8 centièmes de millimètre dans l'uretère et le bassinet, elle s'amincit beaucoup au niveau des calices.

Elle est constituée par deux plans de fibres (Engelmann) : un profond, de fibres longitudinales (Henle) ; et un superficiel, de fibres transversales ou circulaires. Les fibres longitudinales, abondantes dans tout le trajet de l'uretère, se prolongent sur le bassinet et s'arrêtent à l'embouchure du calice sans atteindre la papille (Morris). En arrivant à la vessie, ces mêmes fibres se confondraient, d'après le professeur Sappey, avec les fibres de la vessie. Mais, d'après Ellin, Morris, Hallé, on peut suivre leur épanouissement dans les parois de la vessie, et voir les fibres longitudinales des uretères se diriger, les unes transversalement pour s'unir à celles de l'uretère opposé, les autres se perdre dans le trigone vésical, en allant même jusqu'à l'orifice uréthral.

Les fibres transversales forment au niveau de l'uretère des faisceaux discontinus circulaires ou tellement obliques, que le professeur Sappey considère la couche musculaire de l'uretère comme formée de fibres plexiformes.

Les fibres circulaires sont abondantes au niveau de l'orifice vésical des uretères ; autour de la base des papilles et de l'embouchure du calice elles forment un véritable sphincter musculaire (muscle annulaire de la papille, Henle).

3° **Chorion muqueux.** — La couche muqueuse est lisse, dépourvue de papilles, présente une épaisseur de de 660 μ. (uretère) ; peu riche en fibres élastiques, elle s'amincit notablement au niveau du bassinet où elle atteint 11 et 22 μ. d'épaisseur.

4° **Couche épithéliale.** — La couche épithéliale a une épaisseur de 45 à 90 μ ; elle est stratifiée en plusieurs couches et remarquable par les variétés que présentent la forme et le volume de ses éléments. A la superficie, les cellules sont larges, plates, mesurent jusqu'à 45 μ de diamètre et renferment souvent plusieurs noyaux ; celles des couches moyennes sont cylindriques ou coniques, et celles des couches profondes petites, arrondies ou fusiformes. Pour quelques auteurs (Hamburger) on trouverait même, dans les couches profondes, des cellules dont les prolongements se continueraient avec les fibres conjonctives.

D'après Kölliker et Sappey, la muqueuse uretérale ne renfermerait pas de glandes, — mais d'autre part, Égli et Hamburger en ont trouvé chez les animaux, puis chez l'homme. — Chez ce dernier, elles sont très irrégulièrement distribuées et peuvent même manquer ; elles sont surtout abondantes dans les bassinets et à la partie supérieure des uretères. Ce sont de petits follicules, tantôt munis d'un canal excréteur court et droit, tantôt s'ouvrant directement dans les dépressions de la muqueuse. Leurs culs-de-sac sont presque complètement remplis de cellules, ce qui donne à leur lumière un très petit diamètre.

Vaisseaux. — Ils sont très nombreux, naissent de sources multiples (rénale, spermatique ou utéro-ovarienne, vésicale) et rampent sur toute la longueur du conduit. Dans l'uretère ils occupent une situation toute superficielle, rien ne les sépare de l'épithélium (Hamburger).

Nerfs. — Les nerfs fournis par les plexus rénaux, spermatiques ou hypogastriques, forment un plexus allongé dans toute l'étendue de l'uretère, mais surtout développé dans la tunique moyenne (Engelmann).

Dans ce plexus principal on ne trouve pas de cellules ganglionnaires, bien qu'il en existe dans la couche conjonctive.

De ces cellules ganglionnaires, naissent des fibres qui traversent les parois de l'uretère, passent entre les fibres musculaires et se terminent dans la muqueuse où elles peuvent être encore suivies. On ne connaît pas au juste leur véritable terminaison (Engelmann).

Outre ce plexus nerveux, on trouve encore sur toute la longueur de l'uretère de volumineux ganglions, surtout abondants vers la portion terminale du conduit.

Développement du rein, des calices, du bassinet, de l'uretère. — Sans vouloir entrer à ce sujet dans des développements que ne comporte pas le plan de ce manuel et qu'on trouvera exposés dans les traités spéciaux d'embryologie, nous nous bornerons à montrer les phases successives de transformation de l'appareil urinaire depuis sa première apparition chez l'embryon jusqu'au moment de la naissance.

1° *Rein précurseur, pronephros*. — La première ébauche d'un appareil urinaire chez l'embryon se voit dans la région céphalique ou cervicale et a porté de ce fait les noms successifs de *rein céphalique*, de *rein cervical*. On lui donne encore les noms de *rein précurseur* (M. Duval), de *pronephros*. Cet appareil urinaire rudimentaire est représenté, sur une coupe transversale de la région céphalique d'un embryon, par un bourgeon situé un peu en arrière et de chaque côté de l'intestin primitif. Dans ce bourgeon qui est creusé d'une cavité, se rend et se pelotonne un rameau émané de l'aorte. C'est un véritable glomérule. D'un autre côté, on remarque, en dehors de la cavité pleuro-péritonéale, un canal légèrement sinueux et qui s'ouvre directement dans cette cavité par un orifice bien visible chez les animaux inférieurs (l'axolotl), le *néphrostome* dont les parois sont recouvertes de cellules à cils vibratiles. Dans le glomérule primitif le sang exsude ses produits excrémentitiels qui tombent très probablement dans la cavité pleuro-péritonéale et qui sont rejetés en dehors par le tube que nous venons de décrire, grâce aux cils du néphrostome. Cette disposition persisterait même à l'état adulte chez certains cyclostomes (lamproie, Hertwigg).

2º *Corps de Wolff, mesonephros.* — Plus tard, l'appareil urinaire se perfectionne et se trouve représenté par un organe d'apparence glandulaire situé de chaque côté de la colonne vertébrale, le corps de Wolff ou *mésonephros*, car il ne représente pas encore le rein définitif. Complètement développé, le corps de Wolff est formé par une série de canalicules (*canalicules du corps de Wolff*), se branchant à angles droits sur un canal parallèle à l'axe de l'embryon et débouchant dans le cloaque, c'est le *canal du corps de Wolff.*

L'origine de chacune des parties constituantes de ce corps de Wolff (canal et canalicules) a donné naissance aux nombreuses hypothèses suivantes que nous nous bornons à résumer très brièvement :

1º Le canal de Wolff se formerait par une simple invagination de l'épithélium pleuro-péritonéal. Ce fait a été observé chez les batraciens par Gœthe, Rosenberk et en particulier par le Pr M. Duval ;

2º Pour d'autres observateurs, les cellules, constituant la masse intermédiaire du pli uro-génital, s'ordonnent de telle façon qu'elles forment un canal de haut en bas. Le canal de Wolff résulterait alors, d'après Remak, Waldeyer, Romitti, Forster et Balfour, Gasser, His, etc., d'une simple différenciation des cellules de la masse intermédiaire ;

3° D'après Hensen, le canal de Wolff naîtrait de l'ectoderme, par un bourgeon qui ne pénétrerait que secondairement dans la masse intermédiaire ;

4° Enfin, d'après Hertwigg et d'après les recherches plus récentes de H. Meyer, portant sur deux embryons humains de $4^{mm},25$ de long, le canal de Wolff naîtrait, d'une part, d'un bourgeon ectodermique venant s'aboucher à un bourgeon analogue formé par une invagination de l'épithélium pleuro-péritonéal. D'après cette conception qui, nous l'avons déjà vu, persiste à l'état adulte chez la lamproie, la cavité abdominale communiquerait à l'extérieur pour un orifice, le *pore abdominal.*

L'origine même des canalicules du corps de Wolff a donné lieu à d'aussi nombreuses hypothèses :

1° Waldeyer a constaté un des premiers, chez les vertébrés inférieurs, qu'ils dérivaient directement de la partie supérieure du canal de Wolff par bourgeonnement de ses parois ;

2° Puis, Forster et Balfour, Remak, Mihalkowicz crurent reconnaître qu'ils se formaient par différenciation des cellules de la masse intermédiaire ;

3° Pour d'autres auteurs, parmi lesquels le Pr Duval, le canal de Wolff étant formé, on verrait se produire un bourgeon de l'épithélium du pli uro-génital qui, après s'être séparé de la masse principale, va s'aboucher au canal excréteur préexistant ;

4° Enfin, à côté de ces faits, les observations de Ranson, de Janossi, de Hertwig, etc., attribueraient aux canalicules du corps de Wolff une origine mixte. Ceux de la partie supérieure résulteraient d'une invagination de l'épithélium pleuro-péritonéal ; tandis que ceux de la partie inférieure proviendraient d'une simple différenciation des cellules de la masse intermédiaire.

3° *Rein définitif. Métanéphros.* — Au point précis où le canal de Wolff aboutit dans le cloaque (Waldeyer), et dans le sinus uro-génital, on voit se former, soit à l'extrémité même du canal de Wolff, soit à côté (Kupffer), un bourgeon qui monte vers le pli uro-génital et formera l'uretère. Parvenu à la partie inférieure de l'éminence uro-génitale, ce bourgeon se renflera (Remak) pour former le bassinet, puis se divisera d'abord en deux, puis en un grand nombre de branches.

D'après les uns, ces différentes branches, en pénétrant dans la substance uro-génitale, formeront les *tubes droits* du rein définitif, puis se pelotonneront et se termineront en culs-de-sac (glomérules).

Pour d'autres auteurs, les branches de bifurcation de l'uretère formeraient, dans la partie inférieure de l'éminence uro-génitale, des tubes droits ou futurs tubes de Bellini. Ce n'est qu'ultérieurement que les cellules de la masse intermédiaire se différencieraient et s'ordonneraient de façon à constituer les glomérules de Malpighi, puis les canalicules contournés qui viendraient se brancher sur les tubes droits préexistants.

Ce qui explique le peu de concordance entre toutes ces hypothèses, c'est que les auteurs ont porté leurs investigations sur des animaux différents ; les recherches sur les embryons humains étant on ne peut plus difficiles en raison de leur rareté.

§ 3. — VESSIE.

Les parois de la vessie sont constituées par trois tuniques superposées qui comprennent dans leur épaisseur des vaisseaux et des nerfs.

1° **Tunique externe séreuse.** — Cette tunique n'est autre que le péritoine : elle ne recouvre qu'une partie du viscère, variable suivant qu'il est vide ou plein. Elle adhère à la partie médiane et postérieure de l'organe par un tissu conjonctif assez dense (Sappey) ; tandis qu'elle lui est unie dans les autres points par une couche de tissu cellulo-adipeux.

2° **Tunique moyenne musculeuse.** — Cette tunique

est essentiellement formée de fibres lisses. Elle comprend trois plans superposés (Sappey).

Le plan superficiel, remarquable par sa coloration rouge foncé, est formé de fibres dont la direction est parallèle au grand axe de l'ovoïde vésical. Ces fibres longitudinales se répartissent en trois groupes. Les fibres du groupe antérieur naissent de la symphyse pubienne par deux petits tendons (ligaments antérieurs de la vessie) et s'épanouissent en éventail sur la face antérieure de la vessie; les fibres médianes entourent l'ouraque à la façon d'une écharpe, tandis que les plus externes s'infléchissent sur les parties latérales de l'organe. Les fibres du groupe postérieur naissent de la base de la prostate chez l'homme, de la cloison cysto-vaginale chez la femme et s'étendent sur toute la face postérieure. Les fibres latérales, moins nombreuses, naissent, chez l'homme, des parties latérales de la prostate; chez la femme, de l'aponévrose pelvienne supérieure et s'inclinent soit en avant, soit en arrière, sur les parties latérales de la vessie.

Le plan moyen est d'une épaisseur moindre que le précédent; il est uniquement formé de faisceaux de fibres circulaires inclinés les uns sur les autres.

Le plan profond, très mince, est constitué par des faisceaux intriqués en tous sens, à la façon d'un plexus. Quelques-uns de ces faisceaux sont un peu plus volumineux que les autres et se dirigent, plus ou moins régulièrement, dans le sens longitudinal pour se continuer, en haut, avec les fibres terminales de l'ouraque, en bas avec l'urèthre.

Quelques fibres de ce plan plexiforme se dirigent transversalement de l'embouchure d'un uretère à l'autre et soulèvent la muqueuse à ce niveau. C'est à ce faisceau de fibres qu'on a donné le nom de *muscle des uretères* (O. Bell).

3° **Tunique interne-muqueuse**. — La muqueuse vésicale, d'un blanc mat chez l'enfant, blanc nacré chez l'adulte, prend une coloration plus terne, grise et même rosée chez le vieillard.

Mince et cependant assez résistante, elle est unie à la tunique musculaire par un tissu conjonctif assez lâche qui permet aux deux tuniques de glisser facilement l'une sur l'autre. Au niveau du trigone l'adhérence entre les deux tuniques est très intime. Sa surface est lisse, elle ne présente ni villosités ni papilles. Sur quelques vessies cependant, Henle a vu des villosités de 30 μ. de longueur.

Elle est constituée par un chorion muqueux formé de fibres conjonctives entre-croisées et mélangées à quelques fibres élastiques. Sur ce chorion muqueux, repose un épithélium stratifié de 60 à 100 μ d'épaisseur; les éléments les plus profonds de l'épithélium sont généralement fusiformes, coniques ou cylindriques; ceux qui les recouvrent sont arrondis, polygonaux ou aplatis. Ces divers éléments, analogues à ceux du bassinet, sont remarquables par la bizarrerie et l'irrégularité de leurs formes.

Les auteurs allemands (Kölliker, Virchow, Huschke, etc.) pensent que la muqueuse vésicale renferme des glandes, surtout au niveau du col et du bas-fond. Ce seraient de petites glandes en tube, de 90 à 540 μ de diamètre, tapissées d'un épithélium cylindrique et renfermant un mucus transparent. Malgré de patientes recherches, le professeur Sappey nie formellement l'existence de ces glandes. Ce fait a été depuis confirmé par Robin et Cadiat.

4° **Vaisseaux.** — Les artères de la vessie viennent de sources multiples et forment quatre groupes. Après avoir rampé quelque temps dans l'épaisseur des parois, elles se terminent en grande partie dans la tunique musculaire et s'épuisent dans la muqueuse, en formant un fin réseau, surtout abondant au voisinage du col.

Les veines ne suivent pas le même trajet que les artères.

Elles naissent de trois réseaux (Gillette) : un réseau muqueux, un intra-musculaire et un troisième sous-péritonéal.

Les lymphatiques, pour quelques auteurs (Zeller, Cruiskshank, Mascagni), formeraient deux plans : un sous l'épaisseur de la muqueuse, ou dans la muqueuse même (Hogan, Fohmann) et l'autre dans la tunique musculaire. De là, ils iraient ramper sous le péritoine pour se terminer dans les ganglions hypogastriques.

Le professenr Sappey n'admet pas les lymphatiques de la vessie et, pour lui, les vaisseaux qu'on décrit ainsi proviendraient de la prostate ou des vésicules séminales.

Nerfs. — Les nerfs de la vessie viennent des deux plexus vésicaux. De ces plexus partent des filets longs et grêles qui se terminent à la fois dans la tunique musculaire et dans la muqueuse ; mais ces filets destinés à la muqueuse sont rares, excepté au col et au bas-fond, ou ils présentent des fibres à bords foncés.

Développement. — La vessie est formée aux dépens de la portion intra-embryonnaire de l'allantoïde, organe qui provient lui-même du feuillet interne du blastoderme (Coste, Courty, Dastre, Sappey, M. Duval). — Au deuxième mois de la vie embryonnaire, le segment interne de l'allantoïde a la forme d'un canal cylindrique dont l'extrémité inférieure renflée vient déboucher avec le rectum dans la cavité cloacale. Plus tard, ce renflement s'agrandit, devient ovoïde et constitue la vessie, tandis que la partie supérieure du segment intra-embryonnaire de l'allantoïde se rétrécit pour former l'ouraque chez le fœtus et s'oblitère complètement chez l'adulte (ligament moyen de la vessie).

La vessie est bien développée à la fin du troisième mois, elle serait alors régulièrement fusiforme, d'après Kölliker ; sa coupe aurait, au contraire, l'aspect d'un fer à cheval concave en arrière, d'après Ch. Rémy et Debierre. Au moment de la naissance, elle est encore franchement fusiforme et directement en rapport avec la face postérieure de l'abdomen. A l'âge de deux ans, elle descend dans le bassin et n'atteint son complet développement qu'au moment de la puberté.

§ 4. — URÈTHRE.

Isolé des différents organes qui l'environnent, le canal de l'urèthre peut être considéré comme exclusivement formé d'une tunique muqueuse, enveloppée d'une tunique musculaire. A ces deux tuniques essentielles s'ajoutent, suivant les différents points du trajet du canal, des organes ou des tissus annexes que nous avons déjà décrits ou que nous étudierons chemin faisant.

1° **Tunique musculaire**. — Cette tunique est formée de faisceaux de fibres lisses, dont les plus abondants affectent une direction longitudinale ; les autres, contestés par **M.** Sappey, ont, pour d'autres auteurs, une direction circulaire. Les fibres longitudinales sont immédiatement en contact avec la tunique muqueuse et s'étendent, à peu près, sur toute la longueur du canal. Au niveau de la portion spongieuse, cette couche se réduit à quelques faisceaux isolés qui s'amincissent de plus en plus, à mesure qu'on approche de la fosse naviculaire et qu'on ne retrouve même plus au niveau du méat. Dans la région membraneuse, les plans musculaires forment un véritable cylindre constitué, dans une épaisseur de $0^{mm},5$ à $0^{mm},8$, par des fibres longitudinales dont les plus externes s'entre-croisent avec les fibres circulaires. A ce niveau, ces dernières ont une épaisseur de $0^{mm},1$ à $0^{mm},2$; elles s'amincissent au niveau du bulbe et cessent brusquement d'exister (Ch. Robin et Cadiat). Dans la région prostatique, la couche musculaire ferait défaut pour certains auteurs ; elle existerait seulement, d'après **M.** Sappey, dans la paroi supérieure du canal, au niveau du sphincter prostatique, où elle formerait une bande continue d'une épaisseur moyenne de 2 millimètres.

Cette première tunique de l'urèthre est renforcée par

divers appareils musculaires à fibres striées au nombre desquels nous ne ferons que signaler le sphincter prostatique décrit par Sappey; dans la région bulbo-prostatique, le muscle orbiculaire de l'urèthre de Jarjavay et les muscles de Guthrie et de Wilson.

Les différents faisceaux musculaires de cette tunique sont unis entre eux par du tissu conjonctif et par quelques fibres élastiques fines qui assurent l'adhérence de cette tunique avec la muqueuse.

2° **Tunique muqueuse.** — La muqueuse uréthrale, d'une épaisseur de 1 millimètre, a une coloration pâle chez le vivant, rosée au niveau de la fosse naviculaire; elle prend sur le cadavre une teinte mate, blanc jaunâtre qui rappelle la coloration de la face interne d'une grosse artère.

Elle est très adhérente à la tunique musculaire sous-jacente, grâce à l'interposition d'une couche de tissu érectile, de laquelle il est difficile de la séparer. Sa surface libre ne présente pas de replis transversaux; elle est seulement creusée de quelques sillons longitudinaux qui disparaissent après une légère distension. — Sa consistance est très faible : on sait avec quelle facilité elle se laisse déchirer dans les cathétérismes malheureux.

Elle est constituée par un chorion et une couche épithéliale. Le chorion se compose superficiellement d'une couche hyaline, amorphe (Robin, Cadiat), de très nombreuses fibres élastiques et de fibres lamineuses isolées ou réunies en faisceaux pour se confondre avec les précédentes.

Les fibres élastiques ont un diamètre moyen de 2 µ et s'anastomosent souvent.

Elles sont surtout abondantes dans la portion membraneuse et donnent sa coloration spéciale à la muqueuse lorsqu'elle est exsangue.

La couche épithéliale comprend deux plans de cellules : un plan profond, formé d'éléments ronds, nucléaires; un plan superficiel de cellules prismatiques par pression réciproque, disposées sur plusieurs couches (Robin et Cadiat). D'après les auteurs allemands, le revêtement épithélial serait formé d'une couche de cellules cylindriques simples. Les recherches récentes d'Overdick semblent démontrer que le revêtement est formé de cellules cylindriques stratifiées, dont les profondes sont rondes ou ovoïdes et comparables aux cellules de remplacement de la vessie (Retterer). D'ailleurs, cet épithélium varie essentiellement suivant l'état de la muqueuse : si, en effet, cette dernière a été le siège d'une inflammation, il est constant de voir l'épithélium transformé vers le type pavimenteux stratifié. Cette disposition serait normale, d'après Kölliker, dans l'urèthre féminin; d'après Overdick, au contraire, le revêtement épithélial serait identique à celui de l'urèthre masculin.

La muqueuse uréthrale présente quelques rares papilles dans les régions profondes du canal. De la fosse naviculaire au méat, elles sont volumineuses et abondantes chez l'homme, plus longues et plus grêles chez la femme. Disposées en séries longitudinales, elles mesurent en moyenne de $0^{mm},10$ à $0^{mm},16$ de longueur.

A deux centimètres environ en arrière du méat, on peut voir sur toute la surface de la muqueuse des orifices de diamètres différents. Ce sont ceux : 1° des foramina ou foraminula de Morgagni; 2° des sinus de Morgagni ou des lacunes de Haller; 3° des follicules simples; 4° des glandes.

Les foramina de Morgagni sont des trous de la muqueuse, d'où partent des dépressions en doigts de gant qui ne sont que les sinus de Morgagni. Ceux-ci ne dépassent généralement pas l'épaisseur de la muqueuse; quelques-uns, cependant, peuvent atteindre le tissu érectile sous-jacent. Ils se rencontrent surtout dans la paroi supérieure de la portion spongieuse du canal. Ils sont formés par le chorion de la muqueuse, tapissé dans la partie libre par l'épithélium de la muqueuse et, dans la partie profonde, par des cellules cylindriques dont l'extrémité libre semble déchiquetée et rappelle l'aspect des cellules caliciformes.

Dans les parties latérales des plus volumineux de ces sinus, on voit s'ouvrir de petites glandes muqueuses en grappe.

Les follicules, signalés par Littre comme de véritables glandes, sont disséminés sur toute la longueur du canal et surtout nombreux dans sa portion membraneuse. Ce sont des tubes cylindriques de 6 à 25 centièmes de millimètre sur 3 à 6 centièmes de millimètre de large. Ils ont une paroi propre, amorphe, hyaline, tapissée dans la moitié supérieure par l'épithélium de la muqueuse, et dans le fond par plusieurs couches de cellules rondes ou polyédriques.

Les glandes, très nombreuses dans la paroi supérieure de la portion membraneuse, sont ou très irrégulières ou très régulièrement bi ou trilobées. Elles ont en moyenne de 1 à 2 millimètres de long sur 1 à 2 dixièmes de millimètre de large. Elles pénètrent quelquefois jusque dans le tissu érectile, ou même dans la couche musculaire. Leur paroi est une membrane propre, hyaline, tapissée de cellules polyédriques à noyaux ovoïdes dans les culs-de-sac et de cellules prismatiques dans les conduits excréteurs.

Dans la portion bulbeuse de l'urèthre, deux de ces glandes présentent un volume plus considérable ; ce sont les glandes dites de Méry et de Cooper. Chez l'homme et la femme adultes, il est assez fréquent de trouver, dans les culs-de-sac de toutes ces glandes, des calculs identiques à ceux que l'on rencontre dans la prostate.

3° **Vaisseaux.** — Les artères de l'urèthre viennent des ramifications qui se distribuent à la prostate, au sphincter membraneux et au corps spongieux. Dans la tunique musculaire les artérioles sont très grêles ; elles se continuent jusque dans la muqueuse où elles forment un plexus à mailles très larges.

Les veines sont très nombreuses et affectent une disposition spéciale à chaque région : intra-musculaires dans la portion spongieuse, elles deviennent sous-musculaires dans la région membraneuse; dans la région prostatique elles sont intra et sous-musculaires et forment un plexus qui se confond avec celui du col vésical.

Les lymphatiques, disséminés dans toute la région du bulbe, forment un réseau d'autant plus riche qu'on s'avance vers le méat. Ils aboutissent tous à un plexus, situé au niveau du frein de la verge et de là gagnent, avec les lymphatiques du gland, un tronc médian qui accompagne la veine dorsale, ou les deux troncs latéraux qui reçoivent aussi les lymphatiques de la peau du pénis. Ces différents troncs vont déboucher dans les ganglions inguinaux.

4° **Nerfs.** — Les nombreux filets émanés du honteux interne se perdent, les uns, dans la tunique musculaire, et les autres dans la couche muqueuse. On ne connaît pas leur mode de terminaison.

5° **Tissu spongieux de l'urèthre.** — Le canal de l'urèthre, dans sa partie située en dehors de la prostate, est enveloppé par une quantité assez considérable de tissu spongieux qui forme un renflement postérieur, le *bulbe;* et un renflement antérieur, le *gland.*

Ce tissu spongieux est circonscrit par une enveloppe fibreuse de un demi-millimètre d'épaisseur, formée de tissu conjonctif, de fibres élastiques entre-croisées et de fibres musculaires lisses disposées en anneaux. Au niveau du gland, les fibres musculaires font défaut, et les éléments conjonctifs et élastiques se confondent avec le derme de la muqueuse.

De la face interne de cette enveloppe, partent des trabécules formées des mêmes éléments et qui limitent des aréoles dans lesquelles sont logés des capillaires très dilatés. En résumé, ce tissu est un véritable tissu érectile analogue à celui des corps caverneux.

CHAPITRE VIII

APPAREIL GÉNITAL DE L'HOMME

§ 1. — TESTICULE.

Préparation. — Les testicules de l'homme sont des organes difficiles à durcir et à couper ; les méthodes ordinaires de durcissement par la gomme et l'alcool ne donnent pas toujours de bons résultats. Il vaut mieux, après avoir fixé les éléments par l'alcool fort, le liquide de Müller, ou le liquide de Kleinenberg pendant vingt-quatre heures, les déshydrater à l'alcool absolu, puis les traiter par les solutions éthérées et alcooliques de plus en plus saturées de collodion : on les inclut en définitive dans le collodion, et les tubes testiculaires conservent de cette façon leurs rapports normaux. Lorsqu'on aura employé cette méthode, il conviendra de colorer les coupes avec l'hématoxyline et l'éosine, de bien les laver et de les monter dans la glycérine neutre. Il faut bien se garder de les traiter par la déshydratation alcoolique et l'essence de girofle, cette dernière substance dissolvant le collodion et dissociant la coupe. Dans ce cas particulier, il faudra déshydrater les coupes par l'alcool absolu et les éclaircir soit avec l'essence de térébenthine, soit mieux avec le xylol : elles seront montées définitivement dans le baume de Canada ou dans la résine Damar. On pourra aussi employer la coloration au picro-carmin et le montage à la glycérine neutre.

Le testicule de l'homme, enveloppé d'une capsule fibreuse, est formé d'un parenchyme glandulaire parcouru par des vaisseaux sanguins, lymphatiques et par des nerfs.

1° **Capsule fibreuse. — Albuginée.** — L'albuginée, ou

tunique fibreuse du testicule, enveloppe la glande de toute part. Elle a une épaisseur moyenne de un millimètre, et sa nature essentiéllement fibreuse la rend inextensible et résistante. — Sa face externe, lisse, luisante, d'un blanc nacré, est recouverte dans presque toute son étendue par le feuillet viscéral de la séreuse vaginale, à l'exception de la partie supérieure de la glande qui est coiffée de l'épididyme. Au sommet du testicule, l'albuginée est criblée de trous destinés au passage des vaisseaux et des nerfs.

La face interne est unie au parenchyme glandulaire par un tissu celluleux lâche et par les nombreux prolongements en *septa* qu'elle y envoie. Partis de la face interne de l'albuginée, ces divers prolongements convergent tous vers un point commun qui occupe la partie postéro-supérieure de la glande. En ce point, la capsule fibreuse s'épaissit considérablement; elle forme une sorte de prisme arqué dont le sommet, dirigé en avant, s'avance plus ou moins loin dans l'épaisseur du parenchyme. Cet épaississement constitue le *corps d'Highmore* ou le *médiastin du testicule* (A. Cooper). Triangulaire et prismatique, il a une base de 4 à 5 millimètres de large, sur 6 ou 9 millimètres de profondeur. Il occupe, en hauteur, le quart du bord postérieur de la glande. Les prolongements de la face interne de l'albuginée s'insèrent aussi bien sur sa crête que sur ses faces latérales.

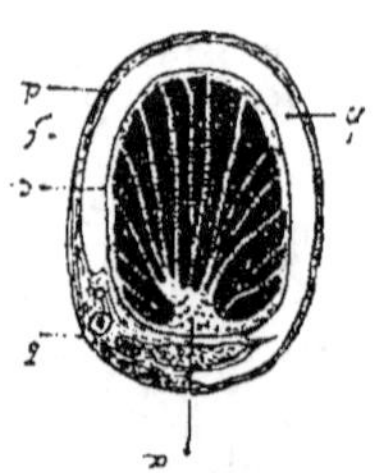

Fig. 134. — Coupe transversale d'un testicule droit de l'homme et de ses enveloppes (d'après Kölliker).

a, corps d'Highmore ; *b*, tunique fibreuse commune; *c*, feuillet viscéral de la vaginale ; *d,* feuillet pariétal de la vaginale; *f*, cloison conjonctive interlobaire; *h*, cavité virtuelle de la séreuse.

Quel que soit le point où on la considère, l'albuginée est constituée par un lacis d'éléments fibreux mélangés de rares fibrilles élastiques. Ces divers éléments sont

disposés en couches circulaires ou longitudinales, auxquelles s'ajoutent, à la partie supérieure, quelques éléments musculaires, origine du cordon (crémaster interne, Henle).

Les prolongements interlobaires sont formés de
lamelles de tissu cellulaire, avec quelques éléments
musculaires lisses (Kölliker). On y trouve aussi des cellules pâles, arrondies, analogues aux cellules du tissu
conjonctif embryonnaire et qui, chez le vieillard, se
chargent de granulations graisseuses et de matière pigmentaire brune (Kölliker).

2° **Parenchyme glandulaire.** — Les cloisons qui
partent de la face interne de l'albuginée et qui convergent vers la .crête ou les faces latérales du corps
d'Highmore divisent le parenchyme testiculaire en lobes
ou en lobules coniques, dont la base est périphérique et
dont le sommet regarde le corps d'Highmore. Il résulte
de cette disposition que la glande entière est subdivisée
en 250 à 300 lobes ou lobules, pour Sappey ; 250 pour
Berres, 480 pour Krause. Les dimensions de chacun de
ces lobes sont très variables ; et ce n'est qu'en raison de
ce fait qu'on les a divisés en lobes et en lobules.

Chacun des lobes du testicule est constitué par des
canalicules pelotonnés ; ce sont les *tubes séminifères* ou
tubes spermogènes. Leur nombre est variable dans chaque
lobe ; il oscille entre 1 et 2 pour les plus petits et 5 ou
6 pour les plus gros (Sappey). En général, leur point
d'origine est une extrémité libre terminée en cul-de-sac
(Kölliker, Stieda, Sappey, Balbiani). Sur tout leur trajet,
ou à des distances variables de leur point d'origine, ils
présentent des prolongements en cæcums ou des anastomoses fréquentes, ce qui explique l'aspect des coupes
et l'opinion de quelques auteurs (Lauth, Mihalcowicz)
sur leur origine en anses ou en réseau. Ces anastomoses
des tubes spermogènes sont assez compliquées et établissent des communications d'un point d'un tube à un
autre point du même tube, ou d'un tube d'un lobe à un

autre tube du même lobe, ou encore, d'un tube d'un lobe à un autre tube d'un lobe voisin (Sappey, Lauth). Cette disposition explique la difficulté qu'on éprouve à dérouler les différents tubes d'un même lobe.

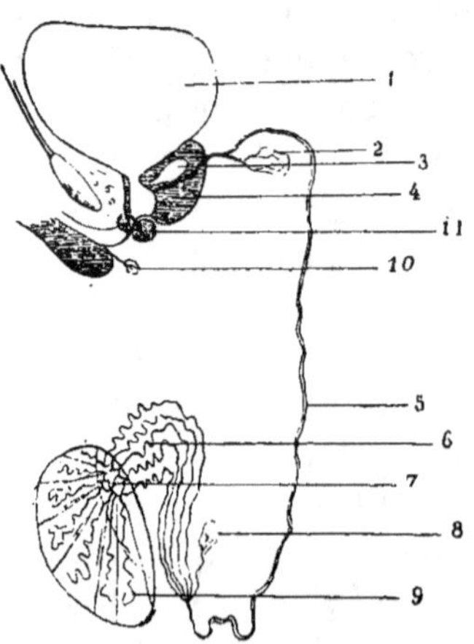

Fig. 135. — Schéma montrant le trajet des tubes séminifères et l'ensemble des voies spermatiques.

1, vessie; 2, vésicule séminale; 3, utricule prostatique; 4, prostate; 5, canal déférent; 6, cônes épididymaires; 7, corps d'Highmore; 8, vas aberrans; 9, tube séminifère dans un lobe du testicule; 10, glande de Cooper; 11, muscle de Wilson contracté et oblitérant, à ce moment, le canal de l'urèthre.

Vers la petite extrémité de chaque lobe, les tubes séminifères se redressent (Lereboullet, Mihalcowicz, Balbiani, Stieda), perdent leurs caractères de conduits sécréteurs et se continuent avec les *vaisseaux droits*. Ceux-ci pénètrent soit isolément, soit après union avec les autres tubes d'un même lobe, dans la base du corps d'Highmore où ils forment un réseau de 5 millimètres d'épaisseur (*réseau testiculaire*, Kölliker; *rete vasculosum testis*, Haller) qui occupe tout le corps d'Highmore. Ce réseau donne naissance, à l'extrémité supérieure du corps d'Highmore, à 7 ou 15 *vaisseaux efférents* qui, après avoir perforé l'albuginée, vont se jeter dans l'épididyme. A ce niveau, ces vaisseaux se rétrécissent, décrivent des circonvolutions analogues à celles des tubes spermogènes, mais sans anastomoses ni prolongements, et forment par leur ensemble une série de cônes (*cônes séminifères*), qui constituent la tête de l'*épididyme*. Unis par du tissu conjonctif, les différents canalicules qui forment ces cônes épididymaires se réunissent en un canal unique le long du bord postérieur et supérieur de l'épididyme, pour constituer le *canal de l'épididyme*. Ce dernier, à son tour, formé par ses nombreuses circonvolutions l'épididyme lui-même qui, après avoir fourni à son extrémité inférieure un diverticule en cul-de-sac (*vas aberrans* de Haller), se continue avec le *canal déférent*.

Maintenant que nous connaissons d'une manière générale la constitution du parenchyme testiculaire, nous pouvons étudier isolément la structure de chacune de ses parties.

3° **Canalicules séminifères**. — Considérés isolément, les canalicules spermogènes ont une structure des plus simples. Ils ont un diamètre moyen de 13 à 18 μ. et se composent d'une tunique externe de 5 à 11 μ. d'épaisseur, d'aspect hyalin. Cette tunique est formée de couches minces de tissu lamineux au milieu duquel on trouve des cellules conjonctives aplaties et à noyaux, imbriquées les unes sur les autres, de façon à constituer la paroi. On y trouverait en outre, d'après Kölliker, de très rares fibres élastiques. La face interne de cette tunique est tapissée par l'épithélium spermatique, variable suivant les différentes époques de la vie.

Chez l'enfant, les canalicules très étroits ne renferment encore que de petites cellules transparentes et dont les contours ne sont pas bien précis. Au moment de la puberté ces éléments prennent de plus grandes dimensions et, néanmoins, leur contour reste toujours très confus, alors même qu'a commencé la formation du sperme.

A cette époque, on trouve la paroi du canalicule séminipare tapissée par une série d'éléments très difficiles à interpréter. Ce sont des masses de protoplasma dont il est peu aisé de voir les contours. On peut y reconnaître, cependant, la superposition des couches suivantes :

1° Contre la paroi propre, on trouve une couche de cellules plus ou moins arrondies, plus ou moins polyédriques par pression réciproque, ce sont les cellules *pariétales* ou *basales;*

2° Une couche régulière de grosses cellules arrondies,

avec un gros noyau et un nucléole bien visible; ce sont les *cellules de Henle*;

3° Des amas plus ou moins disséminés de cellules beaucoup plus petites et de forme très variable : les unes sont à peu près sphériques, les autres sont régulièrement allongées ; ce sont des *spermatoblastes;*

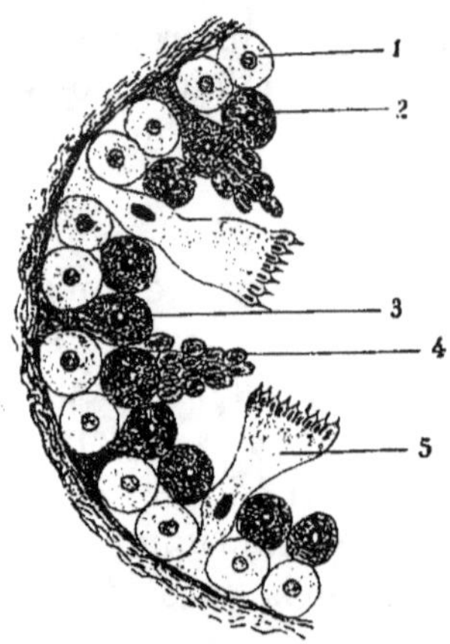

Fig. 136. — Coupe schématique d'un tube séminipare montrant les diverses formes de l'épithélium au moment de la spermatogénèse.

1, cellule pariétale ou basale; 2, cellule de Henle ; 3, cellule de Henle à pied ; 4, spermatoblastes ; 5, cellule de Sertoli, ou cellule en chandelier.

4° Enfin, entre ces diverses cellules, on en voit d'autres, plus rares, de dimension plus grande et de forme spéciale. C'est une masse de protoplasma, dont une extrémité allongée pénètre entre les couches cellulaires précédentes jusqu'à la paroi du canalicule, et dont la partie libre qui regarde la lumière du canal s'étale, se lobule et renferme de nombreux petits noyaux. La partie basale de cette cellule, décrite comme un élément spécial par Sertoli, renferme un gros noyau circulaire.

Ces divers éléments cellulaires que nous venons d'énumérer, si dissemblables d'aspect, ne sont cependant, en réalité, que les stades successifs des transformations d'un même épithélium, ayant pour but la production des spermatozoïdes. Si les auteurs diffèrent tant sur l'interprétation de ces éléments, c'est que, en effet, l'étude de la spermatogenèse, chez les animaux supérieurs, prête on ne peut plus à la confusion. Chez eux, en effet, l'évolution de l'épithélium spermatique est simultanée, de telle sorte que l'aspect des coupes est on ne peut plus confus et, par suite, l'interprétation des éléments observés plus difficile. Aussi, les auteurs modernes qui ont résolu ce problème (Brissaud, M. Duval, Prenant, etc.) ont-ils eu le soin d'observer des animaux d'ordre inférieur, chez lesquels le processus de transformation se produisait successivement, à des intervalles plus éloignés, et, en quelque sorte, d'une manière plus simple ; chez lesquels, par conséquent, l'interprétation des faits était rendue plus aisée. Chez les plagiostomes, la raie en particulier, les stades de transformation n'ont lieu que dans un tube séminipare à la fois ; il est on ne peut plus aisé, alors, d'assister à l'ensemble de ce processus et de rattacher ensuite les phénomènes observés à ceux plus complexes vus chez les animaux supérieurs.

Sans entrer ici dans le détail des observations chez les animaux inférieurs, nous nous contenterons d'indiquer, d'une manière générale, le processus de la spermatogenèse, nous réservant ensuite de montrer rapidement ce qu'est chacune des formes cellulaires que nous avons décrites plus haut.

Spermatogenèse. — La production des spermatozoïdes a lieu par une série de transformations des cellules les plus externes des tubes séminipares (*cellules pariétales*). On voit, d'abord, les cellules augmenter de volume et se composer d'un corps protoplasmique arrondi avec un gros noyau. Puis, le noyau se divise par karyokinèse en deux, quatre, huit, seize, etc., noyaux, et ce stade présente, chez quelques batraciens (grenouille), un tel développement, qu'on a donné le nom de *kyste spermatique* à ces énormes cellules en voie de développement nucléaire. Le protoplasma cellulaire, indivis jusqu'alors, se condense autour de chacun de ces noyaux, d'où le groupement d'une série de cellules faisant saillie à la surface interne du tube séminipare sous forme de petits bourgeons. Bientôt, chacun de ces bourgeons se pédiculise et la cellule primitive est transformée en une grappe d'éléments piriformes, *tous rattachés par leur extrémité effilée à un pédicule commun resté*

adhérent à la paroi interne du canalicule spermatique
(Mathias Duval). C'est chacun de ces éléments piriformes qu'il convient de désigner sous le nom de *spermatoblastes*. Bientôt après, le noyau du spermatoblaste
se réfugie à la partie antérieure, libre, de la cellule et se
divise en deux segments inégaux (Dowdeswel, Brissaud),
dont l'antérieur est plus petit et plus réfringent que le
postérieur, c'est le *bouton* ou le *bâtonnet céphalique*.
Puis, dans l'axe du protoplasma, se déposent de fines
granulations qui, par leur juxtaposition, constituent
bientôt un *filament axial*, autour duquel le reste du protoplasma va exécuter un mouvement de torsion en spirale, peu accentué au début. Petit à petit, le filament
initial va s'allonger, les tours de spire se multiplieront
à l'infini, chez l'homme, et formeront au spermatoblaste
une extrémité très effilée, la *queue* du futur spermatozoïde. La grappe primitive de spermatoblastes se trouvera ainsi transformée en une grappe de spermatozoïdes. Peu à peu, le pédicule lui-même se résorbe,
ou est utilisé pour achever le filament caudal et de ce
fait toutes les têtes se rapprochent sensiblement les unes
des autres pour constituer un *faisceau de spermatozoïdes* (Mathias Duval). Ce sont ces faisceaux qui, déta-
chés de la paroi du canalicule, vont cheminer, poussés
par la vis à tergo, vers les canaux excréteurs du testicule.

Maintenant que nous connaissons le processus général de la spermatogénèse, il nous est plus facile d'interpréter chacune des formes cellulaires qui ont été décrites sur les parois des tubes spermogènes adultes et de
comprendre qu'elles résultent successivement les unes
des autres. Il est évident que les cellules externes ou
pariétales sont les cellules mères ou génératrices des
différents éléments sous-jacents. Ce fait nous sera d'ailleurs complètement démontré à propos du développement du testicule. — Les cellules de Henle résultent
directement de la division karyokinésique d'une cellule
pariétale.

Les groupes de spermatoblastes proviennent évidemment de la division multiple d'une même cellule de Henle, encore adhérente à la paroi du canalicule par un prolongement de protoplasma. Ainsi s'explique le nom de *cellules filles* que leur donne Biondi. Les cellules décrites par Sertoli sont les mêmes éléments dans lesquels l'individualité est devenue plus distincte, par une sorte de condensation du protoplasma qui les relie à la paroi commune. En raison de leur forme spéciale, on les a encore décrits sous le nom de *cellules en chandelier*.

Spermatozoïdes. — Découverts dans le sperme humain en 1677 par un étudiant de Dantzig, Louis Ham, les spermatozoïdes furent d'abord désignés par Leuvenhoëck, qui vérifia la découverte de son élève, par le terme d'*animalcules spermatiques*. C'est Duvernois qui, le premier, désigna ces éléments sous le nom de *spermatozoïdes*. Ce sont des cellules *uniciliées*, dont la constitution intime n'a bien été déterminée qu'après les recherches modernes de Schweiger-Seidel, de Gibbes, de Jensen, de Ballowitz, de Henneguy, de Brissaud et de Prenant (de Nancy). Ces cellules se présentent au microscope sous la forme d'un filament, renflé à l'une de ses extrémités, dite *tête* ou *segment céphalique ;* tandis que son autre extrémité se prolonge en une sorte de long cil vibratile, dit *queue* ou *filament caudal*. Avec les données modernes, on peut reconnaître dans un spermatozoïde d'une manière plus précise : 1° la tête ; 2° une pièce d'union entre la tête et la queue, le *segment intermédiaire* (Schweiger-Seidel) ; 3° la queue, se divisant elle-même en une première portion ou *segment initial* et une portion terminale, *segment terminal*.

La tête, très variable de forme suivant les diverses espèces animales, est piriforme chez l'homme et mesure en moyenne 5 μ. de long. Examinée à un très fort grossissement, elle présente une extrémité antérieure très petite, réfringente et ne se colorant pas à l'aide des réactifs ; c'est le *bouton céphalique*. La substance qui constitue ce bouton céphalique se continue autour de la tête en une enveloppe tantôt continue, tantôt en forme de lame spiralée. Chez l'homme, c'est une enveloppe très

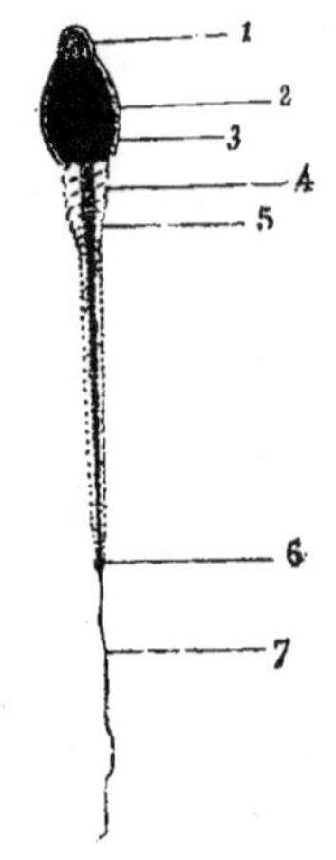

Fig. 137. — Schéma montrant la structure d'un spermatozoïde de l'homme.

1, bouton céphalique; 2, capuchon céphalique; 3, noyau de la cellule; 4, protoplasma en spirale; 5, filaments axiaux; 6, noyau intercalaire de Henneguy et Prenant; 7, filament caudal.

mince et difficile à voir. Le segment postérieur de la tête est constitué par le noyau proprement dit de la cellule; elle est donc formée par de la substance chromatique et fixe énergiquement les matières colorantes.

Le segment intermédiaire présente une structure assez complexe : il est formé d'un filament central qui en occupe l'axe. Ce filament est en réalité formé dans certaines espèces animales, le rat en particulier, par deux filaments très fins, juxtaposés l'un à côté de l'autre, et qu'à l'aide de la putréfaction et de la macération on peut dissocier en fibrilles secondaires. Le long de ce filament principal, il en existe un autre, enroulé en spirale. Les tours de spire de ce dernier filament sont en raison directe de l'âge du spermatozoïde et de l'espèce animale envisagée. Sur le spermatozoïde de l'homme adulte, les tours de spire sont en nombre considérable.

Le segment principal de la queue ou *segment initial* est, lui aussi, formé par un grand nombre de fibrilles groupées en faisceau et qu'on a pu dissocier à l'aide de la macération ou de la putréfaction.

Malgré les objectifs les plus puissants, on n'a pas pu encore déterminer la constitution intime du segment *terminal* de la queue. Néanmoins, dans ces derniers temps, Prenant (de Nancy) a signalé, entre le segment

principal de la queue et le segment terminal, un petit
bouton réfringent qu'il désigne sous le terme de bouton ou de *noyau intercalaire*.

Examinés dans du sperme frais, les spermatozoïdes
sont doués de mouvements rapides d'ondulation de leur
segment caudal, analogues à ceux d'une anguille dans
l'eau (Mathias Duval). Grâce à ces mouvements, ils peuvent parcourir environ 3 millimètres en une minute
(Sims). Lorsque sur leur chemin ils rencontrent des cellules épithéliales ou des cristaux, ils les heurtent vivement et peuvent déplacer ainsi des éléments égaux à
trois fois leur volume. Ces mouvements peuvent persister encore assez longtemps (7 jours, Hamman) après
que le spermatozoïde est sorti des voies génitales mâles,
pourvu qu'il soit déposé dans un milieu faiblement alcalin. L'eau, le froid et les acides détruisent aussitôt leur
vitalité.

4° **Tissu conjonctif péricanaliculaire.** — Le tissu
conjonctif qui sert de soutien aux différents tubes spermogènes présente des caractères tout spéciaux au testicule. Il est disposé par couches concentriques, engainées
les unes dans les autres (Malassez). Entre ces couches,
on voit des espaces libres, tapissés
de larges cellules épithéliales plates.
Ces espaces sont les origines des
vaisseaux blancs.

Au niveau des vaisseaux interca-
naliculaires, ces derniers sont séparés des travées cellulaires par une
ou plusieurs couches de cellules
polyédriques, spéciales au testicule
et sur la nature desquelles les auteurs ne sont pas d'accord. En général, on les considère, cependant,

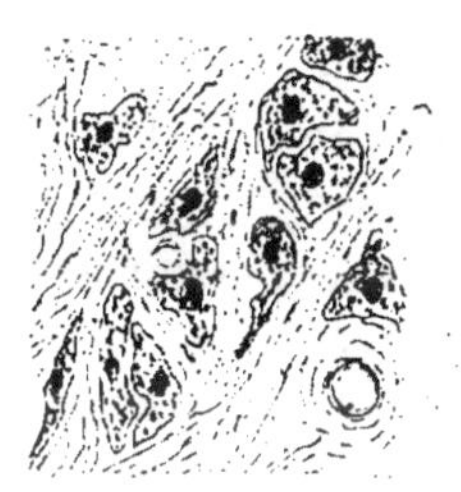

Fig. 138. — Cellules in-
terstitielles du testi-
cule ou cellules plas-
miques.

comme une variété de tissu cellulaire et on les désigne
communément sous le nom de *cellules interstitielles du
testicule* (Tourneux), ou de *cellules plasmiques*.

5° **Tubes droits**. — Les tubes droits n'ont pas de paroi propre hyaline : celle-ci est uniquement constituée par le tissu conjonctif péricanaliculaire et c'est sur ce dernier que repose la couche épithéliale, formée de petites cellules cubiques.

6° **Corps d'Highmore**. — **Réseau du corps d'Highmore**. — Chez l'adulte, le corps d'Highmore est constitué par une masse fibreuse très compacte, dont les divers éléments sont tellement confondus entre eux que la coupe semble transparente et homogène. A l'aide des réactifs nucléaires (hématoxyline, carmin d'alun) on peut cependant distinguer quelques noyaux cellulaires qui rappellent la nature conjonctive. La masse du corps d'Highmore est creusée à son centre d'une large lacune, subdivisée elle-même en lacunes secondaires par des travées obliques ou transversales, formées d'un tissu identique à la masse commune. Ces diverses lacunes sont tapissées d'un petit épithélium cubique (Balbiani) sans caractère déterminé.

7° **Vaisseaux efférents**. — Les vaisseaux droits ont environ 8 millimètres de long depuis leur point d'origine jusqu'à leur arrivée dans l'épididyme. Dans ce trajet, ils s'enroulent un grand nombre de fois sur eux-mêmes, ce qui augmente leur longueur absolue (25 millim. en moyenne). D'un diamètre de 35 à 45 μ à leur point d'origine dans le corps d'Highmore, ils n'ont plus que 28 à 22 μ de large au moment où ils forment les cônes épididymaires. — Ils sont constitués par une tunique fibreuse résistante, autour de laquelle on trouve une tunique circulaire (Henle) d'éléments musculaires lisses. L'épithélium qui les tapisse est formé de cellules cylindriques à cils vibratiles (Becker, Kölliker) plus petites, mais plus régulières que dans les tubes épididymaires proprement dits.

8° **Tubes épididymaires**. — L'épididyme est formée par une série de tubes flexueux qui, à mesure qu'ils parviennent à la partie inférieure de l'organe, deviennent plus rares, mais aussi plus larges. Ces tubes ont une structure identique à celle des vaisseaux efférents. A leur partie terminale cependant, la tunique musculaire est renforcée d'une couche de fibres longitudinales analogues à celles qui rentrent dans la constitution du canal déférent. Le revêtement épithélial est formé de belles cellules cylindriques à cils vibratils de 30 à 40 μ. de hauteur.

9° **Vaisseaux du testicule**. — Les artères qui se ramifient dans le testicule et l'épididyme viennent de la spermatique et de la déférentielle. — La spermatique émet deux branches principales dont l'une, l'épididymaire, s'épuise dans cet organe ou s'anastomose à sa partie inférieure (queue) avec la déférentielle ; et dont l'autre, la testiculaire, fournit des ramifications au corps d'Highmore, forme un réseau fréquemment anastomosé à la surface de l'albuginée, et se résout en un réseau très sinueux dans les lames engainantes que forme le tissu conjonctif interlobulaire.

Les veines ne suivent pas exactement le trajet des artères dans la profondeur de la glande. Les plus superficielles, disposées en un riche plexus, se terminent au sommet du testicule ; les profondes forment aussi un plexus qui traverse la périphérie du corps d'Highmore et se joint au précédent pour constituer le plexus veineux spermatique.

Les lymphatiques suivent, à peu près (Sappey), le trajet des veines et forment autour des lobes et à la superficie de la glande un très riche plexus, dont les branches se jettent dans les ganglions lombaires.

10° **Nerfs**. — Les nerfs du testicule sont rares ; ils viennent du plexus de l'artère spermatique et du canal déférent : on ne connaît pas leur terminaison.

§ 2. — CANAL DÉFÉRENT.

Préparation. — On obtient d'excellentes préparations en durcissant des fragments de 1 cent. de long, après fixations

des éléments (alcool, ou liquide de Muller) par la méthode ordinaire de la gomme et de l'alcool. Les coupes seront surtout démonstratives après colorations au picro-cramin et montage dans la glycérine neutre.

Le canal déférent est un tube cylindrique de 2 à 3 millimètres de large, dont les parois ont de $1^{mm},1$ à $1^{mm},5$ d'épaisseur, et dont la lumière a de $0^{mm}, 50$ à $0^{mm},75$ de diamètre moyen. Ce canal est formé de

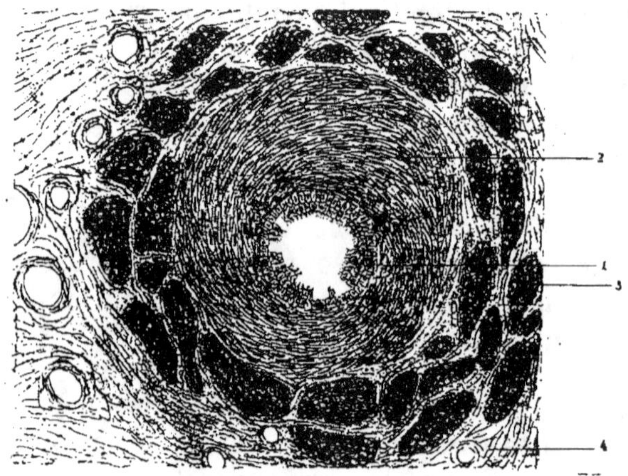

Fig. 139. — Coupe transversale d'un canal déférent de l'homme adulte.

1, couche épithéliale; 2, fibres musculaires lisses de la couche moyenne circulaire; 3, fibres musculaires lisses de la couche externe longitudinale.

trois couches concentriques, dans l'épaisseur desquelles se distribuent des vaisseaux et des nerfs.

La tunique externe, de nature fibreuse, est très mince; elle est formée de fibres de tissu conjonctif et de quelques fibres élastiques très fines.

La tunique moyenne est très épaisse; elle forme les 4/5 de l'épaisseur totale des parois ($0^{mm},9$ à $1^{mm},3$).

Elle est composée, en dehors, d'un plan de fibres longitudinales; à sa partie moyenne, d'un plan de fibres circulaires ou obliques; et, en dedans, d'un autre plan de fibres longitudinales, formant à lui seul 1/5 de l'épaisseur totale des deux autres plans (Kölliker). Les éléments de ces divers plans musculaires sont des fibres-cellules lisses, longues de $0^{mm},22$ et larges de 9 à 13 μ. Ces éléments sont réunis entre eux par du tissu conjonctif lâche et par quelques rares fibrilles élastiques.

La tunique interne, *muqueuse*, d'une épaisseur moyenne de $0^{mm},26$, est blanche et plissée longitudinalement. A la portion inférieure du canal, la muqueuse forme des plis plus ou moins saillants, entre lesquels sont des dépressions qui présentent une analogie plus ou moins grande avec des glandes utriculaires (Henle). Les deux tiers externes de la muqueuse sont formés par un réseau élastique très serré ; plus en dedans, on voit une mince couche de tissu conjonctif fibrillaire, parsemée de quelques noyaux, sur laquelle repose l'épithélium. Celui-ci serait formé, pour les uns (Kölliker, Klein, etc.), de *cellules pavimenteuses* de 11 à 18 μ. de diamètre et, pour les autres (Sappey, etc.), de cellules cylindriques à cils vibratiles.

Vaisseaux. — Les artérioles, qui se ramifient sur les parois du canal déférent, viennent de la déférentielle et sont surtout distinctes dans la tunique fibreuse : elles pénètrent également dans les tuniques musculeuse et muqueuse et elles forment des réseaux lâches de très fins capillaires.

Les lymphatiques viennent de toute l'étendue du canal, mais surtout de sa portion terminale où ils sont très manifestes (Sappey).

Nerfs. — Emanés du plexus hypogastrique, les nerfs du canal déférent se répandent en nombreuses anastomoses sur toute sa surface. Ils sont surtout faciles à voir dans la tunique fibreuse. On ne connaît pas encore leur terminaison dans la tunique musculaire (Sappey).

§ 3. — VÉSICULES SÉMINALES. CONDUITS
ÉJACULATEURS.

a. **Vésicules séminales.** — Ces vésicules sont constituées par trois tuniques analogues mais plus minces que celles du canal déférent. La tunique externe, de nature conjonctive, renferme un riche plexus de ramuscules artériels et veineux et un grand nombre de filets nerveux anastomosés. La tunique moyenne, musculeuse, est formée de trois plans de fibres lisses, longitudinales, circulaires ou obliques. — La tunique interne, muqueuse, est très distincte ; elle offre des dépressions analogues à celles qu'on voit dans l'ampoule du canal déférent ; mais les saillies qui limitent ces dépressions sont beaucoup plus hautes que dans ce dernier, de telle sorte que sur les coupes elles se présentent comme de véritables villosités (Cadiat). Le chorion muqueux, formé de fibres lamineuses et de quelques fibres élastiques très fines, est recouvert par un épithélium cylindrique.

Vaisseaux et nerfs. — Emanées de la vésicale inférieure et de l'hémorrhoïdale moyenne (Sappey), les artères traversent la tunique fibreuse et se perdent dans les tuniques musculaire et muqueuse. Les veines ne sont distinctes que dans la tunique fibreuse où elles forment un plexus. — Les nerfs pénètrent jusque dans la tunique musculaire.

b. **Conduits éjaculateurs.** — De même que le canal déférent, ces conduits ont une paroi externe, fibreuse, très ténue ; une tunique moyenne musculaire et une muqueuse. Ces trois tuniques, déjà très minces à leur point d'origine, s'amincissent encore dans les parties situées dans l'épaisseur de la prostate.

La muqueuse, épaisse de $0^{mm},1$ à $0^{mm},2$, est riche en fibre lamineuse et se continue directement avec la couche élastique sous-jacente. Sa face libre présente des plis et des saillies analogues à celles de la muqueuse du canal déférent. La couche épithéliale est formée de cellules prismatiques.

Développement du testicule et de ses canaux excréteurs. — Les organes génitaux internes et les reins, ainsi que nous l'avons déjà vu précédemment, se développent aux dépens d'une masse de cellules du feuillet moyen (masse intermédiaire, Forster, Balfour) recouverte par l'*épithélium germinatif* (Waldeyer). Ces organes sont précédés par des organes provisoires tels que le corps de Wolff et le canal de Muller que nous avons étudiés à propos de l'appareil urinaire.

L'épithélium germinatif forme, à la partie interne du corps de Wolff, un épaississement qui, par prolifération, formera des tubes (tubes de Pflüger) qui pénétreront, en se ramifiant, dans l'épaisseur du corps de Wolff. Ces tubes ou cordons de Pflüger renferment des cellules sphériques qui, dans la glande femelle, sont les futurs *ovules*. Lorsque la glande évolue vers le type mâle, les cordons de Pflüger ne s'étranglent pas au niveau des ovules primordiaux, ils se creusent et forment des tubes (futurs tubes spermatiques) qui sont formés de cellules polyédriques et de quelques rares cellules sphériques, *les ovules primordiaux*. Ces derniers s'atrophient peu à peu et disparaissent en général complètement au moment de la naissance. A ce moment, les tubes sont constitués uniquement par des cellules polyédriques toutes identiques entre elles (*cellules de la granulosa*, chez la femelle; *cellules pariétales* chez le mâle);

L'embryon qui, avant la différenciation des tubes de Pflüger, possédait un appareil génital hermaphrodite, avec un canal de Muller et un canal de Wolff, voit peu à peu les organes provisoires s'atrophier par partie ou en totalité, selon qu'il évolue vers l'un ou vers l'autre des types sexuels.

Chez le mâle, la partie supérieure ou génitale du corps de Wolff se développe, prolifère, les canalicules du corps de Wolff s'abouchent avec les tubes de la masse germinative (testicule) pour constituer les *tubes des cônes épididymaires.*

La partie inférieure, encore dite partie urinaire, s'atrophie et devient le *vas aberrans*, en même temps que le canal excréteur de cet organe (canal de Wolff) formera le canal excréteur du testicule, *le canal déférent.*

De son côté, le canal de Muller qui, chez la femelle, formera les voies d'excrétion génitale, c'est-à-dire les trompes, l'utérus et le vagin, s'atrophie chez l'adulte : sa partie supérieure persiste cependant à l'état rudimentaire pour constituer l'*hydatide de Morgagni*, et sa partie inférieure, s'unissant à sa congénère du côté opposé, formera l'*utricule prostatique.*

§ 4. — PROSTATE.

Préparation. — Après avoir débarrassé la prostate du tissu musculaire et du plexus veineux qui l'entourent, il convient de fixer les éléments par un séjour de 24 ou de 48 heures dans le liquide de Muller. Après un lavage de quelques heures dans l'eau distillée, on durcira l'organe par la méthode ordinaire de la gomme et de l'alcool. Si on dispose d'un grand microtome, les coupes totales seront les plus démonstratives ; dans le cas contraire, il faudra tailler des cubes comprenant à la fois la zone péri-prostatique et la zone glandulaire. Les coupes débarrassées de la gomme seront colorées au picro-carmin et montées dans la glycérine neutre ou légèrement picrique.

La prostate, chez l'adulte, est constituée par une charpente fibro-musculaire et par un parenchyme glandulaire, au milieu duquel se répandent des vaisseaux et des nerfs.

La charpente est formée, dans la portion pré-uréthrale de la glande, par des fibres musculaires striées (Sappey, Cadiat) et, dans le reste de son étendue, par des fibres lisses. Ces dernières sont surtout abondantes dans toute la portion de la prostate qui n'est pas en avant de

l'urèthre ; elles forment, au centre de l'organe, un système de lames et de lamelles qui limitent des alvéoles
et des trabécules, au sein desquels sont logés les éléments glandulaires. Ces travées inter-glandulaires,
d'une épaisseur moyenne de 6 à 20 μ. à l'époque de la
puberté, mesurant 30 à 40μ. d'épaisseur chez l'adulte (Launois), renferment, en outre, de nombreuses fibres conjonctives. A mesure qu'on approche de la périphérie,
ces divers éléments deviennent plus abondants et plus
denses ; aux fibres lisses, se joignent des fibres striées et
de gros faisceaux conjonctifs entre-croisés en tous sens,
de telle sorte que leur ensemble constitue à la périphérie de l'organe une « zone marginale séparant bien
nettement la glande du tissu voisin » (Launois). Chez
l'adulte (30 à 35 ans), les éléments conjonctifs deviennent
beaucoup plus abondants, ils forment même un véritable anneau qui enserre l'urèthre et de la face convexe
duquel partent des prolongements rayonnants qui divisent la prostate en lobes plus ou moins distincts. Chez
le vieillard, ces travées conjonctives s'hypertrophient
beaucoup et séparent nettement les culs-de-sac glandulaires de telle sorte que la lobulation de la glande
totale est des plus nettes à cette époque.

L'élément glandulaire est représenté par un grand
nombre de petites glandes en grappe plongées au milieu
de la trame fibro-musculaire. Très irrégulières de
forme, ces glandes varient beaucoup d'aspect, suivant
qu'on les examine chez un enfant, chez un adulte, ou
chez un vieillard.

Chez l'enfant à la naissance, les culs-de-sac glandulaires sont extrêmement abondants dans toute la zone
sous-uréthrale de la prostate. Les parois de ces culs-de-
sac sont constituées par du tissu conjonctif, d'autant
plus dense qu'on se rapproche davantage de la couche
épithéliale. En aucun point on ne trouve trace d'une
membrane anhyste (Launois). On voit, à l'intérieur de
ces culs-de-sac, un amas de cellules polygonales serrées

les unes contre les autres, dont les plus périphériques sont petites et semblent implantées dans les fibres qui forment la paroi par de fins prolongements. Les cellules centrales sont globuleuses, ont un gros noyau et un protoplasme legèrement granuleux. Chez l'adulte, les culs-de-sac glandulaires présentent un aspect analogue. Les cellules polygonales de la périphérie, très abondantes, sont disposées sur plusieurs couches et laissent au centre une lumière distincte ; les plus centrales semblent perdre leur noyau et « présentent l'aspect d'une membrane plissée analogue à celle de l'épithélium buccal » (Launois).

Les canaux excréteurs de ces glandes ont une paroi identique à celle des acini. L'épithélium seul diffère : il est constitué par deux couches bien distinctes de cellules ; la couche profonde est formée d'éléments ronds ou ovoïdes, avec un corps cellulaire mince et un gros noyau ; la couche superficielle comprend des cellules cylindriques, dont les plateaux se juxtaposent régulièrement, de façon à former une surface continue. Ces cellules seraient ciliées, d'après quelques auteurs (Kölliker, Robin, Thompson).

Chez le vieillard, les différents culs-de-sac glandulaires sont entourés d'un épais cercle de tissu conjonctif. Les culs-de-sac glandulaires n'ont plus leur lumière centrale distincte ; celle-ci est remplie de détritus cellulaires, plus ou moins modifiés, qui forment les calculs qu'il est si fréquent de trouver dans la prostate à cet âge.

Vaisseaux. — Les artères de la prostate viennent surtout de la vésico-prostatique et accessoirement de l'hémorrhoïdale moyenne et de la vésicale inférieure. Ces différentes artères forment un plexus, surtout abondant dans la capsule fibro-musculaire périprostatique. Les veines ne présentent aucune importance et vont se jeter dans les nombreux plexus qui recouvrent les parties latérales de la glande.

Lymphatiques. — Signalés par Sappey, en 1854, ils

naissent du tissu conjonctif péri-glandulaire et se dirigent aussitôt vers la périphérie de l'organe, surtout vers
sa face inférieure. Quatre troncs partent de ce plexus :
deux latéraux se portent vers un ganglion situé sur les
parties latérales de l'excavation du bassin ; deux supérieurs, plus grêles, convergent vers un ganglion situé
derrière la branche horizontale du pubis.

Nerfs. — Emanés du plexus hypogastrique, ils suivent
d'abord le trajet des artères et se perdent ensuite dans
l'épaisseur de la glande. On ne connaît pas au juste leur
mode de terminaison.

Utricule prostatique. — Il représente une petite
cavité de 1 centimètre de profondeur environ, qui s'enfonce dans l'épaisseur de la prostate dont il reste distinct cependant. Sa paroi est formée par du tissu conjonctif condensé. Sa face interne, recouverte d'un
épithélium cylindrique, montre l'embouchure de nombreuses petites glandules en grappes, dont la constitution
est analogue en tous points à celle des glandes de la
prostate.

§ 5. — PÉNIS.

Le pénis, ou *verge*, est l'appareil de la copulation. Il
se compose d'une partie médiane, le canal de l'urèthre,
dont nous connaissons déjà la structure, des deux corps
caverneux, de quatre enveloppes, de vaisseaux et de
nerfs.

Les enveloppes de la verge sont formées par la peau,
le muscle péripénien (Sappey), et une couche celluleuse
qui facilite le glissement de ces premières enveloppes sur
la profonde, l'enveloppe élastique. Cette dernière est
en contact immédiat avec les corps caverneux et le
bulbe de l'urèthre ; elle entoure complètement le pénis
et envoie un prolongement entre l'urèthre et les corps
caverneux, de telle sorte que ceux-ci sont entièrement
limités par elle. Son épaisseur moyenne est de 1 millimètre et demi ; elle est formée de faisceaux de tissu

conjonctif et d'une grande quantité de fibres élastiques très fines. Au milieu des corps caverneux, elle envoie un prolongement médian et incomplet, hérissé d'une série de dentelures (ligament pectiné).

Sa face externe est faiblement unie à la couche celluleuse formée de tissu conjonctif lâche ; sa face interne est très adhérente aux corps caverneux.

Ceux-ci, adossés l'un à l'autre comme les canons d'un fusil double, sont formés de prolongements ou *trabécules* qui, partis de la face interne de l'enveloppe élastique, limitent des aréoles, au milieu desquelles sont placés les vaisseaux. Les trabécules comprennent, comme éléments, des fibres de tissu conjonctif, des fibres élastiques et un grand nombre de fibres musculaires lisses (Rouget, Sappey). La face interne des aréoles est tapissée d'une couche de cellules endothéliales.

Les vaisseaux qui pénètrent dans les corps caverneux sont très nombreux et remarquables par ce fait qu'ils fournissent des ramuscules qui se dilatent énormément pour remplir les aréoles. De ces dilatations naissent directement les veines. Aussi, a-t-on pu considérer justement le tissu érectile (Legros) comme essentiellement formé d'un réseau de capillaires énormes soutenus par des travées fibro-musculaires. Les nerfs des corps spongieux se perdent dans les faisceaux musculaires des trabécules.

Gland. — L'extrémité antérieure du pénis présente un renflement, le *gland*, entièrement constitué par le tissu spongieux de l'urèthre, recouvert par la muqueuse. Celle-ci, très riche en papilles, présente la même structure que la peau, avec cette différence, cependant, qu'on n'y trouve pas de couche cornée. A la base du gland, la *couronne ;* la muqueuse renferme de volumineuses glandes sébacées, les *glandes de Tyson.* La muqueuse du gland est très riche en terminaisons nerveuses : Suchard a montré, en 1884, qu'elle renfermait de nombreux corpuscules terminaux ayant la même structure que ceux de Meisner ; mais, au lieu d'être isolés comme ces derniers, ils sont généralement groupés en petits ilots.

Prépuce. — Le gland, à l'état normal, est recouvert par un prolongement des trois enveloppes superficielles du pénis, repliées sur elles-mêmes, c'est le *prépuce*. La plus superficielle, la peau, arrive à son extrémité libre, se réfléchit sur elle-même pour constituer la muqueuse. La couche musculaire réfléchie s'arrête au niveau de la couronne et la couche celluleuse s'adosse à elle-même, pour constituer la partie centrale du repli préputial. Ces diverses enveloppes ont la même structure que dans la verge.

CHAPITRE IX

APPAREIL GÉNITAL DE LA FEMME

§ 1. — OVAIRE.

Préparation. – Les ovaires provenant de pièces cadavériques seront avantageusement fixés par un séjour de vingt-
quatre heures dans l'alcool ou le liquide de Müller. Puis,
après avoir séjourné dans l'eau pendant quelques heures, ils
seront durcis par la gomme et l'alcool. Les coupes devront
comprendre, autant que possible, la zone ovigène et la zone
bulbeuse : elles seront colorées par le picro-carmin et montées dans la glycérine neutre, ou mieux, par l'hématoxyline
et l'éosine, ou le carmin d'alun, et, après déshydratation par
l'alcool absolu, éclaircissement par l'essence de girofles, montées dans le baume de Canada. Les ovaires frais seront fixés
dans la solution à 1/200 d'acide osmique et les coupes montées
dans le baume sans autre coloration.

Sur une section d'un ovaire, allant de son bord convexe vers le hile, on constate que ce corps est formé de
deux substances distinctes : l'une périphérique, homogène, mince, blanchâtre, est la *substance corticale*, la *zone
ovigène* (Sappey, Schrœn) ; l'autre centrale, spongieuse,
d'aspect rougeâtre, formant la plus grande partie de la
glande, la *substance médullaire* ou *bulbeuse*. — La surface libre de l'organe est recouverte par une couche épithéliale caractéristique. Les éléments qui la constituent
sont distincts des éléments épithéliaux du péritoine. En
effet, vers le hile de l'ovaire, au niveau de sa base, les cellules pavimenteuses du péritoine disparaissent brusquement et sont remplacées par une couche simple et con-

tinue de cellules cylindro-coniques (Waldeyer), qui sont
les derniers vestiges de l'épithélium germinatif de la cavité pleuro-péritonéale embryonnaire (M. Duval).

Substance corticale. — L'aspect homogène de cette
couche l'avait fait décrire par quelques auteurs comme
une enveloppe fibreuse, analogue à l'albuginée du testicule. Les recherches de Waldeyer ont montré qu'elle
formait la partie essentielle de la glande, car c'est là,
en effet, que sont accumulés les *ovisacs* ou *follicules de
de Graaf*, dont chacun renferme un *ovule*. Cette couche
varie donc avec les différentes époques de la vie génitale et il importe de l'étudier sur un ovaire de jeune fille
avant la puberté, sur celui d'une femme pubère et sur
celui d'une femme après l'époque de la ménopause.

Sur l'ovaire d'une jeune fille non pubère, cette couche
a une épaisseur moyenne de 1 millimètre. Elle est formée d'une trame de fibres et de fibrilles conjonctives,
d'autant plus dense qu'on se rapproche davantage de
la périphérie. Quelques auteurs y auraient vu des fibres
musculaires lisses (Rouget). Entre les divers éléments
conjonctifs de cette trame, on trouve de grosses cellules
cubiques, de coloration jaunâtre. Ces cellules sont clairsemées ou tassées en petits amas ; ce sont *les cellules
interstitielles de l'ovaire* (Tourneux) dont on ne connaît
pas au juste le rôle. Au milieu de cette trame conjonctive, sont semés les ovisacs au nombre d'environ
300,000 pour chaque ovaire (Sappey). Ces ovisacs sont
sphériques, mesurent 30 à 40 μ de diamètre et sont formés d'une enveloppe externe, mince, de nature conjonctive, d'une couche de deux ou trois rangées de cellules
granuleuses, polyédriques ou cylindriques (épithélium
du follicule de de Graaf) et d'une cavité centrale dans laquelle se trouve l'ovule, caractéristique par son noyau
(vésicule germinative) et son nucléole (tache germinative).

L'ovaire d'une femme ayant eu déjà un grand nombre
de périodes menstruelles présente une surface plus irré-

gulière. Un certain nombre d'ovisacs ont grossi et ont subi, à des degrés différents, les phases de leur évolution : les uns, à peine doublés de volume, sont encore compris dans la zone ovigène ; les autres, plus avancés dans leur développement, débordent la couche ovigène et font saillie dans la couche bulbeuse. A cet état, les ovisacs, presque visibles à l'œil nu, présentent une cavité remplie d'un liquide alcalin, transparent ou légèrement

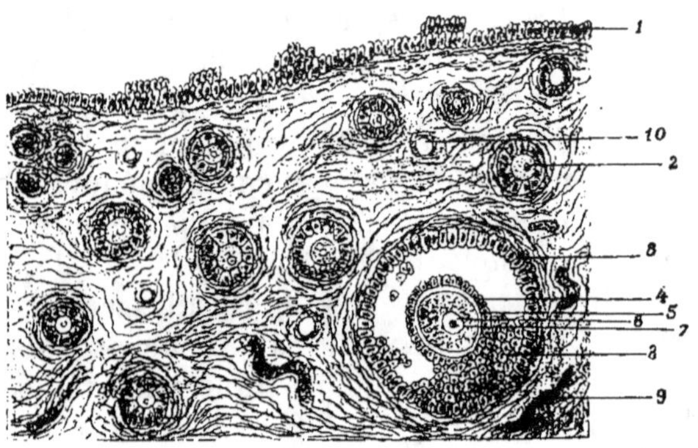

Fig. 140. — Coupe d'un ovaire de femme de 35 ans.

1, épithélium germinatif de Waldeyer ; 2, un follicule de de Graaf ; 3, cumulus proligère d'un follicule de de Graaf plus avancé dans son évolution ; 4, disque proligère du même follicule ; 5, membrane vitelline ; 6, vitellus ; 7, vésicule germinative avec sa tache germinative ; 8, membrane granuleuse ; 9, cordons médullaires, derniers vestiges du corps de Wolff ; 10, vaisseau sanguin.

jaunâtre, albumineux, coagulable par l'alcool, la chaleur ou les acides et sont entourés de tissu conjonctif dense, qui leur forme une véritable membrane d'enveloppe (la *theca folliculi* de quelques auteurs). Cette paroi de l'ovisac est formée de lamelles conjonctives emboîtées les unes dans les autres. Certains auteurs la décrivent comme formée de deux couches distinctes : une externe de faisceaux conjonctifs entre-croisés, entre lesquels on trouve de nombreuses cellules plates de tissu conjonctif, d'aspect fusiforme sur la coupe; et une interne dans laquelle les cellules sont plus épaisses, plus granuleuses et ressemblent beaucoup aux cellules interstitielles (Tourneux).

L'épithélium de leur face interne a considérablement augmenté et, dans la région opposée à la surface de l'ovaire, où se trouve l'œuf, il forme un épaississement verruqueux qui fait saillie dans l'ovisac (cumulus proligère) et qui le recouvre même (disque proligère). Cette couche épithéliale (membrane granuleuse) d'une épaisseur moyenne de 25 à 35 μ est constituée par des cellules polyédriques de 6 à 9 μ se rapprochant assez souvent de la forme sphérique. Elles possèdent toutes un gros noyau circulaire et quelques granulations graisseuses.

Sous l'influence de la maturation naturelle de la vésicule et de la congestion générale de tout l'appareil génital, ou encore de l'excitation sexuelle, le liquide contenu dans l'ovisac augmente de quantité, distend les parois, les amincit, entrave la circulation dans le point le plus superficiel et finit par rompre l'ovisac; dès lors, l'ovule est expulsé au milieu du cumulus proligère et recueilli par le pavillon de la trompe.

Ovule. — Découvert en 1827 par de Baer, il peut être considéré comme une cellule parfaite. Régulièrement sphérique, il mesure 200 μ en moyenne chez la femme réglée. — Il est constitué par une membrane d'enveloppe, la *membrane vitelline*, et un contenu protoplasmique, le *vitellus*. — Dans le vitellus, contre la membrane vitelline, on voit un noyau vésiculeux, la *vésicule germinative*; dans celle-ci un nucléole, appliqué contre la paroi de la vésicule, la *tache germinative*. Balbiani a signalé, dans le vitellus, l'existence constante, dans toute la série animale, d'une deuxième vésicule, la *vésicule embryogène*, plus petite que la vésicule germinative, et qui serait le centre d'un mouvement nutritif ayant pour but de transformer le vitellus en une masse granuleuse opaque.

La membrane vitelline, mesurant 9 μ d'épaisseur, est transparente, amorphe et se présente au microscope, à un grossissement moyen, avec l'aspect d'un anneau transparent dont on ne voit que les deux circonférences, d'où les noms de *zone transparente, zone pellucide* que lui ont donné quelques auteurs. A l'aide de forts grossissements, on peut constater dans la membrane vitelline une zone externe striée, produite probablement par les cellules de la couche granuleuse, et une zone interne granuleuse qui serait une production directe de l'ovule. Chez les mammifères supérieurs, cette membrane est continue à elle-même. Les poissons sont les seuls vertébrés chez lesquels on a constaté (Doyère) l'existence d'un *micropile*, c'est-à-dire d'une fente infundibuliforme traversant la membrane vitelline. Chez les invertébrés, l'existence d'un micropile est constante et, chez les insectes, on peut même en constater plusieurs.

Le vitellus remplit complètement la membrane vitelline : il est formé d'un réseau protoplasmique dans les mailles duquel on trouve : 1° l'*hyalo-plasma*, et 2° un grand nombre de granulations albumino-graisseuses, le *deuto-plasma*.

Découverte par Purkinje chez les oiseaux (vésicule de Purkinje), signalée par Coste, en 1834, chez les mammifères, la *vésicule germinative* représente un véritable noyau cellulaire, régulièrement arrondi, de 20 à 40 μ de diamètre sur un œuf à maturité. Unique chez les mammifères et les oiseaux, il est presque toujours multiple chez les amphibies, les poissons et surtout les batraciens.

La tache germinative représente le *nucléole* du noyau cellulaire. C'est un corpuscule homogène, arrondi, de 7 à 10 μ de diamètre.

Corps jaune. — Une fois la vésicule rompue, on voit se produire dans le tissu de l'ovisac un travail de réparation ou de cicatrisation dont le terme ultime est la formation des *corps jaunes* (Malpighi). Celui-ci se présente dans deux conditions différentes : lorsqu'il n'y a pas eu, ou lorsqu'il y a eu fécondation. Dans le premier cas, la rupture de l'ovisac donne lieu à une légère hémorrhagie et le sang vient se mélanger au liquide de la vésicule. En même temps, les cellules de la couche granuleuse tombent en deliquium, tandis que celles de la paroi se multiplient, s'hypertrophient et forment dans la cavité des plis nombreux et flexueux d'aspect cérébroïde ; il se produit de la sorte une petite saillie qui s'accroît encore pendant huit ou dix jours et qui finit par s'atrophier, les différents éléments la constituant se développant selon le type conjonctif et se remplissant en même temps de granulations jaune orange, très réfringentes. Après quelque temps, le corps jaune primitif est remplacé par une cicatrice étoilée, bien visible à la surface d'un ovaire de vieille femme (faux corps jaune).

Lorsqu'il y a fécondation, le corps jaune continue à se développer jusqu'au troisième mois, époque à laquelle il atteint le volume d'un gros pois ou d'une noisette, puis il décroît insensiblement jusqu'à la fin de la grossesse.

A côté de ces cicatrices qu'on observe normalement à la surface de l'ovaire (vrais corps jaunes de gestation, faux corps jaunes de menstruation), il convient de signaler de petites cicatrices plus rares, résultant de l'atrophie des vésicules de de Graaf qui, parvenues à maturation, ne se sont pas ouvertes (*atrésie des follicules de de Graaf*).

L'ovaire d'une vieille femme présente donc une couche corticale dont la surface est parsemée de cicatrices plus ou moins apparentes, suivant qu'elles témoignent d'une ovulation fécondée ou non. D'autre part, la trame conjonctive au milieu de laquelle étaient plongés les ovisacs, en se développant, a étouffé peu à peu ces derniers qui ont presque complètement disparu. A un âge avancé, les éléments conjonctifs de cette trame, fortement revenus sur eux-mêmes, finissent par donner à la couche corticale un aspect scléreux caractéristique ; ce qui a permis, avec raison, à quelques auteurs, de décrire à la surface de ces ovisacs une véritable tunique albuginée.

Substance bulbeuse. — La substance *médullaire* ou *bulbeuse* forme la masse principale de l'ovaire de la femme adulte. De consistance mollasse, sa coloration généralement rougeâtre varie avec l'état de congestion ou d'anémie dans lequel on l'examine. Elle est essentiellement constituée par des fibres musculaires lisses, des fibres de tissu conjonctif, de nombreux vaisseaux et des nerfs.

Signalées par Rouget, les fibres musculaires lisses sont disposées en faisceaux : elles proviennent des ligaments tubo-ovariques, du ligament rond postérieur et de l'aileron postérieur des ligaments larges. Le tissu conjonctif du bulbe ovarien est formé de faisceaux de fibres, surtout abondants le long des vaisseaux qu'ils relient entre eux et aux faisceaux musculaires.

Indépendamment de ces éléments essentiels, on trouve encore dans la substance bulbeuse des cordons granuleux, plus ou moins ramifiés, anastomosés entre eux et formés de cellules granuleuses juxtaposées côte à côte et enveloppées d'une gaine conjonctive mince. Ce sont les *cordons médullaires*, ou les derniers vestiges du corps de Wolff, ainsi que nous le verrons à propos du développement de l'ovaire.

Vaisseaux et nerfs. — L'artère utéro-ovarienne fournit à l'ovaire une branche qui, pénétrant par le hile, se ramifie dans la substance médullaire. Chacune de ces ramifications, décrivant de nombreuses sinuosités (*artères hélicines*), se dirige vers la substance corticale où elles s'épanouissent en un réseau capillaire destiné aux ovisacs. — Ceux de ces capillaires qui ne sont pas destinés aux ovisacs, parvenus à une certaine distance de la surface de l'ovaire, rétrogradent, laissant, en dehors de la zone ovigène, une mince couche de la substance corticale à peine vasculaire.

Les veines, nées des capillaires, pénètrent après de

nombreux entre-croisements, dans la substance médullaire où elles forment un véritable plexus caverneux. Elles se jettent toutes dans la veine utéro-ovarienne.

Les lymphatiques prendraient naissance, d'après His, à la surface même des ovisacs, par un réseau qui se trouverait dans l'épaisseur de la paroi de ces organes.

Les troncs nés de ces réseaux vont se jeter dans les ganglions lombaires.

Nerfs. — Les nerfs viennent du plexus ovarien ; ils sont formés par des fibres à myéline et d'autres sans myéline. On ne connaît pas leur mode de terminaison.

Développement de l'ovaire. — Lorsqu'on examine la couche ovigène de l'ovaire d'un fœtus de trois mois, on constate que les ovisacs ne sont pas distincts et groupés en masse continue, comme dans l'ovaire de la femme adulte, mais isolés ou disposés en un ensemble de gros cordons qui, partant de la surface de l'organe, s'enfoncent en se ramifiant dans sa profondeur. Ces cordons (*cordons ou tubes de Pflüger*), découverts en 1867 par Pflüger, sont formés de cellules granuleuses au milieu desquelles on voit, de distance en distance, des ovules. Les cordons formés par une sorte d'invagination de l'épithélium superficiel de

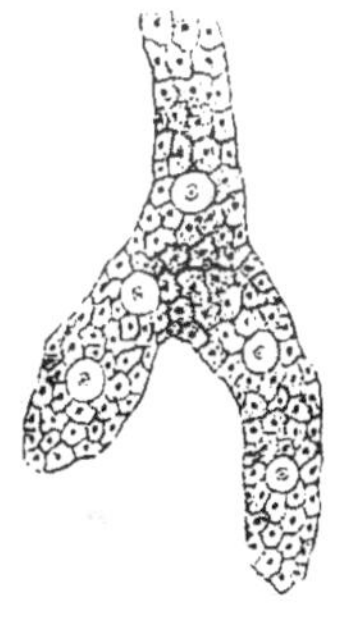

Fig. 142. — Figure schématique d'un cordon de Pflüger.

l'ovaire sont, pour cet auteur, constitués au début par des cellules toutes identiques entre elles et ce n'est que plus tard, que quelques-unes se différencient, montent en quelque sorte en dignité, pour former l'ovule, tandis que les autres constituent les cellules de la couche granuleuse. En effet, le cordon, primitivement cylindrique, s'étrangle de distance en distance au niveau de chaque ovule, et prend un aspect en chapelet ; en même temps, les cellules granuleuses se multiplient, entourent peu à peu l'ovule et lui forment une couronne de cellules granuleuses (*corona radiata*). Ce processus, se multipliant au

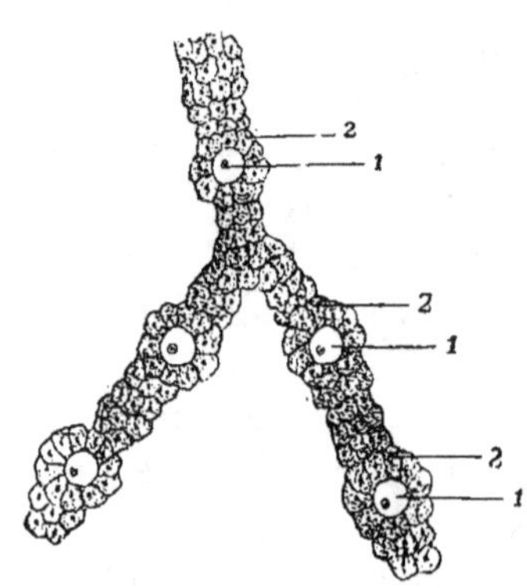

Fig. 143. — Figure schématique montrant l'étranglement des tubes de Pflüger au niveau des ovules primordiaux.

1, 1, 1, ovules primordiaux ; 2, 2, 2, cellules du cordon de Pflüger contribuant à former la corona radiata.

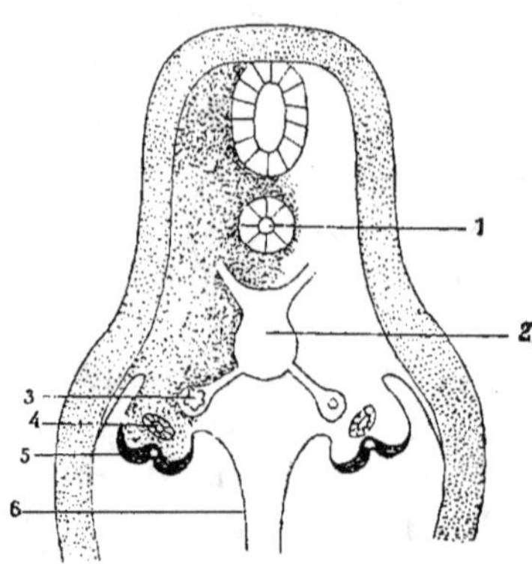

Fig. 144. — Coupe transversale d'un embryon de quatre jours au niveau de l'éminence génitale, d'après Waldeyer.

1, corde dorsale; 2, aorte ; 3, corpuscule de Malpighi ; 4, corps de Wolff ; 5, épithélium germinatif; 6, mésentère.

niveau de chaque cordon ovarien, isole les ovules les uns des autres et constitue la couche ovigène de l'ovaire à la naissance.

Bien qu'exacte sur un point, c'est-à-dire quant à la production de cordons épithéliaux partant de la surface de l'ovaire, la théorie de Pflüger ne saurait être acceptée aujourd'hui, dans son ensemble, avec les données nouvelles de l'embryologie, car il est démontré que les ovules préexistent même à la production des cordons ou tubes de Pflüger.

Pour s'en convaincre, il suffit d'examiner attentivement un embryon au deuxième mois. Une coupe verticale et transversale, vue de face, montre sur la ligne médiane la colonne vertébrale, au devant de laquelle se trouve le tube digestif représenté par un tube rectiligne. De chaque côté du tube digestif et de la colonne dorsale inférieure, se trouve un organe allongé, le *corps de Wolff*, du bord externe duquel se détache un canal (canal de Wolff) qui

descend verticalement et va s'ouvrir à la partie inférieure du tube digestif. Le corps de Wolff qui, chez
l'embryon, remplit les fonctions de rein est formé
lui-même de la partie supérieure du canal de Wolff
sur lequel vient se brancher une série de canalicules
(canalicules du corps de Wolff) tous parallèles entre
eux et perpendiculaires à la surface du canal de Wolff.

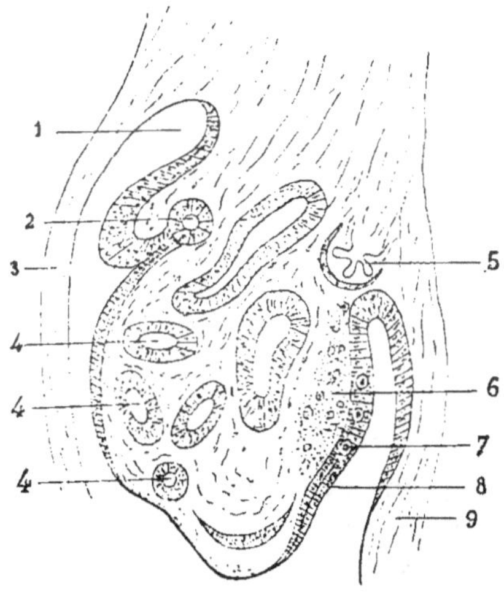

Fig. 145. — Coupe transversale de l'éminence génitale d'un embryon de
quatre jours, d'après Waldeyer.

1, espace séparant la somatopleure de l'éminence génitale ; 2, canal de
Muller au moment de sa formation ; 3, somatopleure ; 4, 4, 4, coupes
transversales des canalicules latéraux du corps de Wolff ; 5, corpuscule
de Malpighi ; 6, stroma de l'ovaire ; 7, ovule primordial ; 8, couche corticale épaissie de l'ovaire ; 9, mésentère.

Vers le cinquième jour, chez le poulet, on voit apparaître, à la face interne du corps de Wolff, un petit
corps blanchâtre qui n'est autre que le rudiment du
futur ovaire, en même temps, qu'en dehors du corps de
Wolff, il se produit un nouveau canal qui descend parallèlement à celui du corps de Wolff, c'est le *canal de
Muller*.

Sur une coupe transversale du même embryon, on

constate les mêmes détails, mais on reconnaît alors :
1° que ces divers organes sont recouverts par l'épithélium de la cavité pleuro-péritonéale ; 2° que le rudiment
du futur ovaire est produit aux dépens du même épithélium. Cet épaississement épithélial (épithélium germinatif, Waldeyer, 1870) examiné à un plus fort grossissement est constitué par des cellules cubiques, tassées
les unes à côté des autres et au milieu desquelles, même
à cet âge, on en trouve de plus grosses, sphériques, qui
résultent d'une différenciation évidente de l'épithélium
germinatif, ce sont les *ovules primordiaux* ou les *ovo-*

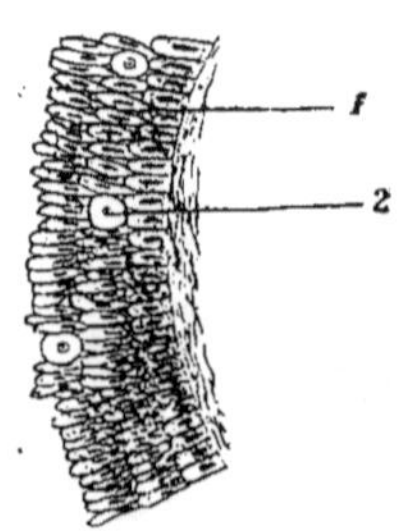

Fig. 146. — Schéma
de l'épithélium ger-
minatif au niveau
du futur ovaire.

1, cellules basales ;
2, futurs ovules.

blastes. Ce n'est que plus tard, avec
les progrès du développement, que cet
épithélium s'enfoncera dans le tissu
conjonctif du corps de Wolff pour former les tubes de Pflüger.

Il résulte de cette étude du développement de l'ovaire, que l'ovule n'est
autre chose qu'une cellule du péritoine
embryonnaire modifiée. Ce fait trouve
sa confirmation chez quelques vertébrés inférieurs, certains annélides en
particulier, chez lesquels l'épithélium
péritonéal donne directement naissance aux ovules, par simple transfor-
formation de ses cellules.

§ 2. — TROMPES.

Les parois des trompes ont une épaisseur moyenne
de 1 millimètre et sont composées de trois couches : une
couche séreuse, une couche musculeuse, une couche
muqueuse ; de vaisseaux et de nerfs.

1° **Couche séreuse.** — Le péritoine forme cette couche : peu adhérent à la couche musculaire, il fait défaut
dans le quart de la circonférence de la trompe.

Le bord libre du canal tubaire est dilaté en un pavillon

(pavillon de la trompe) qui est déchiqueté en dentelures, l'une de ces dentelures, plus grande que les autres; est relié directement au bord externe de l'ovaire, c'est le *ligament tubo-ovarique* ou encore *la fimbria ovarique*. La séreuse qui constitue en définitif le meso de la trompe, aussi bien que le ligament tubo-ovarique, présente quelques particularités de structure que nous croyons devoir signaler. Ce ligament est, en effet, formé d'un stroma très lâche de fibres conjonctives, renforcé par des tractus plus épais de faisceaux conjonctifs, convergeant, en général, de la périphérie de la trompe vers le hile de l'ovaire. Ce sont ces grands tractus conjonctifs qui servent de support aux vaisseaux pénétrant dans l'ovaire. A la surface de ce stroma, on trouve une couche simple d'épithélium plat. Néanmoins, Waldeyer et Henle ont signalé, chez la femme, des traînées de cellules à cils vibratiles à ce niveau. Ces assertions ont été en partie confirmées par les recherches anatomo-pathologiques de Malassez et de Sincty. Chez les animaux, Leidig a signalé des faits analogues et, dans ces temps derniers, l'un de nous (Morau) a montré chez la chienne, la truie, la souris, etc., des faits identiques a ceux observés par Henle et Waldeyer. Il a montré, de plus, que ces traînées épithéliales étaient susceptibles de se transformer suivant la fonction de l'organe et pouvaient revêtir la forme d'épithélium plat ou d'épithélium vibratile.

2° **Couche musculeuse.** — Cette couche est constituée par deux plans de fibres musculaires lisses; un plan superficiel de fibres longitudinales qui font suite aux fibres de même ordre de l'utérus, et un plan, plus épais, de fibres circulaires. Ces dernières se condensent au niveau du pavillon de la trompe où elles forment un véritable sphincter et se continuent au niveau de l'utérus avec les fibres analogues de cet organe. Au milieu de ces éléments musculaires, on voit des fibres et des cellules conjonctives.

3° **Couche muqueuse.** — La muqueuse des trompes, d'un blanc rosé à l'état physiologique, présente de nombreux plis longitudinaux, ramifiés à la partie externe de l'organe, ce qui a pu conduire quelques auteurs (Bowmann, Hennig) à décrire des glandes dans cette couche

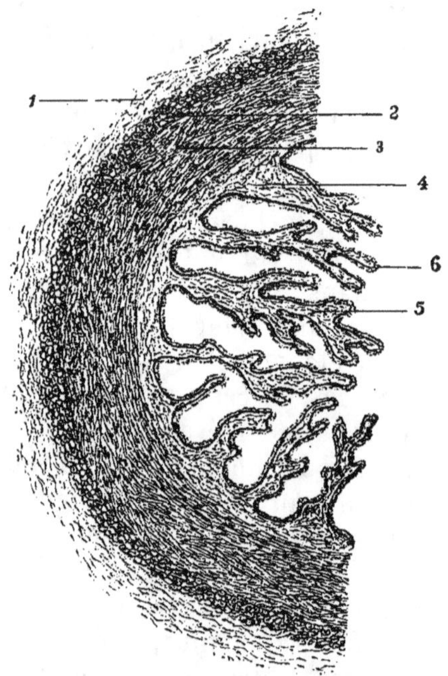

Fig. 147. — Coupe transversale de la trompe d'une femme.

1, tunique celluleuse ; 2, couche longitudinale des fibres lisses ; 3, couche circulaire ; 4, chorion de la muqueuse ; 5, une frange de la muqueuse ; 6, épithélium cilié.

où elles 'n'existent pas en réalité (Kölliker). Le chorion de la muqueuse est formé de fibres de tissu conjonctif et de nombreuses cellules conjonctives fusiformes. On n'y trouve pas de fibres élastiques. Il est intimement uni à la couche sous-jacente par un tissu conjonctif assez lâche.

Le revêtement épithélial est composé d'une seule

couche de cellules cylindriques à cils vibratiles, d'une hauteur de 50 à 70 μ et d'une largeur de 15 à 25 μ. Ce revêtement épithélial se continue directement avec celui de la cavité utérine. Du côté de l'ovaire, il se prolonge jusqu'au niveau des franges du pavillon où il s'arrête brusquement, pour être remplacé par les cellules plates du péritoine.

Vaisseaux et nerfs. — Les artères venues de l'utéro-ovarienne se capillarisent dans la couche musculeuse où elles forment un réseau à larges mailles. Dans la muqueuse, elles forment un autre réseau à mailles plus étroites.

Les veines ne présentent rien de particulier. Les lymphatiques nés de la muqueuse sont très abondants et se jettent dans les ganglions lombaires. On ne connaît pas les terminaisons des nerfs.

§ 3. — UTÉRUS.

Préparation. — Une incision médiane, suivant le grand axe de l'utérus, divisera cet organe en deux parties égales ; puis, une série d'incisions de un centimètre environ, perpendiculaires à la première surface de section, déterminera des petits cubes comprenant, les uns la partie moyenne du corps, et les autres les régions différentes du col. Ces cubes fixés par l'alcool ou le liquide de Muller, puis durcis par la méthode ordinaire de la gomme, devront être coupés perpendiculairement et parallèlement à la surface de la muqueuse. Les coupes, dégommées dans l'eau, seront colorées par le picro-carmin et montées dans la glycérine neutre, ou encore par l'hématoxyline et l'éosine ou le carmin d'alun et montées définitivement dans le baume de Canada.

L'utérus est constitué par trois couches : une externe, séreuse ou péritonéale ; une moyenne, musculaire ; une interne, muqueuse. Sa constitution comprend en outre du tissu conjonctif, des vaisseaux et des nerfs.

a. **Tunique externe.** — La tunique externe ou *séreuse* n'est autre que le péritoine qui se réfléchit de la face postérieure de la vessie sur la face antérieure du corps de l'utérus (cul-de-sac vésico-utérin), gagne le fond et recouvre toute la face postérieure ainsi que le col et la partie supérieure de la paroi postérieure du vagin, pour de là gagner la face antérieure du rectum (cul-de-sac recto-utérin). Cette tunique manque donc à la partie antérieure du col et sur les parties latérales où la divergence des deux feuillets de la séreuse sert à la constitution des ligaments larges. Dans les points où la séreuse recouvre immédiatement l'organe, elle adhère intimement au tissu sous-jacent.

b. **Tunique moyenne, musculaire.** — La texture de cette tunique semble extrêmement compliquée au premier abord et difficile à étudier sur un utérus à l'état de vacuité ; c'est qu'en effet, dans cet état, cette tunique est constituée par un tissu grisâtre, dense, criant sous le scalpel comme du tissu fibreux et dans lequel il est difficile, au premier abord, de déterminer la direction des éléments musculaires. Ceux-ci augmentant de nombre et de volume, par le fait de la grossesse, deviennent plus évidents. Aussi croyons-nous, pour la commodité de la description, devoir commencer l'étude de cette tunique sur un utérus gravide.

Les éléments essentiels de cette tunique sont des fibres cellules qui, méconnaissables pendant l'état de vacuité, deviennent évidentes et presque visibles à l'œil nu pendant la grossesse. A ce moment, les fibres cellules préexistantes augmentent de volume, surtout en largeur, en même temps qu'à côté de ces dernières il s'en forme de nouvelles (Robin). C'est ainsi que les fibres cellules qui, primitivement, avaient de $0^{mm},05$ à $0^{mm},07$ de longueur sur $0^{mm},05$ de largeur, arrivent à mesurer, à la fin du sixième mois, de $0^{mm},20$ à $0^{mm},52$ de longueur sur $0^{mm},009$ à $0^{mm},014$ de largeur, c'est-à-dire que, par le fait de la grossesse, elles deviennent environ de sept à onze fois plus longues et deux et sept fois plus larges.

En même temps que cette augmentation de volume des éléments musculaires préexistants, on peut assister, jusqu'à la fin du sixième mois, à la production de nouvelles fibres. On trouve alors dans la couche la plus profonde de la tunique musculaire une série de jeunes éléments de 0^{mm},02 à 0^{mm},04 de diamètre, présentant toutes les formes transitoires aux fibres cellules normales.

A cet accroissement des éléments musculaires, correspond également celui du tissu conjonctif qui les unit entre eux, surtout évident, à la fin de la grossesse, sous forme de fibrilles bien manifestes (Kölliker).

En dehors de cette augmentation de nombre et de volume, les fibres cellules musculaires de l'utérus subissent une modification de structure qui, contestée d'abord, a été définitivement démontrée par Ranvier. A la fin de la grossesse, ces fibres-cellules présentent une striation transversale évidente, moins nette cependant que sur les muscles striés ordinaires; de plus, il n'est pas rare de voir leurs extrémités se bifurquer (de Sinety, Courty). Ces divers éléments se groupent de façon à déterminer, à peu près, trois plans musculaires superposés ; mais ce serait se faire une idée très fausse de la texture musculaire de l'utérus que de penser que ces trois plans ont la régularité qu'on est obligé de leur attribuer dans la description. En effet, les fibres cellules, unies entre elles par du tissu conjonctif, forment ou bien des faisceaux, ou sont isolées et passent indistinctement d'un faisceau dans l'autre, d'un plan musculaire dans l'autre, et s'entre-croisent en tous sens.

Quoi qu'il en soit, on peut constater dans cette tunique trois plans superposés, variables d'aspect, suivant qu'on les examine pendant la grossesse, dans le corps ou dans le col de l'utérus. Nous ne ferons qu'indiquer ces trois plans ; on en trouvera la description complète dans les traités classiques d'anatomie descriptive. Ils sont d'ailleurs, à peu de chose près, identiques à ce qu'ils sont dans l'état de vacuité de l'organe.

Dans le corps de l'utérus on trouve trois couches musculaires superposées.

1º Une couche externe, formée par un faisceau médian ansiforme (Sue, Calza, Boivin, Dubois et Pajot) dont les fibres extrêmes transversales se prolongent sur les annexes de l'utérus et dont les plus inférieures deviennent circulaires.

2º Une couche moyenne, dont les faisceaux décrivent des anses et des anneaux incomplets autour des vaisseaux utérins.

3º Une couche interne, constituée par deux faisceaux triangulaires (muscles quadri-jumeaux utérins (Sue et Calza), des fibres annulaires, arciformes et orbiculaires.

Dans le col, on ne trouve plus que deux couches qui se continuent en haut avec les couches externe et interne de l'utérus. On ne trouve plus la couche moyenne. Presque toutes les fibres ont une direction annulaire ou légèrement oblique.

Après la grossesse, les différents éléments que nous venons d'étudier s'atrophient peu à peu et reprennent leur aspect normal.

c. **Tunique interne, muqueuse**. — Contestée d'abord par quelques anatomistes (Margagni et Chaussier), l'existence de cette tunique a été mise hors de doute par les recherches de Coste et de Robin. Elle présente des caractères différents dans le corps et dans le col. Elle se modifie également suivant que l'utérus est considéré à l'état de vacuité, à une époque menstruelle, ou pendant la grossesse.

A l'état de vacuité, la muqueuse du corps est blanchâtre, rosée; elle a de 6 à 8 millimètres d'épaisseur suivant Coste et Robin, de 1 à 2 millimètres seulement d'après Sappey. Son épaisseur diminue à mesure qu'on se rapproche de l'embouchure des trompes; en ce point, elle n'a plus que 1/2 millimètre. Elle diminue aussi d'épaisseur vers l'orifice inférieur.

Elle ne possède ni papilles ni villosités; on y remarque seulement une foule d'orifices qui sont l'embouchure d'autant de glandules. Sa face externe est inégale, tomenteuse, très facilement altérable après la mort. Sa face interne est intimement unie au tissu sous-jacent.

Elle se compose d'une couche épithéliale cylindrique à cils vibratiles, dont les cellules ont environ 33 µ. de longueur, et dont les cils se meuvent de dehors en dedans. Au-dessous de cette couche épithéliale, on ne peut constater la présence d'une membrane propre hyaline (Cadiat).

Le chorion muqueux sous-jacent est constitué, d'après Robin, par du tissu conjonctif à l'état embryonnaire, c'est-à-dire de noyaux embryoplastiques, de corps fusiformes, de quelques fibres de tissu lamineux, d'une matière amorphe, de glandes, de vaisseaux et de nerfs.

Jusqu'à ces dernières années, on décrivait, à propos

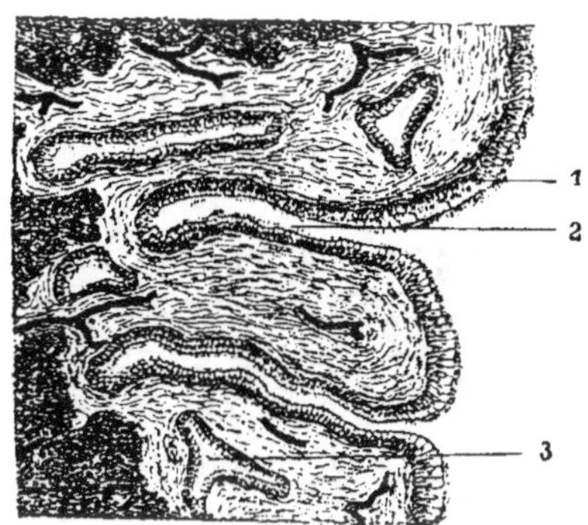

Fig. 148. — Coupe verticale de la muqueuse du corps de l'utérus.

1, épithélium cylindrique stratifié dont la couche superficielle est formée de cellules ciliées; 2, dépressions en culs-de-sac garnies de cellules ciliées; 3, coupe transversale ou oblique d'une dépression, réserve d'épithélium.

de la muqueuse du corps, des glandes en tube simple. Aujourd'hui, il est démontré que ces prétendues glandes n'en sont pas véritablement. Ce sont des dépressions, en doigt de gant, de l'épithélium de la surface qui peuvent être simples ou bifides. Ces dépressions pénètrent jusqu'à la musculature et s'ouvrent à la surface, isolément ou réunies deux à deux, dans une sorte de godet entouré d'un polygone vasculaire. Ces dépressions sont tapissées d'un épithélium cylindrique à cils vibratiles, ce qui démontre bien que ces cavités ne sécrètent aucun produit. Après chaque période menstruelle, lorsque la couche épithéliale de la muqueuse est complètement tombée, les éléments qui tapissent ces dépressions se mettent à proliférer et servent à reconstituer le revêtement épithélial de cette partie de la muqueuse. Ces prétendues glandes sont donc, en réalité, des réserves, en quelque sorte, de l'épithélium du corps.

Dans le col, la muqueuse est plus blanche, plus dense, moins épaisse (1 à 2 millim.).

La couche épithéliale est formée par des cellules cylindriques à cils vibratiles dans le tiers supérieur, et par des cellules pavimenteuses simples ou stratifiées au voisinage de l'orifice externe. Les cellules sont caliciformes dans le reste de l'étendue du col. A la partie inférieure du col, la muqueuse présente de très petites papilles entièrement recouvertes par l'épithélium. Les glandes sont de véritables diverticules de la muqueuse ; ce sont des glandes en grappes, dont la paroi hyaline est tapissée de cellules caliciformes. Elles s'ouvrent, par un conduit unique, au fond du sillon qui sépare les arbres de vie. Elles s'oblitèrent souvent et le mucus accumulé dans leur cavité détermine la formation de petits kystes désignés sous le nom d'*œufs de Naboth*, du nom de l'anatomiste qui les avait décrits le premier les prenant pour des ovules tombés du corps dans la cavité du col. Le chorion est formé de tissu conjonctif fibrillaire dans lequel on ne trouve plus qu'un petit nombre de cellules arrondies.

A la périphérie du col, la muqueuse, lisse et rosée, se continue en se confondant avec la muqueuse du vagin.

Sous l'influence de la menstruation, la muqueuse du

corps subit une série de modifications notables, tandis que celle du col reste intacte ou présente seulement une teinte plus foncée qu'à l'état normal. Dans le corps, la muqueuse s'hypertrophie; elle peut atteindre jusqu'à 6 millimètres d'épaisseur; elle forme des plis d'aspect cérébroïde, devient rouge, molle et friable.

La distension du système sanguin porte surtout sur le réseau capillaire sous-épithélial (Robin). Les glandes augmentent de volume et atteignent jusqu'à 6 millimètres de longueur.

La couche épithéliale est en grande partie éliminée au moment de la rupture des capillaires les plus superficiels et le derme est mis à nu. La rénovation de la couche épithéliale se fait à l'aide des cellules qui tapissent les dépressions de la muqueuse à ce niveau.

Vaisseaux et nerfs. — Les artères de l'utérus viennent de sources distinctes pour le corps et le col. Elles pénètrent toutes dans la tunique moyenne où elles affectent une disposition en tire-bouchon (artères hélicines), et, après s'être anastomosées à plein canal, elles forment un réseau serré dans la muqueuse, surtout remarquable autour des glandes.

Les veines qui naissent du réseau capillaire sont dépourvues de valvules; elles ont des parois très minces qui adhèrent, par un tissu conjonctif assez dense, à la tunique musculaire. Elles s'anastomosent entre elles dans l'épaisseur de cette dernière tunique.

Les lymphatiques, très abondants, naissent de la muqueuse et de la tunique musculaire. Ils forment, sous le péritoine, un réseau à mailles étroites d'où naissent des gros troncs qui se jettent dans les ganglions lombaires ou pelviens latéraux.

Les nerfs pénètrent avec les artères et semblent surtout se perdre dans la couche musculaire.

Développement des trompes et de l'utérus. — Nous avons vu dans un des paragraphes précédents, à propos du développement de l'ovaire, que, dès que le corps de

Wolff est apparu, il se forme à la partie externe de cet organe et aux dépens de l'épithélium germinatif une dépression linéaire qui s'accentue peu à peu en gouttière et se transforme bientôt en canal, c'est le *canal de Muller*. L'extrémité supérieure de ce canal s'ouvre dans la cavité pleuro-péritonéale; son extrémité inférieure, qui dérive non plus de l'épithélium germinatif mais d'un cordon plein d'abord et creux ensuite, voisin de la partie inférieure de la masse protovertébrale, s'ouvre, après s'être uni au segment supérieur, dans le canal de Wolff, au point où ce dernier s'abouche dans le cloaque. Plus tard, le canal de Muller s'ouvre directement dans le cloaque.

L'extrémité supérieure du canal de Muller donne naissance à la trompe, dont l'orifice s'ouvre directement dans le péritoine. L'extrémité inférieure formera l'utérus et le vagin. Il y a donc, au début de la vie embryonnaire, deux utérus et deux vagins. Plus tard, les extrémités inférieures des deux conduits de Muller se souderont (2ᵉ mois), et le vagin unique sera cloisonné. Cette soudure primitive s'étendra bientôt aux deux utérus et sera complète chez la femme à la fin du deuxième mois (Dohrn), en même temps que la soudure vaginale se résorbera pour ne former qu'un seul conduit. Au commencement du troisième mois, la cloison des deux utérus sera complètement résorbée.

§ 4. — VAGIN. — HYMEN.

Les parois du vagin sont formées de trois couches superposées : une couche fibreuse, une musculaire et une muqueuse; elles renferment, en outre, des vaisseaux et des nerfs.

1° **Couche fibreuse.** — Cette couche est la plus mince; elle est formée de faisceaux de tissu conjonctif et de fibres élastiques. Ces divers éléments sont tassés les uns contre les autres vers la tunique moyenne.

2° **Couche musculaire.** — Elle forme à elle seule la moitié de l'épaisseur des parois. Elle est constituée par deux plans de fibres lisses : *a* un plan superficiel de fibres longitudinales, disposées en faisceaux plus ou moins écartés les uns des autres ; *b* un plan profond de fibres circulaires ou obliques, entre-croisées sous toutes les

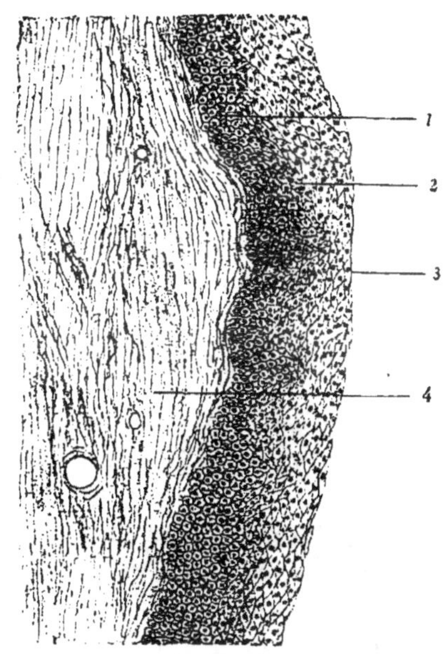

Fig. 149. — Coupe de la muqueuse du vagin d'une femme de 30 ans.

1, couche basale de l'épithélium ; 2, couche pigmentaire ; 3, couche superficielle ; 4, chorion.

incidences. Ces fibres lisses augmentent de volume pendant la grossesse et elles sont très évidentes à cette période. Elles sont mélangées, à la partie inférieure du vagin, à de nombreuses fibres striées appartenant en réalité à l'anneau vulvaire.

3° **Couche muqueuse.** — Le chorion, formé de fibres de tissu conjonctif et de très nombreuses fibres élastiques, est très adhérent à la couche musculaire. Il est hérissé de petites saillies coniques, peu marquées à la partie supérieure du vagin mais beaucoup plus apparentes à la partie inférieure. Ces saillies ou papilles sont complètement effacées par le revêtement épithélial. Ce dernier est formé d'un épithélium pavimenteux stratifié qui peut atteindre une épaisseur de 150 à 200 μ.

La muqueuse du vagin ne renferme pas de glandes.

Vaisseaux. — Les artères traversent les couches fibreuse et musculeuse et forment un réseau très abondant dans le chorion de la muqueuse. Les veines, qui naissent de ce réseau, forment un plexus dans chacune des tuniques de la paroi.

Les lymphatiques naissent de la muqueuse.

L'hymen est un simple repli de la muqueuse dont il présente la même structure.

§ 5. — GRANDES ET PETITES LÈVRES, CLITORIS.

Les grandes lèvres sont deux replis de la peau situés de chaque côté de la vulve. Elles ont une face externe cutanée et une face interne muqueuse. La face cutanée présente les mêmes éléments que la peau et on y trouve, comme dans cette dernière, des glandes sudoripares et sébacées, des bulbes pileux et, en outre, une quantité un peu plus considérable de grains de pigment qui leur donne une couleur brun foncé. Dans l'épaisseur de ces replis, on trouve un sac (sac dartoïque, Broca; sac élastique, Sappey) formé de fibres élastiques condensées, dans l'intérieur duquel on voit de nombreux lobules adipeux.

La face muqueuse forme la muqueuse de la vulve. Elle se porte du bord libre des grandes lèvres vers le vagin et recouvre la fosse naviculaire, le clitoris et le vestibule. A la base des grandes lèvres, elle se replie sur elle-même pour former les petites lèvres et, à l'entrée du vagin, elle constitue l'hymen.

Le derme est analogue à celui de la peau dont il

n'est que la continuation. Il présente de nombreuses papilles, surtout sur les petites lèvres et le clitoris. Il renferme, outre les glandes sébacées, très abondantes surtout dans les petites lèvres, de nombreuses glandes muqueuses en grappe disséminées autour de l'orifice vaginal et dont le volume varie de un demi-millimètre à 3 millimètres.

L'épithélium est pavimenteux, stratifié, et atteint une épaisseur de 200 μ. Les cellules profondes sont cylindriques, les moyennes polyédriques, et les superficielles aplaties mesurent de 30 à 40 μ de large.

Le clitoris, recouvert par la muqueuse que nous venons d'étudier, a une structure identique à celle des corps caverneux chez l'homme.

Les vaisseaux de ces organes sont très abondants. Les veines forment des plexus dans l'épaisseur de la muqueuse.

Les nerfs très nombreux se terminent par des corpuscules, corpuscules de Krause, dans les papilles du clitoris et des petites lèvres.

CHAPITRE X

ORGANE ANNEXE DE L'APPAREIL GÉNITAL CHEZ LA FEMME

§ 1. — GLANDE MAMMAIRE.

La mamelle est une glande en grappe, formée par la réunion de quinze à vingt lobes glandulaires noyés au milieu d'une masse cellulo-adipeuse plus ou moins abondante. Les lobes glandulaires sont constitués par des culs-de-sac ramifiés qui aboutissent tous à un conduit excréteur, le canal galactophore. Comme il y a autant de conduits galactophores que de lobes glandulaires, on en compte de quinze à vingt. C'est à la fin de la grossesse et pendant la lactation que la glande acquiert son summum de développement; aussi l'étudierons-nous tout d'abord à cette époque.

Les *canaux galactophores*, dont le diamètre est de 2 à 3 millimètres, se dirigent vers le mamelon; il n'est pas rare de les voir s'entrecroiser, mais ils ne communiquent jamais ensemble et chacun vient s'ouvrir à la peau par un orifice particulier. Vers la base du mamelon, au-dessous de l'aréole, ils se dilatent de manière à former une petite ampoule allongée, de 4 à 9 millimètres de largeur (*sinus lacticifère*), dans laquelle vient s'accumuler le lait qui sera pompé au moment de la succion.

Chaque canal comprend une membrane propre qui est formée par du tissu conjonctif entremêlé de quelques fibres élastiques; on trouve, de plus, dans son épaisseur des fibres musculaires lisses. L'existence de ces dernières a été niée par Kölliker, Eberth et Henle. La paroi des canaux galactophores est toujours assez mince. La surface interne est recouverte par un revêtement épithélial constitué par des cellules cylindriques laissant au centre une lumière relativement assez large.

Les *culs-de-sac glandulaires*, pendant la grossesse, sont volumineux et arrivent au contact les uns des autres. Ils présentent une paroi formée par des lames de tissu conjonctif et, à l'intérieur, une couche de cellules épithéliales plates, présentant dans leur partie interne de nombreuses granulations et munies d'un noyau volumineux facile à voir et qui occupe leur partie centrale. Nous indiquerons plus loin les différentes modifications que présentent les cellules qui concourent à la formation du lait. A la périphérie des culs-de-sac glandulaires, existe du tissu conjonctif assez lâche comprenant des vésicules adipeuses, des capillaires formant des mailles nombreuses et des réseaux lymphatiques très riches eux aussi. Pendant la lactation, les culs-de-

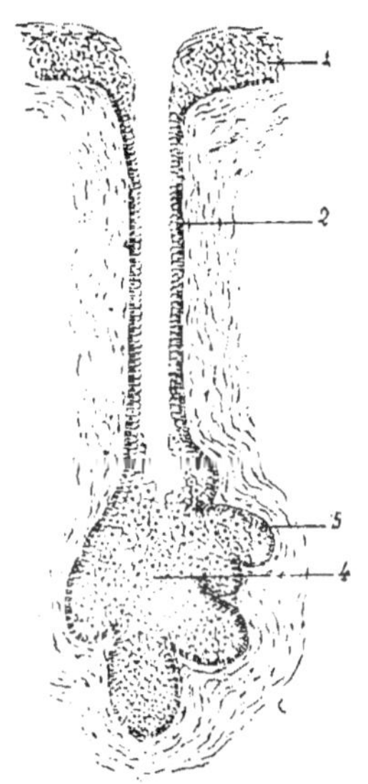

Fig. 150. — Schéma de la structure d'un canal galactophore.

1, cellules pavimenteuses superficielles; 2, cellules cylindro-coniques: 3, cellules pariétales, cylindriques; 4, cellules polyédriques tapissant les culs-de-sac.

sac sont remplis de nombreuses granulations que l'acide osmique colore en noir et qui, par conséquent, sont des granulations graisseuses. Vers la fin de la grossesse, ces mêmes culs-de-sac terminaux sont remplis de cellules; ces cellules subissent la dégénérescence graisseuse après l'accouchement et forment ce que l'on appelle les *globules du colostrum;* le colostrum est donc le résultat d'une sécrétion non encore établie.

En dehors de la grossesse et de la lactation, la mamelle se présente sous la forme d'une plaque formée par un tissu blanc nacré si résistant qu'on peut à peine l'inciser. Sur la partie périphérique, existent de petits nodules agglomérés, gros comme des têtes d'épingle et qui auraient été pris à tort pour des grains glandulaires, d'après Cadiat. Cette plaque et ces noyaux sont formés en grande partie de tissu fibreux; on retrouve dans sa masse les conduits glandulaires sous forme de fines traînées blanchâtres; leur épithélium, peu accusé, est formé par de petites cellules tantôt régulières et polyédriques, tantôt représentées par des noyaux irrégulièrement disséminés dans une masse amorphe.

La mamelle d'une femme qui a eu des enfants présente la même disposition, mais la plaque fibreuse n'est plus aussi homogène, elle est décomposée en travées que séparent des amas de vésicules adipeuses; elle renferme à la périphérie de nombreux petits noyaux fibreux qui ont pris la place des vésicules glanduleuses.

A partir de la ménopause, les grains glandulaires disparaissent si bien que, sur les mamelles de vieilles femmes, on ne trouve plus que des canaux excréteurs et, encore, ils sont petits et confondus avec les tractus conjonctifs qui séparent entre eux les lobules graisseux hypertrophiés.

Chez l'homme, la mamelle est rudimentaire.

Vaisseaux sanguins et lymphatiques. — Les artères proviennent de la thoracique supérieure, de la mammaire externe et interne. Nous connaissons les anastomoses que forment les vaisseaux capillaires autour des lobules glandulaires; ils acquièrent un développement considérable pendant la grossesse et l'allaitement. Il en est de même pour les veines qui, dans ce cas, forment des lignes bleuâtres au-dessous des téguments.

Les lymphatiques profonds naissent des réseaux périlobulaires; la plus grande partie se rend dans des troncs qui s'abouchent dans les ganglions axillaires.

Les nerfs proviennent des branches sus-claviculaires du plexus cervical superficiel, du plexus brachial et des nerfs intercostaux ; leurs terminaisons dans la glande sont mal connues.

Sécrétion lactée et lait. — La mamelle est destinée à la sécrétion du lait. Quel est le mécanisme intime de cette sécrétion ? C'est une question encore controversée mais qui a reçu néanmoins de nombreuses solutions.

En 1871, Langer, examinant des coupes des culs-de-sac glandulaires en pleine sécrétion, remarqua qu'à des niveaux différents correspondent des cellules de volume différent. Pour cet auteur, les grosses cellules étant chargées de produire la sécrétion, les plus petites seraient vides et inactives. Il a remarqué, de plus, qu'une portion de la cellule est déchiquetée et tend à tomber par fragments dans l'intérieur de la cavité. Il croyait à l'existence d'une sécrétion mérocrine.

En 1882, Heidenhain reprit cette étude ; d'après lui, les cellules se gorgent du produit de sécrétion, puis la partie antérieure de la cellule s'étrangle et se détache de la partie postérieure qui, conservant le noyau, reste adhérente à la paroi.

En 1886, Nissen, dans les *Archives d'anatomie microscopique*, contrôle les recherches de Heidenhain et montre que les cellules subissent d'abord la division du noyau, puis l'étranglement du corps cellulaire a lieu, les gouttelettes de graisse se concentrent dans la partie antérieure de la cellule qui tombe en déliquium. Il s'agit donc d'une sécrétion mérocrine, et cette évolution cellulaire est analogue à l'évolution sébacée.

Le produit de sécrétion de la mamelle, *le lait*, présente à l'examen microscopique de nombreuses petites sphères réfringentes, les *globules du lait*, dont les dimensions varient de 1 à 2 μ. Ils sont formés de graisse et se colorent en noir par l'acide osmique. Ce sont eux qui donnent au lait sa couleur blanche, car ce liquide peut être considéré comme une véritable émulsion. On a prétendu que ces globules étaient enveloppés par une couche d'albumine, et cette membrane a été appelée *membrane haptogène*. De Sinety et Robin n'ont pu attaquer cette prétendue enveloppe par aucun réactif; de plus, ayant comprimé entre deux plaques de verre quelques-uns de ces globules, ils les ont vus se fusionner, constatation qui semble indiquer que la membrane haptogène n'existe pas.

Les globules du lait forment la partie nutritive de ce liquide; si on le laisse reposer, les globules viennent à la surface former la crême dont on fait le beurre; la partie transparente qui reste au fond du vase est un liquide louche qui représente le plasma du lait par opposition au plasma du sang.

Le lait écrémé correspond au liquor du sang; on y trouve une matière coagulable, la caséine. Ce qui reste après la coagulation de la caséine est le sérum du lait contenant du sucre de lactose et des phosphates. Le lait est alcalin; il peut devenir acide par la décomposition du sucre de lactose en acide lactique, la caséine se précipite et le lait a tourné.

Le colostrum est une variété de lait caractérisée par la présence de globules de colostrum que Robin considérait à tort comme des globules blancs du sang. Les cellules épithéliales qui obstruent les culs-de-sac et les conduits glandulaires subissent la dégénérescence; on en retrouve les débris dans le produit de sécrétion. Ce liquide ne contient pas de caséine, mais de l'albumine, aussi est-il coagulable par la chaleur.

Mamelon et aréole. — Le mamelon est la saillie que forme la peau au sommet de la mamelle; il est entouré par une zone de peau, l'*aréole*, mince, de coloration brunâtre, plus ou moins foncée, suivant l'âge et suivant que la femme a eu ou n'a pas eu d'enfants; à ce niveau, un pigment plus ou moins abondant est déposé dans la couche de Malpighi. Au niveau de cette région, l'épiderme est riche en papilles et en glandes sébacées qui forment dans son épaisseur de petits tubercules. Pour de Sinety et Pinard, ces glandes sébacées seraient de petites glandes sécrétant du lait. Au début de la lactation, ces glandes peuvent sécréter du colostrum. Cette remarque a une certaine importance, car elle explique comment on peut observer des mamelles surnuméraires, ventrales, inguinales, par exemple, l'évolution sébacée pouvant se transformer en évolution lactée. Le derme du mamelon est riche aussi en fibres musculaires lisses qui forment un véritable petit muscle peaucier; lorsqu'elles se contractent, elles diminuent la largeur du mamelon, le redressent et produisent son érection.

Développement. — Dès le troisième mois de la vie intra-utérine, on voit paraître, entre la troisième et la quatrième côte, un bourgeon formé aux dépens des cellules du corps muqueux de Malpighi, qui pénètre dans les cellules mésodermiques des couches sousjacentes. Vers le quatrième mois, on voit d'autres bourgeons épithéliaux, plus petits, se développer sur les parties latérales du bourgeon primitif. A la fin du cinquième mois, le bourgeon épithélial primitif, encore nommé *coin épithélial primitif*, se fend dans sa partie initiale de façon à constituer une *cupule*, tandis que les bourgeons secondaires se multiplient encore et se terminent par une série de petits renflements ou grains, plus ou moins ovoïdes. En même temps que se produisent ces différents phénomènes, le tissu conjonctif se condense autour de chacune des divisions des bourgeons primitifs, de façon à les isoler les uns des autres pour former autant de lobes de la glande adulte.

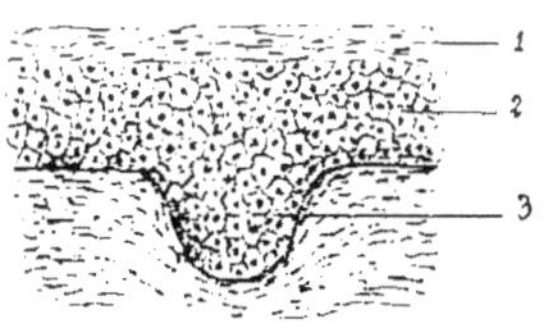

Fig. 151. — Schéma du développement de la mamelle, 1er stade.

1, cellules épithéliales superficielles; 2, cellules du corps muqueux de Malpighi, formant le *coin épithélial primitif*; 3, coin épithélial primitif.

— Au moment de la naissance, l'hypertrophie du tissu conjonctif a effacé la cupule primitive, a fait les bourgeons secondaires arriver au niveau même de la surface cutanée ou même à y faire une légère saillie (mamelon). Ces bourgeons secondaires, au niveau de la peau, sont creux à la naissance, tandis que leur portion interne est comblée par des cellules périphériques cylindriques et polyédriques au centre.

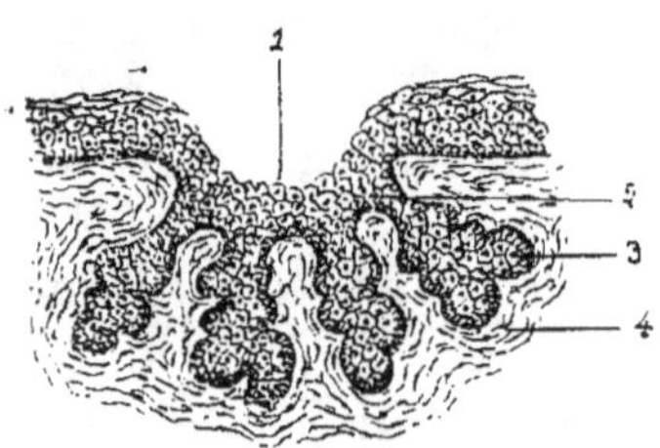

Fig. 152. — Schéma du développement de la mamelle, 2° stade; lobulation du bourgeon primitif.

1, cupule ; 2, bourgeons secondaires dont chacun va former un lobe; 3, subdivisions secondaires ; 4, tissu conjonctif remaniant les bourgeons secondaires.

Les choses restent en cet état jusqu'au moment de la puberté, époque à laquelle la glande est le siège d'un nouveau processus de développement.

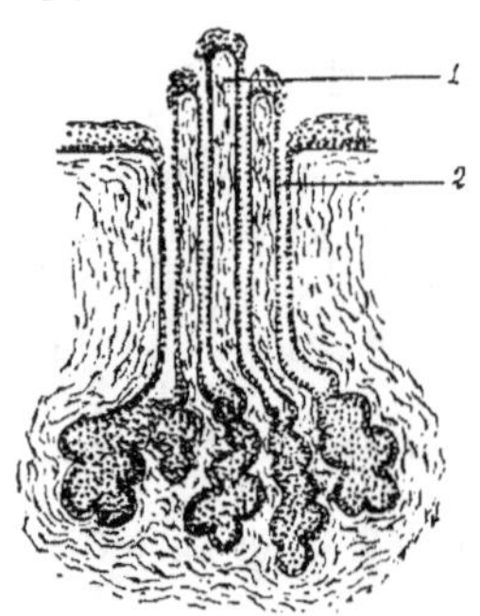

Fig. 153. — Schéma du développement de la mamelle, 3° stade ; saillie des canaux galactophores.

1, mamelon; 2, canal galactophore.

A ce moment alors, les bourgeons prolifèrent de nouveau, en même temps que le tissu conjonctif circonvoisin les divise de plus en plus. Les cellules polyédriques centrales se liquéfient, donnent lieu à cet écoulement de liquide qu'on observe souvent à cette époque ; les conduits excréteurs (canaux galactophores) se revêtent d'épithélium pavimenteux stratifié au niveau de leur orifice, tandis que, dans leur portion profonde, l'épithélium est cylindrique. Au moment de la gestation, la glande subit un processus analogue, mais plus accentué, jusqu'au moment de la lactation où les cellules tapissant les culs-de-sac des acini se divisent en deux segments par étranglement (Nissen), dont l'un, formé de *nucléine*, constituera le globule du lait après que son protoplasma aura élaboré de la graisse.

CHAPITRE XI

PEAU ET ORGANES ANNEXES

Préparation. — Pour étudier la peau d'une façon complète, il faudra avoir soin de s'en procurer des fragments aussi frais que possible et provenant de régions différentes. Nous engageons à choisir, de préférence, comme objet d'étude, la peau de la pulpe et des parties latérales des doigts (cette dernière région étant très riche en corpuscules de Paccini), puis de la face antérieure de la cuisse, du creux de l'aisselle ou d'un lobule du nez. Dans ces dernières régions, on pourra étudier la disposition des glandes sudoripares et sébacées.

Toutes les méthodes de fixation peuvent être usitées ; il en est de même des méthodes de durcissement. Celle de la gomme et de l'alcool fournit encore les meilleurs résultats. Les coupes, aussi fines que possible, seront colorées au picro-carmin et montées dans la glycérine formique (glycérine 100 ; acide formique 2). On aura également de très belles préparations en colorant par le carmin aluné de Grenacher et en montant, après deshydratation, dans le baume de Canada. Pour l'étude des terminaisons nerveuses, on pourra fixer le fragment de peau dans la solution d'acide osmique, à 1 d'acide osmique pour 100 d'eau ; mais les préparations les plus démonstratives seront celles qui auront été obtenues en traitant le tissu frais par le chlorure d'or, selon la méthode du professeur Ranvier, (Voir Ranvier, *Traité technique d'histologie*) que notre cadre ne nous permet pas d'exposer ici.

La peau est formée d'une couche profonde, le *derme*, et d'une couche superficielle, l'*épiderme*. Elle comprend en outre, dans sa texture, des vaisseaux sanguins et lymphatiques, des nerfs et des organes annexes comme les poils, les glandes sébacées, les glandes sudoripares et les terminaisons nerveuses.

1° Derme. — Le derme est une membrane complexe, résistante, d'une épaisseur qui varie, suivant les régions, de un tiers de millimètre à 4 millimètres. Il est essentiellement constitué par des faisceaux de tissu conjonctifs quelques fibrilles élastiques, des faisceaux musculaires lisses dans certaines régions et des plexus vasculonerveux très abondants. On peut le diviser en trois couches superposées :

a. Une couche superficielle très mince, d'apparence homogène, et qui forme en réalité un mince liseré suivant toutes les irrégularités de la couche moyenne. C'est la *membrane basale* (Bowman) sur laquelle reposent les cellules les plus profondes de l'épiderme.

b. Une couche moyenne formée d'un feutrage assez épais de faisceaux conjonctifs entremêlés de fibres élastiques et de cellules conjonctives. La face externe de cette couche n'est pas plane, elle est hérissée de saillies en nombre considérable (100 par millimètre carré, Sappey) et dont la hauteur varie entre 0^{mm},3 et 0^{mm},03. Ce sont les *papilles*. Celles-ci sont dites *simples* ou *composées*, selon qu'elles sont *coniques* ou *ramifiées*.

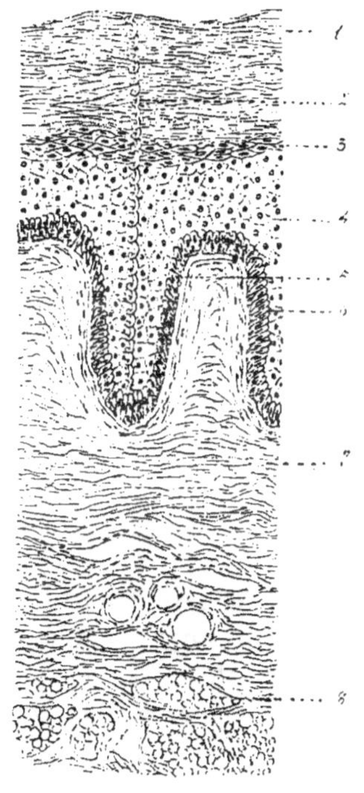

Fig. 154. — Coupe schématique de la peau, perpendiculaire à sa surface.

1, couche cornée; 2, tube excréteur d'une glande sudoripare; 3, cellules de la couche granuleuse renfermant des gouttes d'éléidine; 4. cellules du corps muqueux de Malpighi; 5, cellules cylindriques de la couche génératrice; 6, membrane basale; 7. derme; 8, lobule adipeux de la couche profonde du derme.

c. Une couche d'une texture moins condensée et dont la face profonde est très irrégulière et mal définie. Elle établit une transition entre la couche moyenne et le tissu cellulaire lâche sous-cutané, encore appelé *fascia superficialis*, qui sépare la peau de l'aponévrose sous-jacente. Cette couche est formée de faisceaux de tissu conjonctif entremêlés en tous sens, de nombreuses fibres élastiques et d'une grande quantité de cellules adipeuses, groupées en peloton et logées dans les mailles formées par l'entre-croisement des faisceaux conjonctifs. Cette couche constitue le *panicule adipeux sous-cutané*.

Indépendamment des éléments conjonctifs et élastiques, on trouve encore dans le derme des fibres musculaires lisses. Dans la couche superficielle, ces fibres sont disposées en faisceaux annexés aux follicules pileux et constituent les muscles *arectores pilorum*. Dans la couche profonde, ils forment de véritables muscles peauciers (aréole du sein, pénis, scrotum, périnée).

2° **Épiderme.** — L'épiderme est formé d'une couche superficielle, la *couche cornée* et d'une couche profonde, muqueuse, le *corps muqueux de Malpighi*. La couche cornée a un aspect finement strié parallèlement à la surface de la peau et se colore en jaune par le picro-carmin ; le corps muqueux se colore en rose avec le même réactif et paraît finement granuleux.

Corps muqueux de Malpighi. — Cette couche de l'épiderme est entièrement formée de belles cellules avec un noyau très apparent. Elles sont disposées sur trois étages et varient de forme à chacun d'eux.

Dans une première rangée, les cellules sont cylindriques et reposent directement sur les papilles dont elles ne sont séparées que par la membrane vitrée. C'est la *couche basilaire* ou *génératrice* de l'épiderme. Les cellules ont 8 µ de large sur 12 µ de hauteur. Elles sont toujours perpendiculaires à l'axe de la papille et, par suite, toutes parallèles entre elles. Leur protoplasma

est finement granuleux, presque toujours infiltré de granulations pigmentaires et renferme un noyau ovoïde,
allongé dans l'axe de la cellule.

Au-dessus de cette couche génératrice, on trouve un
second étage formé de cellules isodiamétrales plus volumineuses que les précédentes et dispo-
sées en plusieurs couches. Elles tendent
à s'aplatir et à prendre une forme losangique dans les couches superficielles.
Elles sont uniquement formées d'une
masse de protoplasma (Ranvier) finement
granuleux et renfermant un noyau arrondi. Elles présentent sur leurs bords
des prolongements très fins, *prolongements anastomotiques* (Ranvier, Renaut)
qui les unissent entre elles. Ce dernier
fait rapprocherait les cellules du corps

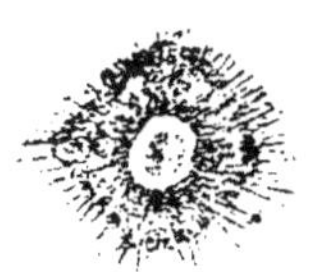

Fig. 155. — Une
cellule isolée
du corps mu-
queux de Mal-
pighi montrant
les prolonge-
ments exoplas-
miques.

muqueux de Malpighi des cellules nerveuses en araignée,
qui dérivent d'ailleurs, comme elles, de l'ectoderme.

Dans un troisième étage, les cellules sont losangiques,
parallèles à la surface de la peau et renferment de
nombreuses granulations; ce qui a conduit Unna à décrire cette couche sous le nom de *stratum granulosum*.
Ranvier a montré que ces granulations étaient formées
d'une substance très avide du carmin, qui infiltrait
le protoplasma cellulaire à la façon de gouttes d'huile,
d'où le nom d'*éléidine* qu'il lui a donné.

Couche cornée. — Immédiatement au-dessus de la
couche cellulaire que nous venons de décrire, on trouve
une autre assise de cellules losangiques, pressées les
unes contre les autres, dont le protoplasma, clair et
transparent, renferme un noyau plus ou moins atrophié.
C'est le *stratum lucidum*.

Le stratum lucidum est recouvert par une autre
couche de cellules aplaties, stratifiées en un nombre
d'assises plus ou moins considérable selon les régions,
et dont le protoplasma, clair et transparent, se colore en

jaune par le picro-carmin. Ces cellules semblent, au premier abord, dépourvues de noyau, mais, si on les traite par les alcalis forts et qu'on les colore ensuite énergiquement, on peut distinguer les noyaux (Retterer, Kölliker) en voie d'atrophie plus ou moins avancée. Ces cellules ont subi la dégénérescence kératinique et Unna a montré, en les faisant digérer par la pepsine, que la kératine était surtout localisée dans la partie périphérique de la cellule.

3° **Vaisseaux de la peau.** — a. *Sanguins.* Les vaisseaux sanguins de la peau sont uniquement dans le derme, où ils forment deux réseaux, l'un superficiel, l'autre profond. Ce dernier, dont les branches sont parallèles à la surface cutanée, envoie des ramifications en grand nombre autour des glandes, des follicules pileux et des lobules adipeux. De ce réseau, partent de fines artérioles qui montent dans l'axe des papilles, y forment un fin réseau capillaire sous-épithélial, d'où naissent des veines papillaires qui vont se jeter dans un réseau veineux dermique, contigu au réseau artériel.

b. *Lymphatiques.* — Ils semblent prendre leur origine dans les espaces libres entre les faisceaux conjonctifs formant l'axe même des papilles (Ranvier, Renatu). De là, ces espaces deviennent plus larges dans les couches profondes du derme, sont tapissés d'un revêtement endothélial continu et sont renforcés, dans les couches profondes de la peau, par des plexus de fibres musculaires lisses où ils forment alors de véritables troncs lymphatiques.

4° **Glandes sudoripares.** — Ce sont des glandes en tube, dont une des extrémités, situées plus ou moins profondément dans l'épaisseur du derme, se replie un grand nombre de fois sur elle-même pour former un peloton, c'est le *glomérule* ou partie sécrétante de la glande.

L'autre extrémité peut être considérée comme le tube excréteur et se contourne en spirale pour traverser perpendiculairement l'épiderme et s'ouvrir, à la surface de la peau, dans l'espace compris entre deux papilles, par un orifice circulaire, le *pore* de la glande.

Ces glandes sont reparties en nombre considérable sur toute la surface cutanée ; elles sont surtout extrêmement abondantes dans certaines régions à épiderme épais, comme la paume de la main, la plante du pied (Sappey). Dans la peau du creux de l'aisselle, elles se groupent par îlot et présentent une structure spéciale que nous étudierons bientôt. D'une manière générale, on peut dire, avec le professeur Sappey, qu'il y a, en moyenne, 120 glandes sudorifères par centimètre carré.

Au point de vue de la texture, on peut considérer dans une glande sudorifère : *a* un trajet épidermique, *b* un trajet dermique.

a. *Trajet épidermique.* — En raison des nombreuses sinuosités spiroïdes que décrit ce trajet, il acquiert une longueur plus considérable que la hauteur de l'épiderme. Au niveau de la couche cornée, le tube excréteur y est creusé en quelque sorte comme à l'emporte-pièce ; il ne possède donc pas de paroi propre. Les cellules qui le tapissent sont cubiques. Au niveau de la couche de Malpighi, la face libre des cellules cubiques présente une sorte de condensation du protoplasma simulant une cuticule, tandis que, par leur base, elles reposent sur une membrane anhyste, véritable *basement membrane.* Il arrive même souvent qu'à ce niveau on rencontre une double rangée de cellules de Malpighi.

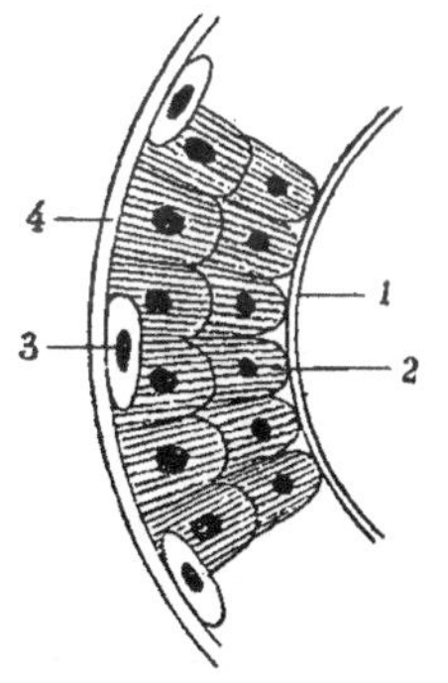

Fig. 156. — Coupe transversale schématique de la portion sécrétante d'une glande sudoripare.

1. cuticule interne; 2, cellules épithéliales à protoplasma strié ; 3, fibres musculaires lisses; 4, membrane propre.

b. *Trajet dermique.* — A un niveau plus ou moins profond du derme, le tube excréteur s'élargit et prend les caractères d'un tube sécréteur. A la coupe, on le trouve constitué par la même paroi anhyste, tapissée, à sa face interne, par une rangée de belles cellules cylindriques avec un gros noyau et un protoplasma strié en bâtonnets. A la base de ces cellules et dans les espaces qui les séparent les unes des autres, on voit la section de corps arrondis reposant directement sur la membrane basale et présentant ou non, selon l'incidence de la coupe, un noyau circulaire. Ces corps intercellulaires représentent la section transversale de cellules musculaires lisses. Ce sont les cellules myo-épithéliales décrites en 1849 par Kölliker. Ranvier et Hermann ont démontré, en 1879, que ces fibres musculaires étaient disposées en spirale le long du trajet glandulaire et étaient situées en dedans de la membrane basale. Cette disposition est surtout manifeste dans les glandes sudoripares du creux de l'aisselle.

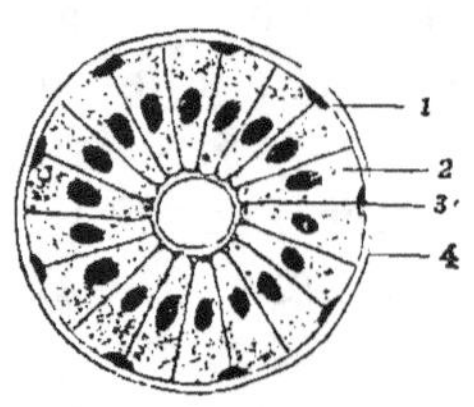

Fig. 157. — Coupe transversale du tube sécréteur d'une glande sudoripare du creux de l'aisselle.

1, paroi propre ; 2, épithélium ; 3, cellules musculaires lisses ; 4, cuticule interne.

Développement des glandes sudorifères. — Les glandes sudorifères naissent d'un bourgeon épidermique, cylindrique, qui s'enfonce dans la peau et se recourbe plus ou moins pour constituer le glomérule. Au sixième mois, ce bourgeon, qui était plein jusqu'alors, se creuse et la lumière ainsi formée augmente le volume de la glande. Cette fente de scission commence à se montrer à la partie moyenne du trajet glandulaire et, au huitième mois, la glande est entièremeut constituée. Chez le fœtus, les glandes sudoripares ne fonctionnent pas encore ; ce n'est qu'au moment de la naissance qu'elles atteignent leur complet développement par la transformation de quelques-unes de leurs cellules épithéliales en cellules musculaires lisses (myo-épithélium, Ranvier, Renaut).

Sécrétion. — Ce phénomène a été bien étudié par le professeur Renaut sur les glandes sudoripares des chevaux. Avant la sécrétion, les cellules cylindriques du glomérule sont hautes, leur protoplasma est transparent et leur noyau refoulé vers la base ; puis elles se gorgent petit à petit de liquide qui infiltre les mailles du protoplasma. Après la sécrétion, les cellules sont devenues très basses, elles se sont en quelque sorte vidées du liquide qu'elles renfermaient, et sans périr pour cela. Les glandes sudoripares sont donc des glandes mérocrines. Ranvier a confirmé tous ces faits par ses expériences sur les glandes sudoripares de la chauve-souris et de la grenouille.

3° **Terminaisons des nerfs dans la peau.** — D'une manière générale, les nerfs semblent se terminer dans la peau par de légers renflements. Ceux-ci sont libres et isolés entre les cellules de l'épiderme, ou bien renforcés par des cellules spéciales et constituent les organes du tact.

a. *Terminaisons libres épidermiques.* — Ces terminaisons ont été bien étudiées par Hoyer, Cohnheim, Langerhans. Les filets qui les constituent mesurent en moyenne de 1 à 4 µ de large. Du plexus nerveux intradermique, partent des filets très grêles qui cheminent dans l'axe des papilles et qui, après avoir traversé la

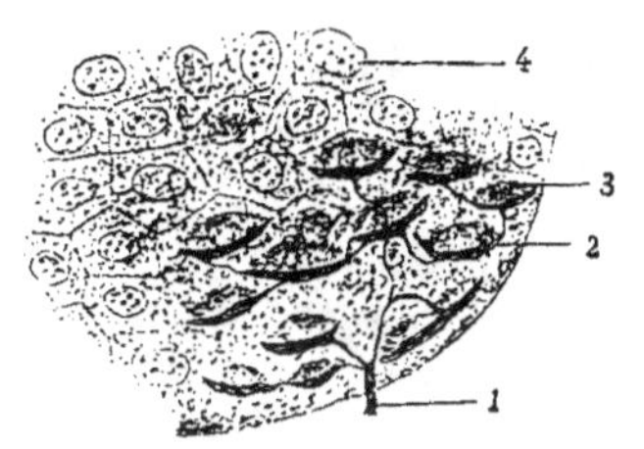

Fig. 158. — Terminaisons nerveuses hédériformes, intra-épithéliales (d'après Ranvier).

1, fibre nerveuse ; 2, ménisque ; 3, cellules tactiles ; 4, cellule épithéliale.

membrane basale, vont former un plexus directement sous-épithélial et dont quelques branches semblent se continuer avec des cellules spéciales étoilées (cellules nerveuses, Langerhans ; cellules migratrices, Ranvier). A ce niveau, les filets nerveux ne sont plus réduits qu'à leur cylindre-axe et un grand nombre d'entre eux cheminent dans l'épiderme pour se terminer, entre les cellules du corps muqueux de Malpighi, en un renflement discoïde, le *renflement* ou *disque tactile*. Merckel a noté sur la peau du groin du porc que les cellules Malpighiennes, en contact avec ce renflement tactile, présentaient un protoplasma finement granuleux (cellule tactile). Ranvier a constaté chez l'homme, dans la peau de la cuisse, du cou, etc., des terminaisons semblables qu'il a décrites sous le nom de *terminaisons hédériformes*.

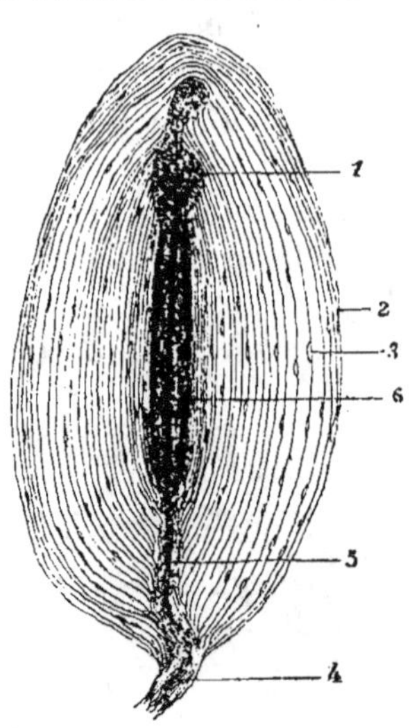

Fig. 159. — Coupe longitudinale d'un corpuscule de Paccini (d'après Ranvier).

1, terminaison du cylindre-axe en branches terminales avec des boutons terminaux ; 2, capsules ; 3, endothélium séparant les capsules ; 4, nerf afférent ; 5, funicule ; 6, massue centrale.

Dans d'autres régions, les terminaisons nerveuses intra-épidermiques se font sous forme d'un léger renflement en bouton.

b. *Corpuscules nerveux.* — α. *Corpuscules de Paccini.* — Entrevus pour la première fois par Vater en 1741, ces corpuscules furent bien décrits en 1840 par Paccini. Ce sont de petits corps, presque visibles à l'œil nu, que l'on rencontre, en grand nombre, sur le trajet des nerfs collatéraux des doigts et sur les nerfs cutanés de la paume de la main et de la plante des pieds. On en trouve également sur le péritoine (mésentère du chat), au niveau des articulations, etc., et, d'une manière générale, dans un grand nombre de régions où la sensibilité est plus ou moins obtuse, ce qui a pu conduire quelques auteurs à croire qu'ils n'étaient pas uniquement destinés au toucher. Quoi qu'il en soit, ce sont des corps ovoïdes, constitués par une masse centrale (*massue centrale*) finement granuleuse et vaguement striée en long, dans laquelle le cylindre-axe pénètre et se divise en deux ou trois branches, terminées chacune par un renflement en bouton. Cette massue centrale est enveloppée par une série de capsules concentriques. Chaque capsule est

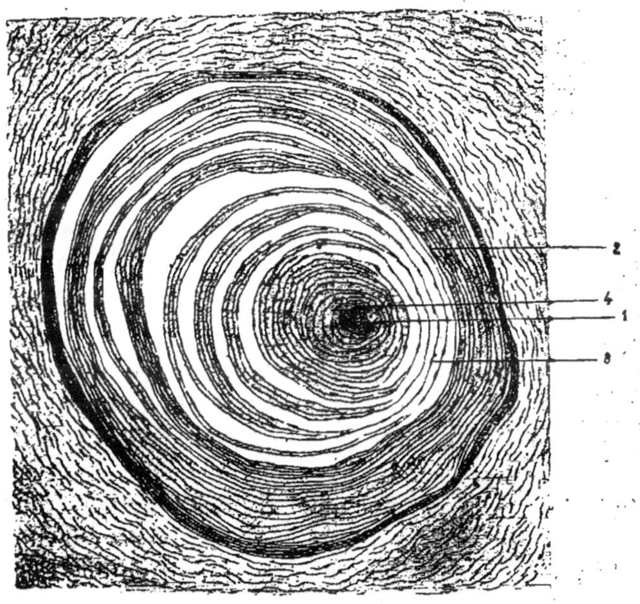

Fig. 160. — Coupe transversale d'un corpuscule de Paccini de la peau de la région latérale d'un doigt.

1, cylindre-axe coupé en travers ; 2, capsules ; 3, noyau de l'endothélium séparant les capsules entre elles ; 4, massue centrale.

constituée par deux plans de faisceaux conjonctifs : l'un externe, longitudinal ; l'autre interne, circulaire ; ces deux plans conjonctifs sont reliés entre eux par une substance amorphe et par quelques fibres transversales très fines. La face interne de chaque capsule est tapissée de cellules épithéliales plates, dont les noyaux font saillie sur les coupes longitudinales ou transversales. Les capsules superficielles reçoivent au niveau du pédicule du corpuscule de nombreuses ramifications vasculaires disposées en plexus.

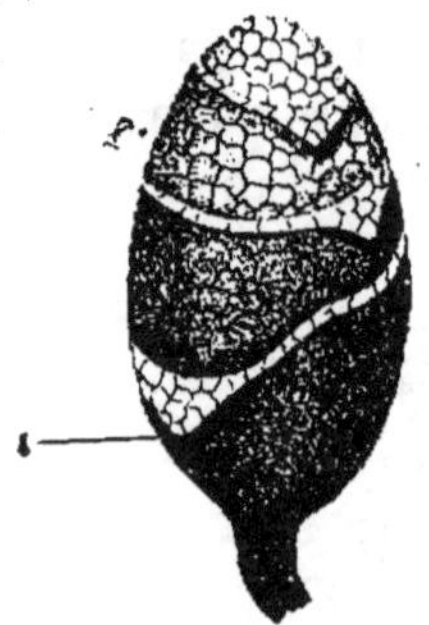

Fig. 161. — Un corpuscule de Malpighi imprégné au nitrate d'argent et montrant les gaines épithéliales.

1, une gaine épithéliale superficielle qui a été légèrement déchirée pour montrer les gaines sous-jacentes.

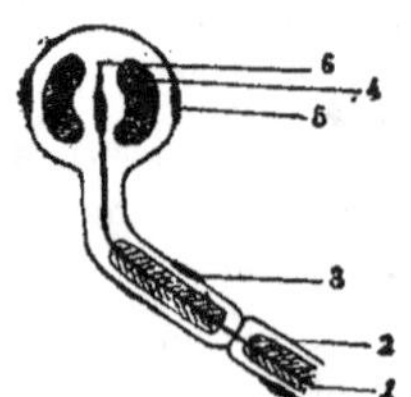

Fig. 162. — Schéma d'un corpuscule de Grandry.

1, cylindre-axe ; 2, gaine de myéline ; 3, gaine de Schwann avec son noyau ; 4, cellule de soutien ; 5, capsule du corpuscule ; 6, bouton terminal du cylindre-axe.

β. *Corpuscules de Meisner.* — Ces corpuscules découverts en 1852, par Wagner, et décrits quelques années plus tard par Meisner, ont la forme d'un petit cône et se rencontrent dans les papilles dermiques de la peau des doigts et des orteils de l'homme. Ils sont pénétrés à leur base par trois ou quatre tubes nerveux qui, dès leur point d'entrée dans le corpuscule, se réduisent à leur cylindre-axe. Ranvier a montré que la périphérie du corpuscule était constituée par une mince enveloppe nucléolée, conjonctive, qui serait la continuation de la gaine de Henle des fibres afférentes. Chez le jeune enfant, le cylindre-axe, après avoir pénétré dans le corpuscule, se divise en deux ou trois branches, terminées chacune par un renflement discoïde. Ces renflements terminaux sont compris entre deux cellules à protoplasma granuleux, légèrement excavé au point de contact avec le renflement nerveux terminal. Cette disposition serait analogue à celle des disques tactiles intra-épidermiques. Chez le canard, le renflement terminal est compris entre deux cellules enveloppées d'une seule gaine conjonctive pour constituer un corpuscule tactile (corpuscule de Grandry). Chez l'enfant, le corpuscule de Meisner est constitué en réalité par le groupement de plusieurs corpuscules de Grandry, enveloppés par une seule gaine conjonctive. Chez l'adulte, d'après les observations de Ranvier, les cellules qui étaient disséminées dans l'intérieur du corpuscule sont refoulées à sa périphérie, tandis qu'au centre on ne trouve plus que les fibres nerveuses et une substance finement granuleuse.

6° **Poils**. — Le poil est une production épidermique dans laquelle on distingue une partie libre, la *tige* et une partie cachée, la *racine* implantée dans une cavité, le *follicule*. Ce dernier, dirigé obliquement dans l'épaisseur de la peau, pénètre plus ou moins profondément dans le derme, suivant les régions : de forme cylindrique, il est légèrement dilaté à son extrémité inférieure où vient faire saillie un prolongement

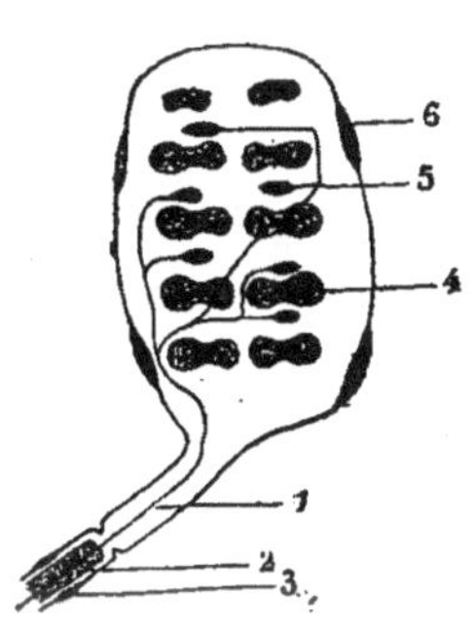

Fig. 163. — Schéma d'un corpuscule du tact de Meisner.

1, cylindre-axe; 2, gaine de myéline ; 3, gaine de Schwann ; 4, cellule de soutien ; 5, bouton terminal de l'une des branches du cylindre-axe ; 6, capsule du corpuscule avec ses noyaux.

conique, la *papille du poil*. Aux follicules pileux sont annexés des glandes sébacées et des faisceaux musculaires lisses.

a. *Tige du poil*. — Sa coupe est circulaire ou elliptique ; elle est constituée par un amas de cellules disposées sur trois couches concentriques.

L'axe du poil est formé par une colonne d'une substance brunâtre, la *moelle*, constituée par des cellules rondes ou polyédriques, empilées les unes sur les autres et laissant quelquefois entre elles des vacuoles remplies d'air. Le protoplasma renferme de nombreuses granulations d'éléidine et de pigment. Le noyau de la cellule n'est le plus souvent représenté que par une tache claire. Dans les poils jeunes ou les poils du duvet, la moelle n'existe pas.

La moelle est enveloppée par une couche épaisse d'une substance finement striée en long et de coloration variable, suivant la nuance du poil envisagé ; c'est la *substance fondamentale du poil*. Après l'action de l'acide sulfurique chaud ou des alcalis caustiques, elle se désagrège et laisse voir ses éléments constituants : ce sont des cellules fusiformes, cornées, sans noyau et renfer-

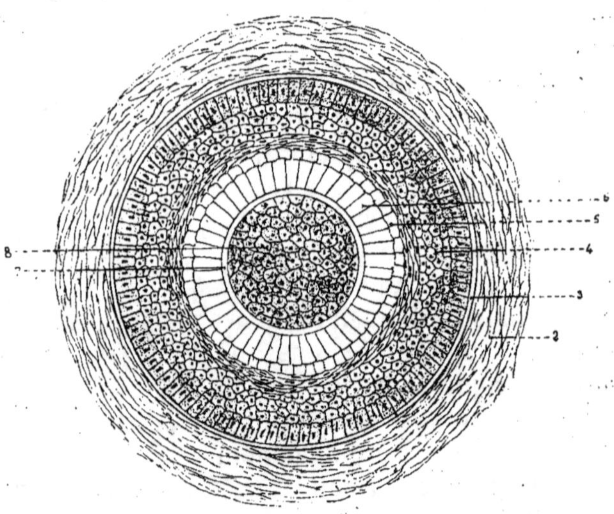

Fig. 164. — Coupe schématique transversale d'un poil et de son follicule, passant au-dessus de la papille.

2, paroi du follicule ; 3, membrane basale, anhyste ; 4, gaine externe ; 5, couche de Henle de la gaine interne ; 6, couche de Huxley de la gaine interne ; 7, épidermicule ; 8, substance fondamentale du poil.

mant un nombre plus ou moins considérable de granulations pigmentaires. Entre ces cellules intimement unies entre elles, on trouve de petits espaces remplis par des bulles d'air.

Au-dessus de la substance fondamentale on trouve une couche, l'*épidermicule*, formée de cellules, en forme d'écailles très minces et imbriquées comme les tuiles d'un toit. Ces cellules, irrégulièrement quadrilatères, ont un protoplasma corné, et ne présentent plus que de très rares vestiges de leur noyau.

b. *Racine du poil*. — Au niveau de la racine, les trois couches précédentes subissent des modifications qui démontrent la plus grande vitalité de leurs éléments constitutifs.

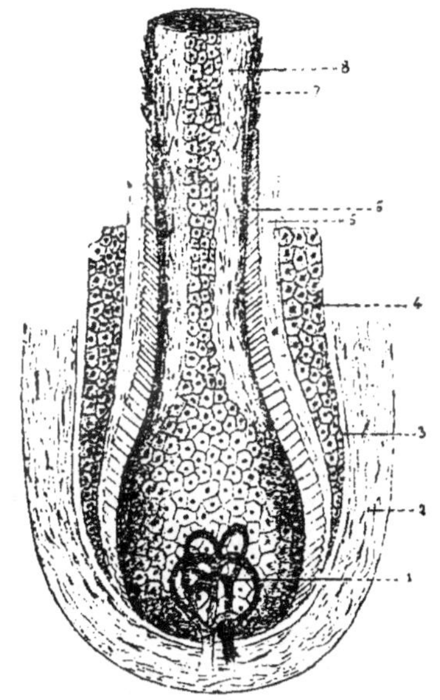

Fig. 165. — Coupe schématique longitudinale d'un poil et de son follicule.

1, papille vasculaire ; 2, paroi du follicule ; 3, membrane basale, anhyste ; 4, gaine externe ; 5, couche d'Henle de la gaine interne ; 6, couche de Huxley de la gaine interne ; 7, épidermicule ; 8, substance fondamentale du poil.

Les cellules de l'épidermicule sont plus épaisses, leur protoplasma renferme un noyau très évident, et au lieu d'être imbriquées elles sont juxtaposées.

Les cellules de la couche fondamentale deviennent plus molles, elles perdent leur forme en fuseau pour devenir plus ou moins polyédriques. Leur contour est très distinct, et elles possèdent toutes un noyau.

Enfin, les éléments de la moelle deviennent également plus gros et plus distincts.

c. *Follicule*. — C'est une cavité cylindrique, résultant d'une invagination du derme et de l'épiderme (Kölliker) et dont la partie inférieure présente un bourgeon (la papille) qui engendre le poil. Dans la partie supérieure du follicule, dont le poil forme l'axe, vient s'ouvrir la glande sébacée ; dans la portion sous-jacente à cette embouchure, la racine du poil se confond intimement avec la paroi folliculaire.

Le follicule étant une invagination cutanée comprend :

1° La paroi folliculaire proprement dite, répondant au derme réfléchi.

2° Deux gaines épidermiques, répondant aux assises réfléchies de l'épiderme.

a. *Paroi folliculaire*. — Cette paroi est formée de trois couches : une couche externe de fibres conjonctives, à direction longitudinale et qui se continuent avec les fibres analogues du derme; une couche moyenne, plus épaisse, de fibres en couches concentriques et circulaires et entre lesquelles se trouvent des cellules conjonctives; enfin une couche hyaline, vitrée, très mince, rappelant la membrane basale du derme, mais ne présentant aucun soulèvement papillaire, sinon au fond même du follicule, pour constituer la *papille du poil*. Cette dernière, variable de forme selon les poils envisagés, est entièrement recouverte par la racine du poil excavée en cul de bouteille.

b. *Gaines épidermiques*. — Entre le poil et la paroi folliculaire proprement dite, existent deux gaines épithéliales qui sont : 1° la *gaine folliculaire externe* ; 2° la *gaine folliculaire interne*.

Gaine folliculaire externe. — Cette gaine est constituée par des éléments absolument analogues à ceux du corps muqueux de Malpighi. Elle comprend en dehors des cellules cylindriques, analogues à celles de la couche génératrice de l'épiderme et reposant, comme ces dernières, sur la membrane vitrée formant la couche interne de la paroi folliculaire. Dans certains points du follicule, ces cellules cylindriques présentent, à leur partie interne, des prolongements qui s'insinuent entre les cellules formant la couche externe de la paroi folliculaire interne (Renaut).

La partie moyenne de cette paroi est constituée par des cellules polyédriques, crénelées à la périphérie; tandis que sa partie interne comprend quelques rares cellules granuleuses, vestige du stratum granulosum.

Gaine folliculaire interne. — Au-dessus de l'embouchure de la glande sébacée, la gaine épithéliale interne présente la même structure que la couche cornée de l'épiderme, dont elle n'est en réalité qu'une invagination. Au-dessous de l'embouchure glandulaire, cette paroi interne se dédouble en deux assises de cellules kératinisées qui, comme le poil, se développent de bas en haut : l'assise externe, *couche de Henle*, est formée de cellules claires, sans noyaux, légèrement affaissées et laissant entre elles, de distance en distance, des fentes qui reçoivent les expansions des cellules de la couche sous-jacente. Cette dernière, *couche de Huxley*, comprend des cellules claires, allongées et présentant des vestiges de noyau. Ces cellules sont directement en contact avec l'épidermicule.

Vaisseaux sanguins et nerfs des poils. — Les vaisseaux viennent du réseau profond du derme. Ils forment un réseau très riche dans la papille et dans la paroi folliculaire, sans jamais pénétrer dans les gaines épithéliales.

Nerfs. — Les nerfs sont mal connus dans leur disposition. Ils se distribuent dans la paroi folliculaire et ne pénètrent pas dans la papille, qui est, avant tout, un organe vasculaire nourricier. On ne connaît pas leur terminaison dans la paroi folliculaire.

Développement des poils. — Les poils se développent aux dépens de l'ectoderme. Des bourgeons épithéliaux, analogues à ceux qui forment les glandes, pénètrent de dehors en dedans dans le derme. En même temps un bourgeon vasculaire, émané du derme, marche de dedans en dehors à la rencontre du bourgeon ectodermique. Ce dernier rencontre bientôt le bourgeon ectodermique, le déprime en cupule et constitue la papille du poil. Puis, à la surface de ce dernier, les cellules ectodermiques s'organisent en couche génératrice, prolifèrent, s'infiltrent de granulations, se kératinisent et finissent par constituer le poil. Jusqu'au quatrième mois de la vie intra-utérine la peau est glabre. A partir de cette époque, les poils commencent à paraître, et évoluent même complètement, puisque dans le méconium on trouve presque toujours des poils tombés ayant subi leur évolution complète.

Muscles des poils. — Aux follicules pileux sont annexés des muscles lisses qui remplissent un double but physiologique : en se contractant, ils redressent le poil (*arrectores pilorum*) et compriment la glande sébacée qui vient s'ouvrir dans le follicule. Ils s'insèrent en général d'un seul côté du follicule, du côté où se trouve la glande, embrassent celle-ci dans leur concavité et s'attachent d'autre part à la face profonde du derme.

7° **Glandes sébacées.** — Ce sont des glandes en grappe, très abondantes dans la peau du front, du nez, du mamelon, du cuir chevelu et des organes génitaux externes de la femme. Elles sont très rares dans la peau du tronc et des membres et font complètement défaut à la paume des mains et à la plante des pieds. Elles ne dépassent pas en profondeur les couches superficielles du derme et s'ouvrent, dans la majorité des cas, dans un follicule pileux. Chaque follicule possède habituellement deux glandes s'ouvrant en des points diamétralement opposés. Dans ce cas, l'une des glandes est, le plus souvent, rudimentaire. Dans la peau de la face, de l'aréole du sein et des organes génitaux de la femme, les glandes s'ouvrent directement à la surface cutanée et

sont en connexion avec un poil rudimentaire. Les premières sont, en général, les plus volumineuses, tandis
qu'au prépuce et sur les organes génitaux externes de la
femme, elles s'ouvrent direc-
tement à la surface cutanée
et sont plus petites.

Elles sont constituées par
des cavités renflées en utricules (acinus) qui s'ouvrent
sur des conduits, lesquels
s'abouchent à un canal excréteur unique.

Le cul-de-sac acineux est
limité par une membrane
anhyste, transparente (membrane vitrée), laquelle est tapissée à sa face interne par
une rangée de cellules cylindriques (couche génératrice).
Au-dessus de celles-ci, on

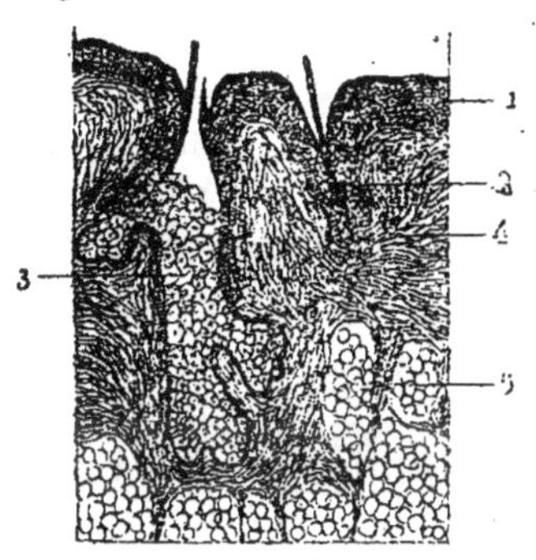

Fig. 166. — Coupe schématique
verticale de la peau, montrant
les glandes sébacées annexées
aux poils.

1, épiderme ; 2, poil ; 3. glande
sébacée ; 4, derme ; 5, panicule
adipeux.

trouve des cellules polyédriques, véritables cellules malpighiennes, recouvertes par une couche de cellules
rondes dont le protoplasma est gorgé de granulations
graisseuses. Ces cellules éclatent bientôt et déversent
leur contenu dans la cavité glandulaire pour constituer
le *sébum*.

Développement des glandes sébacées. — Elles apparaissent vers le troisième mois de la vie intra-utérine.
A ce moment, des bourgeons pleins partent de la couche de Malpighi et pénètrent dans l'épaisseur de la peau
pour ne pas dépasser le derme. Bientôt, ce bourgeon indivis se subdivise en deux ou trois ramifications pour
constituer les lobes de la glande. Le bourgeon primitif
est d'abord formé, à la périphérie, de cellules cylindriques
et, à son centre, de cellules isodiamétrales. Celles-ci s'infiltrent de granulations graisseuses, se ramollissent et
laissent à leur place une cavité remplie par le premier

produit de la sécrétion. Cette cavité s'allonge ensuite, de bas en haut, pour s'ouvrir dans le follicule pileux et se continue avec ce dernier jusqu'à la surface de la peau.

Chez le fœtus, les glandes sébacées fonctionnent activement et le recouvrent d'une couche graisseuse, connue sous le nom de *smegma* ou *vernix caseola*. Aussi, dans les études embryologiques, a-t-on le soin de bien essuyer les embryons avant de les plonger dans les liquides fixateurs, afin de permettre aux tissus de subir l'action des réactifs.

8° **Ongles.** — Les ongles sont des lames dures, résultant d'une transformation des cellules du corps muqueux de Malpighi.

Leur face supérieure, convexe transversalement, se compose d'une portion périphérique, libre, et d'une portion centrale qui s'enfonce dans un repli de la peau, c'est la *lunule de l'ongle*. La face inférieure est adhérente à la peau et repose sur le *lit de l'ongle*. Ce dernier est constitué par le derme, qui forme à ce niveau une série de papilles en crêtes, toutes parallèles à l'axe de la phalange et qui vont, en divergeant, de la lunule à l'extrémité de l'ongle. Ces papilles renferment des vaisseaux et des nerfs.

La substance cornée paraît au premier abord homogène et striée longitudinalement; sous l'action prolongée de l'acide acétique et de l'acide chlorhydrique à 10 p. 100, elle se décompose en ses éléments fondamentaux. Ceux-ci sont des cellules allongées, aplaties, avec un noyau et dont le protoplasma s'est transformé en substance cornée. Ces cellules sont intimement unies entre elles.

Développement des ongles. — Jusqu'au milieu du troisième mois de la vie intra-utérine, l'extrémité des doigts de l'embryon est recouverte par la couche cornée de l'épiderme, unie à la couche de Malpighi. A la fin du troisième mois, on voit se former, au niveau de la future

lunule, un épaississement de la couche de Malpighi et
une invagination de cette dernière se produire d'avant
en arrière.

Au quatrième mois, au milieu des cellules de la couche de Malpighi, on en voit quelques-unes se différencier et constituer une lame d'aspect corné. Celle-ci s'in-

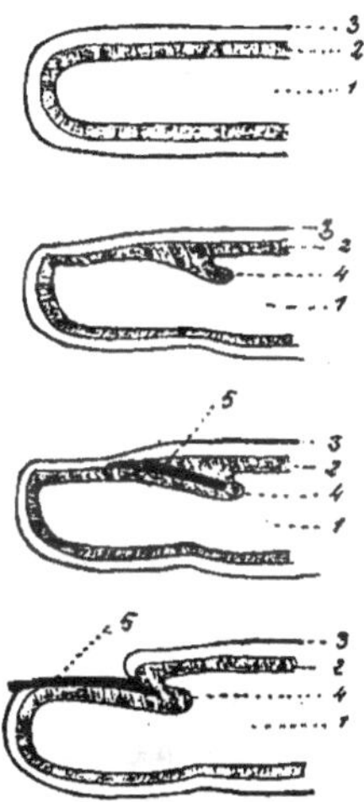

Fig. 167. — Schéma montrant le développement de l'ongle (d'après M. le
P\u1d63 M. Duval).

1, phalangette unguéale ; 2, corps muqueux de Malpighi ; 3, couche
cornée de l'épiderme ; 4, invagination des cellules du corps muqueux de
Malpighi ; 5, formation de la lame cornée constituant l'ongle futur.

sinue peu à peu, d'arrière en avant, entre la couche cornée de l'épiderme et le corps muqueux. Au sixième
mois, cette lame perfore la couche cornée qui s'émiette
peu à peu, et l'ongle se trouve ainsi constitué. Dès lors,
il croît simultanémnnt en longueur, aux dépens des cellules de la matrice et en épaisseur, aux dépens du derme
sous-unguéal.

CHAPITRE XII

APPAREIL DE LA VISION

Sous ce titre, il faut comprendre non seulement le *globe de l'œil*, mais encore les différents organes qui lui sont annexés et qui sont destinés à le protéger, à le mouvoir, à le lubrifier : ce sont les *paupières*, les *muscles*, les *organes lacrymaux*.

Nous étudierons d'abord chacun de ces organes accessoires, puis nous verrons l'agencement et la structure des différentes parties constituantes du globe de l'œil.

I. — ORGANES ACCESSOIRES.

§ 1. — PAUPIÈRES.

Ce sont deux replis musculo-cutanés placés au devant du globe oculaire. Leur base se continue avec les sillons orbito-palpébraùx. Leur bord libre ou *ciliaire* est coupé à angle droit; les paupières étant closes, les bords libres se touchent dans toute leur étendue. Ce bord mesure 2 millimètres d'épaisseur et présente une *lèvre antérieure* et une *lèvre postérieure*.

A la lèvre antérieure sont annexés les *cils*. Ceux-ci, au nombre de cent à cent cinquante pour chaque paupière, sont plantés obliquement sur le bord libre et décrivent une courbe dont la concavité regarde la fente palpébrale. Les bulbes des cils, longs de 2 millimètres environ, sont séparés de la face antérieure des tarses par les fibres les plus profondes du muscle ciliaire de

Riolan. A chaque bulbe sont annexées deux petites glandes sébacées, formées d'un nombre variable d'acini qui viennent s'ouvrir dans un canal excréteur unique. Ce dernier s'ouvre dans le follicule du cil.

En arrière des cils sont des glandes, vues en 1857 par Mohl, qui offrent une grande analogie avec les glandes sudoripares de la peau. Leurs glomérules sont peu volumineux et atrophiés. Elles s'ouvrent directement à la surface de la peau ou dans le follicule des cils.

Tout le long de la lèvre postérieure, on voit à l'œil nu des orifices disposés en série linéaire, ce sont les embouchures des *glandes de Meïbomius*. Elles sont situées dans l'épaisseur du tarse, plus près de sa face postérieure que de sa face antérieure. Ce sont des glandes en épis, constituées tantôt par des acini s'ouvrant autour d'un conduit excréteur commun, tantôt par autant de lobules qu'il y a de divisions du canal excréteur. La paupière supérieure est pourvue de vingt-cinq à trente glandes, tandis qu'il n'y en a que vingt à vingt-cinq pour la paupière inférieure. Les glandes de la paupière supérieure sont en général plus développées.

La portion interne du bord libre de la paupière inférieure, dans une étendue moyenne de 5 millimètres, est dépourvue de cils et contient dans son épaisseur le *conduit lacrymal*. A l'union de la portion lacrymale et de la portion ciliaire, on remarque une saillie papillaire percée d'un orifice, c'est l'entrée des voies d'excrétion des larmes, le *point lacrymal*. En se réunissant entre elles, les paupières forment des commissures : l'une, *commissure externe*, forme un angle aigu, tandis que l'autre, *commissure interne*, plus grande, est arrondie et située à 2 ou 3 millimètres plus bas que la précédente.

Au point de vue de la texture, on peut considérer sur une coupe antéro-postérieure des paupières la superposition des couches suivantes :

1° La peau ;

2° Le muscle orbiculaire ;

3° Une couche conjonctive lâche ;

4° Le tarse avec ses ligaments ;

5° La conjonctive palpébrale.

a. **Peau**. — Elle est remarquable par sa minceur et les nombreux poils de duvet très petits qui la recouvrent. Elle possède des glandes sébacées et sudoripares. Sa face profonde ne renferme jamais de lobules adipeux.

b. **Muscle orbiculaire**. — Immédiatement sous la peau et lui adhérant d'une manière intime, on trouve la portion palpébrale du *muscle orbiculaire des paupières*. Vers le bord libre, on voit une bande musculaire très pâle, le *muscle ciliaire de Riolan*, intermédiaire aux bulbes pileux des cils placés en avant, et au tarse situé en arrière. Il s'insère, d'une part, sur les conduits lacrymaux et, d'autre part, sur la commissure externe de la paupière (ligament palpébral externe).

c. **Couche conjonctive**. — Cette couche est formée de faisceaux très lâches de tissu conjonctif, entre lesquels cheminent les principaux vaisseaux de la région.

d. **Tarse**. — La quatrième couche de la paupière est constituée par un plan fibreux qui, partant du périoste du bord libre de l'orbite, marche à la rencontre de chacun des tarses et forme les *ligaments larges* ou *suspenseurs des tarses* (Winslow). Ceux-ci, improprement appelés *cartilages tarses*, sont, en réalité, deux bandes formées de fibres conjonctives entrelacées horizontalement, dans lesquelles on ne trouve pas de cellules cartilagineuses.

De l'apophyse montante du maxillaire supérieur, part une expansion fibreuse, résistante, qui se bifurque pour embrasser les conduits lacrymaux et va s'insérer à l'extrémité interne des tarses, c'est le *ligament palpébral interne*, sur lequel viennent s'insérer de nombreuses fibres de l'orbiculaire des paupières.

Le *ligament palpébral externe* est représenté par un simple épaississement de la capsule de Tenon.

Au nombre de deux, un pour chaque paupière, les

tarses se distinguent en *supérieur* et *inférieur*. Le tarse

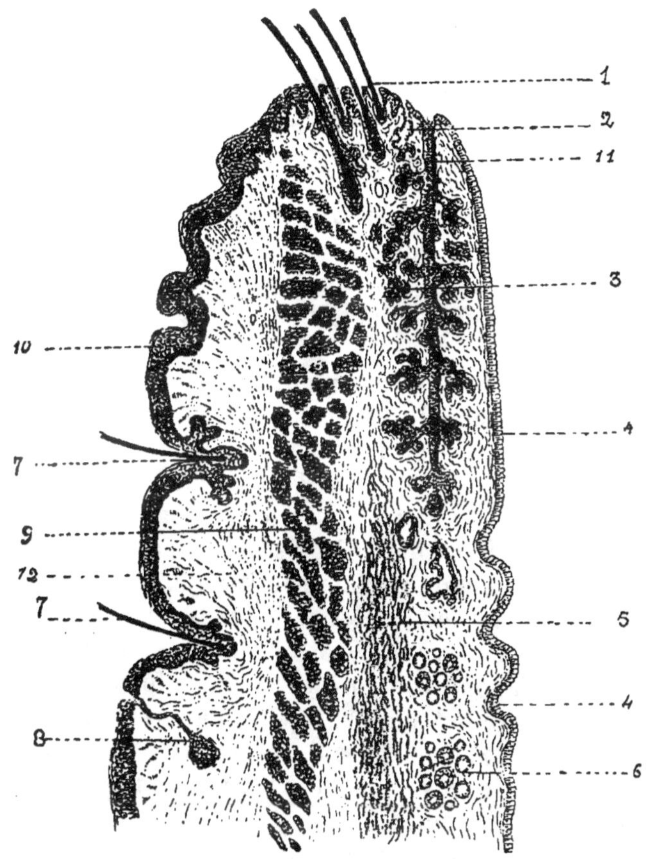

Fig. 168. — Coupe schématique antéro-postérieure d'une paupière.

1, cils ; 2, glandes de Mohl ; 3, muscle de Riolan ; 4, épithélium cylindrique de la conjonctive palpébrale ; 5, tissu conjonctif dense du tarse ;
6, glandes acino-tubuleuses de Krause ; 7, 7, follicules pileux ; 8, glande
sudoripare ; 9, muscle orbiculaire ; 10, épithélium pavimenteux stratifié
de la peau ; 11, glande de Meibomius ; 12, tissu conjonctif sous-cutané.

supérieur, de forme semi-lunaire, à convexité supérieure,
mesure 10 millimètres de hauteur dans sa partie

moyenne. Le tarse inférieur est une bandelette de 4 mil-limètres de hauteur.

Dans l'épaisseur de chacun des tarses on voit les glandes de Meibomius.

H. Muller a découvert, dans ce plan des paupières, des fibres musculaires lisses, qui forment deux petits muscles, les *palpébraux supérieur* et *inférieur*. Le muscle palpébral supérieur s'étend du bord supérieur du tarse au muscle releveur de la paupière. Le muscle palpébral inférieur s'étend du cul-de-sac conjonctival au bord inférieur du tarse correspondant. Sappey décrit ces mêmes éléments musculaires sous le nom de muscle *orbito-pal-pébral*.

e. **Conjonctive**. —- Cette muqueuse recouvre la face postérieure des paupières et se réfléchit sur la partie antérieure du globe de l'œil en formant un cul-de-sac circulaire, le cul-de-sac *oculo-palpébral*, interrompu seulement à la commissure interne des paupières.

La conjonctive palpébrale est très adhérente aux tarses et très vasculaire. Elle serait lisse, dépourvue de saillies ou de papilles (Waldeyer, Stieda, Panas).

Au niveau de la commissure externe, la conjonctive doublée de l'aponévrose orbito-oculaire forme un cul-de-sac, plus profond en haut qu'en bas. Dans la partie supérieure et externe du cul-de-sac, vient s'ouvrir la glande lacrymale. A ce niveau la muqueuse présente des papilles bien apparentes.

Dans la commissure interne, la conjonctive forme une saillie rougeâtre, la *caroncule*, limitée en dehors par un repli falciforme de la muqueuse, le *repli semi-lunaire* qui n'est qu'un rudiment de la troisième paupière des oiseaux et des reptiles (*membrane clignotante*). A la surface de la caroncule on voit dix à douze poils très fins, aux follicules desquels sont annexées des glandes séba-cées rudimentaires. On y trouve également des glandes sudoripares atrophiées.

La conjonctive oculaire est lisse et unie au globe de

l'œil par un tissu cellulaire lâche. Au niveau de la cornée elle est réduite à son feuillet épithélial.

Au point de vue de sa structure, la conjonctive est formée d'un chorion et d'une couche épithéliale stratifiée. Elle renferme des glandes, des vaisseaux et des nerfs.

Le chorion est formé de deux couches : l'une superficielle, constituée par un réticulum conjonctif dans les mailles duquel sont de nombreux éléments lymphatiques (Waldeyer); l'autre profonde, dans laquelle les fibres conjonctives se perdent insensiblement dans les tarses. Assez dense au niveau des paupières, le chorion est plus lâche dans les culs-de-sac, s'amincit en approchant du globe de l'œil et disparaît au niveau de la cornée.

Le revêtement épithélial est formé d'une couche superficielle, de cellules allongées, pourvues d'un noyau et d'un prolongement filiforme bifurqué ou non (Reich). Au-dessous, on trouve deux ou trois couches de cellules polyédriques ou arrondies.

Dans les culs-de-sac, les cellules cylindriques prédominent. L'épithélium s'aplatit vers le globe de l'œil et devient pavimenteux stratifié au contact de la cornée.

De distance en distance, on trouve souvent des cellules caliciformes isolées dans le revêtement épithélial (Waldeyer, Stieda). Cette disposition se voit surtout chez les individus âgés (Reich, Ciaccio).

Les nerfs de la conjonctive viennent des nerfs ciliaires, nasal externe, frontal, lacrymal et sous-orbitaire. Les filets cheminent dans le chorion, et un grand nombre d'entre eux se terminent dans des corpuscules, variables suivant les espèces animales. Suchard a montré, en 1889, que chez l'homme, ces corpuscules terminaux étaient des corpuscules de Meisner. Chez le veau, ce sont des corpuscules de Paccini (Ranvier, Suchard).

Les glandes sont disséminées dans le tissu cellulaire sous-conjonctival, et sont surtout nombreuses dans la portion de la conjonctive palpébrale qui se rapproche du bord adhérent des tarses. Ce sont des glandes tubuleuses simples (Henle) ou ramifiées (Reich), pourvues d'un canal excréteur qui traverse l'épaisseur de la muqueuse.

Développement des paupières. -- Jusqu'au deuxième mois de la vie intra-utérine, la peau est continue au-devant du globe de l'œil. Dès ce moment, on la voit former au-dessus et au-dessous du globe de l'œil deux plis qui cheminent à la rencontre l'un de l'autre, se touchent bientôt et se soudent à la fin du troisième mois. Ce sont les deux paupières. Tandis que la face externe de ces plis va évoluer comme la peau, la face interne va former la conjonctive. Au sixième mois, apparaissent les cils, puis les glandes commençant à sécréter contribuent à la séparation des paupières qui est complète, en général, chez l'homme, deux mois avant la naissance. (Voir fig. 171 et 172, page 471.)

§ 2. — MUSCLES DE L'ŒIL.

L'appareil moteur du globe de l'œil est formé de six muscles striés, dont la description ressort du domaine de l'anatomie descriptive. Au point de vue histologique, ces muscles sont remarquables par leur richesse en terminaisons nerveuses.

§ 3. — APPAREIL LACRYMAL.

L'appareil lacrymal est composé :

1° D'une glande, la *glande lacrymale*, qui sécrète les *larmes* destinées à lubréfier la conjonctive ;

2° D'une série d'organes excréteurs qui, après avoir recueilli les larmes à la surface de la conjonctive, les transportent dans les fosses nasales ; ce sont : le *lac lacrymal*, les *points lacrymaux*, les *conduits lacrymaux*, le *sac lacrymal* et le *canal nasal*.

a. **Glande lacrymale.** — C'est une glande en grappe formée de deux portions : l'une, la *portion orbitaire*, est située à la partie supérieure et externe de la base de l'orbite, dans la fossette lacrymale ; l'autre, la *portion palpébrale*, constituée par un petit groupe de glandules isolées, est située dans la partie externe de la paupière supérieure, entre la conjonctive et le tendon du releveur de la paupière.

Ces deux portions de la glande présentent la même structure. Les culs-de-sac glandulaires sont tassés les uns contre les autres et mesurent en moyenne de 50 à 100 μ. Ils sont constitués par une paroi propre, tapissée de cellules épithéliales polyédriques, séreuses, granuleuses ou albumineuses. Les conduits excréteurs, en nombre variable, ont un diamètre de 5 à 10 μ et s'ouvrent dans la partie supérieure et externe du cul-de-sac oculo-palpébral. Leur paroi, formée de tissu conjonctif, est tapissée de cellules cylindriques.

b. **Lac lacrymal.** — C'est l'espace formé par la commissure interne des paupières, et dont le centre est occupé par la caroncule lacrymale.

c. **Points lacrymaux.** — Ce sont les orifices des conduits lacrymaux. Ils se distinguent en supérieur et inférieur. Chacun d'eux est situé à la partie supérieure et postérieure de chacun des *tubercules lacrymaux*, de telle sorte qu'ils sont toujours appliqués contre la conjonctive oculaire. A l'état physiologique, ils sont béants et mesurent un cinquième de millimètre de diamètre environ.

d. **Conduits lacrymaux.** — Ils sont au nombre de deux, un pour chaque paupière, et sont formés par une paroi externe conjonctive, renfermant des fibres élastiques, surtout abondantes vers les points lacrymaux (d'où la béance de ces derniers) et d'un revêtement épithélial pavimenteux stratifié de 10 à 15 μ d'épaisseur (Henle).

e. **Sac lacrymal.** — C'est une poche fibreuse dans laquelle s'ouvrent les conduits lacrymaux, située dans la gouttière lacrymale, au-dessus du canal nasal dans lequel elle s'ouvre. Ce sac mesure de 12 à 15 millimètres de haut sur 3 à 4 de large. Il est constitué par une tunique externe conjonctive, renfermant quelques fibres élastiques et par une muqueuse de 50 μ d'épaisseur, tapissée de cellules cylindriques à cils vibratiles. A la partie moyenne du sac lacrymal on remarque un repli valvulaire, la *valvule de Huschke*.

f. **Canal nasal.** — Ce canal qui s'étend du sac lacrymal au méat inférieur des fosses nasales est formé par les os maxillaire supérieur, unguis et le cornet inférieur. Il est tapissé dans toute son étendue par le périoste. Celui-ci est recouvert par une muqueuse qui présente de nombreux replis dont quelques-uns forment de véritables valvules. Il en existe une à peu près constante, la *valvule de Béraud*, au point de jonction du sac lacrymal avec le canal nasal.

La couche épithéliale est formée de cellules cylindriques à cils vibratiles dans la partie supérieure du canal, et de cellules pavimenteuses stratifiées dans sa portion inférieure.

II. — GLOBE DE L'ŒIL

Le globe de l'œil est composé de membranes superposées et de parties centrales, les *milieux* de l'œil.

Les membranes considérées de dehors en dedans sont :

1º Une membrane fibreuse, dont la partie postérieure est opaque, la *sclérotique*, et dont l'antérieure est transparente, la *cornée* ;

2º Une membrane vasculaire et musculaire, la *choroïde* et l'*iris* ;

3º Une membrane nerveuse, la *rétine*.

Les milieux : sont solide, le *cristallin* ; ou liquide, l'*humeur vitrée*.

§ 1. — CORNÉE.

C'est une membrane transparente, d'une épaisseur moyenne de 1 millimètre et placée à la partie antérieure du globe de l'œil. Sa face antérieure lisse, convexe, est ovale, et présente un diamètre vertical de 11 millimètres et un diamètre transversal de 12 millimètres. Sa face postérieure concave mesure 13 millimètres de diamètre en tous sens. Sa circonférence est recouverte dans sa partie antérieure par la sclérotique, celle-ci étant taillée en biseau aux dépens de sa face postérieure.

Au point de vue de sa structure, on peut reconnaître à la cornée cinq couches superposées qui sont d'avant en arrière :

1° La couche épithéliale antérieure ;

2° Une couche basale antérieure, *membrane de Bowman* ;

3° Le tissu cornéen ;

4° Une couche basale postérieure, *membrane de Descemet ou de Demours*.

5° L'épithélium postérieur.

1° **Couche épithéliale antérieure**. — La couche épithéliale antérieure est constituée par trois assises de cellules. Les cellules antérieures sont plates, munies d'un noyau et mesurent de 22 à 30 μ de large. Elles sont disposées en trois ou quatre rangées qui atteignent une épaisseur moyenne de 18 à 20 μ. Les cellules moyennes présentent sur leur face profonde des dépressions séparées par des crêtes plus ou moins élevées. Les cellules profondes sont cylindriques et présentent une base plus ou moins élargie en pédale (Lott). Elles reposent par cette base sur la membrane amorphe antérieure.

2° **Membrane basale antérieure de Bowman ou de Reichert**. — C'est une lamelle d'une substance homogène, transparente, se colorant en rose par le picro-

carmin. Elle mesure 6 à 9 µ d'épaisseur chez l'homme ;
elle ne présente pas trace de structure.

3° **Tissu cornéen**. — Vu dans son ensemble, le tissu cornéen semble constitué par une série de lamelles parallèles entre elles, et entre lesquelles on voit des éléments cellulaires. En réalité, ces lamelles sont formées par des faisceaux plus ou moins épais de fibres et de fibrilles de tissu conjonctif. Chez l'homme, ces faisceaux sont tous parallèles entre eux dans les couches profondes de la cornée ; dans les couches superficielles ils sont plus ou moins obliques et entrecroisés. Quelques-uns même semblent naître de la membrane basale antérieure, dont ils forment ainsi une dépendance, et après un trajet arciforme, réunissent les faisceaux horizontaux les uns aux autres. Ces fibres arciformes sont analogues aux *fibres suturales* (Ranvier) si développées chez les plagiostomes et qui sont perpendiculaires aux faisceaux horizontaux. Les faisceaux conjonctifs qui constituent les lamelles mesurent en moyenne de 5 à 9 µ d'épaisseur et de 20 à 100 µ de largeur.

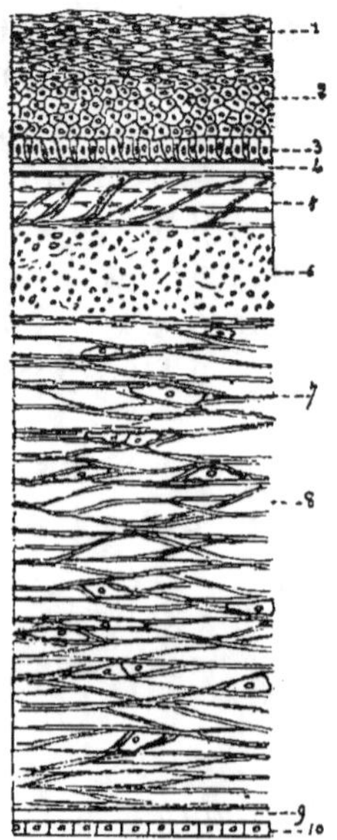

Fig. 169. — Coupe schématique de la cornée (d'après la figure de Waldeyer).

1, cellules superficielles ; 2, cellules muqueuses ; 3, cellules profondes à pied ; 4, membrane basale antérieure ; 5, couche des fibres arciformes ; 6, coupe des fibres transversales ; 7, cellule de la cornée ; 8, tissu cornéen ; 9, membrane basale postérieure ; 10, épithélium postérieur.

Entre les faisceaux de la cornée se trouvent les cellules propres de la cornée, et de petits espaces libres remplis par le plasma et que Bowman, en les injectant chez le bœuf, avait décrits sous le nom de *tubes cornéens*. Depuis lors, on a reconnu que ces tubes étaient des produits artificiels dus à la technique employée. Les cellules cornéennes sont des cellules conjonctives, comprises entre les lames cornéennes. Ces cellules sont plates, étoilées ou fusiformes ; elles présentent des prolongements à l'aide desquels elles s'anastomosent les unes aux autres, et des crêtes d'empreinte, analogues à celles des cellules des tendons ou des membranes aponévrotiques.

Outre ces cellules, il en existe d'autres, à l'état physiologique, qui sont *migratrices* et qui cheminent par des mouvements amiboïdes entre les lamelles ou dans leur épaisseur (cellules interlamellaires, cellules intralamellaires). Après l'action des agents fixateurs, les cellules interlamellaires se présentent avec des crêtes d'empreinte.

4° **Membrane basale postérieure, membrane de Descemet** ou de **Demours**. — Cette membrane mesure, chez l'homme, de 6 à 8 μ, elle se colore en rouge orangé par le picro-carmin et en bleu par l'hématoxyline. Elle semble homogène au premier abord; mais si on vient à en arracher des lambeaux, on voit ces derniers s'enrouler sur eux-mêmes, et soumis à l'ébullition dans l'eau pendant 24 ou 36 heures, on peut les décomposer en lamelles extrêmement minces (Henle), ce qui montre qu'en réalité elle est formée de feuillets très minces, superposés.

5° **Couche épithéliale postérieure**. — Cette couche, directement appliquée sur la membrane basale postérieure, est formée d'une seule rangée de cellules polygonales, d'une épaisseur notable. Elles ont en moyenne 20 μ de large, leur noyau mesure 8 μ.

Vaisseaux de la cornée. — a. *Sanguins*. — Les vaisseaux sanguins existent dans la cornée d'une manière évidente aux limites de sa circonférence, entre l'épithélium superficiel et le tissu cornéen. Ce sont des capillaires de 4 à 9 μ de diamètre qui forment sur la circonférence de la cornée une série d'anses dont la convexité regarde le centre. Chez le fœtus, on a constaté (J. Muller, Henle) un réseau vasculaire assez abondant dans toute l'épaisseur de la membrane basale antérieure.

Enfin, dans le tissu cornéen, Kölliker a trouvé des capillaires très fins qui accompagnent les troncs nerveux et qui forment même une ou plusieurs anses dans l'épaisseur de ces derniers. En général, ces capillaires cornéens mesurent à peine 4 μ de large et sont très peu abondants chez l'homme (Kölliker).

b. *Lymphatiques*. — On ne possède que des notions très vagues sur leur existence. Kölliker croit avoir vu des lymphatiques sur une cornée de chat au niveau de l'anneau conjonctival; mais cet auteur lui-même n'ose affirmer ce fait comme certain.

Nerfs de la cornée. — Découverts par Schlemm, ils naissent des nerfs ciliaires. Ils pénètrent dans la cornée par sa périphérie, au nombre de 30 en moyenne. A ce niveau ce sont des faisceaux de tubes nerveux d'une épaisseur moyenne de 45 μ. Au delà de l'anneau conjonctival, ces tubes perdent leur gaine de myéline, et forment dans le tissu cornéen, un peu au-dessous de la membrane basale antérieure, un riche plexus, le *plexus fondamental* (Ranvier). De ce plexus partent des branches très grêles qui cheminent vers les couches superficielles du tissu cornéen, et qui s'anastomosent pour former, directement au-dessous de la membrane basale antérieure, un second plexus, le *plexus sous-basal* (Hoyer). Quelques branches de ce plexus traversent perpendiculairement la membrane basale antérieure, et s'anastomosent sur la face antérieure de cette dernière en formant à ce niveau le *plexus sous-épithélial*. Finalement, de ce dernier réseau partent des filaments très grêles qui passent entre les cellules épithéliales profondes, s'anastomosent en contournant les cellules de la couche moyenne (*plexus intra-épithélial*) et se terminent par

des extrémités renflées en bouton, entre les cellules
aplaties de la superficie (Cohnheim, Kölliker).

§ 2. — SCLÉROTIQUE.

C'est une membrane fibreuse, de coloration blanche
chez l'adulte et légèrement azurée chez l'enfant. D'une
épaisseur moyenne de un demi-millimètre, elle atteint
un millimètre en arrière. Sa face extérieure convexe est
recouverte par la capsule de Tenon. Traitée par le nitrate d'argent, cette face montre un revêtement formé de
cellules épithéliales plates qui constituent là une véritable séreuse.

Sa face interne, concave, est séparée de la choroïde
par une couche brunâtre formée de cellules pigmentées
et ramifiées ; c'est la *lamina fusca* de Zinn et Haller.
Cette face est adhérente à la choroïde, à sa partie antérieure et postérieure, par de nombreux vaisseaux qui
traversent la sclérotique pour se porter à la choroïde. Sa
partie moyenne est libre d'adhérence.

Son ouverture antérieure est taillée en biseau, aux dépens de sa face interne, pour recevoir la cornée.

Sa partie postérieure présente un orifice conique pour
le passage du nerf optique.

La structure de la sclérotique est à peu de chose près
celle de la cornée. On y remarque un tissu fontamental
formé de faisceaux de fibres conjonctives disposées en
lamelles. Aux faces externe et interne, les faisceaux
sont en général parallèles entre eux ; des fibrilles conjonctives minces les unissent en tous sens comme dans
la cornée. Les fibres du tissu conjonctif de la sclérotique se continuent directement avec celles des tendons,
des muscles qui s'y insèrent, et avec celles de la cornée.
Au milieu de ce tissu conjonctif on trouve un réseau
serré de fibres élastiques très fines, et des cellules conjonctives, étoilées et anastomosées entre elles. Quelques-
unes présentent de fines granulations pigmentaires,

surtout au pourtour du nerf optique et dans la zone scléro-cornéale.

A ce niveau, la membrane basale antérieure de la cornée se termine en s'effilant, et en prenant un aspect fibrillaire. Ces fibrilles se continuent avec celles de la sclérotique.

La membrane basale postérieure se termine également en pointe au niveau de l'angle iridien.

Vaisseaux de la sclérotique. — Les artères nourricières viennent des artères ciliaires postérieures courtes et longues, et des artères ciliaires antérieures. Elles décrivent de nombreuses flexuosités à la surface de la sclérotique et forment bientôt un réseau capillaire à larges mailles (Brucke) qui communique, en avant, avec celui de la choroïde et de la conjonctive. Quelques rameaux des ciliaires postérieures courtes forment un cercle artériel autour du nerf optique, et perforent sa gaine pour s'anastomoser, dans l'épaisseur même du nerf, avec l'artère centrale de la rétine.

Les veines de la partie antérieure se jettent dans les veines ciliaires antérieures : certaines d'entre elles, disposées en réseau serré, forment un sinus circulaire (canal de Schlemm) situé au bord antérieur de la sclérotique.

Les veines de la partie postérieure s'unissent aux veines ciliaires postérieures.

Nerfs. — Ils ont été décrits chez le lapin par Bochdalek et Rahm. On ne peut les distinguer qu'au niveau du bord scléro-cornéal. Kölliker, Arnold et Luschka ne sont pas convaincus qu'ils appartiennent en propre à la sclérotique.

§ 3. — CHOROÏDE.

La choroïde est une membrane fibro-vasculaire située entre la sclérotique et la rétine. Elle présente une circonférence antérieure, épaissie, voisine de la cornée, au niveau de laquelle elle se confond avec l'iris en formant de nombreux replis, les *procés ciliaires*. Elle présente une épaisseur moyenne de 75 à 150 μ. A sa partie postérieure, elle est percée d'une ouverture circulaire pour livrer passage au nerf optique, au névrilème duquel elle est d'ailleurs intimement adhérente. A ce niveau, la choroïde forme une espèce de lame criblée (*lamina cribrosa*).

Sa face externe adhère à la sclérotique non seulement par l'intermédiaire des vaisseaux et des nerfs, mais aussi par de fins tractus conjonctifs, de telle sorte qu'en séparant les deux membranes, on laisse toujours sur la sclérotique des fragments plus ou moins considérables d'un tissu brunâtre, la *lamina fusca* ou *supra-choroidea*.

Sa face interne est en contact direct avec la rétine, avec laquelle elle ne présente pas d'adhérence très intime. Cette face est lisse, tandis que la face scléroticale est tomenteuse. Au niveau des procès ciliaires, la choroïde est intimement unie avec la portion ciliaire de la rétine et la membrane hyaloïde (zone de Zinn).

Au point de vue de sa structure, on peut considérer la choroïde comme formée de quatre couches superposées qui, il est vrai, ne sont pas réellement séparées les unes des autres.

En procédant de dehors en dedans, on rencontre :

1° **Une couche pigmentaire externe** formée d'une lamelle brune, molle, dans laquelle on remarque quelques cellules pigmentaires analogues à celles que l'on reconnaît dans le reste de l'épaisseur de la choroïde. Cette couche est parcourue par les nerfs ciliaires et porte le nom de *lamina fusca* ou *supra-choroïdea*.

2° **Une couche vasculaire** épaisse, formée non seulement d'un grand nombre de vaisseaux, mais encore d'un tissu spécial de nature conjonctive (Kölliker), le *stroma choroïdien* qui réunit les vaisseaux entre eux et qui se confond avec les couches voisines. Ce stroma est formé de cellules à noyau, fusiformes ou étoilées, très irrégulières, dont les unes sont pâles, incolores, les autres renferment de nombreuses granulations pigmentaires. Ces cellules, qui mesurent en moyenne de 18 à 45 μ en longueur, s'anastomosent par des prolongements très fins et forment de véritables réseaux cellulaires. Ces réseaux de cellules se continuent insensiblement avec un tissu homogène parsemé de noyaux (Kölliker). H. Muller et Sappey y décrivent de véritables fibres de tissu conjonctif. En outre, H. Muller a trouvé dans la choroïde de l'homme des fibres musculaires lisses, surtout abondantes à la partie postérieure, et accompagnant en général les artères.

Les vaisseaux, extrêmement nombreux, sont disposés sur deux plans : 1° un plan superficiel, sous-jacent à la *lamina fusca*, est formé par les veines choroïdiennes. Ces veines sont dépourvues de valvules et contournées en tourbillon (*vasa vorticosa*). Elles donnent naissance à quatre troncs qui, après avoir traversé la sclérotique au niveau de l'équateur de l'œil, à peu près à égale distance les uns des autres, vont se jeter dans la veine ophthalmique.

2° Un plan profond, formé par les artères ciliaires courtes postérieures qui traversent la sclérotique au niveau du nerf optique.

Les capillaires qui unissent les artères et les veines sont creusés, en quelque sorte, dans l'épaisseur de la substance propre de la choroïde, et sont situés dans un plan plus profond que le plan artériel pour former une véritable membrane, la *membrane chorio-capillaire* ou *membrane Ruyschienne*.

3° **Une couche élastique.** — Cette couche est une condensation du stroma choroïdien. On n'y trouve presque plus d'éléments figurés, elle a un aspect homogène et se laisse très faiblement attaquer par les alcalis et les acides (Kölliker). C'est dans son épaisseur que se voient les capillaires avec lesquels elle forme, en réalité, la membrane chorio-capillaire.

4° **Couche pigmentaire interne.** — Elle est formée, dans le quart postérieur de la choroïde, par un plan unique de cellules régulièrement hexaédriques et dans le quart antérieur, par un double plan de cellules rondes ou polyédriques par pression réciproque. Ces cellules mesurent de 12 à 18 μ de hauteur et 9 μ d'épaisseur; elles sont juxtaposées les unes à côté des autres comme les pièces d'une mosaïque; leur protoplasma renferme une quantité énorme de granulations pigmentaires d'un brun noirâtre, de telle sorte que leur noyau se détache sous la forme d'une tache blanche sur un fond noir. Les granulations siègent surtout vers la partie de la cellule qui regarde la lumière, elles mesurent en moyenne 1 μ.

Cette couche pigmentaire est peu adhérente à la rétine dans ses trois quarts postérieurs, bien que la surface rétinienne des cellules soit creusée de facettes destinées à loger l'extrémité des bâtonnets de la rétine. Dans son quart antérieur, elle est unie aux autres membranes de l'œil, dans le point où cessent les éléments nerveux de la rétine et en arrière du muscle ciliaire.

Muscle ciliaire. — Découvert presque à la même époque par Bowmann et Brücke, le *muscle ciliaire* (Bowmann) ou le muscle *tenseur de la choroïde* (Brücke) est un muscle lisse qui termine en avant la choroïde, sous la forme d'un anneau de 3 millimètres de large. Il présente des faisceaux externes dirigés dans le sens des méridiens du globe de l'œil, des faisceaux moyens, radiés, et des faisceaux internes, circulaires. Son bord antérieur se termine sur la paroi postérieure du canal de Schlemm sur un mince ruban fibreux (l'*anneau tendineux* de Dollinger). Son bord postérieur, formé par les faisceaux radiés, se perd insensiblement sur la choroïde. Les fibres circulaires s'entre-croisent avec les fibres radiées et portent le nom de *muscle de H. Muller* ou de *muscle de Rouget*. Les fibres-cellules du muscle ciliaire mesurent en moyenne 45 μ de long sur

7 μ de large ; elles sont très difficiles à préparer chez l'homme en raison de leur grande altérabilité.

Le muscle ciliaire est très riche en nerfs. Krausse et H. Muller ont décrit de petits ganglions sur leur trajet.

Procès ciliaires. — Ce sont des replis au nombre de soixante-dix à quatre-vingts, situés à la face interne du muscle ciliaire, constitués en grande partie aux dépens de la choroïde, et qui forment une couronne autour du cristallin (*couronne ciliaire*). Chaque repli a la forme d'une pyramide triangulaire, dont la base est adhérente à la face postérieure de l'iris, et dont le sommet se perd à la face interne de la choroïde.

Les procès ciliaires sont formés d'une substance conjonctive homogène, au milieu de laquelle on trouve des cellules étoilées et de nombreux vaisseaux veineux.

§ 4. — IRIS.

C'est une membrane musculaire et vasculaire située en avant du cristallin, et qui présente une ouverture antérieure, la *pupille*. — Sa face antérieure, convexe, forme la paroi postérieure de la chambre antérieure. Elle présente une coloration variable suivant les individus ; autour de la pupille, on remarque une zone plus foncée, c'est l'*anneau coloré interne*, et en dehors de ce dernier une portion plus claire, l'*anneau coloré externe*.

Sa face postérieure est en contact avec la face antérieure du cristallin ; elle est recouverte d'une couche continue de cellules pigmentaires, c'est l'*uvée*. La grande circonférence de l'iris s'attache à la sclérotique à 1 millimètre ou 1 millimètre 1/2 en arrière de la cornée.

Au point de vue de sa structure, on remarque dans l'iris, en allant d'avant en arrière :

1° Une couche épithéliale simple, formée de cellules aplaties, arrondies ou polyédriques ;

2° Un tissu réticulé, formé de nombreuses cellules conjonctives, étoilées et anastomosées entre elles et dont quelques-unes renferment des grains de pigment.

3° Le stroma de l'iris forme de nombreux faisceaux de tissu conjonctif, dont les uns sont radiés, les autres circulaires ou même anastomosés entre eux. Entre ces faisceaux on trouve, en nombre plus ou moins considérable, des cellules conjonctives fusiformes ou étoilées et pigmentées. Chez les albinos, ces dernières cellules ne renferment pas de pigment.

Vers le bord papillaire, on trouve des fibres musculaires lisses de 45 µ à 67 µ de longueur, disposées en faisceaux circulaires, sur une largeur de 1 millimètre environ, c'est le *muscle sphincter de l'iris*. D'après Brucke, Kölliker, Werbuch on constaterait à la périphérie de ce sphincter, une série de faisceaux divergents qui formeraient le muscle *dilatateur de la pupille* (Henle, Brusch, Merkel, Ivanoff). Sur des coupes horizontales d'iris humain, faites après inclusion dans le collodion, nous n'avons pu constater, de même que d'autres observateurs (Panas, Retterer), l'existence de ce muscle dilatateur.

4° Une couche transparente vaguement fibrillaire (*membrane de Brusch*).

5° Une couche épithéliale postérieure, l'*uvée*, formée de cellules de 18 à 32 µ d'épaisseur, et remplies de pigment noir. Ces cellules sont semblables à celles du corps ciliaire avec lesquelles elles se continuent d'ailleurs sans interruption.

Vaisseaux de l'iris. — Les *artères* de l'iris sont fournies par les terminaisons des ciliaires courtes postérieures et surtout des ciliaires antérieures et des ciliaires longues postérieures. Ces artères vont du bord ciliaire de l'iris vers son bord pupillaire où, après s'être anastomosées entre elles, elles forment le petit cercle artériel de l'iris.

Les veines sont très nombreuses, surtout vers la paroi postérieure de l'iris; elles se jettent dans les vasavorticosa.

Nerfs. — Les nerfs de l'iris viennent des nerfs ciliaires, cheminent avec les vaisseaux et s'anastomosent un grand nombre de fois entre eux surtout vers le bord pupillaire où ils forment un riche plexus. De ce plexus, formé de fibres à myéline, partent des filets sans myéline qui, après de nombreuses anastomoses, s'épuisent dans le sphincter de la pupille. H. Muller a constaté, sur le trajet des fibres à myéline, des cellules ganglionnaires mesurant de 15 à 20 μ.

<h2 style="text-align:center">§ 5. — RÉTINE.</h2>

La rétine est la membrane la plus interne du globe de l'œil. A l'état physiologique elle est rouge (Schultze, Leidig). Cette coloration disparaît à la lumière ; elle est due au *rouge rétinien* (Kühne) ou *erythropsine* qui se trouve dans les cellules les plus superficielles de la rétine. Après la mort, cette membrane s'altère très rapidement et prend une coloration grisâtre ou opalescente. Elle présente une épaisseur de 400 μ au niveau du nerf optique, s'amincit sur les bords ; vers l'ora serrata elle mesure 100 μ.

Sa face externe, convexe, s'applique, sans contracter d'adhérence, sur la face pigmentaire de la choroïde. Sa face interne, concave, est en contact avec la membrane *hyaloïde* qui entoure le corps vitré. Au niveau de l'entrée du nerf optique, on constate une saillie circulaire, blanchâtre, de 1 millimètre 1/2 de diamètre, légèrement déprimée au centre, c'est la *papille*. Sur l'axe même de l'œil on trouve, en outre, une tache ovalaire à grand axe transversal, la *fovea centralis*, dont le centre, légèrement déprimé, constitue la *fosse centrale*.

En avant, la circonférence de la rétine est limitée par l'ora serrata, où s'arrête l'épithélium sensoriel et par la circonférence de l'iris, où s'étendent ses éléments conjonctifs.

La rétine peut être considérée comme formée de deux

parties complexes, fondamentales : 1° une partie externe formée de cellules sensorielles et d'un plexus nerveux basal, c'est la partie *névro-épithéliale* de la rétine (Ranvier).

2° Une partie interne formée d'un appareil ganglionnaire compliqué, constitue la *partie cérébrale* de la rétine (Ranvier).

Les différents éléments constitutifs de toutes ces parties sont soutenus par une sorte de squelette conjonctif, *les fibres de soutènement* ou *fibres de H. Muller*.

I. Partie névro-épithéliale de la rétine. — Les éléments constitutifs de cette zone ont été divisés en une série de couches qui, en procédant de dehors en dedans, se superposent de la façon suivante :

1° Couche des cônes et des bâtonnets ;

2° Couche limitante externe ;

3° Couche du corps des cellules visuelles (couche des grains externes, M. Schultze) ;

4° Couche basale (plexus basal, couche granuleuse externe, M. Schultze).

II. Partie cérébrale de la rétine. — En procédant de même pour la partie cérébrale on rencontre :

5° Une couche de cellules, dont les supérieures sont bipolaires, dont les internes sont unipolaires ; ce sont les grains externes de M. Schultze ;

6° Le plexus cérébral (couche granuleuse interne) ;

7° Une couche de cellules multipolaires (cellules ganglionnaires de M. Schultze) ;

8° La couche des fibres du nerf optique ;

9° La couche limitante interne.

Pour la commodité de notre description, nous devons étudier séparément chacune de ces couches, en procédant cette fois de dedans en dehors.

1° *Limitante interne.* — C'est une membrane amorphe, transparente, d'une épaisseur de 1 μ 5. Elle est constituée par la condensation des éléments conjonctifs de la rétine (Kölliker).

2° *Couche des fibres du nerf optique.* — Au sortir de la papille, les fibres du nerf optique s'épanouissent et s'étalent à la surface de la limitante interne ; elles vont en divergeant jusqu'à l'*ora serrata* où elles se terminent. Elles font défaut au niveau de la tache jaune qu'elles limitent en décrivant des arcs de cercle. L'épaisseur de cette couche est de 200 μ au niveau de la *papille* ; elle ne mesure plus que 5 μ vers l'*ora serrata*. Elle est constituée chez tous les mammifères, sauf chez le lapin, par des fibres nerveuses pâles, sans myéline, d'une épaisseur qui varie entre 1 μ 5 à 0 μ 4. Toutes ces fibres aboutissent, en s'anastomosant, aux prolongements des cellules multipolaires.

3° *Couche des cellules multipolaires.* — Ces cellules sont analogues à celles de la substance grise du cerveau ; elles sont cependant un peu plus petites et plus transparentes ; elles mesurent de 19 à 36 μ. Par leur prolongement, au nombre de 2 à 6, elles s'anastomosent en réseau. Le prolongement qui regarde le centre de l'œil se continue, comme nous l'avons vu, avec une des fibres de la couche sous-jacente (fibres du nerf optique) ; tandis que les prolongements qui regardent en sens contraire s'unissent aux éléments des couches supérieures.

4° *Plexus cérébral.* — Cette couche mesure de 33 à 58 μ d'épaisseur ; elle est formée des prolongements externes des cellules nerveuses, des filaments de névroglie. Ces différents éléments sont disposés en plexus parallèles à la surface, et reliés entre eux par des fibrilles à direction verticale ou oblique.

5° *Couche des cellules unipolaires et bipolaires.* — Cette couche forme le tiers de l'épaisseur de la rétine : elle est constituée par deux plans de cellules nerveuses ; un plan interne de cellules ovoïdes pourvues de deux prolongements opposés et perpendiculaires à la surface de la rétine. De ces prolongements très grêles, l'interne se continue avec ceux des cellules multipolaires, tandis que l'externe va se perdre dans la couche supérieure.

Le plan externe est formé de cellules unipolaires, disposées sur deux ou trois rangées et presque toujours plus

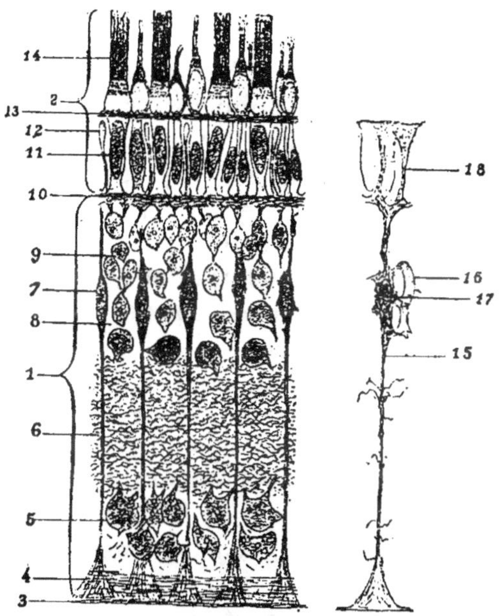

Fig. 170. — Coupe schématique d'une rétine avec une fibre de Muller,
isolée à droite de la figure.

1, partie cérébrale de la rétine ; 2, partie neuro-épithéliale ; 3, limitante
interne ; 4, fibres du nerf optique ; 5, couche ganglionnaire ou des cellules
multipolaires ; 6, couche granuleuse interne ou plexus cérébral ; 7, couche
des grains internes, formée : 8, par une couche de cellules unipolaires ;
9, par une couche de cellules multipolaires ; 10, couche granuleuse externe
ou plexus basal ; 11, couche des grains externes ou corps des cellules
visuelles ; 12, massue de Landolt ; 13, limitante externe ; 14, cônes et bâtonnets ; 15, une fibre de Muller isolée ; 16, prolongement membraniforme
de cette fibre servant de soutien aux cellules uni et bipolaires ; 17, noyau
de la fibre ; 18, prolongement lamelliforme s'insinuant entre les corps des
cellules visuelles.

volumineuses que les cellules bipolaires. Elles émettent
un seul prolongement qui, pénétrant dans le plexus
cérébral, semble s'y diviser et s'y perdre (Ranvier).

6° *Plexus basal.* — Il paraît constitué par des fibrilles nerveuses et névrogliques à direction parallèle ou légèrement oblique à la surface de la rétine.

7° *Corps des cellules visuelles.* — Les corps des cellules visuelles sont disposés sur une seule rangée et sont formés par un protoplasma finement granuleux, renfermant un noyau volumineux ovalaire avec un gros nucléole. Ces noyaux, sous l'action du picro-carmin, se colorent par segment (Henle). Après coloration par la méthode de Gram, ils restent incolores (Rudeloff). Chacune des cellules visuelles possède un prolongement central court et élargi qui s'applique sur le plexus basal. Le prolongement périphérique traverse la couche supérieure formée par la limitante externe, au delà de laquelle il constitue un cône ou un bâtonnet. Le noyau des cellules, dont le prolongemeut périphérique doit former un cône, est toujours situé plus profondément que celui d'une cellule à bâtonnet. Entre ces cellules visuelles on rencontre, de distance en distance, des corps particuliers renflés en massue, finement granuleux, dépourvus de noyaux et dont la tige semble se perdre dans le plexus basal; ce sont les *massues de Landolt.*

8° *Couche limitante externe.* — Cette couche n'est très vraisemblablement que l'expansion très mince et limitante de la substance conjonctive de la rétine. Elle est amorphe, hyaline et transparente.

9° *Couche des cônes et des bâtonnets.* — Les bâtonnets sont à peu près cylindriques et tous semblables entre eux ; ils mesurent 40 ou 50 μ de longueur sur 2 ou 3 de large. Ils sont beaucoup plus nombreux que les cônes; vus de face, ils présentent un simple contour, tandis que les cônes présentent un double contour. Les cônes ont la forme d'une bouteille dont la base serait appliquée sur la limitante externe. Ils ont une longueur de 15 à 25 μ et une largeur de 4 à 6. Ils sont simples ou associés deux à deux (cônes jumeaux, Ranvier).

Les bâtonnets et les cônes sont formés d'une substance transparente, homogène, dont les segments réagissent diversement suivant les réactifs. Ils présentent, en effet, une portion externe se colorant énergiquement en noir par l'acide osmique, tandis que la portion interne reste incolore ou très faiblement teintée. Sous l'influence des acides, la portion externe se segmente en un certain nombre de barres transversales. Enfin, dans ce même segment, on trouve une portion qui fixe les réactifs colorants et qui forme le *corps intercalaire* (Ranvier).

Chez l'homme, le corps intercalaire des cônes présente une structure spéciale. Il est formé de fils convergeant vers le sommet du segment interne (appareil de fils, Schultze; corps intercalaire filamenteux, Ranvier).

Chez l'homme, la couche des cônes et des bâtonnets est à peu près uniformément répartie sur toute la surface de la rétine, sauf au niveau de la tache jaune où les bâtonnets font défaut pour céder la place uniquement à des cônes.

Une rétine de grenouille, examinée à l'état frais, surtout si l'animal a été conservé auparavant pendant quelques heures dans l'obscurité, présente des bâtonnets colorés en rouge et quelques-uns en vert. Après quelques instants, sous l'influence de la lumière, cette coloration, due au rouge rétinien, pâlit, passe au jaune et disparaît finalement. Kühne a montré qu'on pouvait, même avec des rétines fraîches et une technique spéciale, obtenir des images photographiques (optogrammes). Les cônes sont généralement dépourvus de rouge rétinien.

Épithélium rétinien. — Cet épithélium est formé de cellules pigmentées et polygonales dont les prolongements protoplasmiques pénètrent entre les cônes et les bâtonnets. Ces cellules présentent deux portions : une externe, pauvre en granulations pigmentaires, limitée en dehors par un bord net en forme de cuticule (Angelucci) et qui renferme toujours le noyau et des granulations réfringentes (granulations aleuronoïdes, Boll), et une interne, chargée de grains de pigment noir.

Tissu conjonctif de la rétine. — Ce tissu est formé d'éléments vus en 1851 par H. Muller. Ils commencent à la limitante interne et sont formés par des corps pyramidaux, dont la base élargie et se touchant presque constitue la limitante interne. Ce sont les *fibres de H. Muller.* Au delà de leur base elles s'amincissent et prennent la forme de fibres ; dans ce trajet, elles présentent des expansions filamenteuses et membraneuses qui traversent les couches suivantes de la rétine : couche des fibres du nerf optique, des cellules multipolaires, du plexus cérébral. Elles s'élargissent ensuite, présentent un renflement avec un noyau ovalaire parallèle à leur axe. A ce niveau, elles présentent de nombreux prolongements en lame ou en crête, interposés entre les cellules multipolaires et bipolaires. Au niveau du plexus basal, elles se rétrécissent, forment une série de lamelles très minces, limitant des loges dans lesquelles sont comprises les cellules visuelles. Elles se terminent, enfin, par un bord homogène qui constitue la limitante externe.

Vaisseaux de la rétine. — L'artère centrale de la rétine, branche de l'ophthalmique, après avoir traversé la papille, se divise en deux branches principales, quelquefois trois ou quatre. Ces branches, en se ramifiant, forment un réseau capillaire à mailles arrondies au-dessous de la limitante interne. Les vaisseaux de ce réseau, fins de 4 à 7 μ, siègent surtout dans la couche des fibres nerveuses et dans celle des cellules multipolaires. Les couches externes de la rétine sont presque dépourvues de vaisseaux. On trouve cependant un réseau très fin à sa partie antérieure, et c'est de lui que naissent les veines qui, accompagnant les artères, se jettent dans la veine centrale de la rétine, dans la papille.

Développement de la rétine. — A l'époque où le système nerveux n'est encore représenté que par un canal central, il se forme, vers la portion céphalique de ce canal et de chaque côté, un diverticule creux (*vésicule* *oculaire primitive)* qui se dirige vers l'ectoderme. Elle

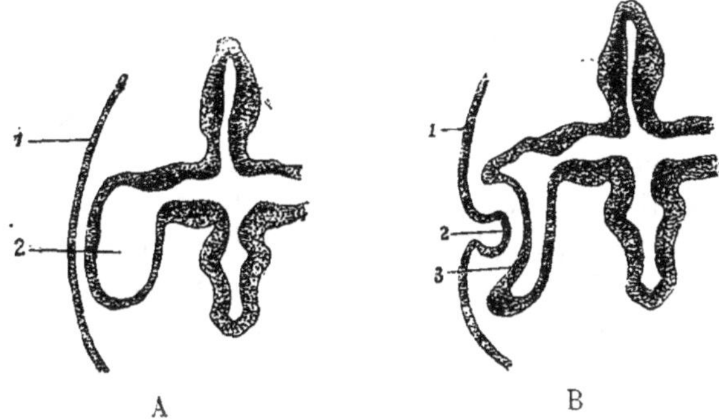

Fig. 171. — Schémas montrant les premiers stades du développement
de l'œil.

A. — 1, ectoderme ; 2, vésicule oculaire primitive.
B. — 1, ectoderme ; 2, invagination de l'ectoderme formant le cristallin ; 3, invagination de la vésicule oculaire primitive formant la vésicule oculaire secondaire.

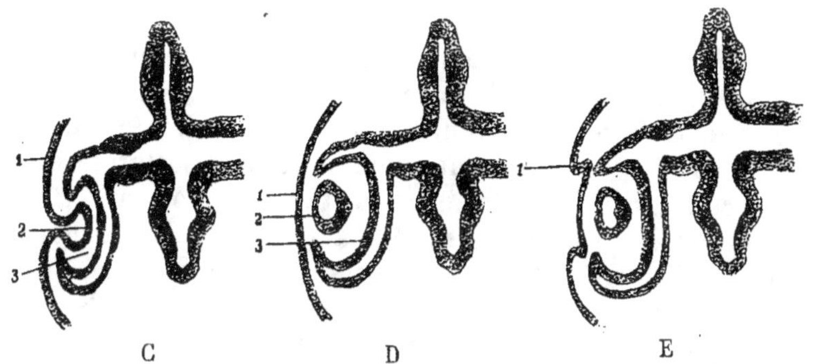

Fig. 172. — Schémas montrant les derniers stades du développement
de l'œil.

C. — 1, ectoderme ; 2, invagination de l'ectoderme beaucoup plus
accentuée pour former le cristallin ; 3, vésicule oculaire secondaire entièrement formée.
D. — 1, ectoderme dont le bourgeon invaginé s'est entièrement détaché
pour constituer le cristallin ; 2, cristallin ; 3, feuillet rétinien de la vésicule oculaire secondaire.
E. — 1, plicature de l'ectoderme formant la première ébauche de la
paupière.

l'atteint bientôt et, à son contact, la portion antérieure

de la vésicule oculaire primitive subit une sorte d'invagination qui constitue la vésicule oculaire secondaire. Celle-ci présente alors deux feuillets et l'épithélium qui forme le feuillet externe constituera plus tard la rétine. La couche interne de cet épithélium, formée de cellules nerveuses embryonnaires, est limitée en dehors par une cuticule (membrane limitante externe). Après quelque temps, ces cellules, en se transformant, formeront les cellules multipolaires et les différentes couches rétiniennes, tandis que les cellules embryonnaires, les plus externes, vont pousser des prolongements pour constituer les cellules des cônes et des bâtonnets. La rétine qui, pour le professeur Nuel, serait un ganglion spinal, pourrait être plutôt considérée comme une circonvolution cérébrale.

§ 6. — CRISTALLIN.

Le cristallin est une lentille solide, transparente, biconvexe, située entre le corps vitré et l'iris. Chez l'adulte, il mesure en moyenne 8 à 9 millimètres de diamètre sur 4 à 5 d'épaisseur axiale. Sa face postérieure, plus convexe que l'antérieure, est en rapport avec le corps vitré. Les bords de sa face antérieure sont recouverts par l'iris et la pupille. Vers sa circonférence, on remarque la zone de Zinn et le *canal godroné de Petit*, formé par les denticulations de la membrane hyaloïde dont les unes se portent à la face antérieure du cristallin et les autres à sa face postérieure, suivant son grand équateur.

Le cristallin présente à étudier une capsule, un épithélium et une substance propre, les *fibres cristalliniennes*.

1° **Capsule du cristallin.** — C'est une membrane mince, transparente et semblant homogène. Valentin, à l'aide de très forts grossissements, y a signalé l'existence d'une striation très fine. Elle est élastique et se recroqueville après excision. Sa portion antérieure, la *cristalloïde antérieure*, mesure de 11 à 15 μ d'épaisseur ; sa portion postérieure, la *cristalloïde postérieure*, n'atteint que 2 à 4 μ d'épaisseur. Elle résiste longtemps à l'action de l'eau et des acides (Strahl) et, au point de vue chimique, se rapproche beaucoup du sarcolème ou de la membrane propre des glandes (Chittenden).

2° **Épithélium du cristallin.** — Il tapisse la face profonde de la capsule et forme dans sa moitié antérieure une couche unique de cellules polygonales de 12 à 22 μ de large chez l'adulte. Le corps cellulaire est finement granuleux et renferme un gros noyau circulaire avec quelquefois deux ou trois nucléoles. Ces éléments sont difficiles à isoler ; lorsqu'on y parvient, ils présentent des contours peu distincts et hérissés de prolongements bifides ou trifides (Hosch) qui semblent plonger entre les fibres cristalliniennes. Après la mort, ces éléments s'altèrent très vite, en même temps un peu d'humeur vitrée pénètre dans la capsule pour former, à la partie antérieure de la capsule, l'*humeur de Morgagni*. Pour certains auteurs, cette humeur existerait normalement.

3° **Fibres du cristallin.** — Ce sont des fibres de consistance molle et légèrement visqueuse. Elles ont la forme de colonnes aplaties, prismatiques, à six pans, mesurant de 10 à 12 μ de largeur sur 4 à 6 μ d'épaisseur moyenne. Elles sont juxtaposées de telle façon que chaque fibre est en rapport avec six fibres semblables. Sur des coupes équatoriales du cristallin, la section des fibres apparaît comme les pièces d'une mosaïque formée d'éléments hexagonaux réguliers, dont les côtés larges sont dirigés en dehors et en dedans. Vues de face, ces fibres semblent des rubans aplatis ; tandis que, de profil, elles sont filiformes ou légèrement renflées. A ce niveau, existe dans certaines fibres un gros noyau ovalaire avec un ou plusieurs nucléoles. Les fibres périphériques sont molles, riches en eau, et possèdent un noyau ; les fibres

centrales (*noyau du cristallin*) sont plus dures, dépourvues de noyau, et possèdent sur leurs bords des arêtes
très fines qui leur donnent un aspect dentelé. En raison
même de ces dentelures latérales, les fibres cristalliniennes forment, par leur ensemble, de véritables lamelles emboîtées les unes dans les autres à la façon des
squames d'un oignon.

Les fibres du cristallin sont, en outre, unies les unes
aux autres par une substance amorphe, véritable ciment,
qui forme sur chacune des faces une figure étoilée.
Chez le fœtus, on voit, à la face antérieure du cristallin,
une étoile à trois branches et à quatre branches sur sa
face postérieure. Chez l'adulte, les branches de l'étoile
se divisent et sont plus nombreuses.

Développement du cristallin. — Pendant que la vésicule optique se développe, on voit naître, au niveau de
l'épiderme qui la recouvre, un bourgeon qui marche à
sa rencontre, la pénètre par invagination, finit par se
pédiculiser à son intérieur et devient indépendant pour
constituer le cristallin (Voir fig. 171 et 172, page 471).

§ 7. — CORPS VITRÉ. MEMBRANE HYALOÏDE.

Le corps vitré est une substance demi-liquide, de
consistance gélatineuse, qui remplit la partie du globe
de l'œil comprise entre la rétine et la face postérieure
du cristallin. Absolument transparente, l'humeur vitrée
ne présente pas traces d'éléments anatomiques, si ce
n'est quelques cellules lymphatiques (Robin).

L'humeur vitrée est enveloppée par une membrane,
la *membrane hyaloïde*, qui ne présente pas de structure.
A l'aide des réactifs nucléaires, on y voit quelques
noyaux jusqu'à l'ora serrata. Chez l'embryon, cette
membrane est traversée par *l'artère hyaloïdienne* qui
s'oblitère plus tard et se transformerait en canal.

CHAPITRE XIII

APPAREIL DE L'OLFACTION

L'appareil de l'olfaction se compose d'un organe principal qui perçoit les odeurs, la *muqueuse pituitaire*, et de parties accessoires qui servent à la protéger et à étendre sa surface : ce sont le *nez* et les *fosses nasales*.

Nous aurons peu à dire de ces parties accessoires, dont la description appartient à l'anatomie descriptive, pour nous arrêter plus longuement sur la configuration et la structure de la muqueuse pituitaire.

§ 1. — ORGANES ACCESSOIRES DE L'OLFACTION.

Le nez se compose essentiellement : 1° d'un squelette, formé par les os propres du nez et l'apophyse montante du maxillaire supérieur. Ce squelette osseux est complété par des cartilages : un médian, le cartilage de la cloison, deux latéraux supérieurs et deux latéraux inférieurs, ceux de l'aile du nez et d'autres nodules cartilagineux plus ou moins isolés ;

2° D'une couche cutanée qui présente la structure habituelle de la peau ;

3° D'une couche musculaire formée de quelques muscles de la face ;

4° Enfin, d'une couche muqueuse, qui n'est autre que la muqueuse pituitaire se continuant directement avec la peau au niveau du bord supérieur de l'aile du nez.

§ 2. — MUQUEUSE PITUITAIRE.

La muqueuse pituitaire ou *membrane de Schneider*, de coloration rosée, est très friable et se laisse facilement déchirer. Elle tapisse les narines, les fosses nasales et se prolonge dans les différentes cavités ou sinus qui viennent s'y ouvrir. En avant, au niveau du bord libre des narines, elle se confond avec la peau ; en arrière, elle se continue en haut avec la muqueuse de l'arrière-cavité des fosses nasales et, en bas, avec celle du voile du palais.

Dans son trajet on peut lui considérer trois portions bien distinctes : 1° une *portion vestibulaire* qui tapisse l'orifice des narines ; 2° une *portion respiratoire* qui s'étend des narines au cornet et au méat supérieur et à une partie du méat moyen ; 3° une *portion olfactive* qui comprend toute la voûte des fosses nasales.

Dans ces diverses régions, le derme de la muqueuse est toujours identique à lui-même, le revêtement épithélial seul varie.

a. **Derme.** — Son épaisseur oscille entre un demi-millimètre et trois millimètres. Il est formé de faisceaux du tissu conjonctif entre-croisés et intimement confondus avec le périoste des fosses nasales, surtout dans les sinus et les cellules ethmoïdales. Entre ces faisceaux conjonctifs, on trouve de nombreuses cellules fusiformes ou étoilées.

Sur le bord libre des cornets, et en particulier du cornet inférieur, le derme est sus-jacent à une véritable couche de tissu érectile bien étudié par Kohlrausch. Ce tissu érectile des fosses nasales est constitué par des trabécules de faisceaux conjonctifs et de fibres musculaires lisses, entre lesquelles sont des capillaires très dilatés avec une seule couche de cellules endothéliales.

b. **Épithélium.** — 1° *Portion vestibulaire.* — Au bord libre des narines, la peau se continue insensiblement

avec la muqueuse et, à ce niveau, le revêtement épithélial n'est guère différent de celui de la peau. Les cellules superficielles ont cependant moins subi la transformation cornée. A travers les couches épithéliales, on
voit sortir du derme de nombreux poils et les orifices
des glandes de cette région.

2° *Portion respiratoire.* — A mesure que la muqueuse
gagne la voûte nasale, l'épithélium se modifie peu à peu
et passe au type cylindrique stratifié à cils vibratiles, au
niveau du méat moyen. La couche épithéliale a une
épaisseur variable de 80 à 100 µ. Elle est formée de plusieurs assises de cellules cylindriques dont les plus superficielles sont munies de cils vi-
bratiles. Les mouvements de ces
derniers sont uniformes et s'exécutent de façon à diriger le mucus
vers la région olfactive.

3° *Portion olfactive.* — A partir
du milieu du méat moyen jusqu'à
la voûte nasale, le revêtement épithélial est caractéristique. Il est
deux fois plus épais que dans les
autres régions de la muqueuse et
mesure 120 µ en moyenne. Il est
formé par deux sortes de cellules
(Eckhardt) : des cellules cylindriques
et des cellules *sensorielles* ou *olfactives.* Les premières ont un corps régulièrement cylindrique et possèdent un noyau ovalaire longitudinal.
La partie du protoplasma cellulaire,
située au-dessous de ce noyau, est
irrégulière, présente sur ses bords
latéraux des dépressions en cupule
et se termine par une extrémité éta-

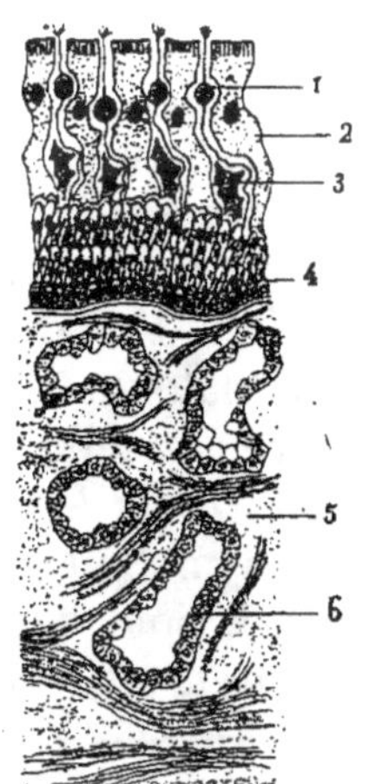

Fig. 173. — Coupe sché-
matique de la mu-
queuse pituitaire.

1, cellule sensorielle ;
2, cellule cylindrique ; 3,
cellule de remplacement
ou de soutien ; 4, cellules
basales ; 5, chorion ; 6,
glandes muqueuses.

lée ou divisée. La partie protoplasmique, située au-
dessus du noyau, présente des stries longitudinales

entre lesquelles on voit une substance claire, d'apparence muqueuse (Ranvier). Leur surface ne présente ni plateau, ni cils vibratiles (Ranvier).

Les cellules olfactives ont un noyau plus arrondi et plus volumineux que les précédentes et une masse protoplasmique très faible qui s'accumule aux deux pôles du noyau pour se continuer sous forme d'un prolongement central et d'un prolongement périphérique de grandeur variable.

Le prolongement central est très grêle et formé d'une substance homogène, réfringente. Il présente sur son parcours, sous l'influence des réactifs coagulants, des nodosités qui lui donnent une certaine analogie avec les fibrilles nerveuses (M. Schultze).

Le prolongement périphérique, régulièrement cylindrique, est plus large que le prolongement central. Il est formé par une substance claire, homogène, réfringente et se termine, chez l'homme, par un petit bâtonnet de 1 μ d'épaisseur. Chez les batraciens anoures, le bâtonnet terminal est hérissé de cils vibratiles.

Entre ces cellules épithéliales, il en existe d'autres de forme irrégulièrement étoilée et dont les prolongements semblent s'insinuer entre les cellules voisines. Ce seraient, pour quelques auteurs, des cellules de remplacement et, pour Ranvier, des cellules spéciales.

c. **Glandes de la muqueuse pituitaire.** — Elles sont très nombreuses dans chacune des régions de la muqueuse. Dans les fosses nasales et les sinus, ce sont des glandes en grappe de forme et de volume variables. Les culs-de-sac glandulaires, de 50 à 100 μ de diamètre, sont échelonnés le long d'un conduit excréteur dans lequel ils versent leur contenu. L'épithélium des culs-de-sac est polyédrique et granuleux, celui des conduits excréteurs est cylindrique. Dans les sinus, les glandes sont plus ou moins ramifiées. Dans la région olfactive, les glandes sont franchement tubuleuses (Ranvier) et « n'ont pas d'autre canal excréteur que le tube cellulaire intra-épithélial » (Ranvier). Elles pénètrent jusque dans les couches profondes de la muqueuse. Elles sont terminées par un cul-de-sac unique tapissé de petites cellules granuleuses très analogues à celles des croissants de Giannuzzi (Ranvier). Le canal excréteur est revêtu de cellules dont le protoplasma renferme de nombreuses granulations pigmentaires jaunes qui contribuent à donner à la région olfactive sa coloration jaune habituelle.

d. **Vaisseaux de la muqueuse.** — Les artères, venues de la sphéno-palatine, des ethmoïdales antérieure et postérieure, se capillarisent dans la muqueuse ; les veines qui en naissent se jettent dans la veine faciale.

Les lymphatiques, vus par E. Simon, naissent de la muqueuse par un réseau très superficiel et forment deux troncs dont l'un se jette dans un ganglion situé en avant de l'axis et l'autre, en se bifurquant, dans des ganglions situés au niveau des grandes cornes de l'os hyoïde.

e. **Nerfs de la muqueuse.** — Ils sont de deux ordres : Les nerfs de la sensibilité générale viennent du *trijumeau* ; ceux de la sensibilité spéciale viennent de l'*olfactif*.

Les ramifications de ce nerf, qui semblent prendre naissance dans les cellules constituant son bulbe, (Leydig, Schultze) sont formées de fibres pâles de 4 à 7 μ de large, sur le trajet desquelles on remarque de distance en distance de petites varicosités. Vers leur partie terminale, ces fibres se réduisent en filaments de 1 à 2 μ qui se divisent et s'anastomosent en réseau.

Au point de vue de leur terminaison ultime, M. Schultze a cru voir les filaments terminaux, parvenus à la surface du derme, se continuer directement avec le prolongement central de la cellule olfactive. Ranvier n'a jamais pu constater ce fait : il a seulement vu les filaments terminaux se perdre dans la couche épithéliale. Dans ces temps derniers, Gressi et Castro-Novo, en pratiquant des coupes à main levée, ont pu constater que les filaments terminaux, parvenus à la surface du chorion, se divisaient et présentaient, de distance en distance, des varicosités d'où partaient des filaments très grêles qui aboutissaient à la base des cellules sensorielles.

Organe de Jacobson. — Une fois sur dix, chez l'homme, on trouve, contre la cloison des fosses nasales, un petit organe tubulaire qui existe normalement chez un grand nombre d'animaux : c'est l'organe de Jacobson. C'est un tube bilatéral, comprimé latéralement, dont une des extrémités est close. La paroi latérale du tube est tapissée d'un épithélium stratifié cylindrique à cils vibratiles, tandis que sa paroi médiane est tapissée d'un épithélium olfactif identique à celui de la région olfactive.

CHAPITRE XIV

APPAREIL DE L'AUDITION

L'appareil de l'audition, situé en grande partie dans le rocher, comprend trois portions qui sont : l'oreille externe, l'oreille moyenne et l'oreille interne.

L'oreille externe est formée du pavillon de l'oreille ou *conque* et du *conduit auditif externe*, limité profondément par la *membrane du tympan*.

L'oreille moyenne, séparée de la précédente par la membrane du tympan, est située dans l'épaisseur du rocher et se compose : d'une cavité, la *caisse du tympan*, qui se prolonge en arrière dans l'apophyse mastoïde par les *cellules mastoïdiennes* et, en avant, vers le pharynx, par la *trompe d'Eustache.*

L'oreille interne, située au centre du rocher, comprend les organes essentiels de l'audition, les terminaisons du nerf acoustique.

Nous étudierons rapidement la topographie et la structure de l'oreille externe et de l'oreille moyenne qui ne sont, en réalité, que des appareils de perfectionnement, pour nous arrêter plus longuement sur l'étude de l'oreille interne qui est la partie essentielle de l'appareil de l'audition.

§ 1. — OREILLE EXTERNE.

1° **Pavillon.** — Le pavillon de l'oreille est la seule partie de cet appareil si complexe qui fasse saillie à l'extérieur. De forme très variable suivant les individus, il présente des faces rendues irrégulières par des sail-

lies et des dépressions (hélix, anthélix, tragus, antitra-
gus, etc.) dont on trouvera la description dans les traités
d'anatomie.

Au point de vue de sa structure, il présente à étudier
la peau, un squelette cartilagineux, des ligaments et des
muscles.

Peau. — La peau recouvre les deux faces du pavillon
et s'enfonce dans le conduit auditif externe. Elle est recouverte de nombreux poils de duvet qui, chez certains
sujets âgés, peuvent prendre un grand développement et
elle renferme, en outre, dans son épaisseur des glandes
sébacées et sudoripares.

Sa face interne, très adhérente au cartilage sous-jacent, est, en général, dépourvue de panicule adipeux,
sauf à la partie inférieure du pavillon où elle forme le
lobule de l'oreille.

Cartilage. — Le squelette du pavillon est un fibro-cartilage très irrégulier, ne s'étendant pas à tous les points
du pavillon, et remarquable par le nombre et le diamètre des cellules cartilagineuses qu'il renferme (22 μ, Kölliker). Il est recouvert par le périchondre.

Ligaments. — Divisés en extrinsèques et intrinsèques,
les ligaments unissent le pavillon aux parties voisines et
les différentes pièces du pavillon entre elles. Ce sont des
faisceaux plus ou moins épais de tissu conjonctif qui
sont très adhérents au périchondre.

Muscles. — Les muscles, au nombre de huit, divisés
également en extrinsèques et intrinsèques, sont formés
de fibres striées.

2º **Conduit auditif externe.** — Dirigé transversalement de l'extérieur vers la membrane du tympan, le
conduit auditif externe décrit deux courbures dont l'une,
externe, est concave en haut et en arrière; et l'autre, interne, est concave en bas et en avant. D'une longueur
moyenne de 20 à 22 millimètres dans son axe, sa paroi
supérieure est moins étendue que l'inférieure.

Ce conduit est formé d'un squelette osseux dans sa

moitié interne, et fibro-cartilagineux dans sa moitié externe. Il est tapissé dans toute son étendue par la peau. Celle-ci ne présente pas de caractères spéciaux dans la portion externe du conduit. On y trouve dans le derme des poils avec leurs follicules, des glandes sébacées qui y sont annexées, et des *glandes cérumineuses.*

Ces dernières sont analogues aux glandes sudoripares. Elles sont formées d'un tube pelotonné sur lui-même pour constituer le *glomérule* de la glande et d'un conduit excréteur rectiligne qui s'ouvre, soit isolément à la surface de l'épiderme, soit à la portion supérieure d'un follicule pileux. Le canal excréteur présente un diamètre moyen de 60 à 80 μ; au niveau du glomérule, le tube s'élargit et peut atteindre 100 μ de diamètre. La paroi du tube est formée de fibres conjonctives et de cellules conjonctives; au niveau du canal excréteur, cette couche est renforcée par quelques fibres élastiques et par des fibres musculaires lisses à direction longitudinale. La couche épithéliale du glomérule est formée de cellules polyédriques de 15 μ, dont le protoplasma renferme de nombreuses granulations graisseuses et pigmentaires. Dans le conduit excréteur l'épithélium est pavimenteux; il devient stratifié vers l'embouchure de la glande et se continue directement avec l'épiderme.

Dans la portion osseuse ou interne du conduit, la peau s'amincit considérablement, les papilles disparaissent ou sont très courtes et dans le derme, confondu avec le périoste, on ne retrouve plus ni glandes ni follicules pileux.

§ 2. — OREILLE MOYENNE.

C'est une cavité (*caisse du tympan*) creusée dans l'épaisseur du rocher. Elle présente une paroi externe, formée par la membrane du tympan et le cercle tympanal qui l'entoure, et une paroi interne qui répond à la face externe de l'oreille interne. Cette cavité est traversée par une chaîne de trois osselets (marteau, enclume, étrier) et par les muscles qui font mouvoir ces derniers. Elle communique, ainsi que nous l'avons déjà vu, avec les cellules mastoïdiennes et avec le pharynx par la trompe d'Eustache. Elle est tapissée dans toute son étendue par une muqueuse qui présente de légères modifications dans les divers points de son trajet.

1° **Paroi externe.** — **Membrane du tympan.** — La membrane du tympan, à peu près circulaire, présente un diamètre moyen de 1 centimètre.

Sa face externe est concave; sa face interne, convexe, donne attache au manche du marteau. Dans les deux tiers inférieurs de sa circonférence, cette membrane s'insinue dans une rainure osseuse, le *cercle tympanal*. Son tiers supérieur se confond avec le périoste du conduit auditif externe.

Au point de vue de sa structure, le tympan est constitué de dehors en dedans :

Par une couche externe qui n'est autre que le prolongement cutané du conduit auditif externe.

Par une couche moyenne, membrane propre, fibreuse, formée de deux plans de fibres conjonctives. — *a*. Dans un plan externe, recouvert directement par la peau, les fibres affectent une direction radiée et convergent de la circonférence vers le centre où elles adhèrent au manche du marteau. — *b*. Un plan interne, de fibres circulaires peu visibles vers le centre de la membrane, mais très apparentes vers sa périphérie où elles augmentent en nombre et en épaisseur.

Par une couche interne muqueuse, qui n'est autre que la muqueuse de la caisse du tympan que nous étudierons bientôt.

2° **Paroi interne.** — Cette paroi, entièrement osseuse, présente une saillie centrale, le *promontoire*, sur laquelle on voit une gouttière ramifiée, destinée à loger le nerf de Jacobson et ses branches. Au-dessous du promontoire, on trouve un orifice elliptique, la *fenêtre ovale*, que vient obturer la base de l'étrier. Au-dessous et en arrière du promontoire, existe un autre orifice circulaire, *la fenêtre ronde*, fermée complètement par une membrane fibreuse désignée sous le nom de *tympan secondaire* (Scarpa). Entre ces deux ouvertures, et un peu en arrière de la fenêtre ovale, on voit une saillie, la *pyramide*, creusée d'un canal se continuant jusqu'à la base du rocher et destiné à loger le muscle de l'étrier. Enfin, en avant du promontoire, on remarque une petite saillie qui indique la terminaison du conduit du muscle interne du marteau.

La cavité, déterminée par les deux parois que nous venons de décrire, est traversée par une chaîne formée de quatre petits osselets (osselets de l'ouïe) articulés entre eux par des ligaments et mis en mouvement par trois petits muscles striés. Elle se prolonge, en outre, par deux diverticules, vers l'apophyse mastoïde et vers le pharynx.

3° **Trompe d'Eustache**. — Ce dernier diverticule, le plus important, connu sous le nom de *trompe d'Eustache*, est un conduit qui, par sa forme, peut être considéré comme constitué par deux cônes réunis par leur sommet et dont les bases respectives s'ouvrent, l'une dans la caisse du tympan (base *du cône tympanique*) et l'autre dans le pharynx (base du *cône guttural*). La paroi du cône tympanique est osseuse et formée par le rocher; celle du cône guttural est fibro-cartilagineuse.

Le canal ainsi formé par la réunion de ces deux cônes est tapissé par la muqueuse du pharynx.

4° **Cellules mastoïdiennes**. — Ce sont des cavités creusées dans l'épaisseur de l'apophyse mastoïde et communiquant entre elles et avec la caisse du tympan. Chez l'enfant, ces cavités ne communiquent pas avec la caisse du tympan; ce n'est que vers l'âge de dix-sept ou dix-huit ans que la communication s'établit par un orifice dit *orifice pétro-mastoïdien*.

Avec les progrès de l'âge, ces cavités deviennent de plus en plus volumineuses. Toutes ces cavités sont tapissées par la muqueuse de la caisse.

5° **Muqueuse de la caisse du tympan**. — Toute la ca-

vité de la caisse du tympan et les organes qu'elle renferme sont tapissés par une muqueuse mince, rosée,
adhérente au périoste. Elle recouvre toute la cavité de
la caisse, la face interne du tympan, les osselets de l'ouïe
et les tendons des muscles qui s'y attachent. Elle se prolonge dans les cellules mastoïdiennes et la trompe d'Eustache. Très mince dans les cellules mastoïdiennes, sur
les osselets de l'ouïe et sur la face interne du tympan,

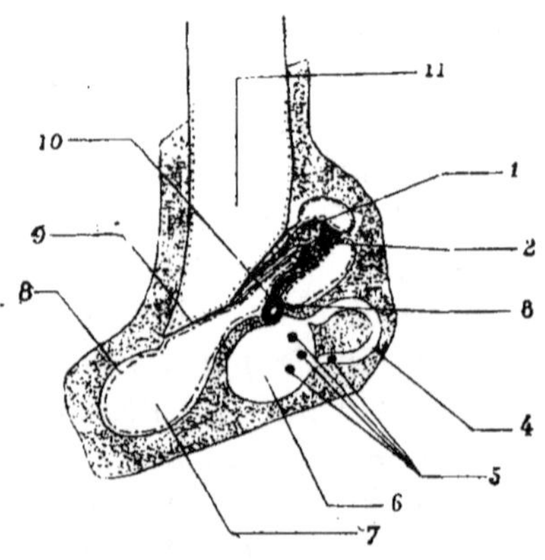

Fig. 174. — Coupe schématique, transversale et verticale de l'appareil
de l'audition.

1, marteau ; 2, enclume ; 3, étrier ; 4, canal demi-circulaire supérieur ;
5, section des canaux demi-circulaires ; 6, cavité du vestibule ; 7, cavité
de la caisse du tympan ; 8, muqueuse de la caisse ; 9, membrane du
tympan ; 10, os lenticulaire ; 11, conduit auditif externe.

cette muqueuse atteint son maximum d'épaisseur dans la
trompe d'Eustache.

Elle est formée d'un chorion constitué par des fibres
très minces de tissu conjonctif au milieu desquelles on
trouve quelques fibrilles élastiques.

L'épithélium qui recouvre ce chorion est formé d'une
couche profonde de cellules cylindriques génératrices et
de cellules superficielles, de forme variable suivant les
régions. Dans la cavité de la caisse, ces cellules superficielles, très altérables après la mort, sont toutes pour-

vues de cils vibratiles (Kölliker). Sur la face interne du tympan et sur les osselets de l'ouïe, les cellules superficielles sont dépourvues de cils vibratiles (Würzbourg). Dans les cavités mastoïdiennes, elles sont pavimenteuses, et cylindriques stratifiées à cils vibratiles dans la trompe d'Eustache.

Dans aucun point de la caisse du tympan cette muqueuse ne présente de glandes. Dans la moitié pharyngienne de la trompe on trouve quelques rares glandules mucipares analogues à celles que nous avons déjà décrites dans le pharynx.

Vaisseaux de la muqueuse. — Les artères, nées de la stylo-mastoïdienne, de la carotidienne, de la tympanique, se perdent dans la muqueuse et sur la membrane du tympan.

Les veines, issues du réseau capillaire, vont en général se jeter dans le golfe de la jugulaire interne.

On ne connaît pas les lymphatiques de l'oreille moyenne.

§ 3. — OREILLE INTERNE.

L'oreille interne ou *labyrinthe* est formée d'une série de cavités osseuses, communiquant entre elles et renfermant un liquide (l'endolymphe, ou liquide de Scarpa) dans lequel flottent les extrémités terminales du nerf auditif.

Située dans la partie moyenne du rocher, en dedans de la caisse du tympan, l'oreille interne comprend : 1° une cavité centrale, le *vestibule;* 2° des *canaux semicirculaires;* 3° une cavité contournée en spirale, le *limaçon.* — Toutes ces cavités sont tapissées de sacs membraneux qui en reproduisent exactement la forme ; aussi convient-il de décrire d'abord rapidement le squelette de l'oreille interne, ou le labyrinthe osseux, pour étudier plus complètement la configuration et la structure du labyrinthe membraneux.

A. Labyrinthe osseux. — Le labyrinthe osseux comprend, avons-nous dit, trois cavités : *le vestibule;* — *les canaux semi-circulaires;* — *le limaçon.*

1° *Vestibule.* — C'est une cavité, sensiblement aplatie de dehors en dedans, située en dedans du promontoire, entre les canaux demi-circulaires et le limaçon. — Sur sa paroi externe, on remarque un orifice ovale, la *fenêtre ovale,* qu'obture la base de l'étrier.

A sa partie inférieure et antérieure, on trouve un autre orifice, c'est l'ouverture de la *rampe vestibulaire du limaçon.* Cinq orifices existent sur sa paroi postérieure, ce sont les embouchures des canaux demi-circulaires.

Sur la paroi interne, on remarque trois dépressions : une supérieure, la *fossette semi-ovoïde ;* une inférieure, la *fossette hémisphérique;* et une postérieure, la *fossette sulciforme.*

Entre la fossette hémisphérique et la fossette semi-ovoïde, on voit une *crête* légèrement saillante qui s'avance d'arrière en avant pour se terminer en avant par une petite saillie, la *pyramide du vestibule.* Les parois du vestibule sont traversées par de nombreux pertuis dont le plus important, situé dans le fond de la fossette sulciforme, marque l'ouverture de l'aqueduc du vestibule et livre passage à l'artère du vestibule. Les autres pertuis, plus petits, sont groupés par îlots et forment la *tache criblée antérieure* sur la pyramide et la fossette semi-ovoïde ; la *tache criblée moyenne,* dans le fond de la fossette sulciforme ; la *tache criblée postérieure,* en arrière de cette même fossette. Ces divers pertuis laissent passer des branches du nerf auditif.

2° *Canaux semi-circulaires.* — Au nombre de trois, ces canaux sont situés un peu en dehors du vestibule et affectent chacun la forme d'un demi-cercle. L'un est horizontal, c'est le *canal semi-circulaire externe,* les deux autres sont verticaux et portent les noms de *canal demi-circulaire supérieur* et de *canal demi-circulaire postérieur.* Ces deux derniers canaux s'unissent par leur extrémité voisine et s'ouvrent dans le vestibule par un orifice unique.

Ces divers canaux ont un diamètre moyen intérieur de 1 millimètre, une cavité lisse, et présentent toujours une extrémité légèrement renflée (extrémité ampullaire) dite *ampoule*.

3° *Limaçon*. — Le limaçon ou *cochlée* est situé à la

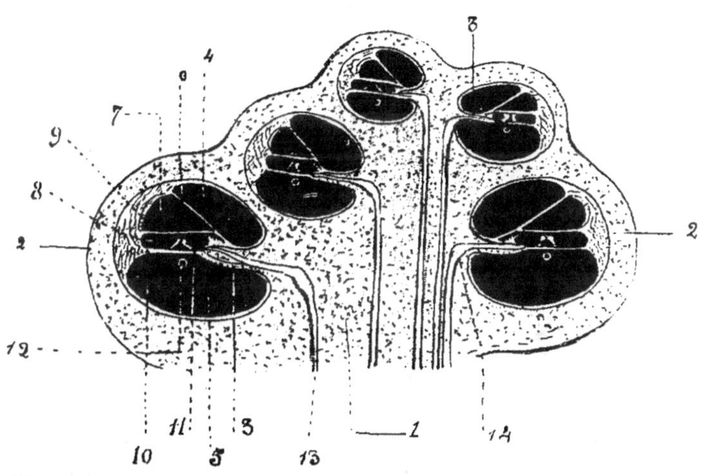

Fig. 175. — Coupe schématique du limaçon de la base au sommet.

1, axe du limaçon ; 2, coupe de la lame des contours ; 3, coupe de la portion osseuse de la lame spirale ; 4, rampe vestibulaire du limaçon ; 5, rampe tympanique ; 6, membane de Reissner ; 7, canal cochléaire ; 8, canal de Corti ; 9, membane de Corti ou tectoria ; 10, membrane basilaire ; 11, organe de Corti ; 12. coupe du vas spirale ; 13, filets du nerf auditif traversant l'axe du limaçon ; 14, ganglions de Corti.

partie antérieure du labyrinthe osseux. Il est essentiellement constitué : *a* par un *axe* ou noyau, autour duquel s'enroule un tube creux (*b*), la *lame des contours*. La cavité de ce tube est divisée en deux compartiments par une lame également en spirale autour de l'axe (*c*), c'est la *lame spirale*. Chacun des deux compartiments, déterminés par cette lame spirale, forment (*d*) *les rampes du limaçon*.

a. Axe ou noyau du limaçon. — C'est une tige osseuse, dirigée de dedans en dehors et d'arrière en avant, dont la base présente 3 millimètres d'épaisseur et dont le sommet s'amincit et atteint 1 millimètre.

De la base au sommet, cette tige est creusée d'un canal autour duquel on voit les orifices d'une série de conduits beaucoup plus étroits. Ces orifices forment, sur les parois du canal axial, une ligne en spirale qui porte le nom de *lame criblée spiroïde.*

b. Lame des contours. — C'est un tube creux qui s'enroule autour de l'axe et dont les tours de spire diminuent d'étendue à mesure qu'on se rapproche du sommet du limaçon. Ce tube creux présente une paroi interne amincie, et une paroi externe plus épaisse au niveau des points de contact des tours de spire. Au niveau du sommet du limaçon, la paroi interne s'arrête brusquement, tandis que la paroi externe forme autour de l'axe une gouttière, dont la moitié antérieure constituera la *coupole du limaçon,* et la moitié postérieure, l'*infundibulum.*

c. Lame spirale. — C'est une cloison incomplète qui divise en deux cavités le tube creux que nous venons de décrire sous le nom de lame des contours. Elle prend naissance sur la paroi externe du vestibule, au-dessus de la fenêtre ronde. Son bord interne concave se confond avec la paroi interne de la lame des contours. Son bord externe, prolongé par une membrane fibreuse que nous étudierons plus loin, complète la division de la lame des contours. Son sommet, effilé, se confond avec le sommet de l'axe du limaçon, de telle sorte qu'à ce niveau il existe une communication entre les deux cavités que détermine la lame spirale et que nous allons décrire sous le nom de *rampes du limaçon.*

d. Rampes du limaçon. — La face antérieure de la lame spirale limite une cavité qui s'ouvre par un large orifice dans le vestibule, c'est la *rampe vestibulaire.* La face postérieure limite une autre cavité, également en

spirale, située en arrière de la précédente, se terminant à la membrane fibreuse qui ferme la fenêtre
ronde, séparant cette dernière de la caisse du tympan ;
cette dernière cavité forme la *rampe tympanique*. En
avant de la fenêtre ronde et à l'origine de la rampe
tympanique, on voit l'orifice de l'extrémité antérieure de
l'aqueduc du limaçon, dont l'orifice postérieur s'ouvre
sur le bord postérieur du rocher.

B. **Labyrinthe membraneux.** — C'est un ensemble
de sacs membraneux conte-
nus dans le labyrinthe osseux et qui en reproduisent
plus ou moins la forme. On
y doit donc distinguer un
vestibule, trois canaux semi-
circulaires et un limaçon
membraneux, c'est-à-dire
la partie complémentaire
membraneuse de la lame
spirale osseuse qui est en
réalité la partie essentielle
de l'appareil de l'audition.

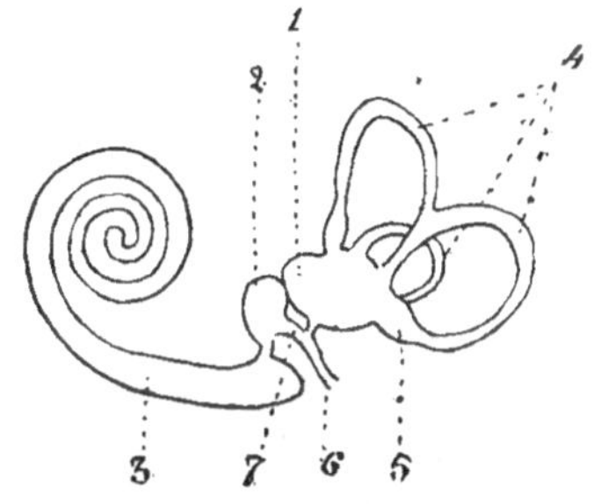

Fig. 176. — Schéma du labyrinthe
membraneux chez l'homme.

1, utricule ; 2, saccule ; 3, canal
cochléaire ; 4, canaux semi-circulaires ; 5, ampoule ; 6, aqueduc du
vestibule ; 7, canal de réunion.

Le *vestibule membraneux*
est formé de deux vésicules
communiquant entre elles ;
l'une, inférieure, est le *saccule* ; l'autre, supérieure, en
rapport avec la fossette semi-ovoïde, est l'*utricule*.

Dans ce vestibule membraneux, s'ouvrent les cinq orifices des canaux demi-circulaires.

Ces derniers ont la même disposition que dans le
labyrinthe osseux et en représentent les moindres
détails.

Structure du labyrinthe membraneux. — Les parois
du labyrinthe membraneux ont une épaisseur moyenne
de 30 μ dans les canaux demi-circulaires et de 35 μ.
environ dans le saccule et l'utricule.

Ces parois sont constituées :

1° En dehors, par une tunique conjonctive formée d'éléments étoilés et anastomosés entre eux et renfermant pour la plupart des granulations pigmentaires. De la face externe de cette tunique, partent quelques fins filaments qui unissent le labyrinthe membraneux à la paroi osseuse le renfermant. Ces filaments sont surtout abondants et établissent une adhérence intime entre les deux labyrinthes dans les points où ils sont traversés par les nerfs. Entre ces filaments conjonctifs circule la *périlymphe*.

2° A la partie moyenne, par une membrane amorphe, hyaline, transparente, de 3 à 4 μ d'épaisseur, qui offre une certaine analogie avec une membrane vitrée. Elle en différerait cependant, pour quelques auteurs, par l'existence de stries longitudinales très fines et par l'apparition de noyaux sous l'influence de l'acide acétique.

3° En dedans, dans la majeure partie du labyrinthe membraneux, par un épithélium pavimenteux simple, dont les cellules plus ou moins aplaties n'atteignent guère plus de 3 à 4 μ de hauteur. La surface libre de ce revêtement épithélial est baignée par l'*endolymphe*.

Au niveau du saccule et de l'utricule, les cellules du revêtement épithélial se modifient et forment de véritables saillies connues sous le nom de *taches auditives*. A ce niveau, les cellules épithéliales affectent deux formes (Kölliker, Odenius).

a. Les unes sont allongées, cylindriques ou terminées en pointes ; leur base, en général bifurquée, s'implante sur la membrane basilaire. Ces cellules ont une coloration jaunâtre et un protoplasma granuleux.

b. Les autres, disséminées entre les précédentes, ont une forme en bouteille qui rappelle vaguement les cônes de la rétine. Leur extrémité basale, plus ou moins effilée, se continue directement avec le cylindre-axe du tube nerveux qui a perforé la membrane basale. L'extrémité libre de ces cellules présente une sorte de condensation du protoplasma, en plateau transparent, à travers lequel passent des prolongements très fins, de 15 à 20 μ. de long en moyenne, les *soies auditives* qui flottent dans l'endolymphe.

Dans la substance homogène qu'on trouve entre ces diverses cellules, on rencontre de petits corpuscules calcaires, microscopiques, de carbonate de chaux qu'on désigne sous les noms de *poussière auditive*, d'*otoconie* ou de *sable auditif*. Chez les poissons, ces sables auditifs se réunissent en deux grosses masses blanches, les *otolithes* (Breschet).

Les points de contact des extrémités ampullaires des canaux semi-circulaires membraneux déterminent de petites saillies, perpendiculaires à l'axe du canal, ce sont les *crêtes auditives* qui présentent la même structure que les taches auditives.

Structure de la lame spirale. — La structure de la lame spirale est, peut-être, la partie la plus difficile de l'oreille interne ; aussi, nous ne craignons pas de nous y attarder un peu et, afin d'en rendre l'exposition plus claire, nous aurons soin, après avoir indiqué les grandes divisions topographiques, de revenir sur les moindres détails de structure des diverses parties constituantes de cet appareil.

La lame spirale, dont nous connaissons déjà la situation et les rapports, est formée d'une *portion osseuse*, la plus interne, en contact avec le noyau du limaçon ; et d'une portion externe, *membraneuse*, qui se prolonge jusqu'à la face interne de la paroi extérieure du limaçon.

1° *Portion osseuse*. — Cette portion de la lame spirale présente à sa base une largeur de 2 millimètres et demi, se restreint progressivement, atteint un demi-millimètre d'épaisseur vers le sommet curviligne, le *bec* ou *rostrum*. Elle est constituée par deux lames de tissu compact qui limitent entre elles une mince couche de tissu spongieux. Ces lames se continuent et se confondent avec les parois du tube du limaçon. La couche de tissu spongieux se prolonge avec le tissu analogue de l'axe du limaçon et se trouve traversée par les filets nerveux qui se perdent dans la portion membraneuse.

2° *Portion membraneuse.* — Étroite à la base du limaçon, cette portion de la lame spirale s'élargit jusqu'à son point de terminaison au sommet du limaçon. Elle s'étend depuis l'extrémité libre de la portion osseuse jusqu'à la face interne de la paroi extérieure de la lame du contour où elle s'insère, en constituant un épaississement prismatique et triangulaire. Sur une coupe parallèle à l'axe du limaçon et, par suite, perpendiculaire à cette portion membraneuse de la lame des contours, on peut voir les détails suivants : La portion membraneuse isole l'une de l'autre les rampes vestibulaire et tympanique ; de plus, la section de cette portion membraneuse montre deux orifices, l'un triangulaire et l'autre quadrangulaire, séparés par une cloison très mince. L'orifice triangulaire, contigu à la rampe vestibulaire, en est séparé par une mince membrane, la *membrane de Reissner.* L'orifice quadrangulaire est contigu à la rampe tympanique et en est séparé par la *membrane basilaire.* Ces deux orifices ne sont que la section de canaux spiraux dont l'antérieur (orifice triangulaire) est le *canal cochléaire,* et le postérieur (orifice quadrangulaire) le *canal de Corti.*

A. *Canal cochléaire.* — Ce canal parcourt toute l'étendue du limaçon et décrit, comme ce dernier, une spirale complète. Au sommet du limaçon, il se termine en cul-de-sac ; un cul-de-sac situé au-dessous du saccule montre également sa terminaison à la base du limaçon. A l'état frais, il est rempli par l'endolymphe.

Ce canal présente trois parois : une antérieure, la membrane de Reissner ; une externe ; une postérieure, constituée par la *membrane de Corti.*

α. *Paroi antérieure ou membrane de Reissner.* — Découverte en 1851 par Reissner, et bien étudiée en 1858 par Leewenberg, cette membrane s'attache, par son bord interne, à la portion osseuse de la lame spirale et, par

son bord externe, au périoste épaissi de la face interne
de la paroi osseuse de la lame des contours. Elle est
constituée par des lamelles de tissu conjonctif ; sa face
supérieure, répondant à la rampe vestibulaire, est tapissée par un endothélium plat ; sa face inférieure, limitant le canal cochléaire,
est recouverte d'une
seule couche d'épithé-
lium pavimenteux.

β. *Paroi externe.* —
La paroi externe du ca-
nal cochléaire est repré-
sentée par le périoste qui
tapisse la face interne
de la portion périphéri-
que de la lame des con-
tours. Ce périoste forme,
à ce niveau, un épaissis-
sement assez considéra-
ble qui porte le nom de
ligament spiral. A la
coupe, ce ligament af-
fecte une forme géné-
rale plus ou moins trian-
gulaire et, sur sa partie
libre, deux saillies ou
crêtes qui servent de
point d'attache à la mem-
brane de Corti et à la
membrane basilaire. Le

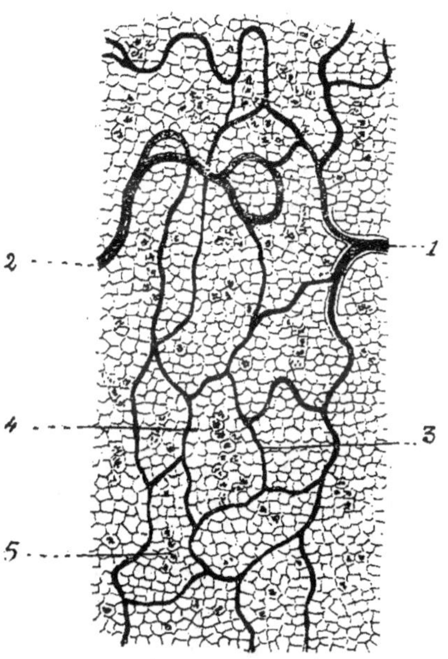

Fig. 177. — Ruban épithélial et vasculaire du canal cochléaire chez le cochon
d'Inde (d'après Ranvier).

1, artériole ; 2, veinule ; 3, capillaire ;
4, cellules épithéliales non pigmentées ;
5, cellules épithéliales pigmentées.

ligament spiral est très vasculaire et se trouve recouvert,
dans le canal cochléaire, par une couche simple de cellules épithéliales polygonales, basses, renfermant de nombreuses granulations pigmentaires. Les vaisseaux sanguins qui cheminent dans l'épaisseur du ligament se
capillarisent même (fait exceptionnel) entre les cellules
épithéliales ; aussi donne-t-on quelquefois à cette por-

tion du ligament spiral le nom de *strie vasculaire*.

γ. *Paroi postérieure.* —*Tectoria.* — Cette paroi, qui se confond, par sa base, avec les cellules épithéliales de la face vestibulaire de la lame spirale, est de nature cuticulaire (Ranvier) et ne forme qu'une dépendance des cellules épithéliales voisines.

B. *Canal de Corti.* — Ce canal est plus petit que le précédent ; mais il présente une importance beaucoup plus considérable, car il renferme les organes essentiels de l'audition, les *organes de Corti.* Il décrit une spirale, identique à celle du limaçon, et se termine, à ses deux extrémités, par des culs-de-sac situés au même niveau que ceux du canal cochléaire. Comme ce dernier, il est également rempli d'endolymphe.

Il présente quatre parois : l'antérieure est la membrane de Corti que nous connaissons déjà ; la postérieure est la *membrane basilaire* qui le sépare de la rampe tympanique ; l'externe est formée par le ligament spiral ; l'interne répond au bord libre de la portion osseuse de la lame spirale et présente à considérer la *bandelette sillonnée.*

α. *Paroi postérieure.* — *Membrane basilaire.* — Elle s'étend de la crête postérieure du ligament spiral à l'extrémité de la portion osseuse de la lame spirale. Sur une préparation obtenue par dissociation, elle se montre formée de fibres parallèles et très régulières. Sa face postérieure est en rapport avec le vaisseau spiral, et sa face antérieure sert de soutien aux organes de Corti et à l'épithélium sensoriel. Examinée isolée, elle présente souvent sur sa face supérieure les empreintes des organes de Corti ou même des fragments de leur base d'implantation (Ranvier). On la divise, en général, en deux parties : une partie interne, contiguë à l'extrémité libre de la lame spirale osseuse, lisse, c'est la *zone interne.* La face inférieure de cette zone présente une série de petites ouvertures, en forme de boutonnières, qui décrivent une spirale parallèle à celle de la lame spirale ;

c'est l'*habenula perforata* des anciens auteurs, dont les trous laissent passer les ramifications du nerf auditif qui y arrivent après avoir traversé le *ganglion spiral* situé dans le *canal de Rosenthal*.

La partie externe de la membrane basilaire forme la *zone externe*, ou encore la *zone pectinée* de Todd et Bowman, parce qu'elle est plus épaisse et présente à sa surface une série de stries plus ou moins saillantes.

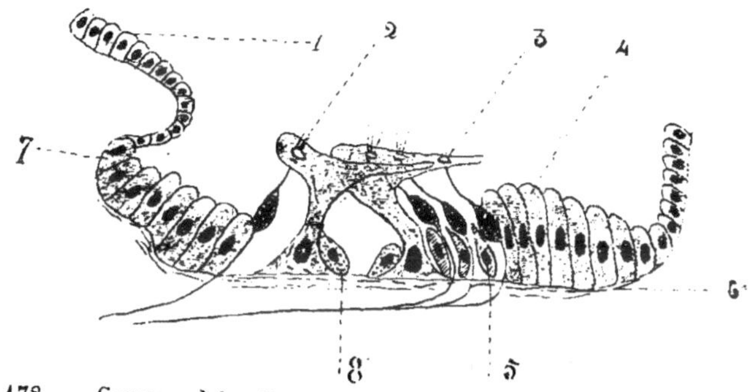

Fig. 178. — Coupe schématique, verticale, de la membrane basilaire avec les organes de Corti.

1, lèvre vestibulaire ; 2, cellule auditive interne ; 3, cellule auditive externe ; 4, cellules de Claudius ; 5, cellules de Deiters ou de soutènement ; 6, membrane basilaire ; 7, sillon spiral ; 8, cellule granuleuse de Leewenberg.

A la partie interne de la membrane basilaire, on trouve la *bandelette sillonnée* qui affecte la forme d'un prisme triangulaire. Sa face antérieure, convexe, présente des saillies, disposées en séries linéaires ; ce sont les *dents auditives*. Ces dents sont en continuité avec les trâvées osseuses de la lame spirale, bien que cependant elles ne possèdent ni corpuscules osseux ni lamelles osseuses (Ranvier). Elles sont séparées par des sillons dans lesquels sont comprises des cellules épithéliales. Ces cellules sont les mêmes que celles qui forment l'épithélium du canal cochléaire et elles s'étendent aussi bien dans les intervalles qui séparent les dents auditives entre elles que sur toute leur surface, ainsi que l'a montré

Lawdowsky en traitant cet épithélium par la méthode de la nitratation.

C. *Organe de Corti*. — La membrane basilaire sert de soutien à un ensemble d'éléments décrits sous le nom d'*organe de Corti* et qui forment la partie essentielle de l'appareil de l'audition.

Cet organe est constitué par l'accolement de deux éléments cellulaires, *les piliers;* ces piliers, distingués *en pilier interne* et *pilier externe*, forment, par leur juxtaposition, une longue arcade, dont la base n'est autre que la membrane basilaire et qui, comme cette dernière, décrit une spirale étendue de la base au sommet du limaçon. Entre ces piliers et aussi à leur voisinage, sont situées des cellules qui ne sont que la terminaison du nerf auditif.

Maintenant que nous connaissons d'une manière générale la topographie de l'organe de Corti, nous pouvons étudier plus en détail la structure de chacun de ses éléments.

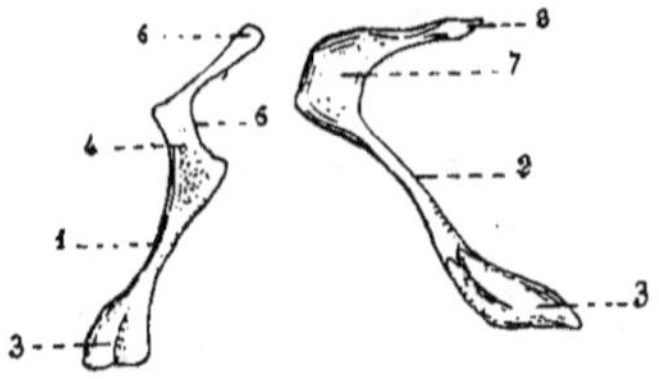

Fig. 179. — Deux piliers de Corti isolés.

1, pilier interne, corps du pilier; 2, pilier externe, corps du pilier; 3, 3, pied des piliers ; 4, tête du pilier interne ; 5, encoche de ce même pilier destiné à recevoir la tête du pilier externe ; 6, prolongement de la tête du pilier interne recouvrant le pilier externe; 7, tête du pilier externe renflée en fer à cheval ; 8, prolongement du pilier externe.

α. *Piliers de l'organe de Corti*. — Ce sont des éléments cellulaires (cellules épithéliales métamorphosées, Kölliker) étranglés à leur partie moyenne et renflés à leurs extrémités. Leur base étalée repose directement sur la membrane basilaire, sur laquelle elle laisse souvent une empreinte ainsi que nous l'avons déjà vu. Ces éléments sont légèrement contournés sur eux-mêmes en forme d'S. Leur extrémité libre est différente suivant que l'on considère le pilier interne ou le pilier externe. — Le pilier interne est plus court, plus grêle que l'externe ; son extrémité libre ou *tête* est aplatie, recourbée, et présente, en dehors, une excavation pour recevoir la tête du pilier externe.

Le pilier externe est un peu plus volumineux et présente une tête renflée en forme de fer à cheval (Ranvier) qui la limite en dedans et sur les côtés ; il présente, en outre, un prolongement effilé qui se porte en dehors et se trouve recouvert par un prolongement analogue émané de la tête du pilier interne.

Ces piliers affectent entre eux des rapports tels, que la tête d'un pilier externe s'appuie sur les têtes accolées de deux piliers internes.

A la base de ces piliers, en dedans du pilier externe, en dehors du pilier interne, on remarque une petite masse de protoplasma granuleux, avec un noyau arrondi que Ranvier considère comme le reste de la cellule primitive qui a formé le pilier et que Leewenberg a décrit comme des cellules spéciales.

β. *Cellules sensorielles, ou ciliées.* — En dedans et en dehors des piliers de Corti, on remarque des éléments cellulaires ciliés, les *cellules auditives* qu'il faut distinguer en *externe* et *interne*. Ces cellules sont en nombre variable, pour un organe de Corti, suivant les espèces animales. On en compte, en général, trois chez les mammifères ; il y en a quatre chez l'homme. Elles ont une forme sensiblement ovoïde ; une extrémité libre terminée par deux ou trois cils qui passent par les orifices de la membrane réticulaire et une extrémité profonde qui, sous forme d'un prolongement mince et variqueux, se continue avec une fibre nerveuse. Le protoplasma de ces cellules se colore énergiquement sous l'action du chlorure d'or, ce qui prouve leur analogie avec les éléments que nous avons déjà étudiés dans la rétine ou la muqueuse olfactive.

γ. *Cellules de soutènement ou de Deiters.* — Sur des préparations traitées par l'acide chromique, suivant la méthode du professeur Ranvier, on peut voir, au-dessous et en dehors du noyau des cellules auditives, des noyaux de même forme et de même volume qui appartiennent aux cellules de soutènement.

Découvertes par Deiters, ces cellules se colorent bien sous l'action du chlorure d'or : elles présentent deux prolongements dont l'un, le *prolongement basilaire*, s'attache à la membrane basilaire et dont l'autre, plus grêle, se fixe à la membrane cuticulaire. Le corps de ces cellules est renflé et se moule exactement sur la cellule auditive qui lui est contiguë, de telle sorte, dit le professeur Ranvier, « que la cellule auditive est assise sur la cellule de soutènement, comme une personne sur une chaise. »

δ. *Cellules de Claudius.* — En dehors de la dernière cellule auditive, on remarque une rangée régulière de belles cellules cylindriques, ce sont les *cellules de Claudius* qui s'aplatissent de plus en plus jusqu'au ligament spiral.

ε. *Membrane réticulaire.* — L'organe de Corti, nous l'avons déjà indiqué, est recouvert par une mince membrane, analogue à la membrane limitante externe de la rétine, c'est la *membrane réticulaire*. Vue de face, elle présente le dessin d'un réseau d'une rare élégance et d'une grande régularité, ainsi qu'on pourra s'en convaincre en voyant la figure cijointe. Elle s'étend sur la tête des piliers, sur les cellules ciliées externes et sur les cellules de soutènement correspondantes et se poursuit jusque sur la pente externe de l'organe de Corti pour former, d'après Deiters, le *cadre terminal*.

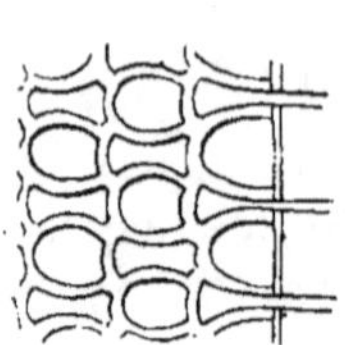

Fig. 180. — Membrane réticulaire du lapin, isolée par dissociation (d'après Ranvier).

3° *Liquide de l'oreille interne.* — L'oreille interne est pleine d'un liquide, transparent et limpide, c'est le *liquide de Cotugno*. On donne le nom de *périlymphe* ou d'*humeur de Valsalva* à la portion de ce liquide dans lequel baigne le labyrinthe membraneux, tandis qu'on appelle *endolymphe* ou liquide de *Scarpa* la partie du liquide contenue dans ce même labyrinthe membraneux.

4° *Vaisseaux et nerfs de l'oreille interne.* — *a. Artères.* — Elles sont au nombre de quatre et viennent de la méningée moyenne, de la méningée postérieure et de la vertébrale.

La branche, née de la méningée moyenne, chemine dans un canal osseux étendu du bord supérieur du rocher aux canaux demi-circulaires.

De la méningée postérieure, partent deux petites branches dont l'une pénètre par l'aqueduc du limaçon et l'autre par l'aqueduc du vestibule. La première se termine dans la membrane de la fenêtre ronde, dans les parois des rampes et dans la lame spirale où elle forme le *vas spirale*. La seconde se perd dans le vestibule membraneux.

La branche née de la vertébrale, après avoir traversé le conduit auditif interne, donne des rameaux qui se perdent dans la colonne du limaçon ou s'anastomosent avec les branches secondaires du vas spirale.

b. Veines. — Les veines suivent, en général, le trajet des artères et se jettent dans le sinus pétreux superficiel ou dans le sinus pétreux inférieur.

c. Nerfs. — Parvenu au fond du conduit auditif interne, le nerf auditif se divise en deux branches :

α. La *branche vestibulaire* pour le vestibule et β la *branche cochléenne* pour le limaçon.

La branche vestibulaire pénètre dans le labyrinthe osseux au niveau des trois taches criblées après s'être divisée en trois rameaux. Le rameau de la tache criblée antérieure se divise lui-même en trois faisceaux de filets terminaux qui constituent les nerfs *utriculaire, ampullaire supérieur* et *ampullaire externe.*

Le rameau de la tache criblée moyenne forme le *nerf sacculaire* qui se termine dans le saccule.

Le rameau qui pénètre dans la tache criblée postérieure forme le *nerf ampullaire postérieur*.

β. La branche cochléenne pénètre dans l'axe du limaçon et se divise en une série de filets qui, traversant les canaux dont est creusé cet axe, sortent à la partie interne de la lame spirale osseuse.

Après avoir traversé l'axe du limaçon, les filets du nerf cochléen arrivent dans le *canal spiral de Rosenthal* et traversent les cellules du *ganglion spiral de Corti*. En sortant de ce ganglion, ces filets pénètrent dans la substance spongieuse de la lame spirale et y forment un réseau. De là, ils passent en arrière de la bandelette sillonnée et se terminent, comme nous l'avons vu, dans l'organe de Corti.

FIN.

TABLE DES MATIÈRES

PREMIÈRE PARTIE
ÉLÉMENTS ANATOMIQUES ET TISSUS

CHAPITRE Ier. — DE LA CELLULE 1

1° *Protoplasma*...................... 3
2° *Noyau*........................... 5
Sphères attractives.................... 7
Formes et dimensions de la cellule........ 7
Reproduction de la cellule.............. 8
Nutrition de la cellule................. 12
Fonctions de relation de la cellule........ 12
Durée de la cellule.................... 12

CHAPITRE II. — LYMPHE. — SANG........... 13

§ 1er. — **Lymphe**..................... 13
Caractères physiques.................. 14
Globules blancs, leucocytes............. 15
Dimensions......................... 17
Structure........................... 17
Noyau............................. 18
Reproduction........................ 18

§ 2. — **Sang**......................... 19
I. *Hématies*........................ 20
Action des réactifs.................... 22
Dimension des globules rouges.......... 24
Structure........................... 24
Hémoglobine........................ 24

Propriétés de l'hémoglobine............   26
Numération des globules rouges.........   27
Développement des globules rouges.......   30
II. *Leucocytes*.....................   34
III. *Granulations libres. — Hématoblastes*....   35
Coagulation du sang.................   35

CHAPITRE III. — LES ÉPITHÉLIUMS............   36
Origine des épithéliums................   37
Forme des cellules épithéliales..........   38
Tissu épithélial. — Classification........   41
Nutrition. — Multiplication............   43

CHAPITRE IV. — ÉLÉMENTS DU TISSU CONJONCTIF
ET VARIÉTÉS DU TISSU CON-
JONCTIF....................   44

§ 1er. — **Tissu conjonctif**............   44
1° Les faisceaux connectifs............   46
2° Fibres élastiques.................   47
3° Cellules fixes du tissu conjonctif.......   48

§ 2. — **Tissus adipeux, cellules et vésicules
adipeuses**......................   51
Cellules adipeuses.................   52

§ 3. — **Tissu conjonctif membraneux. — Membranes séreuses. — Synoviales**.....   54
Synoviales.....................   54

§ 4. — **Tissu fibreux**.................   58
1° Tendons.....................   59
2° Tendons composés...............   61
3° Aponévroses...................   62

§ 5. — **Tissu élastique**...............   63

§ 6. — **Développement du tissu conjonctif**....   64
1° Stade embryonnaire ou cellulo-formatif.   65
2° Stade muqueux myxoformatif.........   65
3° Stade téloformatif................   66
Développement du tissu adipeux..........   66

Chapitre V. — TISSU CARTILAGINEUX..........   67

  A. *Cartilage hyalin*..................   68
  B. *Fibro-cartilage*.....................   69
  C. *Cartilage élastique ou réticulé*..........   70
    Périchondre.......................   71
    Vaisseaux.........................   71
    Développement du tissu cartilagineux...   72

Chapitre VI. — TISSU OSSEUX...............   73

 § 1er. — **Périoste**...................   74
    Vaisseaux.........................   76
    Nerfs............................   76

 § 2. — **Tissu osseux. — Éléments osseux**.....   76
   1º Lamelles osseuses..................   77
   2º Corpuscules osseux. — Ostéoplastes....   77
   3º Canalicules osseux   77
   4º Cellules osseuses. — Ostéoblastes......   78
   5b Canaux de Havers................   78

 § 3. — **Texture des différents os**...........   79
  A. *Substance compacte*....................   79
   1º Os simple, long..................   79
  B. *Substance spongieuse*..................   82
   2º Os plats........................   82

 § 4. — **Vaisseaux des os**...............   83
   1º Os longs........................   83
   2º Os plats........................   83

 § 5. — **Nerfs des os**...............   84

 § 6. — **Développement des os**...............   84
   1º Aux dépens du cartilage.............   84
   2º Aux dépens du tissu fibreux..........   90

 § 7. — **Moelle des os**...............   91
   a. Cellules adipeuses.................   91
   b. Cellules lymphatiques...............   91
   c. Cellules à noyaux bourgeonnants.......   92

d. Cellules à noyaux multiples. — Myéloplaxes. 92
e. Tissu conjonctif de la moelle............. 93
f. Vaisseaux de la moelle................. 93
g. Nerfs de la moelle.................... 93

Chapitre VII. — TISSU MUSCULAIRE............ 94

§ 1. — **Fibres musculaires striées**......... 94
1° Sarcolemme 95
2° Noyaux...... 95
3° Substance musculaire ou contractile.... 96
4° Tissu musculaire strié............... 99
5° Moyen d'union des muscles et des tendons. 100
6° Vaisseaux des muscles............... 101
7° Nerfs et terminaisons nerveuses........ 102
Développement des faisceaux musculaires
striés................................ 103

§ 2. — 1° **Fibres musculaires lisses**......... 104
2° Tissu musculaire lisse............... 107
3° Vaisseaux sanguins et lymphatiques.... 108
4° Nerfs 108
Développement...................... 109

Chapitre VIII. — ÉLÉMENTS NERVEUX......... 110
§ 1er. — **Cellules nerveuses**............. 110
§ 2. — **Tubes nerveux à myéline**......... 114
§ 3. — **Fibres de Remak**............... 123

DEUXIÈME PARTIE

APPAREILS ANATOMIQUES

Chapitre Ier. — APPAREIL CIRCULATOIRE....... 125
I. — **ORGANE CENTRAL**................. 126
§ 1er. — **Cœur** 126

a. Tissu conjonctif du myocarde......... 126
b. Fibres musculaires du cœur.......... 128
c. Fibres de Purkinge.................. 128
d. Fibres musculaires du myocarde........ 129
e. Vaisseaux capillaires................. 131
f. Vaisseaux lymphatiques.............. 131
g. Nerfs du cœur..................... 132

§ 2. — **Endocarde**................... 133

§ 3. — **Valvules du cœur**............. 134

§ 4. — **Péricarde**................. 136

§ 5. — **Développement du cœur et du péricarde**........................... 137

II. — **ORGANES PÉRIPHÉRIQUES**........... 159

§ 1er. — **Artères**..................... 139
Tunique externe.................... 140
Tunique moyenne................... 141
Tunique interne 143
Vaisseaux sanguins.................. 146
Nerfs............................ 146

§ 2. — **Veines**...................... 146
Valvules.......................... 149
Vaisseaux......................... 149
Nerfs 149

§ 3. — **Capillaires** 149
Réseaux des capillaires sanguins......... 152
Circulation capillaire................. 152
Développement des vaisseaux sanguins.... 154

III. — **SYSTÈME LYMPHATIQUE**......... 155

§ 1er. — **Vaisseaux lymphatiques**........ 155
Capillaires lymphatiques.............. 155

§ 2. — **Troncs lymphatiques**........... 157

§ 3. — **Rapports des vaisseaux lymphatiques
avec le tissu conjonctif et les séreuses.** 159
Origine des vaisseaux lymphatiques....... 159

§ 4. — **Centres lymphatiques**............... 162
    1° Ganglions lymphatiques............... 163
    2° Follicules clos et plaques de Peyer..... 167

§ 5. — **Amygdales**..................... 169

§ 6. — **Capsules surrénales**............... 171

CHAPITRE II. — APPAREIL NERVEUX........... 174

§ 1er. — **Appareils centraux**............... 175
    Centres nerveux..................... 175
    Cervelet........................ 185
    Moelle épinière..................... 188
    Vaisseaux des centres nerveux........... 196
    Développement des centres nerveux...... 197
    Méninges cérébrales et spinales.......... 200
    Méninges cérébrales................. 200
    Épendyme....................... 202
    Méninges spinales................... 203
    Vaisseaux des méninges............... 205
    Nerfs des méninges.................. 205

§ 2. — **Appareils périphériques**........... 206
    Racines des nerfs rachidiens............ 206
    Grand sympathique.................. 208
    Ganglions nerveux.................. 209
    Ganglions sympathiques.............. 212
    Nerfs périphériques................. 214

CHAPITRE III. — APPAREIL RESPIRATOIRE...... 219

§ 1er. — **Larynx**..................... 219
    a. Cartilages..................... 219
    b. Membrane fibro-élastique............ 220
    c. Muscles...................... 220
    d. Muqueuse..................... 220
    e. Vaisseaux sanguins................ 225
    f. Vaisseaux lymphatiques............. 225
    g. Nerfs........................ 225

§ 2. — **Trachée et Bronches**............... 225

§ 3. — **Poumons** 229
  Lobulation du poumon..................... 229
  Étude du lobule pulmonaire.............. 230
  Acinus pulmonaire...................... 233
  Vaisseaux sanguins..................... 248
  Lymphatiques 252
  Nerfs du poumon........................ 253
  Développement du poumon................ 254
§ 4. — **Plèvre**.......................... 256
  Développement.......................... 257

CHAPITRE IV. — APPAREIL DE LA DIGESTION... 261
§ 1er. — **Bouche**........................ 262
  1° Lèvres.............................. 262
  2° Joues............................... 263
  3° Voûte palatine. — Voile du palais...... 263
  4° Muqueuse buccale.................... 264
  5° Développement de la bouche........... 266
  6° Dents............................... 267
  7° Langue.............................. 270
  Muqueuse............................... 271
  Glandes................................ 272
  Nerfs. — Organes du goût............... 273
§ 2. — **Pharynx**........................ 276
§ 3. — **Œsophage**....................... 276
§ 4. — **Estomac**........................ 280
  1° Tunique séreuse..................... 280
  2° Tunique musculaire.................. 281
  3° Tunique celluleuse.................. 281
  4° Tunique muqueuse.................... 282
  Follicules clos........................ 287
  Vaisseaux.............................. 287
§ 5. — **Intestin**........................ 287
  A. Intestin grêle...................... 288
  B. Gros intestin....................... 293
  Région anale........................... 294
  Développement du tube digestif......... 295

CHAPITRE V. — ORGANES ANNEXES DE L'APPA-
REIL DIGESTIF........................ 298

§ 1er. — **Glandes salivaires**............... 298

§ 2. — **Foie**........................ 302

Capsule d'enveloppe..................... 302

Parenchyme......................... 303

Canalicules biliaires et voies biliaires...... 313

§ 3. — **Pancréas**...................... 317

CHAPITRE VI. — APPAREILS HÉMO-LYMPHATI-
QUES........................... 323

I. — § 1er. — **Corps thyroïde**............... 323

§ 2. — **Structure**..................... 324

§ 3. — **Vaisseaux et nerfs**............... 328

II. — **THYMUS**....................... 329

III. — **RATE**...................... 332

1° Capsule fibreuse.................... 333

2° Pulpe splénique.................... 333

Corpuscule de Malpighi................ 334

3° Vaisseaux...................... 334

4° Lymphatiques.................... 336

5° Nerfs......................... 336

CHAPITRE VII. — APPAREIL URINAIRE........... 337

§ 1er. — **Rein**...................... 337

Membrane d'enveloppe................. 338

Parenchyme rénal.................... 339

Composition du parenchyme rénal........ 341

1° Corpuscules de Malpighi.............. 342

2° Tube contourné................... 345

3° Anse de Henle.................... 346

4° Pièce intermédiaire................. 347

5° Tubes collecteurs.................. 347

Vaisseaux sanguins................... 348

Lymphatiques..................... 350

Nerfs......................... 350

Stroma conjonctif........................ 351
Topographie............................. 351
§ 2. — Calices. — Bassinets. — Uretères... 355
Développement du rein, des calices, du bassinet, de l'uretère........................ 357
§ 3. — Vessie......................... 360
§ 4. — Urèthre......................... 364

CHAPITRE VIII. — APPAREIL GÉNITAL DE L'HOMME. 369

§ 1ᵉʳ. — Testicule......................... 369

1° Albuginée......................... 369
2° Parenchyme......................... 371
3° Canalicules séminifères............... 372
   Spermatogenèse 375
   Spermatozoïdes......................... 377
4° Tissu conjonctif péricanaliculaire....... 379
5° Tubes droits......................... 380
6° Corps d'Highmore..................... 380
7° Vaisseaux efférents................... 380
8° Tubes épididymaires................... 380
9° Vaisseaux du testicule................ 381
10° Nerfs.......... 381

§ 2. — Canal déférent................... 381
§ 3. — Vésicules séminales. — Conduits éjaculateurs......................... 384
§ 4. — Prostate......................... 386
§ 5. — Pénis......................... 389

CHAPITRE IX. — APPAREIL GÉNITAL DE LA FEMME. 392

§ 1ᵉʳ. — Ovaire 392
Substance corticale..................... 393
Ovule......................... 395
Corps jaune......................... 396
Substance bulbeuse..................... 398
Vaisseaux et nerfs... 398
Développement de l'ovaire............... 399

§ 2. — Trompes.......................... 402
§ 3. — Utérus........................... 405
§ 4. — Vagin. — Hymen................ 412
§ 5. — Grandes et petites lèvres. — Clitoris. 414

CHAPITRE X. — ORGANE ANNEXE DE L'APPAREIL
    GÉNITAL CHEZ LA FEMME............ 416
§ 1er — Glande mammaire.............. 416
Vaisseaux sanguins et lymphatiques........ 418
Sécrétion lactée. — Lait................ 419
Mamelon et aréole..................... 420
Développement....................... 421

CHAPITRE XI. — PEAU ET ORGANES ANNEXES... 424
1° Derme............................. 425
2° Épiderme.......................... 426
3° Vaisseaux de la peau................ 428
4° Glandes sudoripares................. 428
5° Terminaison des nerfs dans la peau...... 431
6° Poils.............................. 435
7° Glandes sébacées................... 440
8° Ongles............................ 442

CHAPITRE XII. — APPAREIL DE LA VISION...... 444
I. — ORGANES ACCESSOIRES............... 444
§ 1er. — Paupières.................... 444
§ 2. — Muscles de l'œil............... 450
§ 3. — Appareil lacrymal.............. 450
II. — GLOBE DE L'OEIL................... 452
§ 1er. — Cornée..................... 453
§ 2. — Sclérotique................... 457
§ 3. — Choroïde..................... 458
§ 4. — Iris.......................... 462
§ 5. — Rétine....................... 464
§ 6. — Cristallin.................... 472
§ 7. — Corps vitré. — Membrane hyaloïde. 474

Chapitre XIII. — APPAREIL DE L'OLFACTION..   475
    § 1er. — **Organes accessoires de l'olfaction.**   475
    § 2. — **Muqueuse pituitaire**...............   476
Chapitre XIV. — APPAREIL DE L'AUDITION.....   481
    § 1er. — **Oreille externe**.................   481
    § 2. — **Oreille moyenne**...................   483
    § 3. — **Oreille interne**   487
        A. Labyrinthe osseux   488
        B. Labyrinthe membraneux...............   491
        Structure du labyrinthe membraneux....   491
        Structure de la lame spirale...........   493
        a. Canal cochléaire....................   494
        b. Canal de Corti   496
        c. Organe de Corti.....................   498

ERRATA

Pages	Lignes	Au lieu de :	Lisez :
7	37	cornes antérieures du bœuf	cornes antérieures de la moelle du bœuf.
23	23	préparation franche	préparation fraîche.
60	21	situation longitudinale	striation longitudinale.
66	33	sela cellulosa	tela cellulosa.
68	20 et 29		ajoutez μ
69	21	slpebongitudinales	en stries longitudinales.
96	2	comme il a donné	et il a donné.
135	17	valvule nitrale	valvule mitrale.
149	17	couche endothéliale	couche sous-endo-théliale.
150	25	leur calice	leur calibre.
189	25	colonne de Clarke	colonne de Stilling.
202	30	connu dans	comme dans.
222	33	50 à 100	50 à 100 μ.
225	4	jonc papillaire	zone papillaire.
227	9	vaisseau musculaire	faisceau musculaire.
253	15	sous les lobules	tous les lobules.
339	21	elles eperlongerait	elle se prolongerait.

497-91. — Corbeil, Imprimerie Crété.